HEALTH POWER **Einfach gesund!**
■ Gesund essen ■ Gesund werden ■ Gesund bleiben

Bibliografische Information der Deutschen Nationalbibliothek
Die Deutsche Nationalbibliothek verzeichnet diese Publikation in der Deutschen Nationalbibliografie;
detaillierte bibliografische Daten sind im Internet über http://dnb.d-nb.de abrufbar.

Bibliographic information published by the Deutsche Nationalbibliothek
Die Deutsche Nationalbibliothek lists this publication in the Deutsche Nationalbibliografie; detailed
bibliographic data are available in the Internet at http://dnb.d-nb.de.

Alle Informationen und Angaben in diesem Buch wurden von Autorenteam und Verlag mit größter Sorgfalt erstellt und geprüft. Dennoch können Autoren und Verlag keine Gewähr für die Richtigkeit übernehmen.

Die Informationen in diesem Buch dienen nicht zu Therapie-, sondern zu Bildungszwecken. Sie sollen Sie darin unterstützen, fundierte Entscheidungen über Ihre Ernährung und Lebensweise zu treffen, die Auswirkungen auf Ihre Gesundheit haben. Die Informationen in diesem Buch können eine medizinische Beratung durch einen Arzt oder eine ärztlich verordnete Behandlung nicht ersetzen; das Buch stellt keinen Ersatz für eine individuelle professionelle medizinische Untersuchung und individuelle therapeutische Anweisungen dar. Mit Fragen zu allgemeinen und spezifischen Symptomen und Medikamenten sollten Sie sich an Ihren Arzt wenden.

Die Erwähnung von Unternehmen oder ihrer Produkte in diesem Buch bedeutet keine Befürwortung oder Ablehnung der Produkte oder ein wertendes Urteil von Autoren oder Verlag über die Produkte.

In diesem Buch wurden teilweise Bezeichnungen verwendet, die eingetragene Warenzeichen sind; diese unterliegen als solche den gesetzlichen Bestimmungen.

© *ibidem-Verlag*
Stuttgart 2020
Alle Rechte vorbehalten

Printed in the EU

Fotos (soweit nicht anders vermerkt):
clipdealer.de, privat

ISBN-13: 978-3-8382-1219-7
PZN: 16537498

Widmung
und Dank

Wenn sich ein Universitäts-Präventiv-Mediziner aus den USA, ein Hausarzt, der zugleich als Lehrbeauftragter tätig ist, und ein Biochemiker, der als führender Ernährungswissenschaftler in Deutschland bekannt ist, zusammenfinden, um gemeinsam ein Buch herauszugeben, ist das durchaus etwas Ungewöhnliches. So ungewöhnlich wie unsere weit über ein „zufälliges" Treffen hinausgehende erste Begegnung, aus der dieses gemeinsame Projekt hervorging.

Als Autoren dieses Buches haben wir – Hans Diehl, Claus Leitzmann und Klas Mildenstein – bei aller Unterschiedlichkeit unserer Herkunft, Erfahrungen und Arbeitsweisen festgestellt, dass uns das gemeinsame Ziel vereint, die Lebensqualität von Menschen positiv zu verändern. Und dass es tatsächlich möglich ist, dies in einem Maß zu erreichen, das vielfach weit über den Erwartungen liegt! Deshalb haben wir gemeinsam dieses Buch verfasst.

Unser Dank für die grafische Gestaltung gilt Dieter Illgen, der – als Ergänzung unseres Autorenteams – dieses Buch so hervorragend gestaltete.

Zu viert widmen wir dieses Buch unseren Frauen
- – Lily Diehl
- – Hannelore Illgen
- – Ille Leitzmann
- – Brigitte Mildenstein

Ohne ihre Anregungen und Unterstützung sowie ihr Verständnis wäre dieses Buch nicht zustande gekommen.

Geleitwort

von T. Colin Campbell

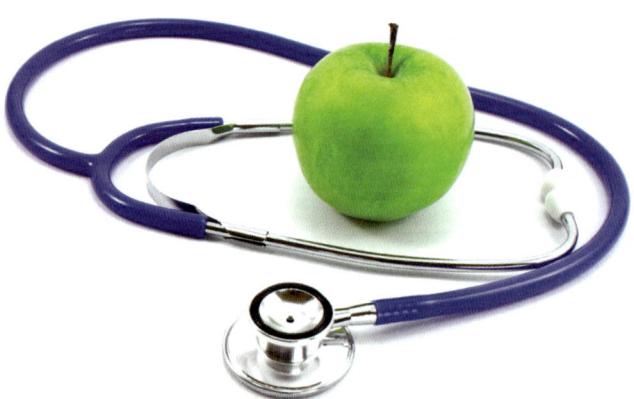

SEIT SECHS JAHRZEHNTEN betreibe ich experimentelle Forschung. Während dieser Zeit habe ich nationale und internationale Leitlinien für Ernährung und Gesundheit mitgestaltet. Dabei musste ich immer wieder schmerzlich erfahren, dass die Ernährungswissenschaft in der Medizin kaum Anerkennung findet. Das ist ein gravierender Fehler, der zu hohem individuellem Leid sowie zu astronomischen Kosten in der Gesundheitsversorgung geführt hat. In den meisten wirtschaftlich entwickelten Ländern steigen die Gesundheitskosten weiterhin deutlich an – unter anderem deshalb, weil die durch falsche Ernährung verursachten Krankheiten zunehmen. Diese Kosten sind weit höher, als sie sein müssten.

Die Zeit ist gekommen, in der es mit der bedrohlichen Zunahme von Krankheiten und Kosten aufhören kann und muss. Denn bald können wir uns diese Entwicklung nicht mehr leisten: Hochtechnisierte Medizin und Medikamente haben ihren Preis. So haben Medikamente teilweise erhebliche Nebenwirkungen. Darüber hinaus erleidet die Schulmedizin einen zunehmenden Vertrauensverlust, weil sie besonders bei chronischen Krankheiten lediglich Symptome kuriert, die Ursachen aber meist unbeachtet lässt. Krankenhäuser rechnen für ein Bett bis zu 1.000 Euro pro Tag ab, die Kosten, die dort für die tägliche Ernährung aufgewendet werden, belaufen sich dagegen auf nur wenige Euro.

Ein zentraler Grund für diese negative Entwicklung ist der weiterhin zu hohe Konsum an Fleisch und anderen tierischen Lebensmitteln wie Fisch, Milchprodukten und Eiern. Neben gesundheitlichen Nachteilen entstehen dadurch auch immense Kosten für unsere Umwelt durch meist grausame Massentierhaltung. Die Aufzucht von Millionen von Tieren unter inakzeptablen Bedingungen führt zu erheblichen Belastungen für die Luft, die wir atmen, das Wasser, das wir trinken, sowie die Ackerböden, die unsere Lebensmittel hervorbringen. Diese Faktoren verändern das Klima und tragen dazu bei, unsere Biosphäre zu vernichten. In diesem Zusammenhang sollten alle mehr an ihre Kinder und Enkelkinder denken.

Zusätzlich müssen wir Wege finden, Medizinstudenten viel mehr als bisher im Fach Ernährungswissenschaft zu unterrichten. Studierende müssen die Wirksamkeit einer vollwertigen pflanzlichen Ernährung kennenlernen, um sie später als Hausärzte vermitteln zu können. Entscheidend ist aber auch, dass Ärzte für eine Ernährungsberatung eine angemessene Vergütung erhalten – denn der Einsatz von Geräten und Medikamenten ist meist lukrativer. Unabhängig von ihrem Einkommen sollten alle im Gesundheitsbereich Tätigen ihr Wissen und ihre Erfahrungen so anwenden, dass sie den gesundheitlichen Bedürfnissen ihrer Patienten die höchste Priorität einräumen.

Verbrauchern müssen zuverlässige und leicht zugängliche Ernährungsinformationen ohne kommerzielle Beeinflussung zur Verfügung gestellt werden, staatliche Behörden dürfen Gesundheitsinformationen nicht in erster Linie zum Nutzen der Lebensmittelindustrie verbreiten.

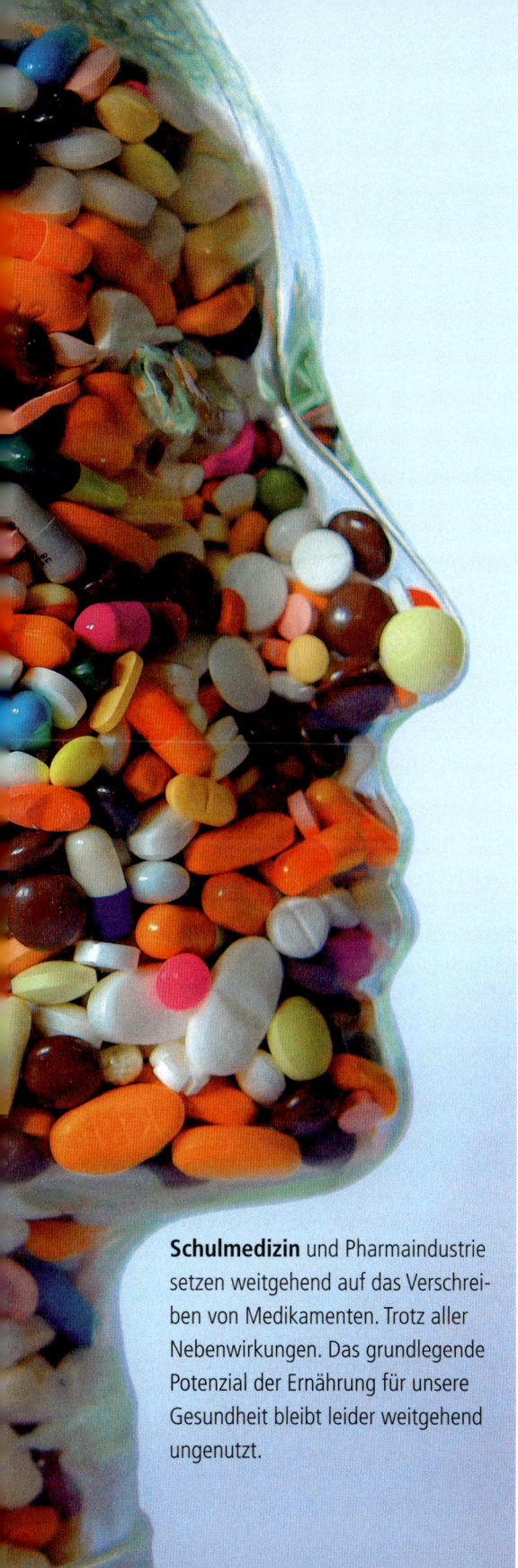

Schulmedizin und Pharmaindustrie setzen weitgehend auf das Verschreiben von Medikamenten. Trotz aller Nebenwirkungen. Das grundlegende Potenzial der Ernährung für unsere Gesundheit bleibt leider weitgehend ungenutzt.

Auch wenn dieses Vorgehen in den USA leider seit langem Realität ist, sollte es nicht als Vorbild für andere Länder dienen. Lobbyismus sollte in der Gesundheitsbranche so stark wie möglich eingeschränkt werden.

Die wissenschaftliche Grundlagenforschung über Ernährung muss endlich erkennen, dass Ernährung ganzheitlich wirkt und sie deshalb nicht auf Einzelbestandteile beschränkt werden darf. Ein Konzept wie das der Vollwert-Ernährung muss breite Anwendung finden und der Verzehr von möglichst gering verarbeiteten pflanzlichen Lebensmitteln gegenüber stark verarbeiteten Produkten bevorzugt werden.
Die Wissenschaft muss selbstverständlich die vorhandenen Nährstoffe sowie die biochemischen und physiologischen Eigenschaften und Aktivitäten isolierter Nährstoffe in ausreichendem Umfang erforschen. Die bislang gewonnenen Erkenntnisse weisen jedoch unmissverständlich darauf hin, dass eine vollwertige pflanzenbasierte Ernährung der beste Weg zu einem gesunden Leben ist.

Die Heilkraft der pflanzlichen Lebensmittel wird immer deutlicher erkennbar. Es gibt eine ganze Reihe von langfristigen Ernährungstherapien, deren Wirksamkeit wissenschaftlich nachgewiesen ist. In vielen Fällen kann die richtige Ernährung den Krankheitsverlauf besonders bei chronischen Krankheiten mildern und dazu beitragen, dass eine Heilung schneller und besser verläuft. Leider berücksichtigt die Schulmedizin das breit gefächerte Potenzial der Ernährung kaum.

Viele Untersuchungen und auch unsere *China Study* haben gezeigt, dass es einen Zusammenhang zwischen dem Verzehr von tierischen Produkten und dem Auftreten von Krankheiten wie Krebs, Herz-Kreislauf-Erkrankungen, Diabetes mellitus Typ 1 und 2, Übergewicht, Osteoporose, Autoimmunerkrankungen und Hirnkrankheiten gibt. Die positiven Auswirkungen der Ernährung auf die Gesundheit waren umso größer, je geringer der Anteil tierischer Nahrungsmittel war. Besonders tierische Nahrungsproteine sowie ein Mangel an Antioxidantien in der Ernährung scheinen negative Folgen zu haben. Auf der anderen Seite gibt es keine Nährstoffe, die nicht von Pflanzen geliefert werden können, mit Ausnahme von Vitamin B12. Übrigens sind geringe Mengen an tierischen Produkten ernährungsphysiologisch zu vernachlässigen. Das Buch *China Study* gewährt neben den gesundheitlichen Aspekten tiefe Einblicke in die Schattenseiten und Verflechtungen von Lebensmittelwirtschaft, Wissenschaft und Politik in den USA.

Die vollwertige pflanzliche Ernährung ist wissenschaftlich fundiert und ist neben der Naturheilkunde die zeitgemäße Antwort auf die immer weiter zunehmenden ernährungsbedingten Krankheiten. Die Ernährung sollte und wird zukünftig eine größere Rolle in der Prävention und Therapie von Krankheiten spielen. Ärzte sind gut beraten, sich darauf einzustellen, denn Patienten möchten zunehmend selbst etwas für ihre Gesundheit tun. Immer mehr Menschen informieren sich selbst und stellen kritische Fragen an ihren Arzt.

Die Antwort vieler Ärzte, dass Krankheiten nichts mit der Ernährung zu tun hätten, wird nicht länger akzeptiert.
Die Empfehlungen, die in diesem Buch gegeben werden, beruhen neben wissenschaftlich belegten Daten auf langjährigen Erfahrungen der drei Autoren in der Ernährungswissenschaft.

Hans Diehl ist Klinischer Professor für Präventive Medizin an der Loma Linda University in Kalifornien. Er ist Bestsellerautor und Gründer des Lifestyle Medicine Institutes in Loma Linda, Kalifornien. Inzwischen haben über 85.000 Absolventen erfolgreich an seinem CHIP-Programm *(Complete Health Improvement Program)* teilgenommen.
Es handelt sich um die bisher besten gruppenzentrierten, evidenzbasierten klinischen Ergebnisse, die in 45 begutachteten Fachartikeln veröffentlicht wurden. Als Referent war ich an seinem Bildungsprogramm für den Umgang mit chronischen Krankheiten des Öfteren beteiligt.

Claus Leitzmann war als Biochemiker und Ernährungswissenschaftler Professor für Internationale Ernährung an der Justus-Liebig-Universität Gießen. Er war maßgeblich an der Entwicklung mehrerer ganzheitlicher Ernährungskonzepte beteiligt, wie dem Gießener Konzept der Vollwert-Ernährung, der Ernährungsökologie sowie dem

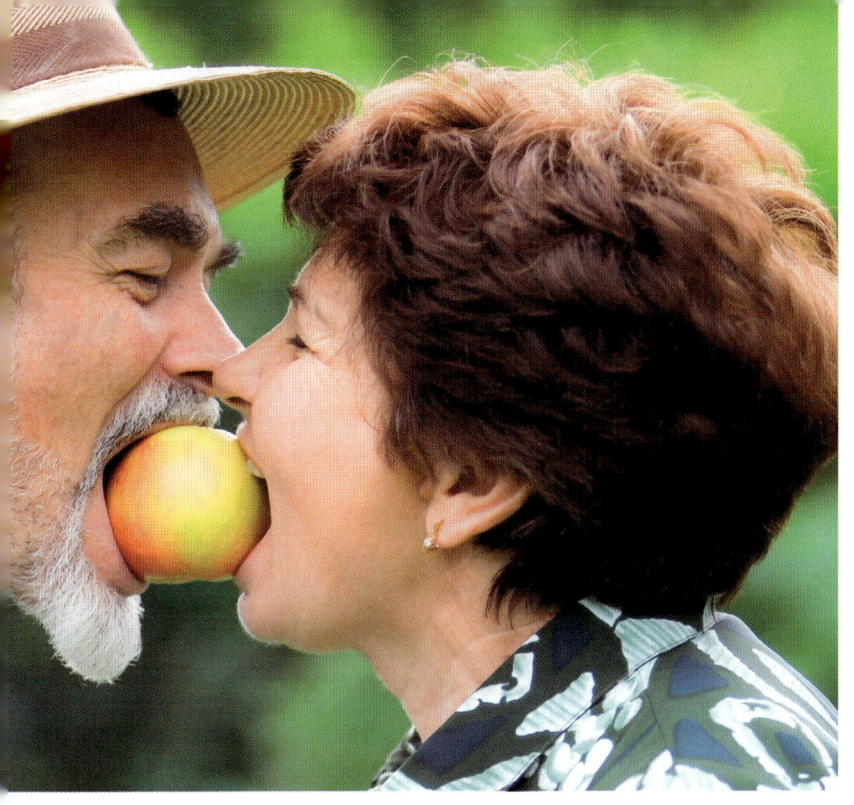

New Nutrition Science Project. Sein Interesse gilt der pflanzlichen Ernährung und der Ernährungsbildung. Claus Leitzmann und seine Mitautoren haben eine Reihe von Fachbüchern und Büchern, die sich an Verbraucher wenden, verfasst.

Klas Mildenstein ist seit über 30 Jahren als Facharzt für Allgemeinmedizin, Neurologie sowie Kinder- und Jugendpsychiatrie in eigener Praxis in Laatzen bei Hannover tätig. Seine Schwerpunkte sind Ernährungsmedizin, Diabetologie, Schmerztherapie und Patientenseminare. Gleichzeitig ist er als Lehrbeauftragter u.a. für Prävention an der Medizinischen Hochschule Hannover tätig. Von Anbeginn seiner Praxistätigkeit bietet er allen seinen Patienten eine ausführliche, persönliche Ernährungsberatung durch seine Diätassistentinnen an. Klas Mildenstein ist zudem bekannt durch seine ChipListe, die Ernährungswissen für Kinder und Erwachsene einfach, übersichtlich, kinderleicht vermittelt. Die ChipListe zeigt auf einen Blick, welche Lebensmittel wertvoll und welche Nahrungsmittel weniger wertvoll sind. Diabetiker können den Kohlenhydratgehalt der Nahrungsmittel in Broteinheiten (BE) einfach ablesen. Mit der ChipListe werden Diäten überflüssig.

Die drei Autoren sind von den positiven Wirkungen einer vollwertigen pflanzlichen Ernährung überzeugt und möchten ihre Leser verlässlich informieren. Die Informationen in diesem Buch sind systematisch aufgebaut, leicht zu lesen und verständlich dargestellt. Die vielen Abbildungen machen wichtige Zusammenhänge anschaulich. Eine Reihe von Fragen verankert das gelesene Wissen. Einige Rezepte und praktische Beispiele ergänzen den Text. Über das Buch hinweg treten die drei Autoren in einen Dialog mit ihren Lesern und beantworten dabei eine Auswahl der drängendsten Verbraucherfragen. Zusammen mit den vielen Bildern ist das Buch ein Lesevergnügen.

Die Leser möchte ich nachdrücklich ermuntern, sowohl die vielen individuellen Empfehlungen dieses Buches zu beherzigen als auch die dargestellten Auswirkungen falscher Ernährung auf die Zukunft der menschlichen Spezies und unseres Planeten zu berücksichtigen.

T. Colin Campbell, PhD
Professor Emeritus
für Ernährungsbiochemie
Cornell University, Ithaca, NY, USA

Einleitung

DER LEITGEDANKE des vorliegenden Buches basiert auf den Gesetzen der Natur und den Errungenschaften unserer Kultur. Wir Autoren haben unsere lebenslangen Erfahrungen aus Theorie und Praxis zusammengefasst. Unsere Erkenntnisse und die sich daraus ergebenden Empfehlungen für eine bestmögliche Ernährungsweise stützen sich wie bei der Fassade eines klassischen griechischen Tempels auf sechs Säulen.

Die erste Säule findet sich in der griechischen Antike in den Erkenntnissen von Pythagoras, dem Begründer des ethischen Vegetarismus, sowie von Hippokrates, der bereits vor 2500 Jahren sagte: *„Lasst eure Lebensmittel eure Heilmittel sein."*

Die zweite Säule gründet auf den Erfahrungen der Naturheilkunde, die unter anderem mit den Namen von Hildegard von Bingen, Paracelsus, Rousseau, Hufeland und Kneipp verbunden sind. Diese Pioniere einer natürlichen Lebensweise entwickelten ganzheitliche Lebenskonzepte, die bis in die Gegenwart wirken. Zur klassischen Naturheilkunde zählen die Phytotherapie, Hydrotherapie, Bewegungstherapie, Diätetik sowie die Ordnungstherapie. Diese dienen zur Strukturierung der äußeren und inneren Lebensordnung, um die Gesundheit von Körper, Geist und Seele auf eine positive Art zu beeinflussen. Auch die Traditionelle Chinesische Medizin und die Ayurvedische Medizin zählen zur Naturheilkunde.

Die dritte Säule besteht in den Pionierarbeiten von Ärzten wie Maximilian Bircher-Benner, Lothar Wendt, Denis P. Burkitt und Werner Kollath, die gegen die ärztliche Überzeugung ihrer Zeit die Ernährungswissenschaft revolutioniert und geprägt haben. Bircher-Benner zeigte, dass pflanzliche Rohkost eine Heilkost par excellence darstellt. Wendt entdeckte die Verdickung der Basalmembranen im Bindegewebe durch den übermäßigen Konsum von tierischem Eiweiß und damit die Eiweißspeicherkrankheiten. Burkitt konnte nachweisen, dass die Ballaststoffe eine zentrale Funktion für die Darmgesundheit ausüben. Kollath entwickelte das Konzept der Vollwert-Ernährung nach dem Grundsatz: *„Lasst unsere Lebensmittel so natürlich wie möglich."*

Die vierte Säule sind die Erfahrungen aus den Folgen des Übergangs von einer traditionellen regionalen Ernährung zu einer globalen Fast-Food-Systemgastronomie, die unter anderem für die verschiedenen Zivilisationskrankheiten mit verantwortlich ist, die weltweit rasant zunehmen. Dazu zählen unter anderem Übergewicht, Diabetes, Bluthochdruck, Herz-Kreislauf-Erkrankungen, Krebs und Arthrose. Großangelegte Studien haben diese Entwicklung dokumentiert, wie die *Framingham-Studie,* die *7-Länder-Studie,* die *Nord-Karelien-Studie,* die *China Study* sowie die *Nurses-Health-* und *Health-Professional-Studies.*

Die fünfte Säule bilden die Arbeiten der jetzigen Protagonisten für eine pflanzliche Ernährung und Lebensstilmedizin wie Nathan Pritikin, Dean Ornish, Caldwell Esselstyn, T. Colin Campbell,

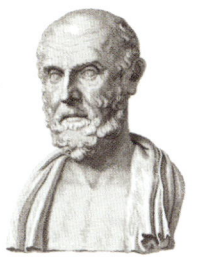

John McDougall, Neal Barnard, Michael Greger, Brenda Davis, Joel Fuhrman, Andreas Michalsen, Gustav Dobos und anderen. Diese Persönlichkeiten erkannten den Wert der pflanzlichen Kost, die mit ihren lange unterschätzten sekundären Pflanzenstoffen und nur in Pflanzen vorkommenden Ballaststoffen die Grundlage für eine gesunde Ernährung bilden.

Die sechste Säule entwickelte sich aus unseren Erkenntnissen und Erfahrungen, die wir im Laufe unseres jeweils langen Berufslebens sammeln konnten. So sind Hans Diehl und Klas Mildenstein durch zwei völlig unabhängig voneinander entwickelte Konzepte einer praktischen Ernährungsbildung verbunden, die sie beide mit dem Begriff CHIP bezeichnen. Claus Leitzmann war maßgeblich an der Entwicklung einer Reihe von Konzepten für eine zeitgemäße, vollwertige, nachhaltige und überwiegend pflanzliche Ernährung beteiligt.

© DIETER ILLGEN

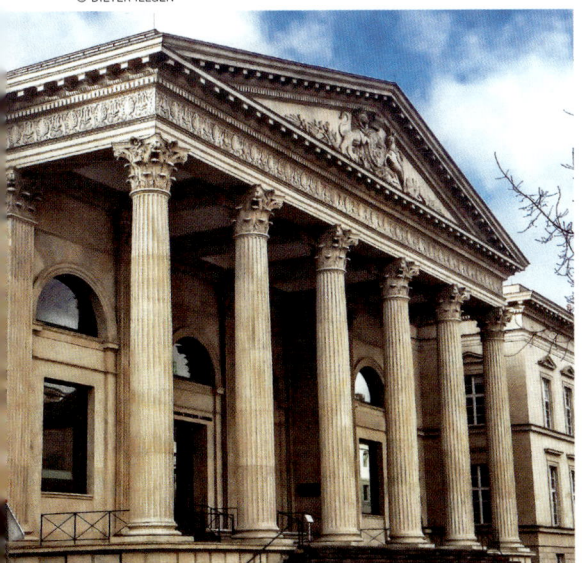

Viele Inhalte dieses Säulen-Modells finden sich heute kaum noch in der modernen westlichen Ernährung, so wie sie sich in den letzten Jahrzehnten entwickelt hat. Die Veränderungen in unserer Ernährungskultur haben sich rapide vollzogen: Vom Gemüse zum Fleisch; von Vollkornerzeugnissen zu Weißmehlprodukten; von Pellkartoffeln zu Pommes; von Bohnen zu Burgern; von Wasser zu Limonaden; von regionalen zu globalen Produkten; von normalen Portionen zu Riesenportionen; vom Essen zu Hause zum Auswärts-Essen; vom langsamen Essen zum Fast Food.

In dieser Zeit hat die Anzahl der Patienten mit chronischen Krankheiten erheblich zugenommen. Besonders die Zahlen der Menschen mit Übergewicht und Diabetes sind dramatisch angestiegen. Dabei hat sich auch deutlich gezeigt, dass unsere hoch entwickelte Medizin oft nur Symptome chronischer Krankheiten behandeln kann. Gleichzeitig wächst die Erkenntnis, dass mit der Lebensstilmedizin eine sanfte Revolution ihren Anfang genommen hat. Viele dieser Krankheiten reagieren sehr gut auf den in diesem Buch beschriebenen Lebensstil-Ansatz, der meist innerhalb von Wochen die Selbstheilungskräfte des Körpers mobilisieren kann.

Dieses Buch ist eine Übersetzung aus dem US-Amerikanischen. Bei Übersetzungen in eine andere Sprache besteht immer ein gewisses Risiko, besonders wenn es als Gebrauchsanweisung für eine neue Leserschaft dienen soll.

Dieses gilt im besonderen Maße für das Thema Essen und Trinken, denn die Traditionen in den USA weichen teilweise erheblich von denen im deutschsprachigen Raum ab. Wir als Autoren haben uns bemüht, die Inhalte des Buches zu erhalten und gleichzeitig an mitteleuropäische Verhältnisse anzupassen.

Obwohl in der allgemeinen Diskussion selten Einigkeit über die optimale Ernährung besteht, zeichnet sich die Entwicklung zu einer Ernährung ab, die nicht nur die gesundheitlichen und kulinarischen Ansprüche erfüllt, sondern gleichzeitig die ethischen, sozialen und ökologischen Anliegen einbezieht. Dieses seit Jahrzehnten aus der Vollwert-Ernährung bekannte Konzept ist der rote Faden im vorliegenden Buch.

Aus diesem ganzheitlichen Anspruch ergibt sich eine Ernährung, die weitaus überwiegend pflanzlich ausgerichtet ist. Wenn gewünscht – oder bei schweren Erkrankungen –, kann sie auch zu 100 Prozent aus pflanzlicher Kost bestehen, sonst sind 95 Prozent ein gut erreichbares, zumutbares und effektives Maß. Diese Ernährungsweise ist imstande, ernährungsbedingten Krankheiten vorzubeugen, diese zu lindern oder im besten Fall sogar zu heilen.

Die pflanzliche Kost sollte möglichst naturbelassen verzehrt werden, das heißt, sie sollte so wenig wie möglich verarbeitet sein, damit so viel der Inhaltsstoffe wie möglich erhalten bleiben. Dieses ist am besten mit gründlich gereinigter Rohkost oder schonend zubereiteter Kost zu

erreichen. Daneben wird der Verzehr regionaler und saisonaler Lebensmittel angeraten.

Übergewicht und vielerlei Krankheiten sowie frühzeitige Todesfälle können durch eine vollwertige pflanzliche Ernährung weitgehend vermieden werden. Auch davon handelt dieses Buch. Es soll befreien von den widersprüchlichen Aussagen, die oft aus sehr einseitigen Empfehlungen bestehen. Die Widersprüche lassen sich teilweise erklären. So gibt es einerseits zahllose selbsternannte Experten, die besonders in den sozialen Medien, Ratgebern oder der Boulevardpresse ihre nicht immer geprüften Ratschläge anbieten. Andererseits erteilen Wissenschaftler Empfehlungen zur Ernährung auf Basis wissenschaftlicher Ergebnisse (evidenzbasiert). Dabei ist die Wissenschaft in der schwierigen Lage, die komplexen Zusammenhänge einer mobilen, bewegungsarmen Wohlstandsgesellschaft umfassend zu bewerten. Spezielle Erkenntnisse können nicht immer gleich in praktische Handlungen umgesetzt werden. Außerdem gibt es Partikularinteressen und kommerzielle Belange, die Einfluss auf Empfehlungen nehmen. Auch der häufige, meist auch zutreffende Hinweis in wissenschaftlichen Artikeln, dass weitere Studien erforderlich sind, um die vorliegenden Ergebnisse zu erhärten, trägt nicht unbedingt zum Vertrauen in wissenschaftliche Daten bei.

In diesem Buch haben wir Wege aufgezeigt, wie das gesteckte Ziel einer vollwertigen pflanzlichen Ernährung schrittweise erreicht werden kann. Menschen, die bereits erkrankt sind, wollen ihre Ernährung nicht nach und nach umstellen, sondern möchten sofort das volle Programm zur Heilung ihrer Krankheit anwenden. Dies ist möglich und bei entsprechender Kenntnis auch zu empfehlen.

Alle lebenswichtigen Nährstoffe sollten in möglichst optimaler Quantität und Qualität in unserer Nahrung vorhanden sein. Es hat sich gezeigt, dass diese Kriterien am ehesten erfüllt werden, wenn die Kost weitaus überwiegend aus Pflanzen besteht, die aus regionalem, biologischem Anbau stammen, möglichst wenig verarbeitet und schonend zubereitet werden. Diese Anforderungen werden weitgehend den ethischen Anliegen, der ökologischen Notwendigkeit sowie unserer gesellschaftlichen Verantwortung und damit der so dringend geforderten Nachhaltigkeit gerecht.

Auch die Bedeutung weiterer Lebensstilfaktoren haben wir thematisiert, wie regelmäßige körperliche Aktivität, Aufenthalt in frischer Luft und gut dosiert in der Sonne, ausreichend Schlaf, Entspannung und, wenn überhaupt, mäßiger Umgang mit Alkohol sowie das Meiden von Nikotin und Drogen aller Art. In ihrer Ganzheit bestimmen diese Faktoren die Lebensqualität.

Auch diese Erkenntnis wurde bereits vor 2500 Jahren von Hippokrates folgendermaßen formuliert: *„Eine vollwertige Ernährung, ausreichend körperliche Bewegung und Maßhalten in allen Dingen des Lebens sind das beste Rezept, um in Gesundheit alt zu werden."*

Wir haben uns bemüht, alle Sinne unserer Leser durch passend ausgewählte, übersichtliche Abbildungen und relativ viele Bilder anzusprechen. Das Buch soll motivieren und zeigen, dass eine weitgehend pflanzliche Kost nicht nur gesundheitliche Vorteile bietet, sondern auch eine ganze Reihe gesellschaftspolitischer Kriterien erfüllen kann. Mit der entsprechenden Überzeugung und ein wenig Geduld können die leicht umsetzbaren Empfehlungen und die bewährten Rezepte in diesem Buch helfen, neue Ernährungsgewohnheiten zu übernehmen. Dadurch soll die Gesundheit erhalten, gefördert oder wieder hergestellt werden. Dass sich durch eine überwiegend pflanzliche Kost auch ethische, ökologische und gesellschaftliche Anliegen verwirklichen lassen, verleiht unseren Empfehlungen einen erheblichen Mehrwert.

Wir Autoren haben uns bemüht, die uns am häufigsten gestellten Fragen so verständlich wie möglich zu beantworten.

Frühjahr 2020

Hans Diehl
Claus Leitzmann
Klas Mildenstein

Auf den Punkt gebracht

BEWUSST ODER UNBEWUSST bringen die meisten Menschen Opfer. Nur allzu oft opfern sie Gesundheit, ihr Familienleben und andere unbezahlbare Werte, um in den vergänglichen Genuss von Reichtum, Macht, Status oder Ruhm zu gelangen. Und dabei erkennen schließlich viele, dass neben der Familie der wahre Reichtum im Leben eine widerstandsfähige Gesundheit ist.

Zwar könnte man mit Schopenhauer einwenden, dass Gesundheit nicht alles ist, doch es gilt: Ohne Gesundheit ist alles nichts. Dieses Buch wird Sie in die Lage versetzen, wichtige Lebensstilveränderungen vorzunehmen und dadurch viele der heutigen tödlichen Krankheiten, die überwiegend durch den Lebensstil verursacht werden, zu vermeiden oder sogar zur Rückbildung zu bringen.
Es geht darum, was wir essen und trinken, ob wir rauchen oder uns körperlich bewegen und wie wir mit dem alltäglichen Stress umgehen.

Mit diesem Buch sind die Autoren bemüht, Ihnen dabei zu helfen, Tag für Tag und Schritt für Schritt nicht nur ein besseres Leben zu führen, sondern das beste Leben. Denn wir wissen heute, dass unser Leben und unsere Gesundheit überwiegend von persönlichen Entscheidungen abhängen und weniger vom Schicksal bestimmt werden.

Unsere Gesundheit wird durch das, was wir essen, entscheidend beeinflusst. Deshalb sollten Menschen, die unter Herz-Kreislauf-Erkrankungen, Typ-2-Diabetes, Übergewicht oder Bluthochdruck leiden, eine grundsätzliche Entscheidung treffen: Sie sollten möglichst alle tierischen Produkte und stark verarbeiteten Nahrungsmittel, die für das Geschmackserlebnis und Profit, aber nicht für die Gesundheit hergestellt werden, nach und nach auf ihrem Speiseplan verringern.

Stattdessen sollten Sie Gemüse und Obst, Vollkornprodukte und Hülsenfrüchte in den Mittelpunkt ihrer Ernährung stellen, ergänzt durch verschiedene Nüsse, Samen und Kräuter. Außerdem sollten Sie viel Wasser trinken. Das wird Ihnen gut tun.
Innerhalb von vier bis sechs Wochen sinkt Ihr Cholesterinspiegel, ein wichtiger Indikator für das Herzinfarktrisiko, um 15 bis 20 Prozent, dadurch verringert sich das Herzinfarktrisiko um 35 bis 50 Prozent.

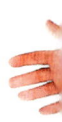

Menschen mit Übergewicht lernen, dass sie mehr essen können, wenn sie gesund essen, und trotzdem Gewicht abnehmen. Und diejenigen mit Typ-2-Diabetes, die diesen Ernährungsempfehlungen folgen, stellen fest, dass ihre Blutzuckerwerte sinken und dass sie gleichzeitig ihre blutzuckersenkenden Medikamente reduzieren und schließlich ganz absetzen können.

Aber dann gibt es einige, die noch nicht die Notwendigkeit sehen, sich die Rückbildung einer Erkrankung zum Ziel zu setzen. Sie fühlen sich jung und unzerstörbar. Und dann gibt es andere, die für eine derartig lebensverändernde Entscheidung noch nicht bereit sind.

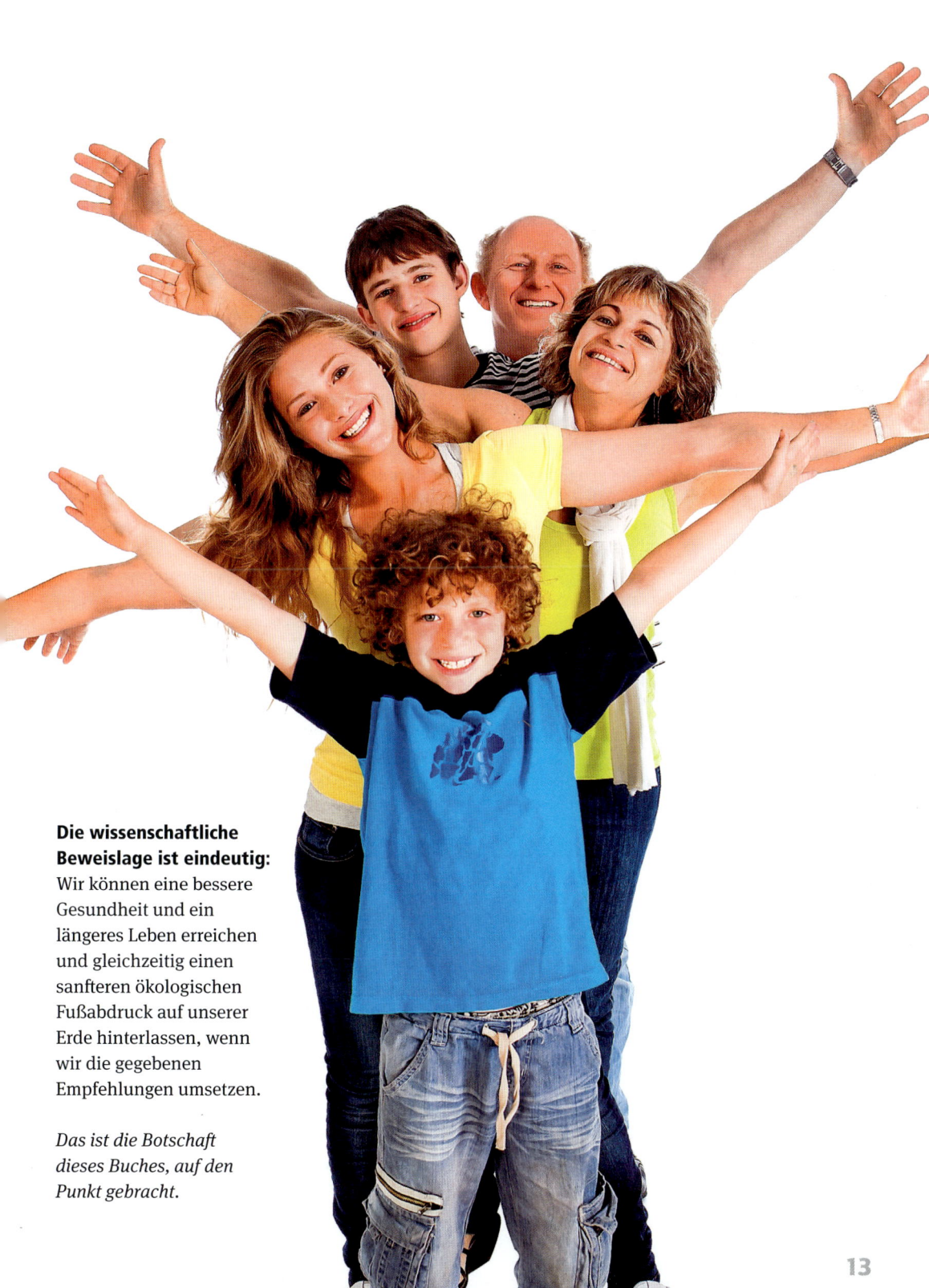

Die wissenschaftliche Beweislage ist eindeutig: Wir können eine bessere Gesundheit und ein längeres Leben erreichen und gleichzeitig einen sanfteren ökologischen Fußabdruck auf unserer Erde hinterlassen, wenn wir die gegebenen Empfehlungen umsetzen.

Das ist die Botschaft dieses Buches, auf den Punkt gebracht.

INHALT

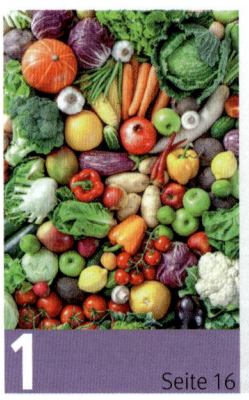

1 Seite 16

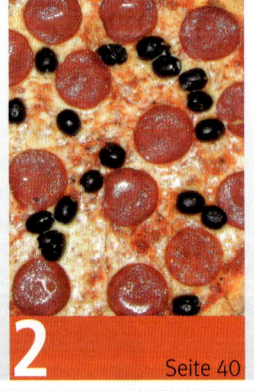

2 Seite 40

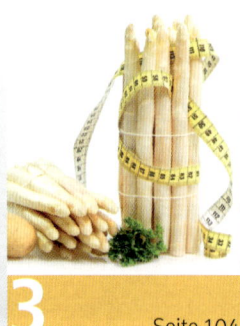

3 Seite 104

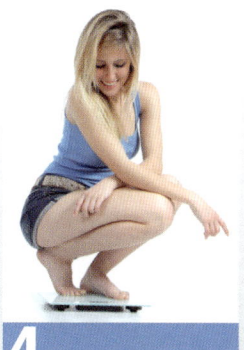
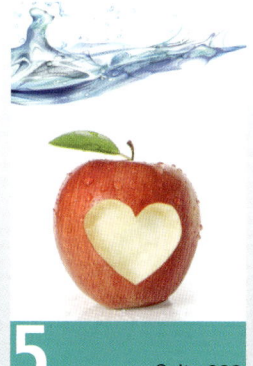
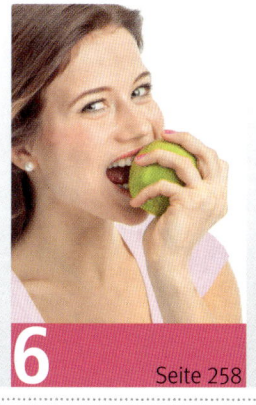
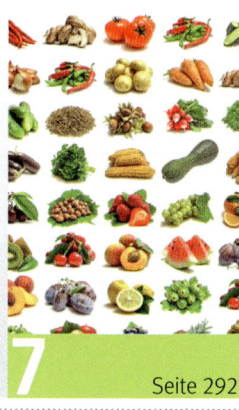

4 Seite 174

5 Seite 222

6 Seite 258

7 Seite 292

8 Weiterführende Informationen

1

Gesundheitliche
Perspektiven

„ Mit dem Wissen, das wir heute haben,
können die meisten von uns
bei guter Gesundheit an die hundert Jahre
alt werden. **„**
Aileen Ludington, MD

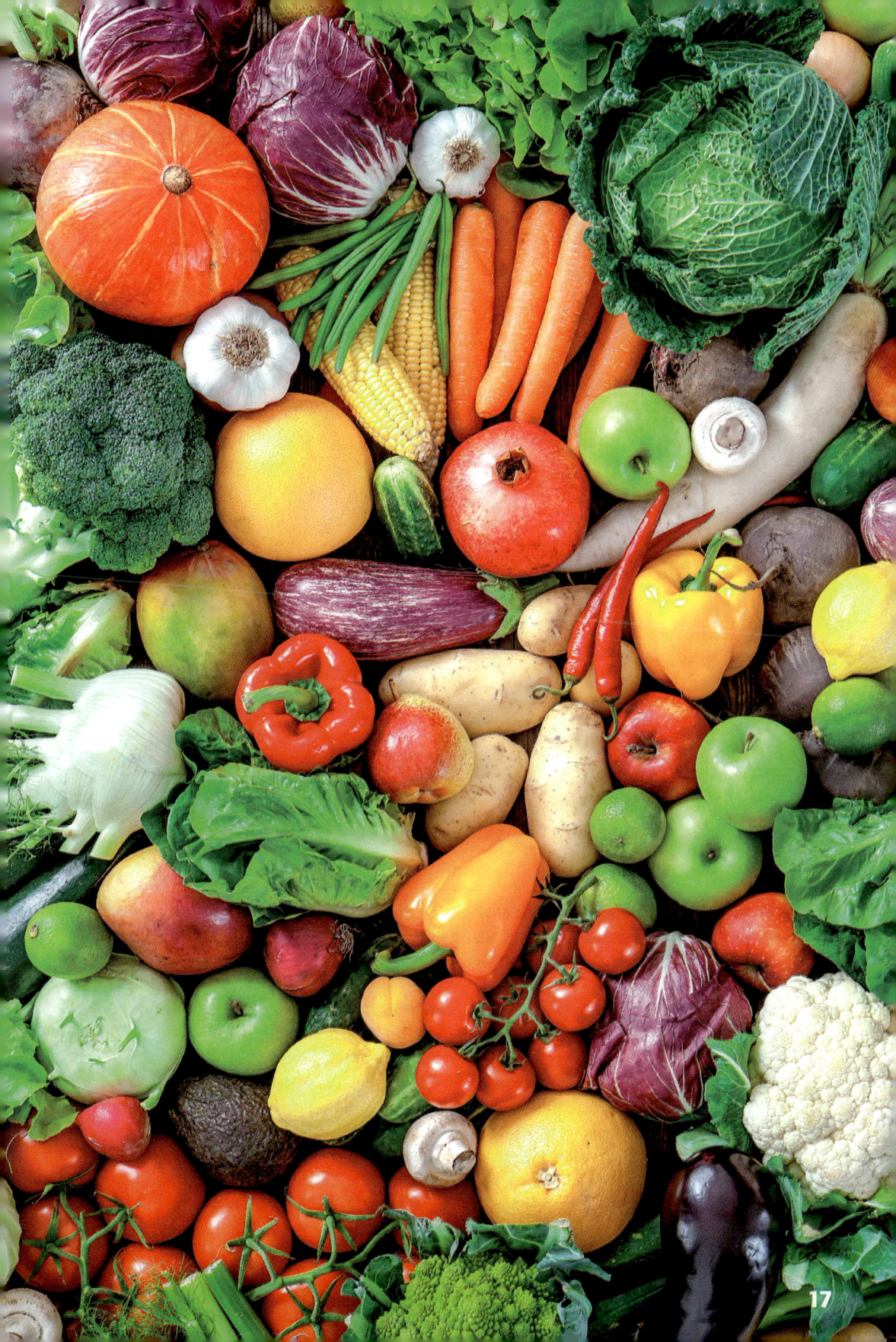

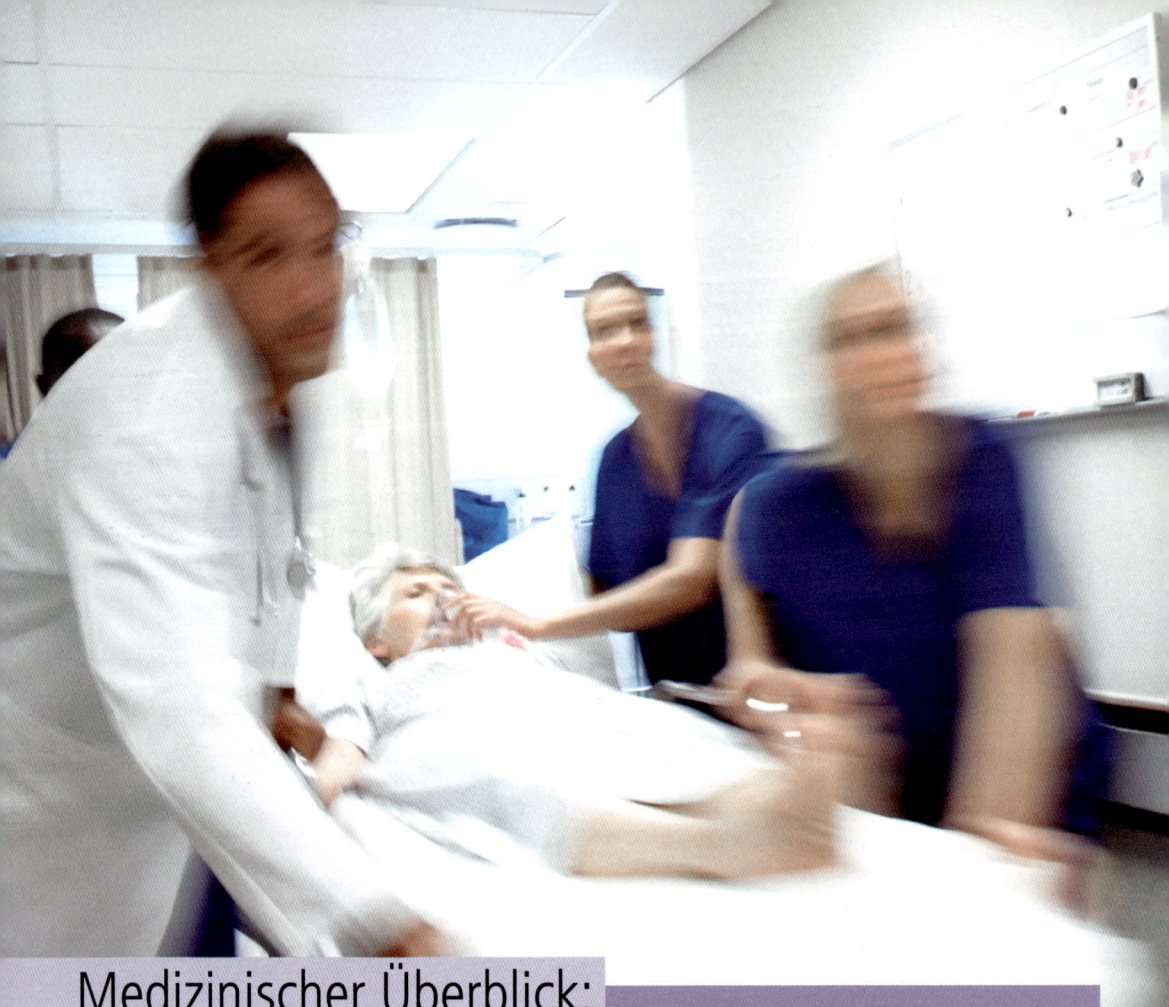

Medizinischer Überblick:

Mythen und Wunder

Die Fortschritte der Wissenschaft, einschließlich der Medizin, sowie der öffentlichen Gesundheitspflege sind beeindruckend. So ist es erst etwa 150 Jahre her, dass Louis Pasteur und Robert Koch Bakterien als Krankheitserreger entdeckten.

Damit schufen sie die Voraussetzungen für die keimfreie Chirurgie, verbesserte sanitäre Einrichtungen, sauberes Trinkwasser, sichere Lebensmittel und Impfungen. Gefährliche Infektionskrankheiten wie Typhus, Cholera, Kinderlähmung und Pocken wurden inzwischen fast vollständig eliminiert. Heute sind dagegen nicht-infektiöse, degenerative Erkrankungen weit verbreitet, die auch als Erkrankungen des Westens oder als Lifestyle-Erkrankungen bezeichnet werden.

Was halten Sie für die medizinischen Meilensteine des 20. Jahrhundert?
Da gibt es viele. Verbesserte chirurgische Techniken, bessere Narkosen und sicherere Bluttransfusionen. Antibiotika retteten Millionen Menschenleben, obwohl ihre übermäßige Anwendung zu einem beängstigenden Rückschlag geführt hat, nämlich zur Entstehung von resistenten Bakterienstämmen, gegen die es bisher keine wirksamen Mittel gibt.

Die Fortschritte der Medizintechnik erscheinen wie ein Wunder. Innere Organe werden durch bildgebende Verfahren sichtbar gemacht, ihre Funktion gemessen und ausgewertet, und selbst Gedanken und Gefühle können im Gehirn lokalisiert werden. Die Molekularbiologie und die Genetik öffnen die Türen zu weiteren neuen Welten. Bestimmte angeborene Defekte können bereits vor der Geburt erkannt und einige schon in der Gebärmutter korrigiert werden.

Genetiker lernen, die Anlagen für bestimmte Erkrankungen in der Erbsubstanz zu erkennen, und suchen nach Wegen, um diese Erkrankungen zu verhindern.

Die Möglichkeiten der Medizintechnologie scheinen nahezu grenzenlos. Wissenschaftler versuchen beispielsweise, Organersatz aus embryonalen Stammzellen und aus körpereigenen Zellen zu züchten. Die hohen Kosten dieser Verfahren könnten jedoch dazu führen, dass Durchschnittsbürger von diesem Fortschritt nicht profitieren werden.

Kein Wunder, dass die Menschen heute so viel länger leben!

Seit langem glauben die Menschen, dass die Wunder der modernen Medizin dafür verantwortlich sind, dass sich unsere Lebenserwartung gegenüber der vor hundert Jahren um etwa 25 Jahre verlängert hat. Das ist allerdings nicht ganz richtig. Um 1900 starb jeder sechste Säugling, bevor er das erste Lebensjahr erreicht hatte. Hauptursache waren Infektionskrankheiten. Durch die hohe Säuglingssterblichkeit wurde die durchschnittliche Lebenserwartung der Bevölkerung deutlich verkürzt. Tatsächlich hat ein heute 65-Jähriger gegenüber Menschen, die vor hundert Jahren lebten und das erste kritische Lebensjahr überstanden hatten, nur eine unwesentlich längere Lebensspanne, die bei etwa sechs bis sieben Jahren liegt.

Aber warum treten heute so viel mehr ‚Alterskrankheiten' auf als früher? Könnte es nicht sein, dass die meisten unserer Vorfahren deutlich früher starben und deswegen diese ‚Alterskrankheiten' nicht erlebten?

Der Begriff ‚Alterskrankheiten' ist irreführend.

Seit Jahren haben die Menschen die Vorstellung, dass durch Arteriosklerose bedingte Krankheiten (wie Herzinfarkt und Schlaganfall), Krebs, Diabetes, Divertikulose, Arthrose und andere Leiden im Alter auftreten und deshalb schicksalsergeben hingenommen werden müssen.

Diese Vorstellung ist falsch, denn vor hundert Jahren waren in den westlichen Gesellschaften die durch Arteriosklerose bedingten Krankheiten so gut wie unbekannt. Der erste Bericht über koronare Herzkrankheit und Herzinfarkt erschien in der medizinischen Literatur erst 1910. Heute sind diese Herz-Kreislauf-Erkrankungen (das schließt den Schlaganfall ein) im Westen für ein Drittel aller Todesfälle verantwortlich.

> **„** *Das Konzept, dass die Krankheiten der westlichen Welt durch den Lebensstil verursacht sind und deshalb verhindert und zur Rückbildung gebracht werden können, ist die bedeutendste medizinische Entdeckung des 20. Jahrhunderts.* **„**
> – Dr. Denis P. Burkitt, Entdecker des Burkitt-Lymphoms
> Philadelphia, 1994, anlässlich einer
> medizinischen Tagung zu seinen Ehren

Vor hundert Jahren waren Brust-, Darm-, Prostata- und Lungenkrebs so gut wie unbekannt. Heute fordern diese Krebserkrankungen das Leben eines jeden vierten Deutschen. (Übrigens gelten alle Angaben für Deutschland im Buch in der Regel für den gesamten deutschsprachigen Raum.)

Auch Diabetiker waren vor hundert Jahren selten. Heute jedoch nimmt die Häufigkeit des Diabetes mit beängstigender Geschwindigkeit zu (siehe Diagramm auf Seite 72). Diabetes und seine Komplikationen sind zu einer der häufigsten Todesursachen geworden.

Angesichts der beschriebenen Fortschritte der Wissenschaft ist diese Entwicklung wirklich überraschend. Es wäre doch zu erwarten, dass die Häufigkeit dieser Krankheiten abnimmt.

Zunächst ist es wichtig zu verstehen, dass diese Krankheiten nicht zwangsläufig ‚Alterskrankheiten' sind. Eine zunehmende Zahl von jungen

Menschen, selbst Kinder, leidet an ihnen, und sie haben in den letzten Jahren, trotz aller Möglichkeiten, die die moderne Medizin bietet, epidemische Ausmaße angenommen.

Die Epidemiologie, die Krankheitshäufigkeiten in der gesamten Welt untersucht, hat das Rätsel gelöst: Die meisten der tödlichen Krankheiten werden durch den Lebensstil der Menschen verursacht. Es sind im Grunde genommen Wohlstandserkrankungen: Wir essen und trinken zu viel, oft das Falsche, wir rauchen zu viel und haben zu wenig körperliche Bewegung.

Die Medizin behandelt zwar die Symptome, aber es ist an der Zeit, die Ursachen dieser Krankheiten zu beseitigen.

Sind Sie der Meinung, dass die Menschen selbst für ihre Krankheiten verantwortlich sind? Das kann nicht Ihr Ernst sein!

Doch, das stimmt tatsächlich. Die Lösung der meisten unserer heutigen Gesundheitsprobleme hängt nicht von Ärzten, technologischen Fortschritten oder der Qualität unserer Krankenhäuser ab.

Heute beruht unsere Gesundheit – ob gut oder schlecht – in erster Linie auf unserer Lebensführung und auf unserer Umwelt. Eine gute Gesundheit ist heute hauptsächlich abhängig von unserer Bereitschaft, selbst etwas für uns zu tun. Das heißt: Entscheidend ist, wie wir leben, was wir essen und trinken, wie viel wir uns bewegen, und ob wir rauchen oder nicht.

Das hört sich ziemlich deprimierend an. Dennoch ist es gut zu wissen, dass ich etwas machen kann, um meine Gesundheit zu verbessern.

Das Wissen um die Eigenkompetenz ist entscheidend. Zunehmend erkennen die Menschen, dass sie für ihre eigene Gesundheit Verantwortung übernehmen müssen. Darum geht es in diesem Buch: Wie Sie eine gute Lebensqualität erreichen, und wie Sie die häufigsten Ursachen für Krankheit, Behinderung, Leiden und vorzeitigen Tod vermeiden können. Wenn wir das heutige Wissen in die Tat umsetzen, können die meisten von uns bei guter Gesundheit an die hundert Jahre alt werden.

Der schrittweise Übergang zum guten Essen

⬅ ⬅ ⬅ **Fortschreiten der Krankheit**   **Rückbildung der Krankheit** ➡ ➡ ➡

Schlechteste Gesundheitsergebnisse   Beste Gesundheitsergebnisse

Gemüse und Obst
Vollkornprodukte
Hülsenfrüchte
Nüsse und Kräuter
Wenig verarbeitete Lebensmittel
Wasser

Fleisch- und Wurstwaren
Milch und Milchprodukte
Fisch
Eier
Stark verarbeitete Lebensmittel
Gesüßte Getränke

Die wissenschaftliche Beweislage ist eindeutig: *Je mehr wir uns zur rechten Seite bewegen, desto mehr Vorbeugung, Stillstand und Rückbildung von Krankheit und desto mehr widerstandsfähige Gesundheit und Langlebigkeit können wir erwarten. Wenn wir uns zunehmend zur rechten Seite des oberen grünen Dreiecks bewegen, werden wir eine bessere Gesundheit und ein längeres Leben erreichen, mehr Mitgefühl mit allen Geschöpfen zeigen und gleichzeitig einen sanfteren Fußabdruck auf unserer Erde hinterlassen.*

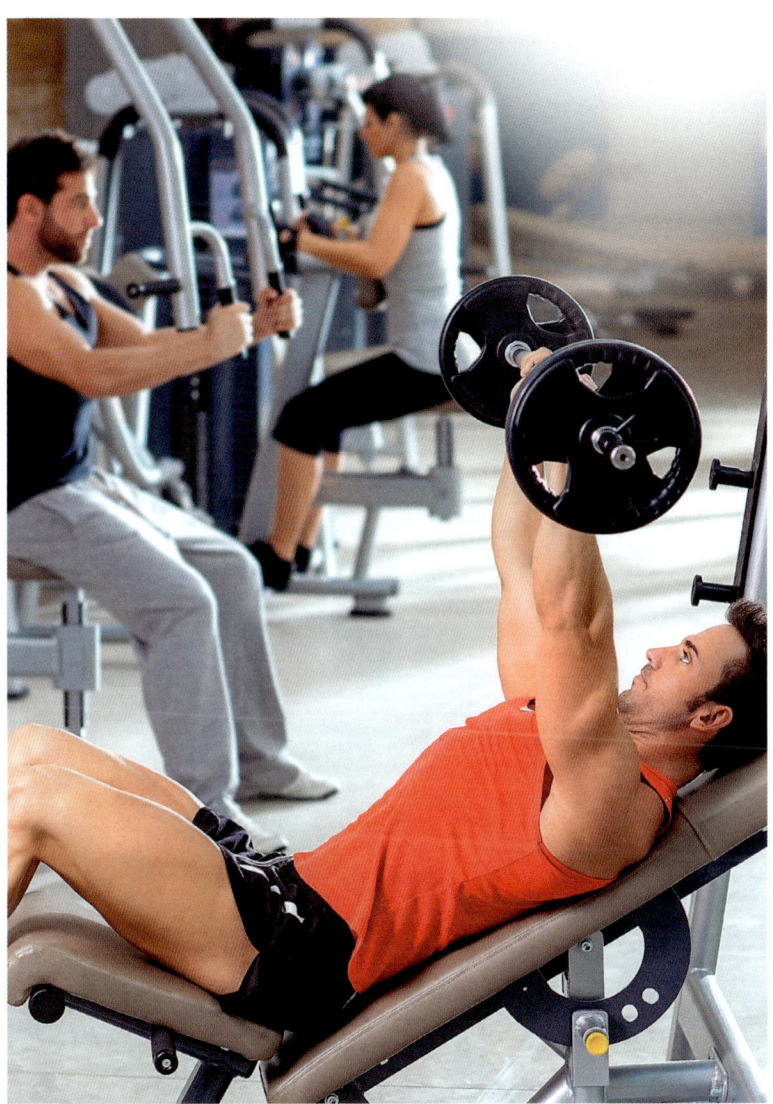

Der typische Geschäftsmann –

übergewichtig, erschöpft, von Zigaretten und Alkohol lebend, ist nicht mehr zeitgemäß. In der heutigen Geschäftswelt ist Schweißvergießen selbstverständlich und persönliche Fitness Voraussetzung für den Erfolg. Immer mehr moderne Manager sind darauf bedacht, eine gute körperliche Kondition zu erreichen. Weder sie noch ihre Firmen könnten sonst erfolgreich sein.

Die Fortschritte der Hightech-Medizin haben die dramatische Zunahme der tödlichen Krankheiten nicht verhindert.

Was macht die Regierung?

Die Bundesregierung gibt für Initiativen für mehr Gesundheit und Fitness relativ gesehen eine verschwindend geringe Summe aus – darüber hinaus gibt es lediglich hier einige politische Empfehlungen, dort eine öffentliche Kampagne.

Was macht die Medizin?

Herzlich wenig. Fast die Hälfte der Bevölkerung hat laut Meinungsumfragen von ihrem Arzt nicht ein einziges Wort über Krankheitsvorbeugung, Fitness und Wellness gehört.

Was macht die Fitness-industrie?

Sie verspricht den schnellen Erfolg (zehn Kilogramm Gewichtsabnahme in kurzer Zeit), sie propagiert anstrengendes körperliches Training statt Freude an der Bewegung und stellt Sex-Appeal über die Gesundheit.

> **" Funktion ist ein Gesetz** unserer Existenz. Jedes Organ des Körpers hat seine vorgegebene Aufgabe, von deren Ausführung seine Entwicklung und seine Stärke abhängen. Die normale Funktion aller Organe gibt Stärke und Lebenskraft, während die fehlende Betätigung zu Verfall und Tod führt. **"**
>
> – Ellen G. White, Gesundheits-reformerin, Autorin, Mitbegrün-derin der Kirche der Siebenten-Tags-Adventisten, USA, 1827–1915

> **" Die häufigsten tödlichen** Krankheiten werden in erster Linie durch unseren Lebensstil verursacht. Sie können bestenfalls ganz verhindert oder ihr Ausbruch wenigstens verzögert werden. Impfungen, Pillen oder andere medizinische Maßnahmen können dabei kaum helfen. Denn diese Krankheiten sind hauptsächlich Auswirkungen unseres selbstschädigenden Verhaltens: Rauchen, Bewegungsmangel und kalorienreiche Ernährung. **"**
>
> – US Department of Health & Human Services

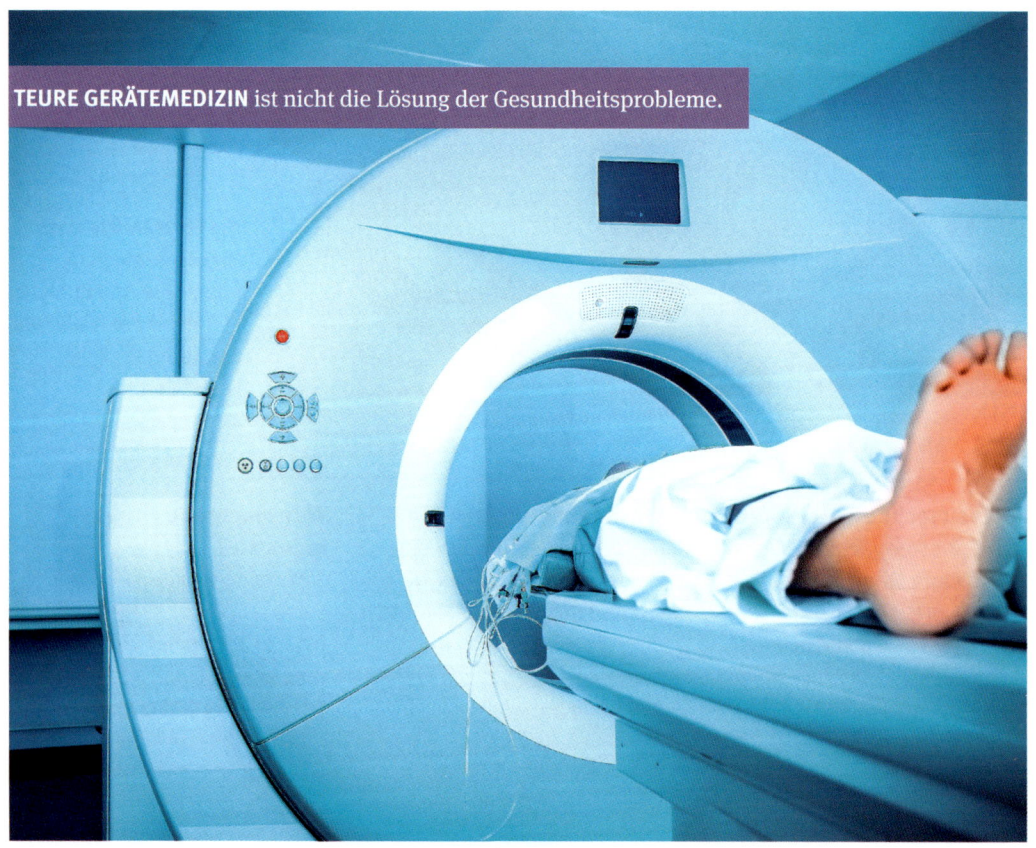

TEURE GERÄTEMEDIZIN ist nicht die Lösung der Gesundheitsprobleme.

Praktische **Umsetzung**

Wie lebe ich in Zukunft gesund?

Wie sieht es bei Ihnen aus?
Welche Ihrer Lebensgewohnheiten würden Sie gerne verändern?

Schreiben Sie Ihre sechs wichtigsten Veränderungswünsche auf:

1 ....

2 ....

3 ....

4 ....

5 ....

6 ....

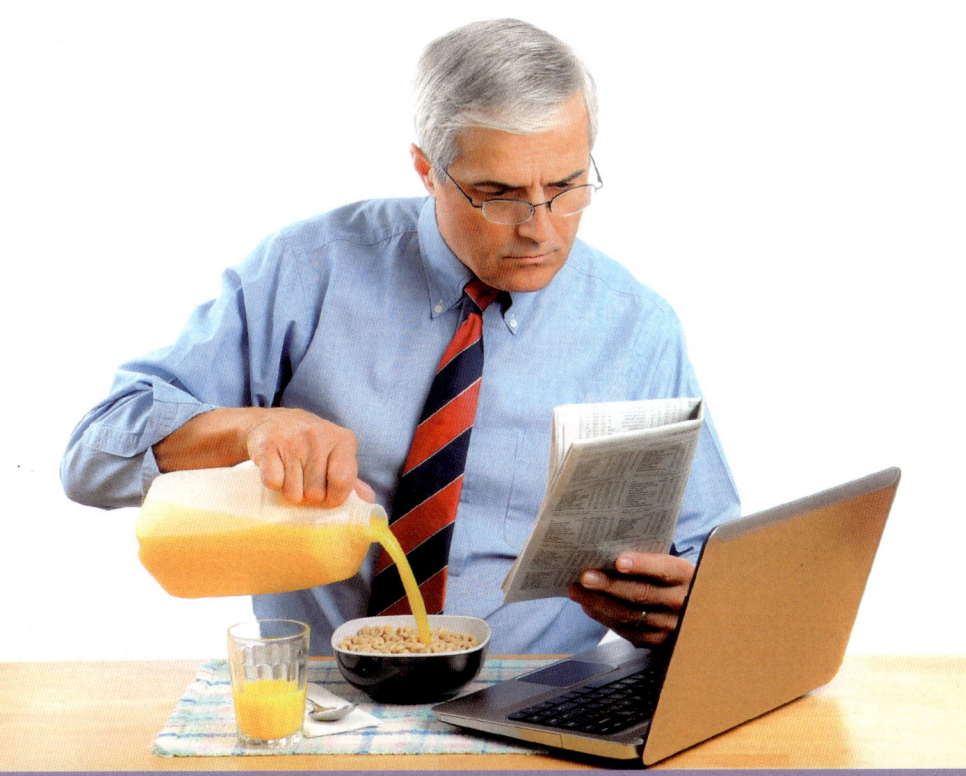

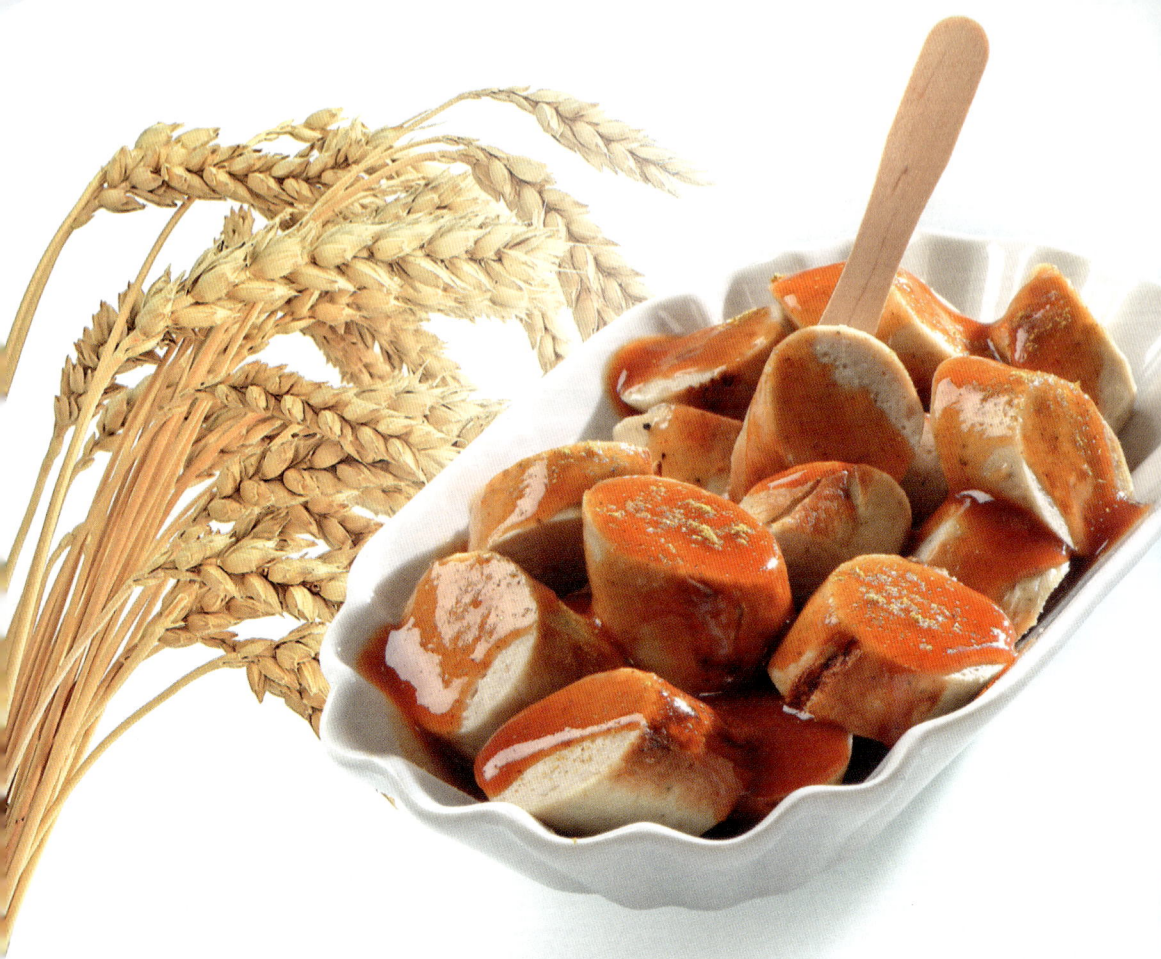

Die westliche Ernährungsweise:

Vom Korn zum Schrott

In Deutschland wurden 2016 etwa 75 Milliarden Euro für Essen außer Haus ausgegeben. Die angebotene Kost ist meist stark verarbeitet, konzentriert, gezuckert, gesalzen und chemisch verändert, um Geschmackserlebnisse zu schaffen, die oft reich an Kalorien, aber dafür arm an Vitaminen und Mineralstoffen sind.

Unsere Rinder werden überwiegend in Viehställen gemästet und ohne Bewegung gehalten. Das Ergebnis: Die Rinder liefern saftigere Steaks, die fast die doppelte Menge Fett enthalten wie die von Rindern, die auf der Weide heranwachsen. Und wir bezahlen teuer für diese ‚Fortschritte'. Während wir essen, um zu leben, bringt uns um, was wir essen.

Behaupten Sie, dass Nahrung Krankheiten verursachen kann?
Die Zahlen sprechen eine überzeugende Sprache. Um 1900 waren weniger als sechs Prozent der Todesfälle in Deutschland durch Gefäßkrankheiten bedingt. Heute sind es fast 40 Prozent. Damals starb weniger als vier Prozent der Bevölkerung an Krebs, während es heute etwa 20 Prozent sind.

Es ist also kein unausweichliches Schicksal, dass wir in so großer Zahl an Herzinfarkt, Schlaganfall, Diabetes und an Krebserkrankungen von Lunge, Brust, Prostata und Dickdarm sterben. Erst nach dem Ersten Weltkrieg nahmen Herz-Kreislauf-Erkrankungen (Herzinfarkt und Schlaganfall) in Deutschland zu. Nach dem Zweiten Weltkrieg begannen sie sich zu verbreiten, als sich die Menschen eine Ernährung leisten konnten, die reich an tierischen Nahrungsmitteln war, und die Nahrungsmittelindustrie stark verarbeitete Produkte herzustellen begann, die übermäßig kalorienreich und arm an Vitaminen und Mineralstoffen waren.

Könnte es nicht sein, dass die Veränderungen in der Ernährungsweise und die Zunahme der genannten Krankheiten gar nicht im Zusammenhang stehen?

In den 1970er Jahren erkannte man, dass dieses Problem fast ausschließlich wohlhabende Menschen in den westlichen Ländern betraf. Bei der ländlichen Bevölkerung von China und Südostasien, die nur wenig Zugang zu fettreichen und tierischen Nahrungsmitteln hatten, waren Herzinfarkte selten. Ebenso mussten die meisten Menschen in ländlichen Gegenden von Afrika, Zentral- und Südamerika nur wenig Angst vor Diabetes und Herz-Kreislauf-Erkrankungen haben. Das stimmt heute allerdings nicht mehr. Heute sind diese einstmals meist in den westlichen Ländern vorkommenden Krankheiten global anzutreffen, und zwar auch in armen Ländern. Herzinfarkte und Diabetes sind in allen wohlhabenden Bevölkerungsschichten der Welt in Nordamerika, Australien, Neuseeland, Europa und mit zunehmendem Überfluss selbst in den städtischen Gegenden Afrikas weit verbreitet. Die ursprünglich als „westlich" bezeichneten Krankheiten sind heute durch die globale Verbreitung des westlichen Lebensstils „weltweite, globale" Krankheiten geworden.

Verantwortlich dafür sind u. a. der geringe Ballaststoffgehalt und der hohe Gehalt an ungünstigen Fetten und Cholesterin in der Nahrung sowie der Mangel an Bewegung.

Dadurch werden die Arterien, die das Hämoglobin mit dem lebenswichtigen Sauerstoff transportieren, geschädigt und wichtige Stoffwechselfunktionen gestört.

Als Folge von verdickten und verengten Arterien erleiden jedes Jahr über 200.000 Menschen in Deutschland einen Herzinfarkt, jeder zweite Erwachsene leidet unter Bluthochdruck und Tausende werden durch einen Schlaganfall langfristig beeinträchtigt.

Wegen des gestörten Stoffwechsels infolge eines aus dem Gleichgewicht geratenen Lebenswandels ist Adipositas zu einer Epidemie geworden, und drei von zehn Babys, die heute geboren werden, werden in ihrem späteren Leben einen Diabetes entwickeln.

Wie kam es zu diesen Veränderungen im Ernährungsverhalten?

Vor 1900 bestand die Ernährung in Deutschland überwiegend aus Lebensmitteln, die im eigenen Garten oder auf Bauernhöfen in der Nähe

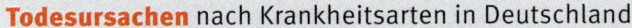

Todesursachen nach Krankheitsarten in Deutschland

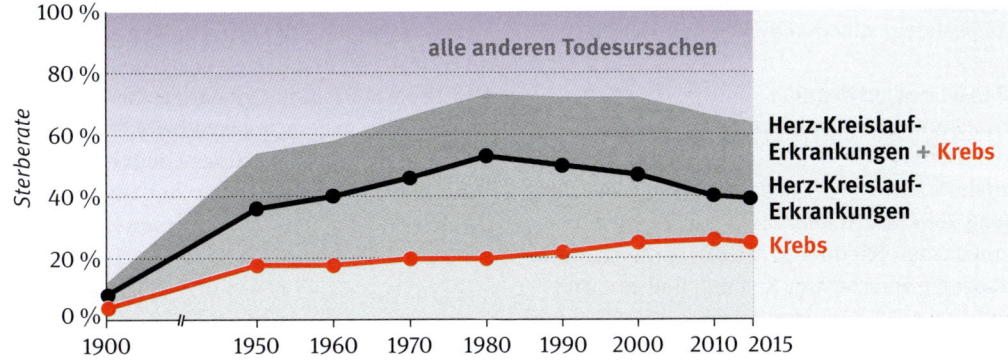

angebaut wurden, ergänzt durch wenige Hauptnahrungsmittel aus dem Lebensmittelladen. Das Fleisch kam von Bauernhöfen und von Rindern, die auf Weideland grasten.

Die Menschen hatten damals nicht tausende schön verpackte und stark beworbene Lebensmittelprodukte, die im Supermarkt warteten. Auch Fast-Food-Restaurants standen noch nicht an fast jeder Straßenecke.

Das Rückgrat der Ernährung waren die verschiedenen Getreide: Roggen, Hafer, Weizen und Gerste standen zur Verfügung. Die Familien aßen zuhause am eigenen Tisch frisch zubereitete Mahlzeiten und dicke Scheiben des selbst gebackenen Brotes. Sie aßen Kartoffeln und Getreide zusammen mit Hülsenfrüchten, Gemüse und Obst. Diese nahrhaften, ballaststoffreichen Lebensmittel machten über 50 Prozent ihrer täglichen Kalorienaufnahme aus.

Aber Zeiten und Geschmäcker haben sich dramatisch verändert. Wir nähern uns immer mehr der typisch US-amerikanischen Ernährung an: Getreide wie Hafer wird oft durch stark verarbeitete, vorgesüßte Flocken ersetzt. Das Mittagessen besteht heute häufig aus einem Salat, getränkt mit einer ölreichen Sauce, einem Hamburger und einer Limonade. Und das Abendbrot kommt gelegentlich gefroren aus einer Pappschachtel oder vom Imbiss. Zu den Zwischenmahlzeiten zählen zuckerhaltige Erfrischungsgetränke, Chips und Schokoriegel.

Nahrhafte, ballaststoffreiche Lebensmittel wie Gemüse, Obst, Getreide und Hülsenfrüchte machen nur noch 25 Prozent unserer täglichen Energiezufuhr aus, während die Fett- und Zuckeraufnahme um bis zu 250 Prozent zugenommen hat. Die Mehrheit der Kalorien kommt heute eindeutig von ‚verfeinerten‘, verarbeiteten Nahrungsmitteln, Milchprodukten und Fleisch.

Das ist beängstigend!
Was kann getan werden?

Umdenken ist der Schlüssel. Wenn die Menschen erfahren, dass ihre Lebensmittel durch ‚Verfeinerung‘ die meisten ihrer Ballaststoffe und einen erheblichen Teil ihrer Nährstoffe verlieren, dass durch die Verarbeitung Kalorien und eine Vielzahl an Lebensmittelzusatzstoffen hinzufügt und

gleichzeitig Nährstoffe entfernt werden, dann sind viele bereit, etwas zu ändern.

Sie erkennen auch, dass Fleisch und Milchprodukte nur sparsam verwendet werden sollten. Zwar sind diese Produkte gute Nährstofflieferanten, sie besitzen aber meist einen hohen Gehalt an Fett, Cholesterin, Protein und damit Kalorien. Sie sind belastet mit Pestiziden und enthalten praktisch keine Ballaststoffe.

Verarbeitete Nahrungsmittel

Lebensmittel, wie sie in der Natur wachsen, haben eine ausgewogene Nährstoffzusammensetzung. Durch Verarbeitung werden die meisten Ballaststoffe sowie Vitamine und Mineralstoffe entfernt. Hinzugefügt werden Kalorien und eine Reihe von chemischen Zusatzstoffen.

Proteinbedarf

Im Jahre 1900 bezogen die Deutschen etwa 15 bis 20 Prozent ihres Proteinbedarfes aus tierischen Produkten. Heute sind es mehr als 55 Prozent. Und diese tierischen Produkte sind auf der einen Seite reich an Fett und Cholesterin und auf der anderen Seite arm an Ballaststoffen.

Immer mehr Menschen geben die bisher bevorzugten Produkte tierischer Herkunft sowie stark verarbeitete Nahrungsmittel auf und essen stattdessen mehr pflanzliche Lebensmittel, die Stärke enthalten und im Allgemeinen reich an Ballaststoffen sind. Seit etwa 1990 hat der Verzehr von Fleisch und Eiern in Deutschland etwas abgenommen, inzwischen auch die Zahl der Herzinfarkte und Schlaganfälle.

Wir kennen die Zusammenhänge, und die Wissenschaft bestätigt uns: Der Weg zu besserer Gesundheit und längerem Leben umgeht Fast-Food-Restaurants, gemästete Tiere und Supermärkte voller stark verarbeiteter Nahrungsmittel. Der Weg führt zurück zu den Gärten und Bauernhöfen unseres Landes: zum frischen Obst, den knackigen Gemüsen und zu den Erzeugnissen aus der ökologischen Landwirtschaft.

Praktische Umsetzung

Sie selbst haben die Wahl

Vor 100 Jahren *erkrankten nur sehr wenige Deutsche an koronarer Herzkrankheit, Schlaganfall und Krebs. Heute stellen diese durch die Lebensweise bedingten Krankheiten die wichtigsten Todesursachen dar. Ermutigend ist jedoch, dass diese Entwicklung nicht zwangsläufig ist. Durch eine einfachere Ernährung und sinnvollere Lebensgewohnheiten können Sie ein längeres, gesünderes und aktiveres Leben führen. Sie haben die Wahl!*

Sie können es schaffen!
Ernähren Sie sich mit natürlichen Lebensmitteln und gehen Sie jeden Tag mindestens 10.000 Schritte. Dadurch können Sie, wie unsere Vorfahren, koronarer Herzkrankheit, Schlaganfall, Diabetes und Krebs vorbeugen.
Das ist machbar, wenn Sie sich an drei wesentliche Dinge halten.

DREI WESENTLICHE DINGE
Der Wille: *Um Gewohnheiten zu verändern, müssen Sie Veränderungen wollen.*
Alte Gewohnheiten sind bequem. Um sich aus ihrem Griff zu befreien, brauchen Sie einen starken Willen, der Ihnen die notwendige Energie gibt.
Das Wissen: *Der Wille allein ist nicht in der Lage, eingefahrene Verhaltensmuster zu verändern. Sie müssen auch wissen, was geändert werden muss, und warum die Veränderung notwendig ist. Obwohl die meisten Menschen beispielsweise verhindern wollen, dass ihre Blutgefäße verstopfen, können sie dieses Ziel nur erreichen, wenn sie um die schädliche Wirkung des Rauchens, von zu viel Cholesterin und ungünstigem Fett in der Nahrung wissen.*
Die Fähigkeiten: *Es reicht nicht, nur zu wissen, was zu machen ist. Sie müssen auch wissen, wie es zu machen ist. Und dann müssen Sie das neue Verhalten so lange wiederholen, bis es zur Gewohnheit geworden ist.*
Sie müssen lernen, wie Sie Mahlzeiten zubereiten, die arm an Cholesterin sind und einen niedrigen Fettgehalt aufweisen. Oder wie Sie ein Programm für regelmäßige Bewegung aufstellen. Auch die Fähigkeit, Zutatenlisten zu verstehen, um stark gesalzene Produkte zu erkennen, ist wichtig. Und Sie sollten in der Lage sein, im Restaurant gesunde Mahlzeiten zu bestellen. Machen Sie ein einfaches Experiment. Essen Sie drei Wochen lang jeden Morgen ein oder zwei Stück Obst, und zwar so viele verschiedene Arten wie möglich.

Ihre Obstliste: *Tragen Sie die Namen der Obstarten, die Sie morgens gegessen haben, in die nachfolgenden Zeilen ein:*

....

....

....

....

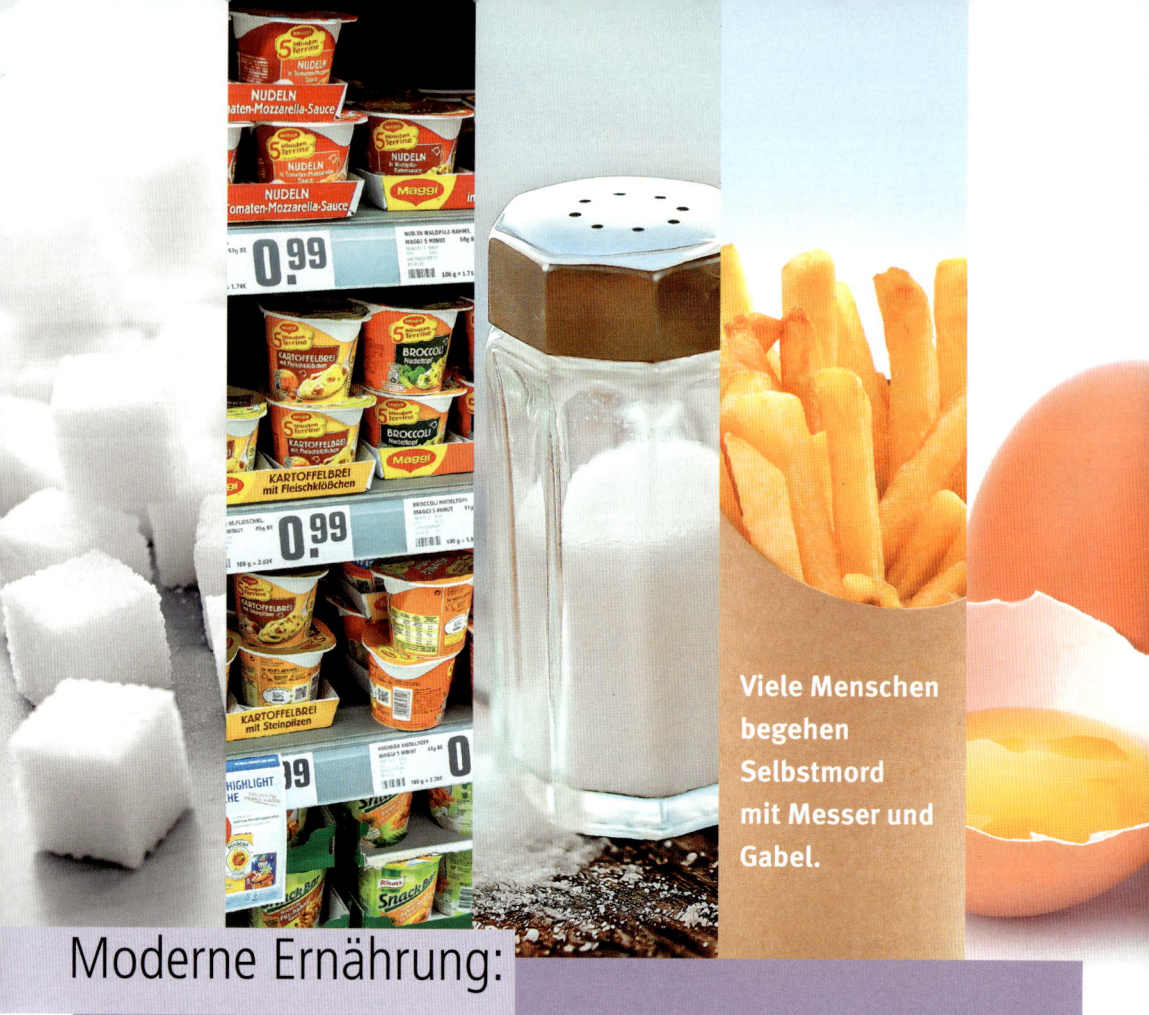

Viele Menschen begehen Selbstmord mit Messer und Gabel.

Moderne Ernährung:

Sieben Irrwege

In Deutschland rühmen wir uns, ein Land mit einer hohen Nahrungsmittelvielfalt zu sein. Aber für dieses Privileg zahlen wir einen hohen Preis: unnötige Krankheiten, Erwerbsunfähigkeit und vorzeitigen Tod.

Was machen wir falsch?

Viele Deutsche essen zu viel von fast allem – zu viel Zucker, zu viel Fett, zu viel Cholesterin und zu viel Salz. Wir nehmen zu viel Nahrungsenergie (Kalorien) auf und wir essen zu häufig. Dieser Überfluss ist der Ausgangspunkt für Herz-Kreislauf-Erkrankungen wie Herzinfarkt, Schlaganfall, Angina pectoris, Arterielle Verschlusskrankheit, Bluthochdruck, vorzeitige Impotenz, Arthrose, aber auch Typ-2-Diabetes, Fettsucht, Gallensteine sowie verschiedene Krebserkrankungen.

Auf diese Krankheiten sind drei Viertel aller Todesfälle zurückzuführen. Sie werden durch unsere Lebensweise verursacht, insbesondere durch unsere Ernährung.

Krankheit durch Ernährung? Sie meinen sicherlich Pestizide und Konservierungsstoffe?

Im Gegensatz zu üblichen Vorstellungen spielen Pestizide und Konservierungsstoffe nur eine untergeordnete Rolle für unsere Gesundheit. Es gibt viel gefährlichere Übeltäter:

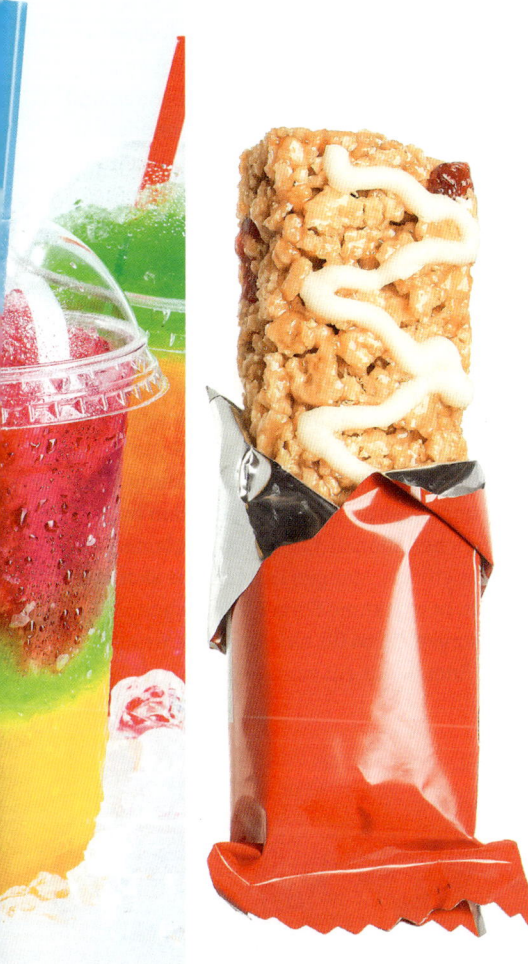

Gallensteine, Hämorrhoiden, Divertikulose und Verstopfung.

3 **Salz:** In westlichen Ländern werden durchschnittlich zehn Gramm Salz (zwei Teelöffel) pro Tag aufgenommen. Das ist mehr als die doppelte Menge der Empfehlung und das Mehrfache des tatsächlichen Bedarfs. Hoher Salzkonsum ist mitverantwortlich für Bluthochdruck, Schlaganfall, Herzschwäche und Nierenkrankheiten.

4 **Fett:** Die meisten Menschen sind sich nicht darüber im Klaren, dass sie zwei- bis dreimal mehr Fett und Öl zu sich nehmen als es für eine gute Gesundheit optimal ist. Die Folgen: Die Blutgefäße verstopfen, Herz und Gehirn werden in Mitleidenschaft gezogen, die Gefahr einer Impotenz bei Männern ist erhöht. Eine fettreiche Ernährung führt außerdem zu Übergewicht, Typ-2-Diabetes und bestimmten Krebserkrankungen.

5 **Protein:** Eine Ernährung, die reich an Fleisch und anderen tierischen Produkten ist, versorgt den Körper mit mehr Protein, Fett und Cholesterin, als er verarbeiten kann. Die Menschen in den westlichen Ländern nehmen bis zu der doppelten Menge an Protein auf wie empfohlen. Wissenschaftler haben jetzt erkannt, dass eine Ernährung, die weniger Protein, Fett und Cholesterin enthält, von entscheidender Bedeutung für eine bessere Gesundheit und ein längeres Leben ist.

6 **Getränke:** Die Deutschen trinken nicht genug Wasser. Stattdessen trinken sie viel Bier, Kaffee, Tee, Limonade und andere gesüßte Getränke. Da die meisten dieser Getränke durch viel Zucker bzw. Alkohol kalorienreich sind, wirken sie sich nachteilig auf den Blutzuckerspiegel aus und machen alle Anstrengungen, Gewicht zu verlieren, zunichte. Koffein, Phosphate und vielerlei chemische Substanzen, die in diesen Getränken enthalten sind, stellen ein zusätzliches Gesundheitsrisiko dar.

7 **Snacks:** Industriell hergestellte Produkte, die Geschmacksreize liefern, treten an die Stelle von echten Lebensmitteln.

1 **Zucker:** Die Deutsche Gesellschaft für Ernährung berichtet, dass Haushaltszucker und andere Süßungsmittel 16 Prozent der täglichen Kalorienaufnahme vieler Menschen ausmachen. Zucker liefert ausschließlich leere Kalorien ohne Vitamine, Mineralstoffe und Ballaststoffe. Durch seine Energiedichte fördert er Übergewicht und Fettsucht.

2 **Stark verarbeitete Nahrungsmittel:** Die Menschen halten eine Verarbeitung für gut, weil sie von unnötigem Ballast befreit. Wir wissen aber inzwischen, dass Ballaststoffe notwendig sind, weil sie vor bestimmten Krebserkrankungen schützen, den Blutzucker stabilisieren, eine Gewichtszunahme verhindern und Magen-Darm-Probleme vermeiden, beispielsweise

Schulen, Kindertagesstätten und sogar Krankenhäuser bieten Snacks an. Die Kaffeepause ist fester Bestandteil des Arbeitslebens und Snacks sind in der Schule und zu Hause nicht mehr wegzudenken. Gut zubereitete Mahlzeiten in der Familie nehmen ab.

Snacks stören die Verdauung, überlasten den Magen und sind ein häufiger Grund für Blähungen und Magenverstimmung.

Was kann man denn überhaupt noch essen?

Denken Sie an Obst: hunderte Arten mit eindrucksvollen Farben, jeder vorstellbaren Beschaffenheit und vielen Geschmacksvarianten. Essen Sie Gemüse, Kartoffeln und Kräuter. Auch verschiedene Hülsenfrüchte wie Bohnen, Linsen und Erbsen sollten Sie regelmäßig essen. Und vergessen Sie die Getreide nicht, wie Weizen, Roggen, Hafer, Reis, die eine der Grundlagen für eine gute Ernährung darstellen. Getreide in Form von Vollkornprodukten ist wertvoll als nahrhaftes und gesundes Lebensmittel, genau wie Buchweizen, Hirse und andere Arten von getreideähnlichen Körnerfrüchten.

Außerdem sollten Sie jeden Tag verschiedene Nüsse essen. Die Vielfalt pflanzlicher Lebensmittel liefert alles an Fett, Protein, Ballaststoffen und weiteren Nährstoffen, die der Körper benötigt. Diese Ernährungsweise ist außerdem umweltbewusst und senkt die Ausgaben für Lebensmittel.

Was Sie nicht über Ernährung wissen, kann Ihnen schaden.

Aber die beste Nachricht lautet: Diese Ernährungsweise hilft, die Entstehung der meisten in den westlichen Ländern vorherrschenden, zum Tode führenden Krankheiten zu verzögern, zum Stillstand oder zur Rückbildung zu bringen und oft sogar zu verhindern. Von ballaststoffreicher pflanzlicher Nahrung können die Menschen größere Mengen essen, ohne sich über eine Gewichtszunahme Sorgen zu machen. Außerdem sorgen sie so für eine optimale Gesundheit und Energie für ein ganzes Leben.

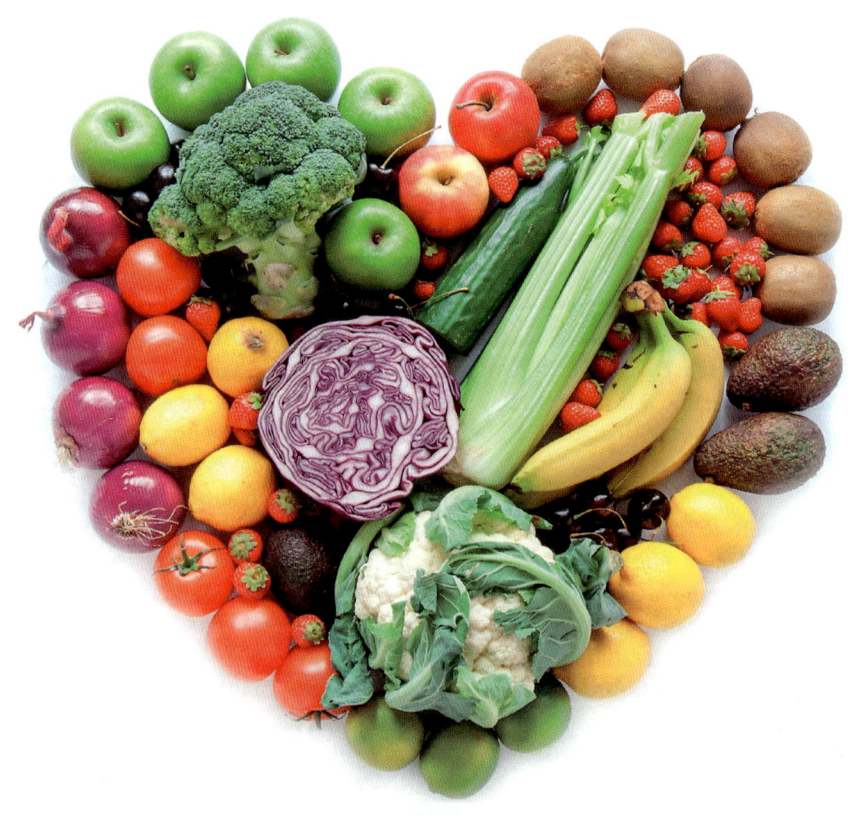

Praktische Umsetzung

Wenn zu viel auf dem Teller ist …

Zu viel Zucker, zu viel stark verarbeitete Nahrungsmittel, zu viel Salz, Fett, Protein, süße Getränke und Snacks in unserer Ernährung sind ein gefährlicher Mix. Nur wenn wir weniger dieser Produkte essen und mehr pflanzliche Nahrung zu uns nehmen, werden wir uns optimaler Gesundheit und Energie erfreuen.

IST ZU VIEL AUF IHREM TELLER?

Fettsüchtig? *Deutsche essen zu viel ungünstige Fette und bezahlen dafür mit Herzinfarkt, Schlaganfall, Fettsucht und anderen Krankheiten.*

Verschlanken Sie Ihren Salat! *Vier Esslöffel eines üblichen Salatdressings bedeuten mehr als 500 Kilokalorien (kcal) zusätzlich. Das sind 500 Kilokalorien, die Sie nicht brauchen. Diese Woche sollten Sie für Ihren Salat Zitronensaft verwenden, oder Sie stellen ein Super-Salat-Dressing nach dem folgenden Rezept her:*

Super-Salat-Dressing

Zutaten

60 ml Wasser	60 ml Zitronensaft
¼ TL italienische Gewürze	¼ TL Zwiebelpulver
¼ TL Knoblauchpulver	¼ TL Salz (wahlweise)

Tragen Sie den zutreffenden Buchstaben in das passende freie Feld ein.

- (F) Zucker
- (G) Snacks
- (E) Fett, insbesondere gesättigtes Fett
- (C) Salz
- (D) Protein
- (A) gesüßte Getränke
- (B) stark verarbeitete Nahrungsmittel

A *Viele Deutsche trinken sie statt Wasser. Die meisten sind kalorienreich und enthalten Lebensmittelzusatzstoffe.*

B *Ballaststoffe, die uns vor bestimmten Krebserkrankungen schützen, die den Blutzucker stabilisieren und die Gewichtsabnahme unterstützen, werden aus diesen Nahrungsmitteln entfernt.*

C *Einige Deutsche essen das Mehrfache dessen, was sie wirklich benötigen. Das trägt zu Bluthochdruck, Herzschwäche und Nierenkrankheiten bei.*

D *Viele Deutsche essen deutlich mehr davon als empfohlen. Wissenschaftler haben jetzt erkannt, dass zu viel schädlich ist.*

E *Viele Menschen nehmen damit etwa 35 Prozent ihrer täglichen Kalorienzufuhr auf. Es verstopft Blutgefäße und führt zu Übergewicht und Typ-2-Diabetes.*

F *Es macht bis zu 16 Prozent der täglichen Kalorienzufuhr in Deutschland aus und enthält weder Vitamine und Mineralstoffe noch Ballaststoffe.*

G *Dies tritt oft an die Stelle von richtigen Lebensmitteln. Sie haben eine hohe Energiedichte, sind teuer und können die Verdauung stören.*

Lösung:
F G E C D A B

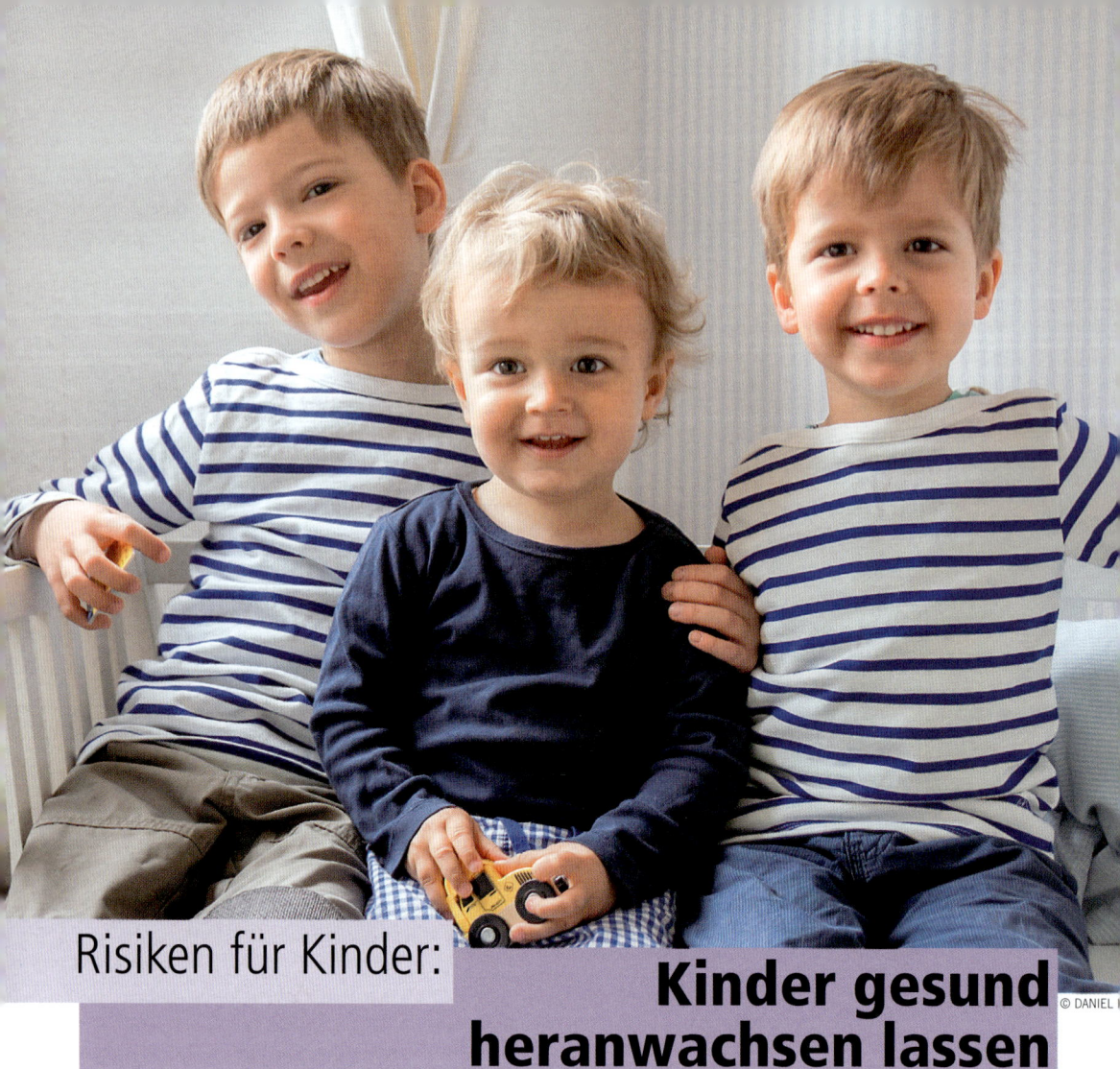
© DANIEL

Risiken für Kinder:

Kinder gesund heranwachsen lassen

Schlechte Nachrichten: „Herzkrankheiten fangen im Kindesalter an". In der berühmten Bogalusa Herz-Studie wurde festgestellt, dass Kinder bereits ab dem 10. Lebensjahr Fettablagerungen in ihren Arterien aufweisen. Das sind die ersten Anzeichen für Arteriosklerose, die häufigste Todesursache in westlichen Ländern.

Aber wir hören immer noch, dass die Menschen gesünder werden, stimmt das nicht?
Es sind hauptsächlich die Erwachsenen, die sich zunehmend bewegen, Gewicht abnehmen, das Rauchen aufgeben und gesundheitsbewusster werden.
Bei vielen Kindern sieht es anders aus. „Seit den frühen 1960er Jahren hat sich die allgemeine Ge-

sundheit der Jugendlichen langsam verschlechtert", teilte die US-amerikanische Akademie für Kinderheilkunde mit. „Und diese Situation hat sich in den letzten 25 Jahren noch verschärft. Die heutigen Kinder sind schlapp. Ihr Kreislauf funktioniert nicht richtig. Sie sind körperlich nicht fit."
In Deutschland wird es ähnlich sein.

Sind zu viel Fernsehen und Computerspiele dafür verantwortlich?

Fernsehen und Computerspiele spielen eine wichtige Rolle. Die Zeit, die vor dem Fernseher und dem Computer sowie mit dem Handy verbracht wird, geht für Kalorien verbrauchende Tätigkeiten wie beispielsweise Laufen, Radfahren, Skating, Fußballspielen oder auf Bäume klettern verloren. Das ist eine der Ursachen für

> **„** *Zwei Dinge sollen Kinder von ihren Eltern bekommen: Wurzeln und Flügel.* **„**
>
> – Johann Wolfgang von Goethe

eine übermäßige Gewichtszunahme. Diese wiederum ist ein Risikofaktor für erhöhtes Cholesterin im Blut und damit für Herzkrankheiten. Die Sportphysiologin Kate O'Shea warnt, dass „die junge Couchpotato von heute der Kandidat für die Adipositasklinik von morgen ist".

Hat der Schulsport keine Auswirkung?

Schulkinder in Deutschland sollen drei Schulstunden pro Woche Sportunterricht erhalten. Aufgrund von Unterrichtsausfällen und Lehrermangel wird diese Stundenzahl häufig nicht erreicht. Demnach kann Schulsport allein den Bedarf an Bewegung bei Kindern bei weitem nicht decken.

Wie sehen die Ernährungsgewohnheiten der Kinder aus?

Das Fernsehen beeinflusst die Vorliebe der Kinder für bestimmte Nahrungsprodukte von den allerersten Lebensjahren an. Viele Spots werben für stark verarbeitete Produkte, die einen hohen Gehalt an Zucker, Fett und/oder Salz aufweisen. Zuhause zubereitete, gemeinsam eingenommene Mahlzeiten werden in deutschen Haushalten immer seltener. Sie werden mehr und mehr durch Fast Food und Kantinenessen ersetzt.

Gibt es auch gute Botschaften?

Die gute Botschaft ist, dass Kinder lernfähig sind, und je früher sie anfangen, desto mehr lernen sie.

Hier sind einige Tipps, um frühzeitig gute Gewohnheiten rund um die Gesundheit zu festigen:

✗ Mindestens eine Stunde körperliche Bewegung täglich – am besten an der frischen Luft.

✗ Täglich drei regelmäßige Mahlzeiten mit Gemüse, Obst, Hülsenfrüchten und Vollkorn. Snacks sollten vermieden werden. Dadurch hat das Kind zu den Mahlzeiten einen größeren Appetit auf gesunde Speisen. Wenn Snacks nötig sind, sollte ein Stück frisches Obst angeboten werden.

✗ Viel Wasser. Limonade, Cola und andere gesüßte Getränke sollten nur bei besonderen Gelegenheiten angeboten werden.

✗ Kontrollieren Sie Fernsehkonsum und Computerspiele sowie die Zeit mit dem Handy. Die Stunden, die ein Kind vor dem Fernseher, dem Computer oder mit dem Handy zubringt, stehen in direkter Beziehung zur Gewichtszunahme und zu erhöhtem Cholesterinspiegel.

Können Sie sich an die einfache Freude erinnern, ein Kind zu sein?

✗ Angemessene Ruhezeiten. Die meisten Kinder sind chronisch übermüdet. Kein Wunder, wenn man bedenkt, dass Teenager neun Stunden schlafen sollten. Jüngere benötigen noch mehr Schlaf. Bringen Sie die Kinder früh genug ins Bett, sodass sie von selbst aufwachen und genug Zeit für ein gesundes Frühstück bleibt.

✗ Sorgen Sie für breite Interessen: Planen Sie Besuche in der Bücherei, Unterrichtsstunden in Musik und Kunst, Hobbys und Familienausflüge. Kinder, die Zeit mit ihren Eltern verbringen und tiefe spirituelle Wurzeln entwickeln, sind weniger stressanfällig und weisen eine bessere seelische Gesundheit auf.

✗ Seien Sie ein gutes Beispiel. Die Lebenseinstellung, die Sie Tag für Tag vorleben, prägt das zukünftige Verhalten Ihrer Kinder am stärksten.

Lohnt sich die Mühe?

„Fitness kann Spaß machen", sagt unter anderem Arnold Schwarzenegger, Filmstar und früherer Gouverneur von Kalifornien. „Lass ab von Junk Food, komm herunter von der Couch, zieh den Nintendo (Videospiel) raus, schalt den Fernseher aus, geh nach draußen und beweg Dich. Der Körper ist zu kostbar, um ihn verkümmern zu lassen."

WIE MAN GESUNDE KINDER AUFZIEHT

- ► Seien Sie gute Eltern, seien Sie ein Vorbild.
- ► Sorgen Sie für konsequente, gemeinsame Disziplin.
- ► Erklären Sie klar Grenzen und Erwartungen.
- ► Lassen Sie Ihre Kinder frühzeitig Verantwortung übernehmen.
- ► Belohnen Sie Mithilfe Ihrer Kinder in Haus und Garten.
- ► Nehmen Sie gegenüber Ihren Kindern eine gute Einstellung ein.
- ► Denken Sie positiv über sie.
- ► Vermitteln Sie spirituelle Werte.
- ► Haben Sie gemeinsam Spaß.
- ► Lernen Sie zuzuhören – wirkliches Zuhören.
- ► Geben Sie ihnen bedingungslose Liebe.

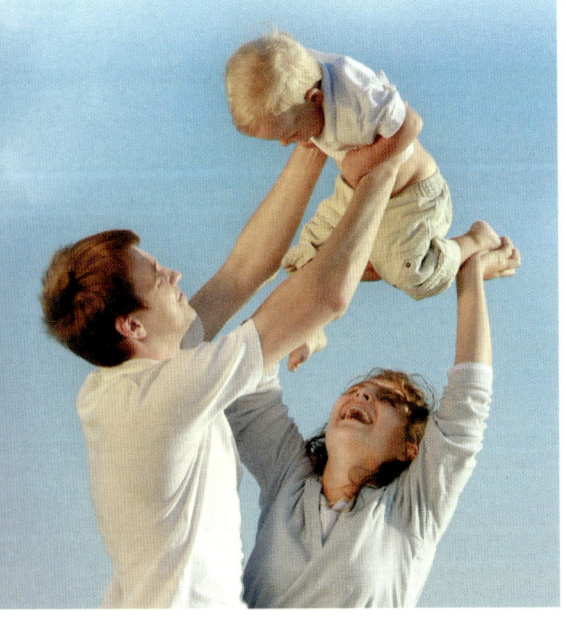

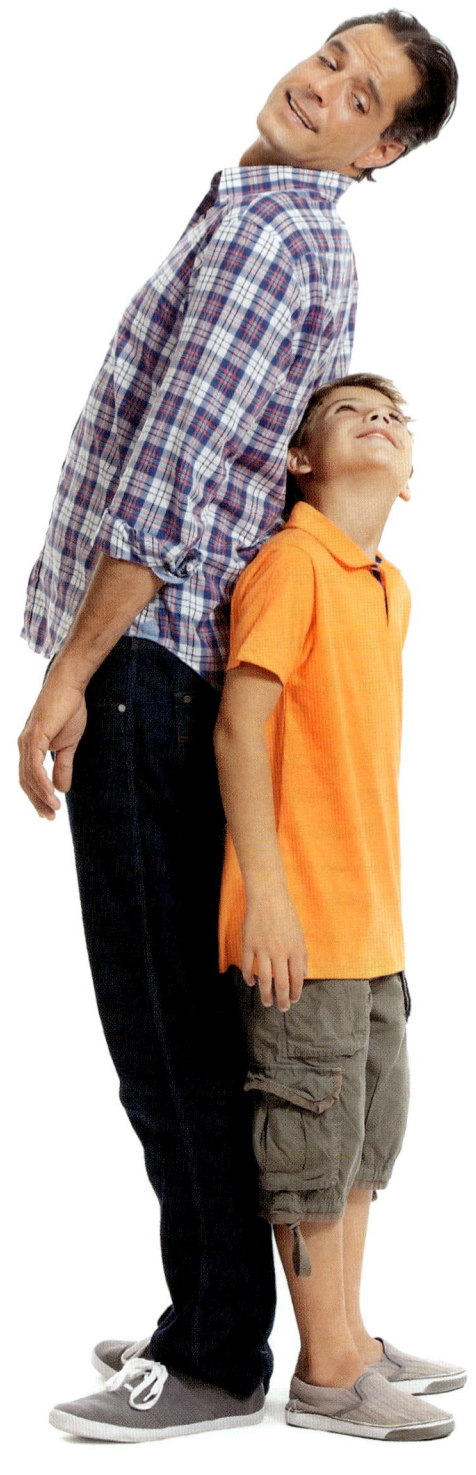

Praktische **Umsetzung**

Kinder – der Reichtum unseres Lebens

Die Zeit, die mit Kindern verbracht wird, *führt zu größerem Vertrauen und zu einer besseren Kommunikation. Die Vermittlung und das Vorleben von spirituellen Werten benötigen die Kinder als Grundlage, um die Herausforderungen zu bewältigen, die mit dem Erwachsenwerden verbunden sind: Sie werden dadurch zu seelisch gesunden Erwachsenen, die sich im Gleichgewicht befinden.*

Wie viele Dinge fallen Ihnen ein, die Ihre Beziehung zu den Kindern fördern können?

Schreiben Sie sie auf:

1 ....

2 ....

3 ....

4 ....

5 ....

6 ....

7 ....

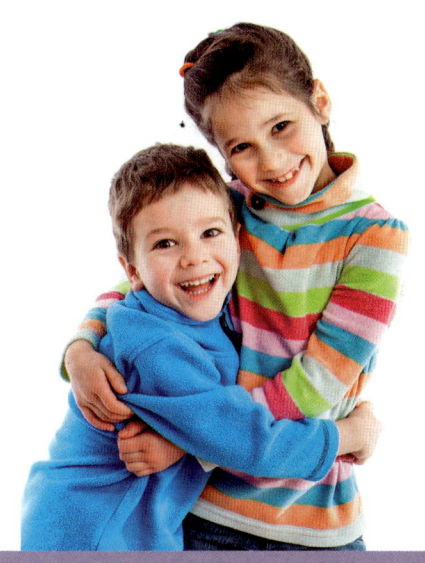

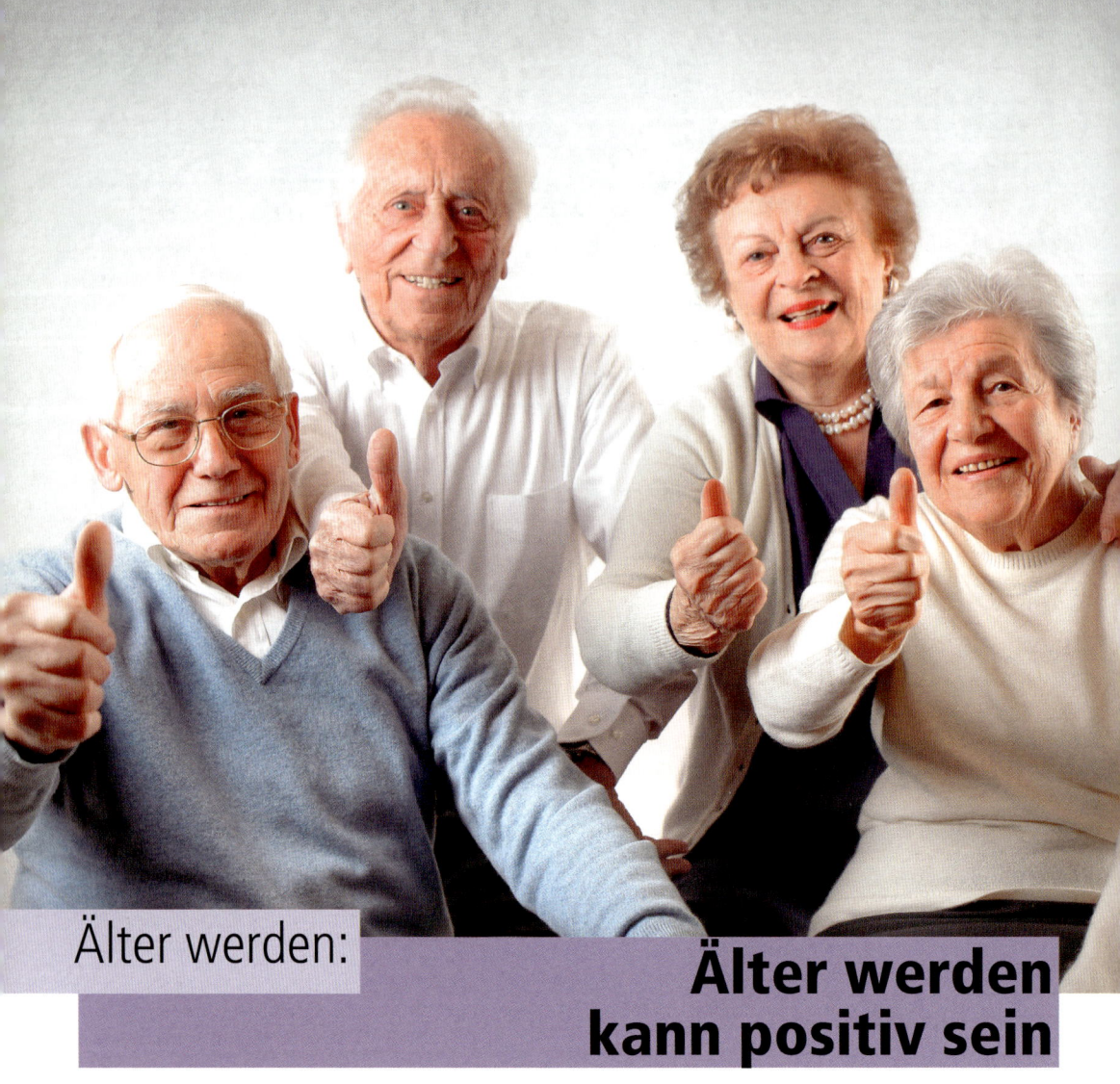

Älter werden kann positiv sein

Älter werden – wer möchte das schon gern? Die Menschen wollen jung oder zumindest im mittleren Alter bleiben. Aber die Zeit schreitet unaufhaltsam fort. Der Anteil der Altersklasse „65 und älter" wird immer größer. Wie sehen die Zukunftsaussichten für diese Menschen heute aus?

Menschen werden vermehrt weniger nach ihrem chronologischen Alter als nach ihren intellektuellen und sozialen Fähigkeiten eingeordnet. Eingeschätzt wird man nach seinem Gesundheitszustand und weniger nach dem Alter. Das eigentliche Alter setzt erst ein, wenn Krankheit und Behinderung die alltäglichen Aufgaben einschränken. Daher sind einige Menschen bereits alt, obwohl sie relativ jung an Jahren sind.

Das sind meist Menschen, die chronisch krank sind, einen schweren Unfall erlitten haben oder auf andere Weise Opfer eines tragischen Ereignisses geworden sind. Oft ziehen sie sich zurück und geben alle Ansprüche an das Leben auf. Andere wiederum bleiben bis ins fortgeschrittene Alter jugendlich und vital, produktiv und am Leben interessiert.

Einige behaupten, dass das Älterwerden Vorteile hat. Stimmt das?

Es kommt auf die Perspektive an. Wenn es um körperliche Kraft, Energie und Krankheiten geht, ist Jugend vorzuziehen. In anderen Bereichen aber ist das Alter vorteilhaft: Es bestehen größeres Selbstvertrauen und ein höheres Selbstwertgefühl, Urteilsfähigkeit und Einsicht nehmen zu, Ängste nehmen ab und die innere Freiheit wächst. Auch die größere Erfahrung ist hilfreich. Viele Philosophen, Komponisten, Maler und Schriftsteller haben ihre Schaffenskraft mit zunehmendem Alter gesteigert.

Leiden nicht die meisten Menschen über 65 an chronischen Krankheiten?

In den industrialisierten Wohlstandsgesellschaften haben etwa 80 Prozent der über 65-Jährigen gesundheitliche Probleme wie Bluthochdruck, Übergewicht, Arthrose, Diabetes, Depressionen oder Herzkrankheiten. Aber die meisten dieser Krankheiten führen nicht zum Verlust der Selbstständigkeit. Etwa 95 Prozent leben in ihrer gewohnten Umgebung, die meisten führen ihren eigenen Haushalt.

Vorzeitiges Altern und der Verlust der Selbstständigkeit sind meist auf Lebensstil-Faktoren zurückzuführen wie Rauchen, übermäßigen Konsum von Alkohol und Koffein sowie Drogenabhängigkeit. Übergewicht beschleunigt das Nachlassen der körperlichen und geistigen Leistungsfähigkeit. Eine Ernährung mit kalorienreichen, stark verarbeiteten Nahrungsmitteln und der Mangel an körperlicher Bewegung tragen zu vorzeitiger Alterung bei.

Es ist wahr – manche Dinge werden im Alter besser.

Ist Vergesslichkeit nicht ein schlechtes Zeichen?

Das Problem Vergesslichkeit im Alter wird übertrieben. Stress, Angst, sich überschlagende Ereignisse, Überbeanspruchung des Gedächtnisses und fehlendes Interesse können in jedem Alter zu Vergesslichkeit führen. Depressionen, unter denen viele ältere Menschen leiden, werden oft als Alterserscheinung fehldiagnostiziert.

Nur wenige Menschen entwickeln Alzheimer oder andere Formen der echten senilen Demenz. Viele Menschen erhalten sich über lange Zeit ein bemerkenswert gutes Gedächtnis, vor allem, wenn sie aktiv und fit bleiben.

Enden nicht viele alte Menschen in Pflegeheimen?

Derzeit leben nur etwa zwei Prozent der 64- bis 75-Jährigen in Pflegeheimen. Erst bei den über 85-Jährigen erreicht die Zahl etwa 20 Prozent. Heute zu leben hat große Vorteile! Produktive soziale Aktivitäten verzögern den Alterungsprozess. Auch vermehrte körperliche Bewegung, ein größeres Verständnis für die Bedeutung der

> 99 *Schöne junge Menschen sind Zufälle der Natur. Schöne alte Menschen sind Kunstwerke.* 66
> – Eleanor Roosevelt, First Lady, USA, 1884–1962

Ernährung, eine verbesserte Früherkennung von Gesundheitsproblemen und der technische Fortschritt helfen. Heute bleiben Menschen oft bis über 80 oder 90 Jahre körperlich und geistig fit. Manche bleiben auch sexuell aktiv.

Aber das ist nicht alles. Wissenschaftler haben entdeckt, dass eine optimistische, positive Lebenseinstellung das Immunsystem stärkt. Dieses hoch entwickelte Abwehrsystem hat sich als wichtiger Schlüssel für eine gute Gesundheit erwiesen.

Die wissenschaftliche Forschung zeigt, dass ein gesunder Lebensstil den Alterungsprozess um bis zu 30 Jahre aufhalten kann.

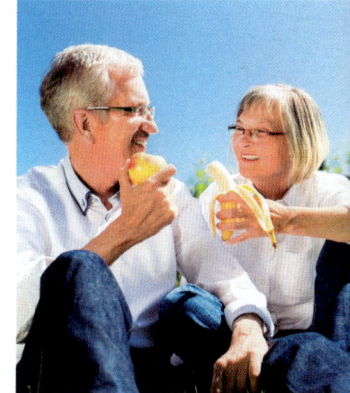

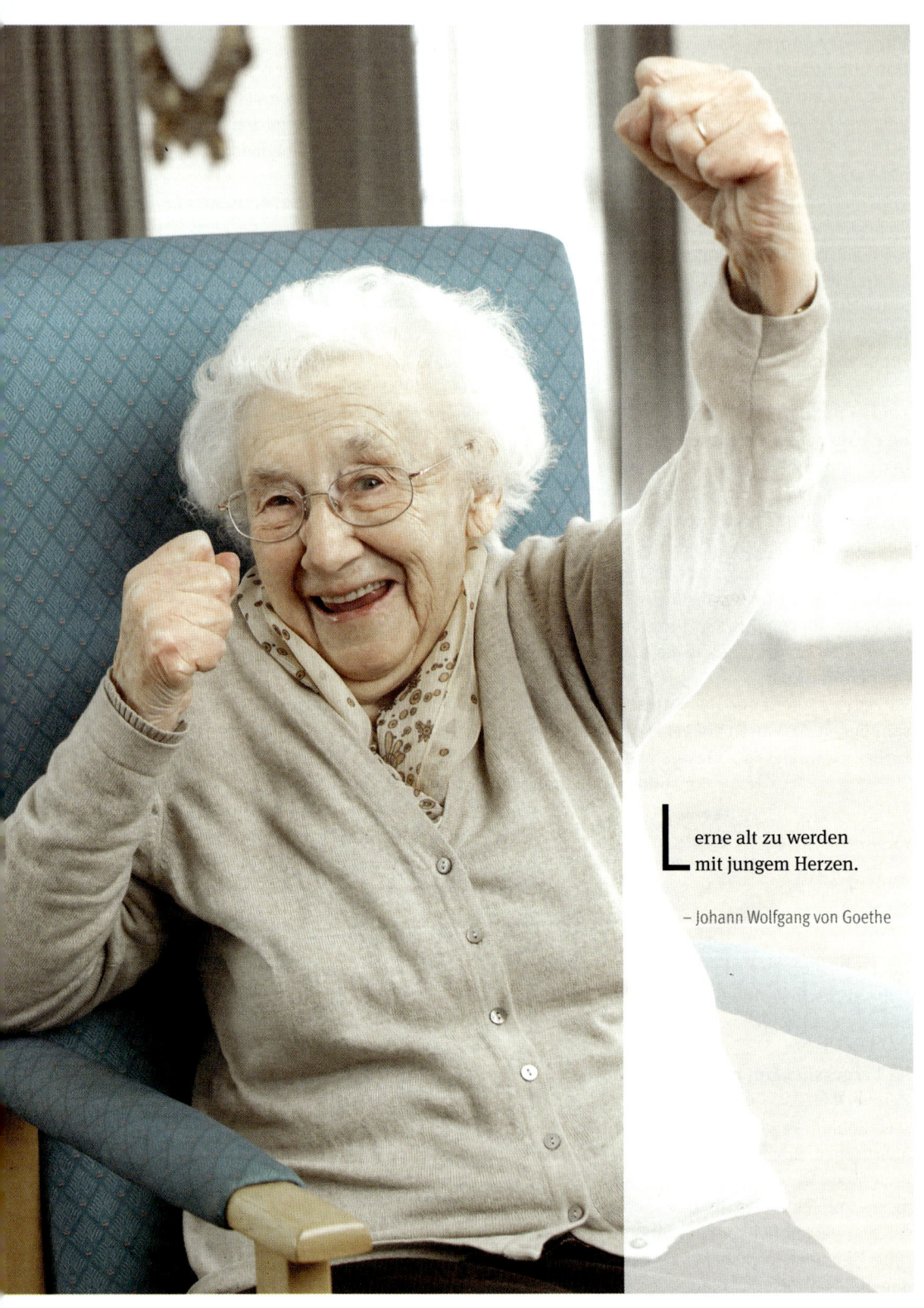

Lerne alt zu werden
mit jungem Herzen.

– Johann Wolfgang von Goethe

Praktische **Umsetzung**

Älter werden – fit bleiben

Eine kalorienreiche Ernährung *mit stark verarbeiteten Nahrungsmitteln und Mangel an körperlicher Bewegung kann Sie vorzeitig altern lassen. Aber mit einem gesunden Lebensstil, lohnenswerten Zielen und einer positiven geistigen Einstellung ist es möglich, Ihr Leben auch im Alter zu genießen.*

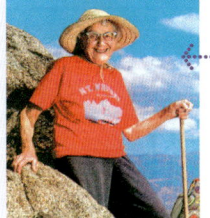

SUPERSENIOREN!

Mit 66 Jahren entschied sich **Hulda Crooks**, *eine neue Herausforderung zu suchen: Bergsteigen. Während der nächsten 25 Jahre bestieg sie einige der höchsten Berge Nordamerikas und den Berg Fuji, den höchsten Berg Japans.*

An einer Angina pectoris leidend wäre **Bob Andersen** *noch vor wenigen Jahren eher mit dem Auto zum Briefkasten gefahren als die 50 Meter zu Fuß zu gehen. Dann entschied er sich für einfachere Nahrung und tägliche Bewegung. Zwei Jahre später hatte dieser 68-jährige Mann mit Erlaubnis seines Kardiologen Kanada in 60 Tagen mit dem Fahrrad durchquert und dabei 3.200 Kilometer zurückgelegt.*

Was bringt Ihnen die Zukunft? *Nehmen Sie sich einen Moment Zeit, um sich vorzustellen, wo Sie an Ihrem 90. Geburtstag sein werden.*

Stehen Sie auf der Spitze eines Berges? Malen Sie ein Bild? Feiern Sie das Leben mit Familie und Freunden? Oder sind Sie krank und isoliert? Eine positive Einstellung ist wichtig für körperliche Gesundheit und Zufriedenheit. Ohne Aufgaben, Ziele und schöpferische soziale Aktivitäten altern wir schnell. Haben Sie Interessen und Ziele, die Sie durch Ihr ganzes Leben tragen?

Schreiben Sie drei Interessen oder Ziele auf, *die Sie gerne verfolgen wollen. Gibt es etwas, was Sie schon immer mal versuchen wollten? Einen Ort, den Sie besuchen möchten? Einen Beitrag, den Sie leisten möchten?*

1 ....

2 ....

3 ....

Wählen Sie eines der genannten Ziele aus. Wenn Sie es verwirklichen wollen, welche Schritte sollten Sie zuerst ins Auge fassen?

1 ....

2 ....

3 ....

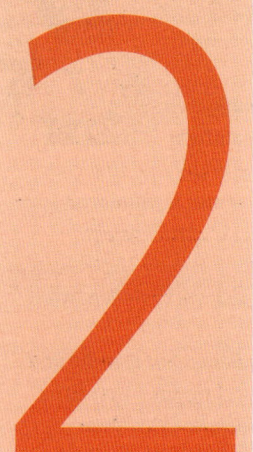

Durch unsere
Lebensweise
verursachte
Krankheiten

„ *Die moderne Medizin hat große
Fortschritte gemacht. Aber es hat sich
herausgestellt, dass sich einige
der größten Fortschritte durch ganz
einfache Dinge errreichen lassen:
durch das, was wir essen, was wir trinken,
was wir denken und was wir tun.* "
Dr. Denis P. Burkitt

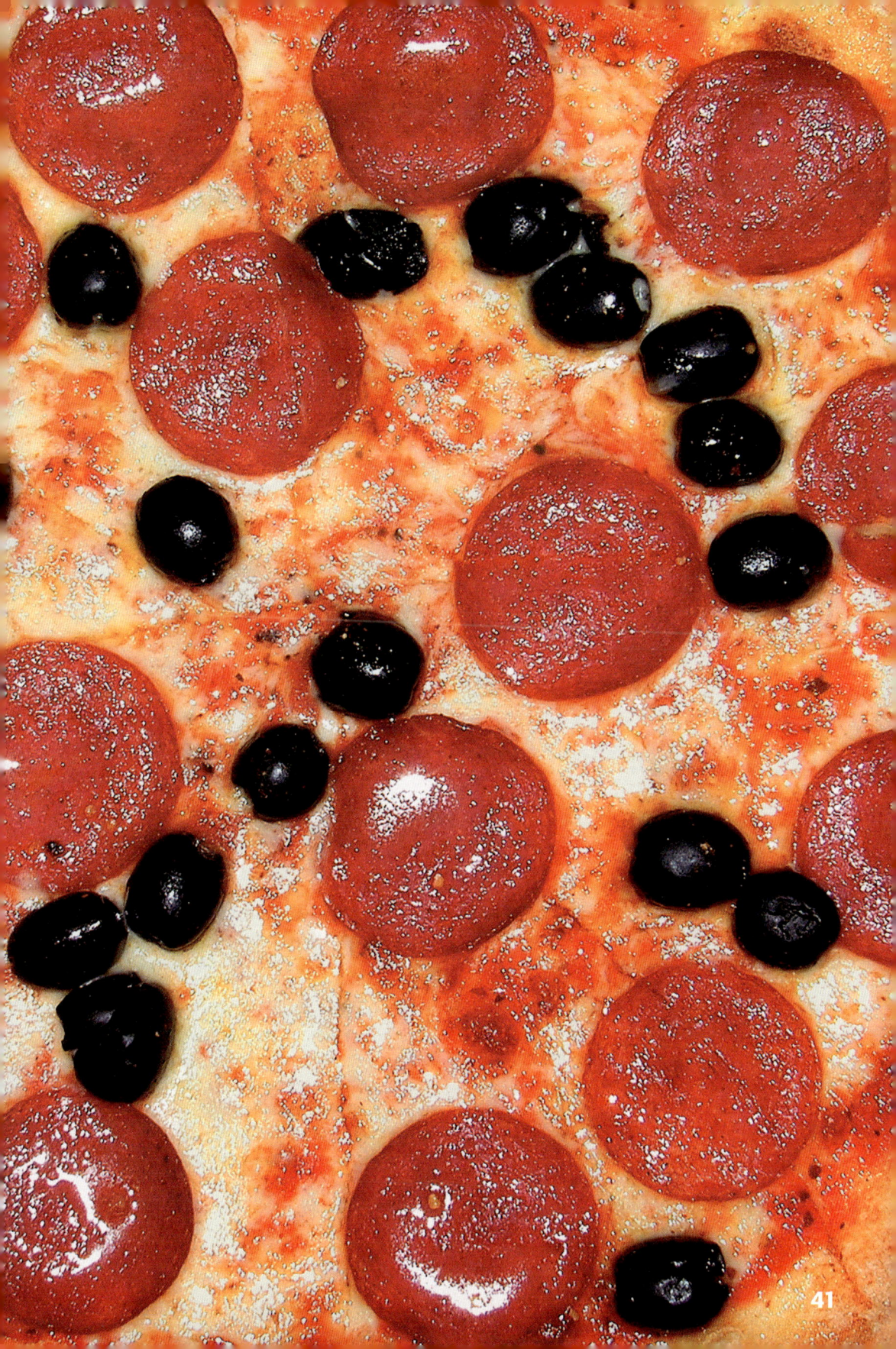

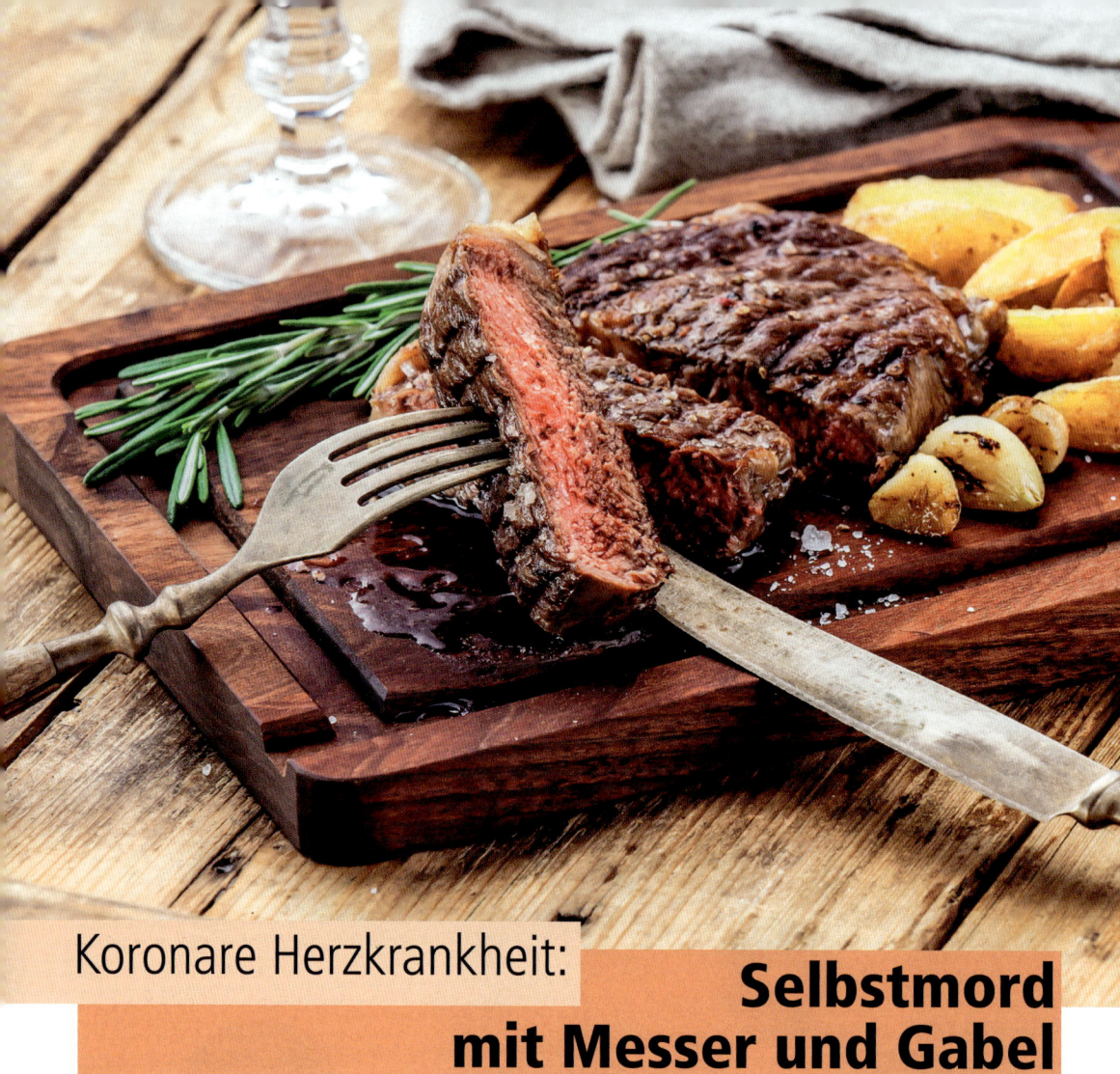

Koronare Herzkrankheit: Selbstmord mit Messer und Gabel

5 0.000 Menschen sterben jedes Jahr in Deutschland am Herzinfarkt ohne den geringsten Protest der Öffentlichkeit, der Medien oder der Regierung. Dabei befindet sich der Killer Nummer eins direkt auf dem Esstisch.

Sind Sie der Meinung, dass unsere Ernährung Herzinfarkte verursacht?

Ja, aber nicht alle Nahrungsmittel sind dafür verantwortlich. Der Hauptübeltäter ist das Übermaß an Fett und Cholesterin. Das zugrunde liegende Problem ist eine Verengung, Verhärtung und allmähliche Verstopfung lebenswichtiger Blutgefäße, der Herzkranzarterien, die das Herz mit Blut und Sauerstoff versorgen. Diese Veränderungen werden Arteriosklerose genannt.

Die Menschen werden mit sauberen, elastischen Arterien geboren. In diesem Zustand sollten diese während des ganzen Lebens bleiben. In den Arterien vieler Deutscher aber werden Cholesterin, Fett und Calcium abgelagert, eine Mischung, die sich allmählich verhärtet und schließlich die Blut- und Sauerstoffzufuhr unterbricht. Bereits während, aber besonders nach dem Zweiten Weltkrieg waren die meisten Europäer gezwungen, ihre Essgewohnheiten zu verändern.

Während sie zuvor Fleisch, Eier und Milchprodukte verzehrten, standen jetzt Kartoffeln, Getreide, Bohnen, Steckrüben, Wurzeln und Gemüse auf dem Speiseplan.

Das Ergebnis war eine dramatische Abnahme der durch Arteriosklerose verursachten Erkrankungen wie Herzinfarkt und Schlaganfall, außerdem auch von Diabetes, Gallensteinen sowie bestimmten Krebserkrankungen und Arthrose. Die deutliche Abnahme dieser Krankheiten hielt noch bis 15 Jahre nach Kriegsende an. Inzwischen wurden sehr viele wissenschaftliche Forschungen an Mensch und Tier durchgeführt. Die Ergebnisse sind im Wesentlichen identisch: Eine Ernährung, die reich an Fett und Cholesterin ist, führt zu erhöhten Cholesterinwerten im Blut und zur koronaren Herzkrankheit. Eine Ernährung hingegen, die nur wenig Fett und Cholesterin enthält, senkt den Cholesterinspiegel und die Gefahr einer koronaren Herzkrankheit; sie kann sogar zu einer Rückbildung der arteriosklerotischen Gefäßveränderungen führen.

Täglich erleiden in Deutschland 600 Menschen einen Herzinfarkt.

Wie kann ich erkennen, dass ich von Arteriosklerose betroffen bin?

Es gibt so lange keine Anzeichen für Arteriosklerose, bis die Blutgefäße des Herzens stark verengt sind oder durch das Aufbrechen der arteriosklerotischen Gefäßablagerungen plötzlich verstopfen. Bei einigen Menschen treten unter körperlicher Belastung Herzschmerzen (Angina pectoris) auf. Bei vielen anderen kommt es ohne Vorwarnung direkt zu einem Herzinfarkt. Etwa ein Drittel aller Herzinfarkte verläuft tödlich.

Wer hat ein Herzinfarktrisiko?

Die berühmte Framingham-Studie hat gezeigt, dass das Konzept der Risikofaktoren eine gute Methode ist, um die Wahrscheinlichkeit eines Herzinfarktes abzuschätzen:

■ Der weitaus wichtigste Risikofaktor ist ein erhöhter Cholesterinspiegel.

Männer, die 50 Jahre und älter sind und einen Cholesterinspiegel über 295 mg/dl aufweisen, haben eine zehnmal größere Wahrscheinlichkeit, eine Arteriosklerose zu entwickeln, als Männer im gleichen Alter mit einem Cholesterinspiegel unter 200 mg/dl.

Eine Senkung des Cholesterinspiegels um 20 Prozent verringert das Risiko einer koronaren Herzkrankheit um 50 Prozent.

■ Ein sechzigjähriger Raucher hat ein zehnmal größeres Risiko, durch einen Herzinfarkt zu sterben, als ein Nichtraucher. In Deutschland hängen mehr als 15.000 Koronartodesfälle jedes Jahr direkt mit dem Rauchen zusammen, das sind etwa 30 Prozent aller tödlichen Herzinfarkte.

> ,, *Menschen in Framingham (USA) mit Cholesterinwerten unter 150 mg/dl erlitten keinen Herzinfarkt.* ''
>
> – William Castelli, M.D., in seinem Bericht über die berühmte *Framingham-Studie*

■ In Deutschland leidet etwa jeder zweite Erwachsene an Bluthochdruck. Dadurch verdreifacht sich die Wahrscheinlichkeit für einen Herztod gegenüber einer Person mit normalem Blutdruck.

■ Fettsüchtige Männer haben in einem Alter von 60 Jahren ein fünfmal so hohes Risiko, an einem Herzinfarkt zu sterben, wie normalgewichtige Männer.

■ Andere Risikofaktoren sind Diabetes, erhöhte Blutfette, eine sitzende Lebensweise, Stress und wahrscheinlich ein erhöhter Homocysteinspiegel. Erfreulicherweise können alle diese Risikofaktoren durch eine Veränderung der Ernährung und der Lebensweise günstig beeinflusst werden. Alter und Geschlecht sind nicht veränderbare Risikofaktoren, aber sie spielen auch nur eine untergeordnete Rolle. Vererbung als Risikofaktor kann durch eine gesunde Lebensweise beeinflusst werden, weil die Gene, die eine Veranlagung für bestimmte Krankheiten mit sich bringen, dann häufig nicht aktiv sind.

Welche Bedeutung haben Medikamente und Herzchirurgie?

Bei gefährlich hohen Cholesterinspiegeln, die nicht auf eine Ernährungsumstellung ansprechen, können Medikamente erforderlich werden. Sie sind allerdings teuer. Außerdem haben die meisten Medikamente ernsthafte Nebenwirkungen. Während der Einnahme sind häufige Blutuntersuchungen und ärztliche Kontrollen erforderlich.

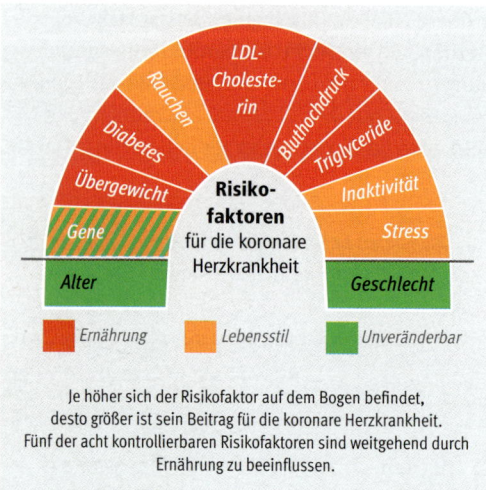

Je höher sich der Risikofaktor auf dem Bogen befindet, desto größer ist sein Beitrag für die koronare Herzkrankheit. Fünf der acht kontrollierbaren Risikofaktoren sind weitgehend durch Ernährung zu beeinflussen.

Eindrucksvoller sind die chirurgischen Methoden: Bypass-Operationen, Rotationsangioplastie (Öffnung der verengten Gefäße mit einem rotierenden Bohrkopf), Ballondilatation und Stentimplantation. Einige Ergebnisse haben Aufsehen erregt. Aber im Verlauf der Zeit wurde durch die Auswertung der statistischen Daten deutlich, dass die meisten dieser Operationen keine Lebensverlängerung, ja nicht einmal eine Verbesserung der Lebensqualität brachten. Die medizinische Behandlung erreicht also bestenfalls kurzfristige Erfolge. Die einzige langfristige Lösung ist eine grundlegende Änderung der Lebensweise.

Was ist der beste Weg?

Vorbeugen ist immer besser als Reparieren. Auch wenn sich eine koronare Herzkrankheit bereits entwickelt hat, erkennbar durch ermittelte Risikofaktoren und diagnostische Methoden, ist es nicht zu spät für eine Veränderung der Lebensweise. Sie können Ihre Blutgefäße ‚säubern' und Ihr

Risiko, an Arteriosklerose zu sterben, verringern. Und Sie können Ihre aktiven, schöpferischen Lebensjahre verlängern – egal wie alt Sie sind. Oft reichen nur wenige Wochen, um Erfolge zu erzielen.

Fangen Sie mit gesunden, selbst zubereiteten Mahlzeiten an, die fett- und cholesterinarm aber reich an Ballaststoffen sind. Eine solche Ernährung kann in weniger als vier Wochen Ihren erhöhten Cholesterinspiegel um bis zu 25 Prozent senken und in vielen Fällen den Diabetes normalisieren. Wenn Sie gleichzeitig die Salzzufuhr verringern, wird diese Ernährungsweise die Normalisierung des Blutdrucks unterstützen und zur Gewichtsabnahme beitragen.

Beginnen Sie mit einem täglichen Bewegungsprogramm.

Etwa 80 Prozent aller Herzinfarkte vor dem 65. Lebensjahr könnten, so schätzt man, verhindert werden, wenn die Menschen ihren Cholesterinspiegel unter 180 mg/dl und ihren Blutdruck unter 125 mm Hg senken sowie das Rauchen aufgeben würden.

Diese einfachen Veränderungen der Lebensweise würden die Gesundheit unserer Bürger in weit höherem Maß verbessern als alle Krankenhäuser, Operationen und Medikamente zusammen.

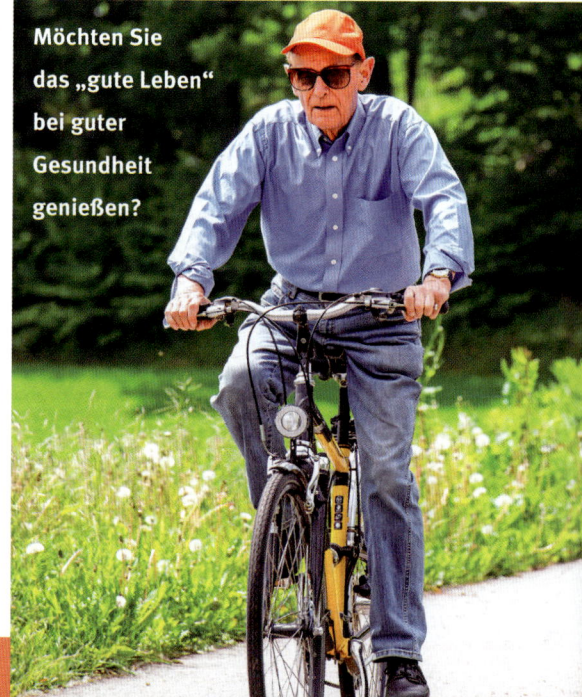

Möchten Sie das „gute Leben" bei guter Gesundheit genießen?

Der Herz-Test wird Ihnen helfen, *Ihre eigenen Risikofaktoren zu erkennen und zu verstehen, und Sie anleiten, was sie tun können, um diesen entgegenzuwirken. Der Test führt acht Risikofaktoren auf. Jedem Faktor sind ein bis acht Punkte zugeordnet.*

Herzinfarkt und Schlaganfall – sind Sie in Gefahr?

Testen Sie selbst Ihr Risiko
für Herzinfarkt und Schlaganfall

Schritt 1

Bestimmen Sie Ihren Risikofaktor.

RISIKOFAKTOR	0	1	2	3	4	5	6	7	8
1. **Cholesterin*** *mg/dl*	Weniger als 160	160–179	180–199	200–219	220–239	240–259	260–279	280–299	mehr als 300
2. **Systolischer Bluthoch-druck*** *mm Hg*	Weniger als 110	110–119	120–129	130–139	140–149	150–159	mehr als 160		
3. **Rauchen** *Zigaretten/Tag*	Keine	Bis zu 4	5–9	10–19	20–29	30–39	mehr als 40		
4. **Übergewicht** *BMI=kg/m² ** *	18,5–20,9	21–24,9	25–29,9	30–34,9	35–39,9	40–44,9	mehr als 45		
5. **Triglyceride*** *mg/dl*	Weniger als 100	100–149	150–249	250–349	mehr als 350				
6. **Typ-2-Diabetes** *Dauer in Jahren*	kein Diabetes	1–2	3–5	6–10	mehr als 10				
7. **Pulsschlag** *pro min*	Unter 56	56–62	63–69	70–79	80+				
8. **Stress**	selten gestresst	dreimal die Woche gestresst	zwei- bis dreimal am Tag gestresst	ständig gestresst	Einnahme von Beruhigungsmitteln				

* Zur Bestimmung von Cholesterin und Triglyceriden sowie zur Blutdruck-Messung suchen Sie Ihren Hausarzt auf. Die Blutuntersuchung ist einfach durchführbar. Das Ergebnis kann sich für Sie als lebensrettend erweisen. Wenn Sie cholesterin- oder blutdrucksenkende Medikamente einnehmen, sollten Sie unabhängig von der Höhe ihres Cholesterinspiegels oder des Blutdrucks vier Punkte hinzurechnen.

** Zur Bestimmung Ihres Übergewichts nutzen Sie die Tabelle für den Body-Mass-Index (BMI) *(siehe nächste Seite)*.

Bestimmung Ihres Body-Mass-Index (BMI)

Körpergewicht in Kilogramm	:	Körpergröße in Metern² (Körpergröße x Körpergröße in Metern)

	BMI	Punkte
Normal 1	18,5 – 20,9	0
Normal 2	21 – 24,9	1
Übergewicht	25 – 29,9	2
Adipositas Grad I	30 – 34,9	3
Adipositas Grad II	35 – 39,9	4
Adipositas Grad III	40 – 44,9	5
Adipositas Grad IV	mehr als 45	6

Beispiele

Ein zwei Meter großer Mann, der 100 Kilogramm wiegt, hat einen BMI von

100 : (2 x 2) = 100 : 4 = 25

Damit ist er an der Grenze zum Übergewicht.
Eine Frau, die 1,65 Meter groß ist und 81,6 Kilogramm wiegt, hat einen BMI von

81,6 : 1,65 x 1,65 = 81,6 : 2,72 = 30

Damit ist sie mehr als übergewichtig.
Sie ist an der Grenze zu Adipositas Grad I.

Schritt 2

Hier Punktzahl eintragen ↓

1. **Cholesterin**
2. **Systolischer Bluthochdruck**
3. **Rauchen**
4. **Übergewicht**
5. **Triglyceride**
6. **Typ-2-Diabetes**
7. **Pulsschlag**
8. **Stress**

Gesamtpunktzahl

In diese Tabelle die Werte der Risikofaktoren von Schritt 1 auf Seite 45 eintragen.

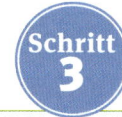

Schritt 3

Herz-Test: Interpretation Ihrer Punktwerte

0 – 6   Ideal
Die Entstehung von koronarer Herzkrankheit und Schlaganfall ist außerordentlich unwahrscheinlich, insbesondere wenn Ihr Cholesterinspiegel unter 160 mg/dl liegt.

7 – 14   Erhöhtes Risiko
Das Risiko für die Entstehung von koronarer Herzkrankheit und Schlaganfall ist dreimal höher als für die ideale Gruppe.

15 – 22   Hohes Risiko
Das ist der Durchschnittswert. Sie können es sich nicht leisten, Durchschnitt zu sein, weil Ihr Risiko zehnmal höher ist als das der idealen Gruppe.

23 – 30   Sehr hohes Risiko
Das Risiko, an koronarer Herzkrankheit und an Schlaganfall zu erkranken, liegt dreifach über dem Durchschnitt, d. h., das Risiko ist dreißigmal höher als in der idealen Gruppe.
Jetzt muss gehandelt werden! Innerhalb von vier bis zwölf Wochen können Sie Ihre Punktzahl in diesem Test um vier Punkte verringern, indem Sie durch das Umstellen Ihrer Ernährung den Cholesterinwert und Ihren Blutdruck senken.

31 – 40   GEFAHR!
Die Wahrscheinlichkeit eines Herzinfarktes oder Schlaganfalles liegt vier- bis sechsmal über dem Durchschnitt und ist fünfzigmal höher als für die ideale Gruppe.
Setzen Sie sich Ziele und handeln Sie sofort.

Perfekte Gesundheit ist abhängig von perfekter Blutzirkulation

● Viele Krankheiten ● An vielen Orten des Körpers ● Viele Namen ● Viele medizinische Disziplinen ● Aber nur eine Krankheitsursache

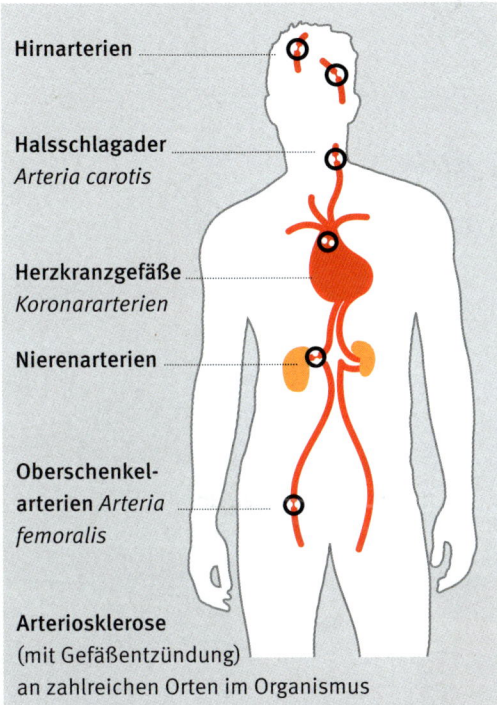

Hirnarterien

Halsschlagader
Arteria carotis

Herzkranzgefäße
Koronararterien

Nierenarterien

**Oberschenkel-
arterien** *Arteria
femoralis*

Arteriosklerose
(mit Gefäßentzündung)
an zahlreichen Orten im Organismus

Schlaganfall *(Hirninfarkt oder Hirnblutung):* Brüchige, verengte Hirnarterien oder arterioskle-rotische Arterien, die zum Gehirn führen, platzen oder werden verstopft und verursachen dadurch Lähmung oder plötzlichen Tod.

Beeinträchtigung von Gedächtnis, Aufmerk-samkeit und Denkvermögen im Alter:
Es wird angenommen, dass eine ungenügende Versorgung des Gehirnes mit Sauerstoff in 40 bis 60 Prozent der Fälle für geistige Behinderungen im Alter verantwortlich ist.
Schwerhörigkeit besonders im hohen Frequenz-bereich kann mit Arteriosklerose in Verbindung stehen.

Sehstörungen: Gesichtsfeldausfälle, Macula-degeneration oder Netzhautablösung stehen in Zusammenhang mit ungenügender Blutzufuhr.

Herzinfarkt: Ein Teil des Herzmuskels wird durch Verschluss einer Herzkranzarterie plötzlich von der Blut- und Sauerstoffzufuhr abgeschnitten und stirbt ab.

Angina pectoris: Der Fluss von sauerstoffhalti-gem Blut zum Herzmuskel reicht bei körperlicher Belastung wegen der verengten Koronararterien nicht aus. Das Herz schreit nach Sauerstoff und verursacht Brustschmerzen mit Ausstrahlung in den linken Arm oder Schmerzen zwischen den Schulterblättern, im Bereich des Magens, des Unterkiefers oder der Handgelenke.

Bluthochdruck: Bei verengten Arterien ist ein erhöhter Blutdruck erforderlich, um den Blut- und Sauerstoffbedarf aller Organe zu decken. Verengte Nierenarterien tragen zur Entstehung des Blut-hochdruckes bei. Der erhöhte Blutdruck erhöht das Risiko für Schlaganfall und Herzinfarkt.

Impotenz: Die Unfähigkeit, eine ausreichende Blutzufuhr für eine ausreichend lange Erektion sicherzustellen, wird in den meisten Fällen durch Arteriosklerose verursacht. Sie ist oft das erste Anzeichen einer Arteriosklerose.

Durchblutungsstörungen der Beine:
Die verminderte Blut- und Sauerstoffzufuhr zur Beinmuskulatur durch die verengten Beinarterien verursacht beim Gehen Schmerzen und Muskel-krämpfe, die zum Stehenbleiben zwingen.

Absterben von Zehen und Füßen:
Wenn die Blut- und Sauerstoffzufuhr zu den Fü-ßen auch in Ruhe nicht mehr ausreicht, kommt es als erstes zum Absterben der Zehen. Sie werden schwarz und müssen amputiert werden.

Krebs: Einige der häufigen Krebsarten können in Zusammenhang mit ungenügender Sauerstoffver-sorgung des Gewebes durch Arteriosklerose ste-hen. Es fällt auf, dass Brustkrebs, Darmkrebs und Prostatakrebs hauptsächlich in Gesellschaften auftreten, die von Herz-Kreislauf-Erkrankungen betroffen sind.

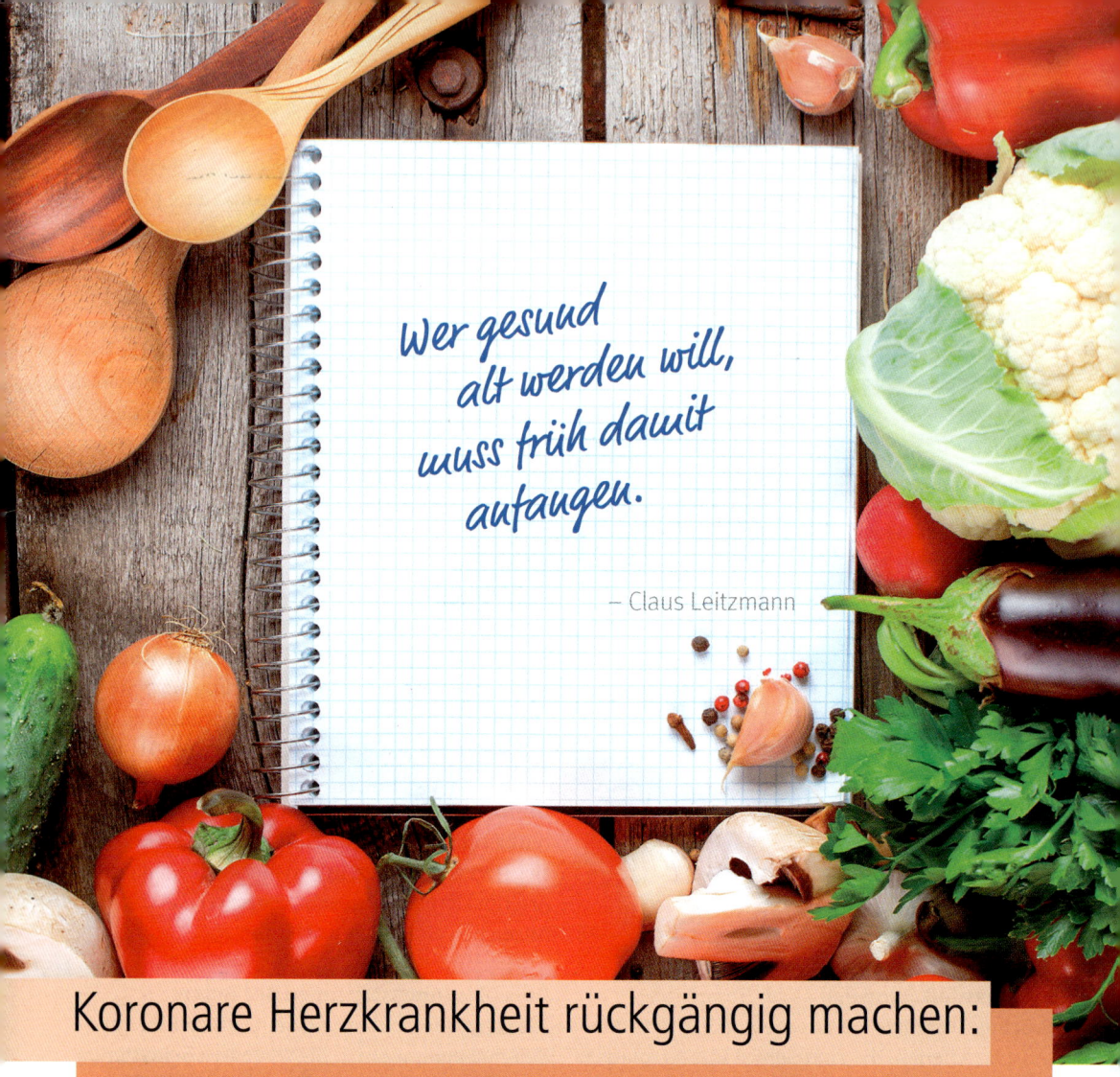

Wer gesund
alt werden will,
muss früh damit
anfangen.

– Claus Leitzmann

Koronare Herzkrankheit rückgängig machen:
Gesunde Ernährung ist die Lösung

Die US-amerikanische Sportwelt war begeistert, als Angelo Bartlett „Bart" Giamattii, der ehemalige Präsident der Yale Universität, Bevollmächtigter für Baseball wurde. Wenige Monate später trauerte eine erschütterte Nation, als dieser allseits respektierte Mann plötzlich im Alter von 51 Jahren an einem Herzinfarkt starb.

Solche Ereignisse wiederholen sich jeden Tag in großer Zahl weltweit. Der Herzinfarkt ist heute für den Tod von etwa 50.000 Deutschen pro Jahr verantwortlich. Insgesamt sind in Deutschland etwa 40 Prozent der Todesfälle auf eine Erkrankung des Herz-Kreislauf-Systems zurückzuführen.

Gibt es keinen Ausweg? Ist dieser Zustand schicksalhaft?
Ja ... und nein.
Solange wir an unserer kalorienreichen, fettreichen Ernährung festhalten, werden die Zahlen unverändert bleiben. Denn seit Jahren wissen wir, dass eine fett- und cholesterinreiche Ernäh-

rung die Hauptursache für viele Herz-Kreislauf-Erkrankungen ist.

Aber es gibt einen Ausweg: Dazu müssen wir unsere fettreiche Ernährung aufgeben. Wenn uns das gelingt, können wir besonders die koronare Herzkrankheit verhindern und, falls wir bereits betroffen sind, sogar rückgängig machen.

Wollen Sie damit sagen, dass die koronare Herzkrankheit heilbar ist?

Es gibt immer mehr Hinweise darauf, dass die koronare Herzkrankheit heilbar ist. Die Idee rückte in den Bereich des Möglichen, als 1990 der Bericht eines jungen Kardiologen, Dr. Dean Ornish (Arzt, USA, *1953), in der angesehenen medizinischen Zeitschrift *The Lancet* erschien und Mediziner weltweit aufmerksam wurden.
Dr. Ornish untersuchte ein Jahr lang 48 Männer mit fortgeschrittener koronarer Herzkrankheit. Viele waren bereits Kandidaten für eine Bypass-Operation.

Nach dem Zufallsprinzip bildete er zwei Gruppen. Beide wurden aufgefordert, das Rauchen aufzugeben und täglich zügig zu gehen. Zusätzlich wurde die erste Gruppe in Stressbewältigung unterwiesen und erhielt eine rein pflanzliche Ernährung, die weniger als zehn Prozent der Kalorienzufuhr als Fett enthielt und praktisch cholesterinfrei war.

Die zweite Gruppe erhielt die von der US-amerikanischen Gesellschaft für Kardiologie (American Heart Association) bei koronarer Herzkrankheit damals empfohlene sogenannte „Prudent Diet". Diese Diät enthält 30 Prozent der Kalorienzufuhr als Fett und bis zu 300 Milligramm Cholesterin täglich. Als nach einem Jahr die Ergebnisse auf dem Kongress der US-amerikanischen Gesellschaft für Kardiologie in Washington vorgestellt wurden, machten sie Schlagzeilen in der Fachwelt.

Dr. Ornish berichtete, dass die rein pflanzliche Ernährung mit sehr geringem Fettgehalt nicht nur das gefährliche LDL-Cholesterin um 37 Prozent verringert hatte, sondern dass es in 82 Prozent der Fälle zu einer Erweiterung der verengten, arteriosklerotisch veränderten Gefäße gekommen war. Dadurch wurde der Herzmuskel wieder besser mit Blut und Sauerstoff versorgt.

Die koronare Herzkrankheit hatte tatsächlich begonnen, sich zurückzubilden. Die besten Ergebnisse hatten ältere Männer mit der am weitesten fortgeschrittenen Gefäßkrankheit.

Die Gruppe, die der „Prudent Diet" folgte, zeigte praktisch keine Cholesterinsenkung und die meisten Herzkranzgefäße hatten sich weiter verengt. Ihre Herzkrankheit hatte sich allgemein verschlechtert.

> 🙶 *Die größte Entscheidung Deines Lebens liegt darin, dass Du Dein Leben ändern kannst, indem Du Deine Geisteshaltung änderst.* 🙶
> – Albert Schweitzer, Arzt, Philosoph, Theologe, Organist, Pazifist, Deutschland, 1875–1965

Die Diät der US-amerikanischen Gesellschaft für Kardiologie hat also überhaupt nicht geholfen?

Offensichtlich hat die „Prudent Diet", die der Vorbeugung und Behandlung der koronaren Herzkrankheit dienen sollte, ihren Zweck nicht erfüllt. Dr. Ornish zog auf der Pressekonferenz folgende Schlussfolgerung:

„Die moderaten Ernährungsempfehlungen der US-amerikanischen Gesellschaft für Kardiologie (American Heart Association) gehen nicht weit genug, um das Fortschreiten der koronaren Herzkrankheit wirksam zu beeinflussen. Menschen, deren Krankheit durch Untersuchungen nachgewiesen ist, müssen über die derzeitigen Ernährungsempfehlungen hinausgehen."

In einer anderen Studie, die 1985 begann, nahm Dr. Caldwell Esselstyn (*1933), ein bekannter Chirurg der berühmten Cleveland Clinic, Ohio, 18 Patienten mit nachgewiesener schwerer koronarer Herzkrankheit auf und leitete sie an, eine ganz einfache, wenig verarbeitete Kost mit sehr wenig Fett, Öl, Zucker und Salz zu befolgen. Verarbeitete Nahrungsmittel und tierische Produkte waren nicht erlaubt. Innerhalb von Wochen fielen ihre Cholesterinwerte dramatisch unter 160 mg/dl und blieben die nächsten 20 Jahre in diesem Bereich.

Was war das Ergebnis dieser aufschlussreichen Ernährungsstudie?

1. Bevor sie an diesem Ernährungsexperiment teilnahmen, hatten die 18 Koronarpatienten in einem Zeitraum von acht Jahren 49 kardiovaskuläre Ereignisse erlitten wie Angina pectoris, Herzinfarkte, Schlaganfälle, Bypass-Operationen und Gefäßerweiterungen trotz hervorragender kardiologischer Betreuung durch die Cleveland Klinik. Unter der Betreuung von Dr. Esselstyn hingegen kam es in einem Zeitraum von zwölf Jahren zu keinem einzigen kardiovaskulären Ereignis mehr.

2. Dr. Esselstyn war in der Lage durch Angiographie zu zeigen, dass die arteriosklerotischen Plaques (Ablagerungen) nicht nur zum Stillstand, sondern sogar zur Rückbildung gebracht werden konnten. Die nachgewiesene 20- bis 30-prozentige Rückbildung führte zu einer oft dramatischen Zunahme des Blutflusses zum Herzmuskel. Dadurch konnte im Allgemeinen der Brustschmerz gebessert und die medikamentöse Behandlung reduziert werden. Die Verlaufsergebnisse wurden 2007 nach einer Studiendauer von über 20 Jahren in Dr. Esselstyns Buch „Essen gegen Herzinfarkt" veröffentlicht.

Seit Jahren wissen wir, dass es möglich ist, der koronaren Herzkrankheit vorzubeugen. Aber es ist eine phantastische Erkenntnis, dass es unter bestimmten Voraussetzungen sogar möglich ist, eine Rückbildung zu erreichen.

Diese revolutionären Studien von Ornish und Esselstyn legen nahe, dass wir durch eine geeignete Ernährung die Möglichkeit haben, gegen den Herzinfarkt zu essen.

Trotz Hunger und Folter waren die Holocaust-Überlebenden überraschenderweise frei von Arteriosklerose. Dies war der erste Hinweis darauf, dass sich Arteriosklerose zurückbilden kann. Auch die Gefäßuntersuchungen an US-amerikanischen Kriegsgefangenen in Vietnam bestätigten diese Beobachtungen. Diejenigen, die am längsten in Kriegsgefangenschaft waren, hatten die saubersten Arterien.

Patient, heile Dich selbst!

Von Arbeitsunfällen abgesehen ist der persönliche Lebensstil der Arbeitnehmer ihr größtes Gesundheitsrisiko. Untersuchungen haben überzeugend nachgewiesen, dass eine kalorienreiche Ernährung, sitzende Lebensweise, Alkohol und Rauchen die entscheidenden Risikofaktoren für Herzinfarkt, Schlaganfall, Diabetes, Leberzirrhose sowie für Lungen- und Brustkrebs wie auch Dickdarm- und Prostatakrebs darstellen.

Wege zur Rückbildung der koronaren Herzkrankheit

Die führende Todesursache Ihres Landes muss nicht notwendigerweise auch Ihr Leben kosten. Und Sie können sogar eine Rückbildung erreichen.

1 Senken Sie Ihren Cholesterinwert auf unter 160 mg/dl mit einer sehr fettarmen, ballaststoffreichen, pflanzen-basierten Ernährung. Cholesterinsenkende Medikamente (Statine) reduzieren ebenfalls das Cholesterin, sie haben aber keinen messbaren Einfluss auf die Häufigkeit der koronaren Herzkrankheit oder auf die Lebenserwartung. Ihre Berechtigung haben diese Medikamente nur nach eingetretenem Herzinfarkt.

2 Nehmen Sie Gewicht ab, indem Sie mehr einfache und weniger stark verarbeitete Nahrungsmittel und weniger Produkte tierischen Ursprungs zu sich nehmen.

3 Senken Sie Ihren Bluthochdruck, indem Sie Ihre Salzzufuhr auf weniger als fünf Gramm pro Tag begrenzen. Absolvieren Sie täglich ein Bewegungsprogramm.

4 Hören Sie auf mit dem Rauchen und trinken Sie, wenn überhaupt, wenig Alkohol. Alkohol ist schädlich für ein geschädigtes Herz.

Praktische Umsetzung

Die Lebensweise lässt sich ändern

Wir werden mit sauberen, elastischen Gefäßen geboren. *Aber zu viel Fett und Cholesterin in der Nahrung können die Gefäße verstopfen. Schließlich kann dadurch die Sauerstoffzufuhr zu lebenswichtigen Organen unterbrochen werden. Durch die bahnbrechenden Untersuchungen von Dr. Ornish und Dr. Esselstyn wurde festgestellt, dass sich die infolge von Arteriosklerose verengten Gefäße durch eine sehr fettarme, pflanzliche Ernährung sogar wieder erweitern ließen. So gelangen mehr Blut und Sauerstoff zum Herzen und der Brustschmerz (Angina pectoris) kann drastisch reduziert werden – und das innerhalb von wenigen Wochen.*

EIN KILLER AUF FREIEM FUSS *Der Herzinfarkt ist die Haupttodesursache in Deutschland und zu viel der ungünstigen Fette ist die Hauptursache für den Herzinfarkt. Am schädlichsten an der westlichen Ernährung ist das Übermaß an gesättigten Fetten, die meistens aus tierischer Nahrung stammen, sowie die teilweise hydrogenierten Transfette. Ist es nicht an der Zeit, dass Sie die verzehrte Menge dieser ungünstigen Fette verringern?*

Raus mit dem Fett!

Hier sind vier Möglichkeiten, mit denen Sie ungünstige Fette in Ihrer Nahrung verringern können.

ERSETZEN Wenn Sie Milch trinken, trinken Sie fettarme Milch statt Vollmilch. Oder noch besser: Suchen Sie nach einem Ersatz für tierische Milch, wie beispielsweise Reis-, Mandel- oder Sojadrink. Entscheiden Sie sich für einen Obstsalat statt Eiscreme zum Dessert. Suchen Sie nach einem gesunden Ersatz für die stark fetthaltigen Nahrungsmittel wie Käse, Fleisch, Salatsaucen und Öle.

VERRINGERN Anstatt ein Steak von 250 Gramm zu bestellen, sollten Sie eine kleinere Portion mit Nudeln oder eine vegetarische Lasagne versuchen. Statt eines großen Stücks Apfelkuchen nehmen Sie nur ein kleines. Wenn Sie kleinere Portionen Ihrer fettreichen Lieblingsspeisen essen, brauchen Sie nicht ganz darauf zu verzichten.

WEGLASSEN Vermeiden Sie so viele Versuchungen wie möglich. Alles, was Sie nicht kaufen und nicht mit nach Hause bringen, können Sie auch nicht essen. Die Vermeidung von fettreichen Nahrungsmitteln kann Wunder wirken. In den aufsehenerregenden Untersuchungen von Dr. Ornish und Dr. Esselstyn erreichten diejenigen Teilnehmer eine Rückbildung der Arteriosklerose und damit eine Gefäßerweiterung, die auf tierische Produkte verzichteten und den Fettgehalt ganz bewusst reduzierten.

SELBERMACHEN Stark verarbeitete Nahrungsmittel enthalten meist große Mengen zugesetzter Fette. Wenn Sie wieder die Kontrolle darüber übernehmen wollen, was in Ihren Körper gelangt, sollten Sie selbst kochen. Besorgen Sie sich ein gutes Kochbuch mit fettarmen Rezepten und lernen Sie, köstliche neue Gerichte zuzubereiten. Das ist der sicherste Weg, um sich vor den Auswirkungen von zu viel Fett in der Nahrung zu schützen. Besonders wenn Sie übergewichtig sind, sollten Sie mit Fetten vorsichtig sein. Reduzieren Sie den Fettgehalt Ihrer Mahlzeiten, ganz gleich, ob es sich um ‚gute‘ oder ‚ungünstige‘ Fette und Öle handelt, denn jedes Gramm Fett ist eine Energiebombe, die neun Kilokalorien enthält.

Fangen Sie an! *Schreiben Sie Möglichkeiten auf, wie Sie die Prinzipien Ersetzen, Verringern, Weglassen und Selbermachen anwenden können.*

Ersetzen

....

Verringern

....

Weglassen

....

Selbermachen

....

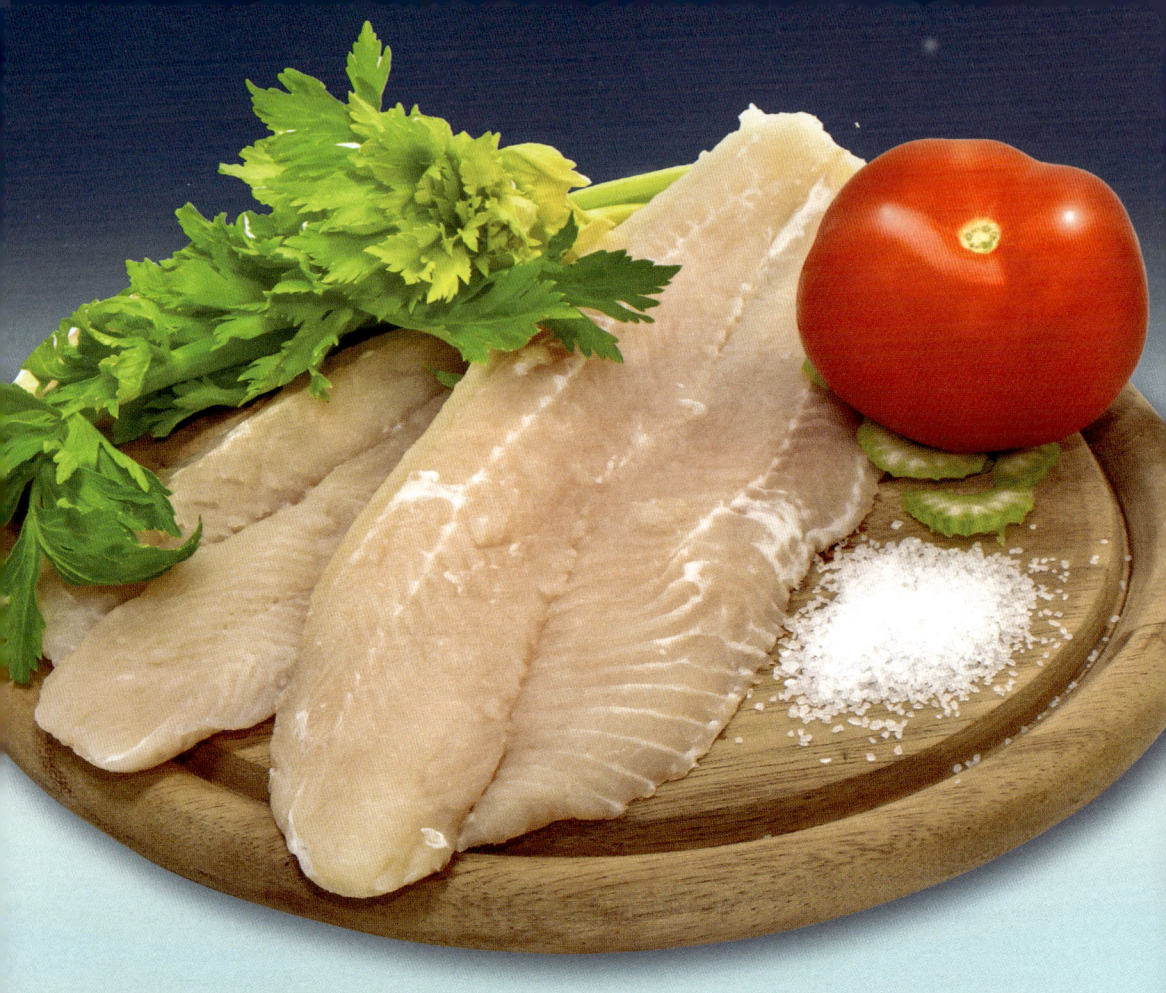

Bluthochdruck:

Der lautlose Killer

Jeder zweite Erwachsene in Deutschland leidet unter Bluthochdruck und hat damit ein dreifach erhöhtes Risiko, einen Herzinfarkt zu bekommen, ein fünffach erhöhtes Risiko, eine
Herzschwäche zu entwickeln, und ein achtfach erhöhtes Risiko, einen Schlaganfall zu erleiden.

Wann spricht man von Bluthochdruck?

Ein Bluthockdruck besteht, wenn der obere Wert
(der systolische Blutdruck) über 140 mm Hg
(Quecksilbersäule) und/oder der untere (der diastolische Blutdruck) über 90 mm Hg wiederholt
gemessen wird. Der optimale Blutdruck liegt um
120/80 mm Hg.
Obwohl Bluthochdruck im Allgemeinen keine
Beschwerden macht (deshalb wird auch von

lautloser Krankheit gesprochen), können fortschreitende Veränderungen an den Blutgefäßen
verursacht werden. Herzinfarkt und Schlaganfall
treten dann oft als erste Anzeichen auf.

Wodurch wird Bluthochdruck verursacht?

Selten sind Nierenerkrankungen die Ursache für
Bluthochdruck, noch seltener eine Überfunktion
der Schilddrüse oder Tumore der Nebenniere.

Bei 90 Prozent der Betroffenen sind keine organischen Ursachen feststellbar. Es wird deshalb auch von essentiellem Bluthochdruck gesprochen. Folgende Faktoren können bei der Entstehung dieser Hochdruckform eine Rolle spielen:

■ **Hoher Salz/Natriumkonsum.** Bluthochdruck ist bei 80 Prozent der Weltbevölkerung mit niedrigem Salzkonsum selten. In Ländern mit hohem Salzverbrauch wie Nordjapan, Portugal und Chile ist die Krankheit weit verbreitet, genau wie der Magenkrebs. Dort leidet fast die Hälfte der Erwachsenen an Bluthochdruck. Die Deutschen konsumieren heute im Durchschnitt zehn Gramm (Männer) bzw. 8,4 Gramm (Frauen) Kochsalz pro Tag. Das entspricht etwa zwei Teelöffeln, obwohl der benötigte tägliche Mindestkonsum bei etwa einem Gramm liegt. Eine Menge von fünf Gramm Kochsalz täglich sollte nicht überschritten werden. Das gilt insbesondere für Menschen mit Bluthochdruck. Das Natrium im Salz (Natriumchlorid) ist verantwortlich für den Effekt auf den Blutdruck. Jedes Gramm Salz enthält 0,4 Gramm Natrium, 1.000 Milligramm Salz also 400 Milligramm Natrium.

■ **Niedriges Kalium.** Das Verhältnis Kalium/Natrium ist von entscheidender Bedeutung. Wenn mehr Gemüse und weniger Salz gegessen wird, nimmt das Verhältnis Kalium/Natrium im Körper deutlich zu und senkt den erhöhten Blutdruck.

■ **Übergewicht.** Fast jeder, der deutlich übergewichtig ist, wird schließlich unter hohem Blutdruck leiden. Es ist nur eine Frage der Zeit.

■ **Arteriosklerose.** Verengte und verstopfte Blutgefäße zwingen den Körper, den Blutdruck zu erhöhen, um die Zellen ausreichend mit Sauerstoff und Nährstoffen zu versorgen.

■ **Bewegungsmangel.**

■ **Rauchen.**

■ **Alkohol.** Wissenschaftliche Untersuchungen haben ergeben, dass selbst mäßiger Alkoholkonsum in fünf bis 15 Prozent der Fälle für die Entstehung des Bluthochdrucks mitverantwortlich ist.

Warum essen Deutsche so viel Salz?

Die neuesten Leitlinien der Deutschen Gesellschaft für Ernährung empfehlen eine Salzzufuhr von 6 Gramm pro Tag. Das bedeutet, dass der obere Grenzwert der täglichen Salzzufuhr unter 6 Gramm oder einem etwas gehäuftem Teelöffel Salz liegt.

Heute ist es nicht einfach, salzarm zu essen. Etwa 75 Prozent unserer Salzzufuhr stammt aus Fast Food und verarbeiteten Nahrungsmitteln sowie vom Essen in Restaurants. Eine Vorliebe für Salz kann man leicht entwickeln. Salzige Snacks und andere salzreiche Nahrungsmittel gewöhnen uns daran.

Welche Rolle spielen blutdrucksenkende Medikamente?

In den vergangenen Jahren wurde eine Vielzahl neuer wirksamer Medikamente zur Behandlung des Bluthochdrucks entwickelt. Die meisten wirken schnell und sofort, so wie es viele Menschen gerne haben.

Bei genauerem Hinsehen jedoch lassen sich beunruhigende Aspekte blutdrucksenkender Medikamente erkennen: Sie können den Bluthochdruck nicht beheben, sie halten ihn lediglich unter Kontrolle. In den meisten Fällen müssen sie ein Leben lang eingenommen werden. Unangenehme Nebenwirkungen können auftreten, beispielsweise Müdigkeit, Depressionen, Libidoverlust und Impotenz.

Zwar können die Medikamente Schlaganfälle verhindern, sie schützen jedoch nicht vor der koronaren Herzkrankheit. Manche Medikamente können sogar Arteriosklerose, bei der die Herzkranzgefäße verstopft sind, Diabetes und Gicht fördern.

Gibt es Alternativen?

Eine Reihe größerer wissenschaftlicher Untersuchungen hat nachgewiesen, dass diese einfachen Veränderungen der Ernährungs- und Lebensgewohnheiten den essentiellen Bluthochdruck innerhalb weniger Wochen ohne Medikamente normalisieren können:

► Viele Menschen sind salzempfindlich und können von einer geringeren Salzaufnahme profitieren.

► Durch eine Gewichtsabnahme wird der Blutdruck im Allgemeinen gesenkt. Oftmals genügt das schon, um den erhöhten Blutdruck zu normalisieren.

► Eine fettarme und ballaststoffreiche Ernährung ohne jede Gewichtsabnahme oder Einschränkung der Kochsalzzufuhr senkt den Blutdruck bereits um zehn Prozent. Dieser günstige Effekt ist wahrscheinlich auf Blutverdünnung infolge der verringerten Fettzufuhr und der erhöhten Wasseraufnahme zurückzuführen.

► Das Meiden von Alkohol senkt den Blutdruck und wirkt sich auch sonst günstig auf die Gesundheit aus.

► Körperliche Bewegung erniedrigt den Blutdruck durch Senkung des peripheren arteriellen Widerstandes. Außerdem fördert regelmäßige Bewegung Gesundheit und Wohlbefinden insgesamt.

Patienten, die blutdrucksenkende Medikamente einnehmen, sollten nicht Doktor spielen und eigenmächtig Änderungen der Dosierung vornehmen oder die Medikamente einfach absetzen. Aber diejenigen, die bereit sind, ihre Lebensgewohnheiten positiv zu verändern, werden die Erfahrung machen, dass ihr Arzt sich freut, wenn er sie dabei unterstützen kann, sie durch veränderte

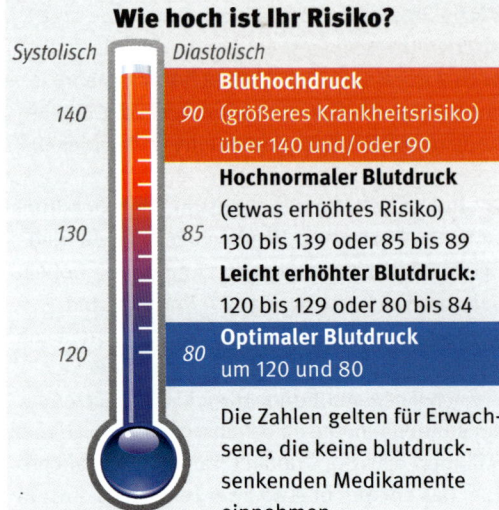

Wie hoch ist Ihr Risiko?

Systolisch | Diastolisch

140	90	**Bluthochdruck** (größeres Krankheitsrisiko) über 140 und/oder 90
130	85	**Hochnormaler Blutdruck** (etwas erhöhtes Risiko) 130 bis 139 oder 85 bis 89
		Leicht erhöhter Blutdruck: 120 bis 129 oder 80 bis 84
120	80	**Optimaler Blutdruck** um 120 und 80

Die Zahlen gelten für Erwachsene, die keine blutdrucksenkenden Medikamente einnehmen.

Wenn der systolische und der diastolische Blutdruck in verschiedene Kategorien fallen, gilt das höhere Risiko.

Ernährung und körperliche Bewegung von ihrem Bluthochdruck zu befreien.

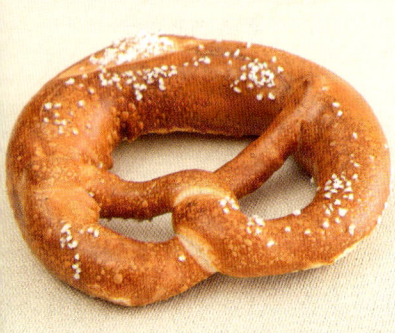

Salz ist unverzichtbar für den Stoffwechsel. Doch der tägliche Mindestbedarf ist mit weniger als einem Gramm äußerst niedrig. Zu viel Salz ist jedoch schädlich. Überschüssiges Salz bindet zusätzliches Wasser im Gewebe. Durch die Wassereinlagerung kommt es dann zu Schwellungen, die den Blutdruck ansteigen lassen, wodurch das Herz belastet wird.

Die Deutschen essen deutlich mehr Salz, als sie brauchen. Sie bezahlen dafür mit Bluthochdruck, Herzschwäche, zusätzlichem Gewicht und mit anderen Problemen infolge vermehrter Flüssigkeitsansammlung.

Senken Sie Ihren Blutdruck!
Essen Sie viel rohes Gemüse und Obst. Es ist nicht nötig, Salz hinzuzufügen. Besonders Gemüse erhöht die Kaliumvorräte und wirkt dadurch blutdrucksenkend.
Wenn überhaupt, wählen Sie ungesalzene Snacks.
Garen Sie Gemüse nur kurz und verzehren Sie es bissfest. Sie brauchen dann weniger Salz.

Nehmen Sie zur Geschmacksverfeinerung statt Salz Zitronensaft, Petersilie, Knoblauch, Zwiebeln oder andere Gewürze.

Nehmen Sie Gewicht ab. Verringern Sie die Blutviskosität (verdünnen Sie das Blut) durch folgende Maßnahme:
► Verringern Sie Ihre Fettzufuhr.
► Erhöhen Sie die Trinkmen-

ge an Wasser auf acht bis zehn Gläser pro Tag.
► Erhöhen Sie die tägliche körperliche Bewegung auf 10.000 Schritte pro Tag.
► Rauchen Sie nicht.
► Trinken Sie keinen Alkohol.

Etwa 60 Prozent der Schlaganfälle und 45 Prozent der Herzinfarkte stehen mit Bluthochdruck in Zusammenhang.

Praktische **Umsetzung**

Bluthochdruck senken

Fast jeder zweite Erwachsene in Deutschland hat Bluthochdruck. Damit verbunden ist ein erhöhtes Risiko für Herzinfarkt, Herzschwäche, Schlaganfall und andere, zur Behinderung führende Erkrankungen. Übergewicht, durch Arteriosklerose verengte Gefäße, Rauchen, Bewegungsmangel, Östrogene, Alkohol und erhöhter Salzkonsum tragen zum Bluthochdruck bei. Erfreulicherweise können die meisten Ursachen für den Bluthochdruck durch einfache Veränderungen von Ernährungs- und Lebensgewohnheiten beseitigt werden.

EIN GROSSER SCHRITT

Lesen Sie die Zutatenlisten
Wenn Sie die Zutatenlisten sorgfältig lesen, können Sie Produkte mit niedrigem Salzgehalt auswählen. Achten Sie auf Worte wie Salz, Kochsalz, Natriumchlorid und vermeiden Sie Nahrungsmittel, bei denen diese Worte unter den ersten fünf Zutaten aufgeführt sind.

Wie geht es Ihnen jetzt?
Sind Sie überrascht? Kommt es Ihnen so vor, als ob nahezu alle Lebensmittel genug Salz enthalten, um Sie einzupökeln? Verzweifeln Sie nicht. Wenn Sie eine Menge frische und nicht verarbeitete Nahrungsmittel essen, nehmen Sie automatisch weniger Kochsalz und Fett zu sich und erhalten gleichzeitig eine Menge schützendes Kalium.

Raus mit dem Salz!
Nicht zu salzen ist ein erster Schritt, um sich vor einem Schlaganfall zu schützen. Leider kommen weniger als 25 Prozent unserer Salzzufuhr aus dem Salzstreuer. Das meiste Salz versteckt sich in stark verarbeiteten Nahrungsmitteln und Snacks. Hier sind einige Beispiele:

Verarbeitete Nahrungsmittel	Salz (mg)
1 Stück Apfelkuchen *100 g*	600
1 Brötchen	600
Chili und Bohnen *aus der Dose*	3.000
Nudelgratin *Fertigprodukt 180 g*	3.400
Kartoffelchips *150 g*	1.800
Tomatensauce *150 ml*	1.000
Tomatensuppe aus der Dose *300 ml*	2.000
Corned Beef *2 Scheiben 60 g*	1.000
Mozzarella *125 g*	2.000
3 frittierte Hähnchenteile	4.500

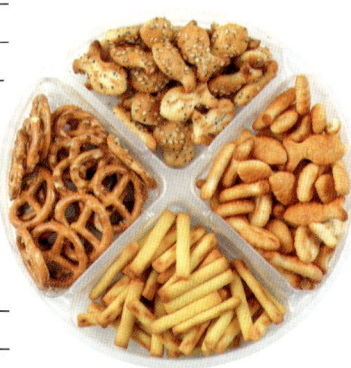

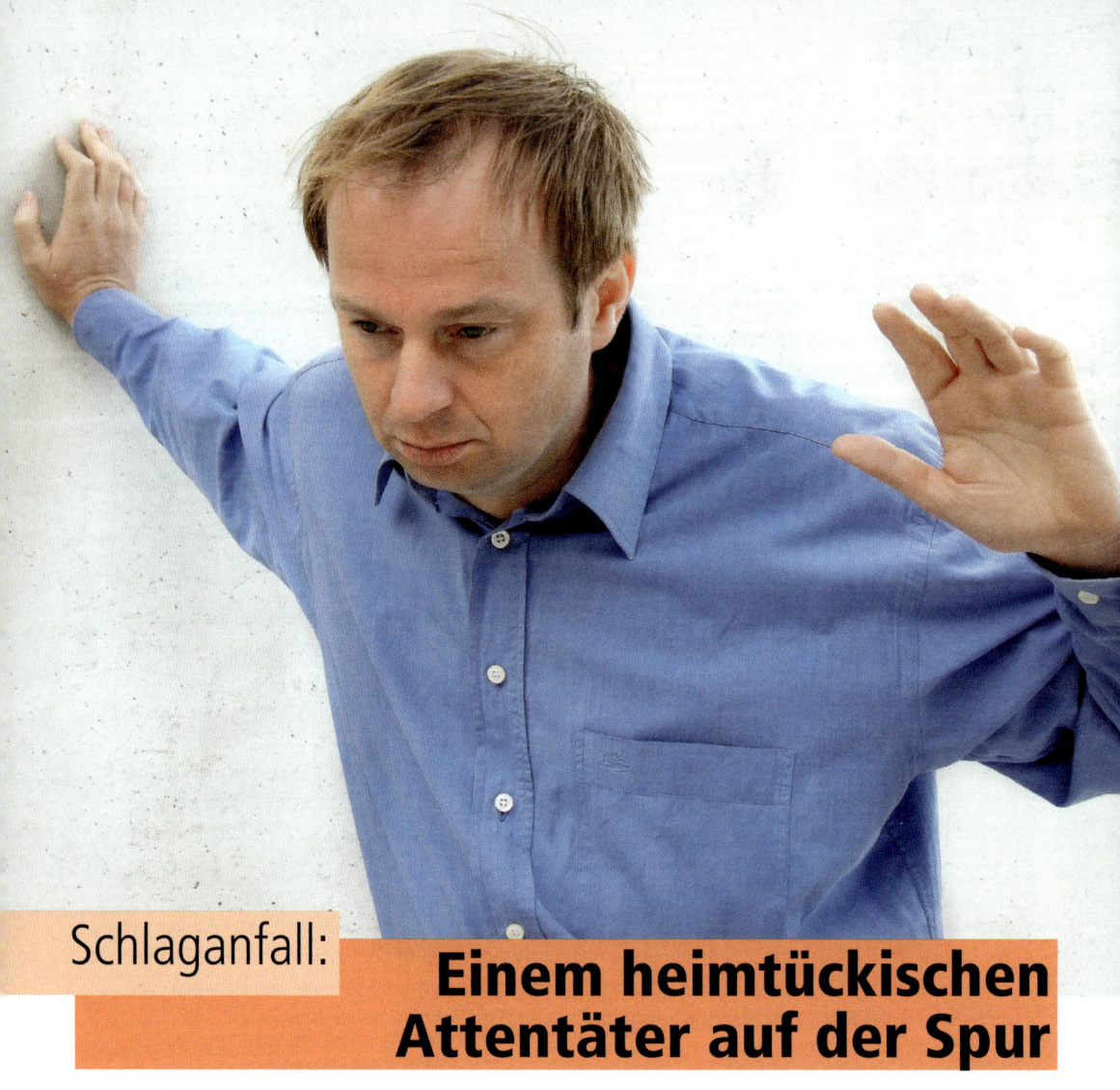

Schlaganfall:
Einem heimtückischen Attentäter auf der Spur

Sie können einen Schlaganfall nicht nur überleben. Sie können ihn sogar verhindern. Millionen Deutsche sind durch die Lähmungen des Schlaganfalls langfristig beeinträchtigt worden. Nach AIDS, Krebs und Diabetes ist der Schlaganfall wahrscheinlich die schlimmste, am meisten gefürchtete und mit der größten Behinderung verbundene Krankheit, die die westliche Zivilisation befallen hat, und die dritthäufigste Todesursache in Deutschland.

Wie hoch ist das Risiko, einen Schlaganfall zu erleiden?

Etwa 270.000 Deutsche erleiden jedes Jahr einen Schlaganfall, und 60.000 sterben daran. Wie beim Herzinfarkt können schwere und sogar tödliche Schlaganfälle ohne Vorwarnung auftreten. Innerhalb des ersten Jahres versterben bis zu 40 Prozent aller Schlaganfallbetroffenen.

Ein Jahr nach dem Schlaganfall bleiben etwa 60 Prozent der überlebenden Patienten auf Pflege und Therapie angewiesen. Die verbleibenden 40 Prozent stellen die gute Nachricht dar. Einige aus dieser Gruppe erholen sich vollständig. Fast alle werden soweit wiederhergestellt, dass sie für sich selbst sorgen können. Die meisten können ihr normales Leben wieder aufnehmen.

Was sind die Ursachen für den Schlaganfall?

Ein Schlaganfall wird meistens durch Arteriosklerose verursacht. Dabei sind die Gefäße, die das Gehirn mit Sauerstoff versorgen, verdickt, verengt, entzündet und verhärtet. Die Arteriosklerose kann sowohl die Gefäße im Gehirn als auch die zum Gehirn führenden Gefäße betreffen. Auf der rauen inneren Oberfläche der geschädigten Gefäße kommt es zur Plaquebildung und zur Blutgerinnung, die schließlich zum Verschluss des Gefäßes führt. Man spricht von einer Thrombosierung des Gefäßes.

Wenn sich solche arteriosklerotischen Ablagerungen oder Blutgerinnsel ablösen, werden sie mit dem Blutstrom in kleinere Hirnarterien geschwemmt und führen auf diese Weise zum Gefäßverschluss. Man spricht in diesen Fällen auch von Embolie. Etwa 80 Prozent der Schlaganfälle werden durch thrombotischen oder embolischen arteriellen Verschluss verursacht. Die restlichen Schlaganfälle kommen durch Hirnblutungen zustande. Hirnblutungen werden meist durch unbehandelten Bluthochdruck verursacht, der das Blut durch Risse in den steifen Gefäßwänden austreten lässt.

Einige Hirnblutungen werden durch sogenannte Aneurysmen verursacht. Das sind Gefäßaussackungen, die immer mehr an Größe zunehmen und schließlich platzen. Dadurch kommt es zu einer Blutung im Gehirn.

> **In Europa ist der Schlaganfall die dritthäufigste Ursache für Behinderungen und vorzeitige Invalidität.**

Schlaganfälle unterbrechen die Blutzufuhr zu einzelnen Bereichen des Gehirns, die infolge des Sauerstoffmangels absterben. Sind große Bereiche betroffen, ist der Schlaganfall schwer oder tödlich. Der Ausfall kleinerer Bezirke des Gehirns verursacht geringere Symptome.

Wer hat ein Schlaganfallrisiko?

Die meisten Schlaganfälle stehen direkt mit Bluthochdruck im Zusammenhang. Menschen mit Bluthochdruck haben ein achtfach erhöhtes Schlaganfallrisiko.

Das sogenannte Vorhofflimmern (eine Form der Herzrhythmusstörung) erhöht das Risiko für einen Schlaganfall um das Sechsfache. Transitorisch-ischämische Attacken (TIA) können frühe Warnzeichen sein. Dazu zählen kurz dauernde neurologische Ausfallerscheinungen wie Sprachstörungen, Gefühlsstörungen oder Lähmungen, die plötzlich auftreten und in weniger als 24 Stunden wieder verschwinden.

> 99 *Wenn Du über 50 Jahre alt bist, machst Du Dir Sorgen, einen Herzinfarkt zu erleiden.*
> *Einen Schlaganfall musst Du befürchten, wenn Du über 60 Jahre alt bist.* 66
> – Dr. Don Smith, Neurologe, Colorado Neurological Institute, USA, *1944

Die meisten dauern nur wenige Sekunden und es kommt zur vollständigen Wiederherstellung der Funktionen. Bei länger anhaltender Symptomatik (PRIND = Prolongiertes Ischämisches Neurologisches Defizit) nimmt das Risiko zu, einen kompletten Schlaganfall zu erleiden, ebenso wie eine Angina pectoris das Risiko für einen nachfolgenden Herzinfarkt erhöht.

Weitere Risikofaktoren für einen Schlaganfall sind erhöhte Cholesterin- und Blutfettwerte, Rauchen, Diabetes, Fettsucht und eine sitzende Lebensweise. All diese Faktoren führen zur Arteriosklerose. Somit sind die Risikofaktoren für den Schlaganfall dieselben wie für die koronare Herzkrankheit. Beide Krankheiten werden durch die Schädigung von lebenswichtigen, Sauerstoff transportierenden Arterien verursacht.

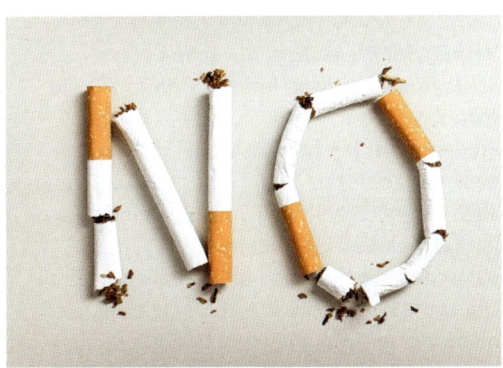

Können Schlaganfälle verhindert werden?

Ja, die meisten Schlaganfälle können verhindert werden.

Schlaganfälle, wie andere durch unseren Lebensstil verursachte Krankheiten, könnten innerhalb einer Generation zu einer seltenen Erkrankung werden, wenn die Menschen frühzeitig im Leben einen gesünderen Lebensstil annehmen würden. Die notwendigen Schritte sind heute bekannt:

- Geben Sie das Rauchen auf. Jeder sechste durch Schlaganfall verursachte Todesfall hängt direkt mit dem Rauchen zusammen.
- Kontrollieren Sie regelmäßig Ihren Blutdruck. Bluthochdruck verursacht zumeist keine Beschwerden und entwickelt sich schleichend.
- Verwenden Sie deutlich weniger Salz. In den Ländern, in denen die Salzzufuhr sehr gering ist, ist Bluthochdruck so gut wie unbekannt. In Ländern wie Portugal, Chile und Nordjapan dagegen wird viel Salz verwendet und der Schlaganfall stellt dementsprechend eine der häufigsten Todesursachen dar.
- Normalisieren Sie Ihr Gewicht. Fettsucht fördert die Entstehung von Arteriosklerose, Bluthochdruck und Diabetes.
- Ernähren Sie sich fett- und cholesterinarm, aber ballaststoffreich. Untersuchungen haben gezeigt, dass eine Fettaufnahme von weniger als 20 Prozent der Gesamtenergiezufuhr und eine gleichzeitig geringe Cholesterinzufuhr die Arterienwände vor der gefäßverengenden Arteriosklerose schützen können.
- Sorgen Sie für regelmäßige körperliche Bewegung. Bewegung verbessert die Blutzirkulation, unterstützt die Gewichtsabnahme und normalisiert den Blutdruck.

Was ist mit Menschen, die schon einen Schlaganfall erlitten haben? Gibt es für sie Hilfe?

Eindeutig: Ja! Der Lebensstil, der zur Vorbeugung von Schlaganfällen beiträgt, beschleunigt auch deren Rückbildung und kann einen erneuten Schlaganfall verhindern.

Menschen mit einem akuten Schlaganfall brauchen gute Pflege und eine Rehabilitation mit intensiver und anhaltender Physiotherapie.

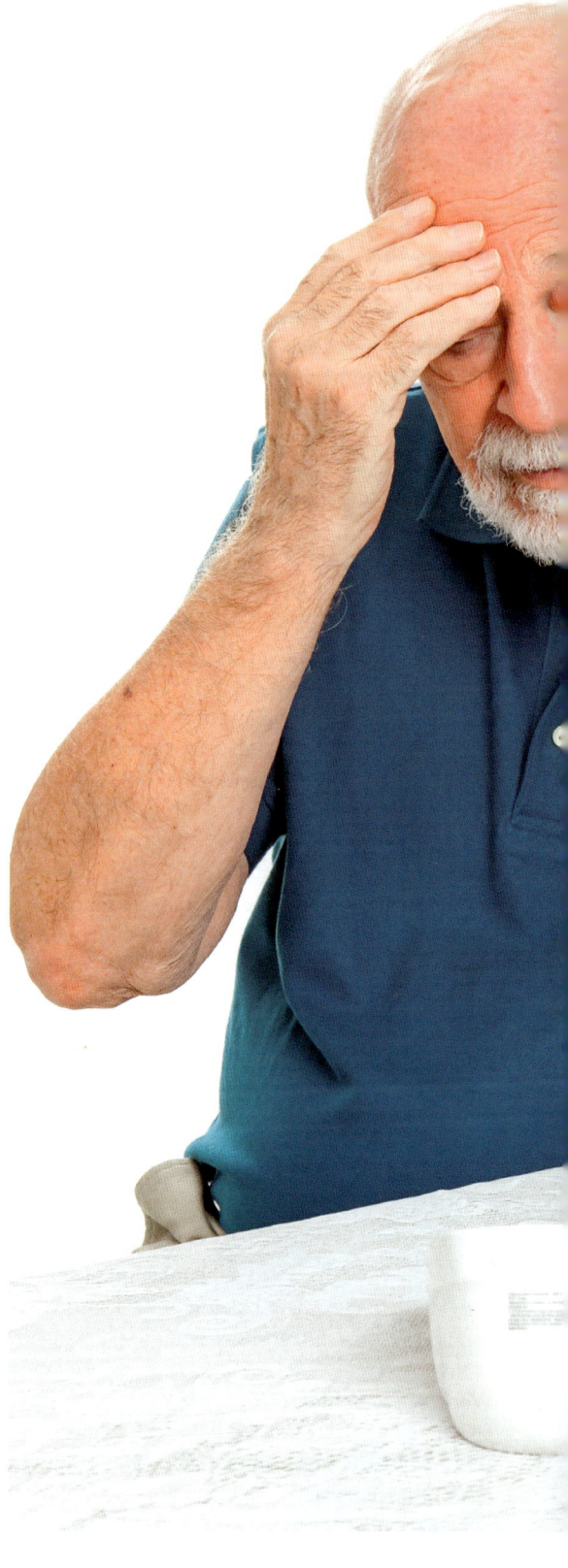

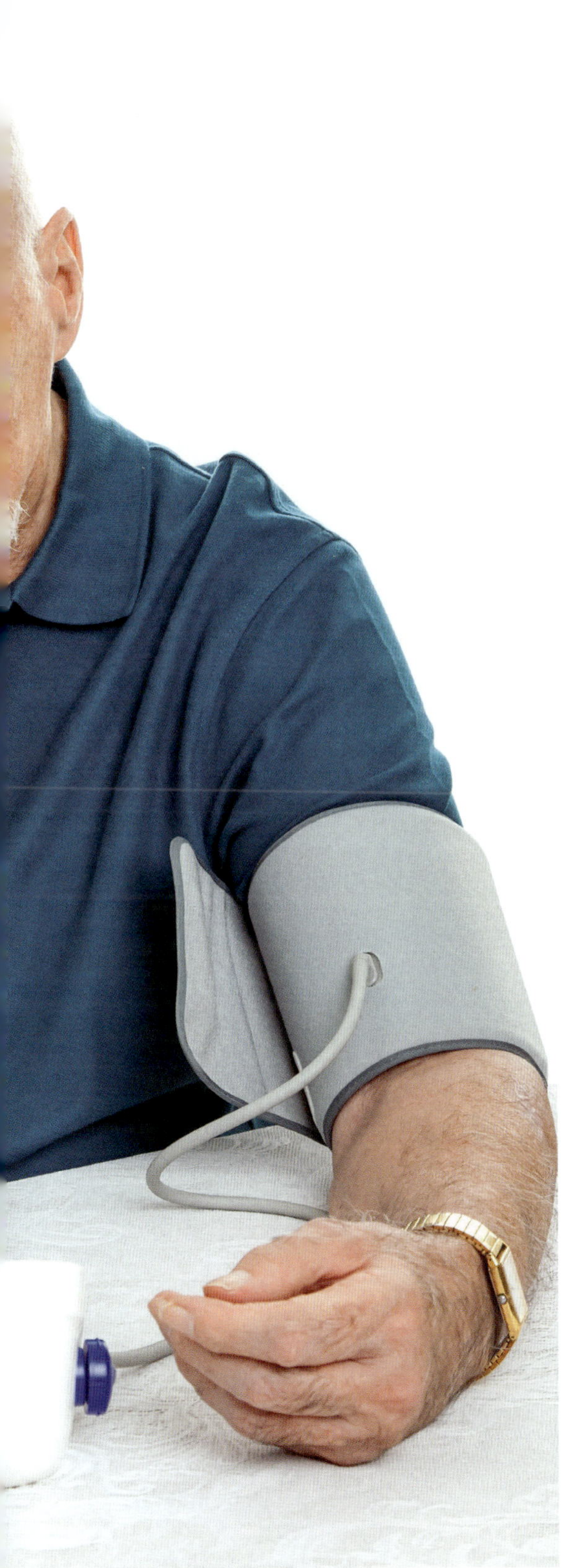

Geringe Mengen von ASS (Acetylsalicylsäure, beispielsweise unter dem Markennamen Aspirin) können Schlaganfälle verhindern. Bei Patienten mit Vorhofflimmern hat sich auch eine Blutverdünnung mit Phenprocoumon (bekannt vornehmlich unter dem Markennamen Marcumar) oder Direkten Oralen Antikoagulantien bewährt. Allerdings ist zu bedenken, dass diese Medikamente zu Blutungskomplikationen führen können. ASS kann zudem Magengeschwüre verursachen.

Die beste Nachricht jedoch ist, dass verstopfte Gefäße wieder durchgängig werden können. Verdickte und verengte Arterien öffnen sich langsam wieder, wenn eine sehr fettarme, pflanzliche Ernährung konsequent befolgt wird und auch die anderen Veränderungen der Lebensgewohnheiten umgesetzt werden.

Warnzeichen für den Schlaganfall

Rufen Sie sofort 112 an, wenn folgende Warnzeichen auftreten:

► Plötzliche Sehverschlechterung oder Sehverlust, insbesondere auf einem Auge.
► Sprachverlust, Sprachstörung oder Störung des Sprachverständnisses.
► Plötzliche einseitige Schwäche oder Taubheitsgefühl des Gesichts, von Arm oder Bein.
► Unerklärlicher Schwindel, Unsicherheit beim Gehen oder plötzlicher Sturz, insbesondere in Verbindung mit den anderen genannten Symptomen.

Es handelt sich um einen Notfall, der eine intensivmedizinische Behandlung in einer Spezialabteilung einer Klinik, einer sogenannten *Stroke Unit*, erforderlich macht.

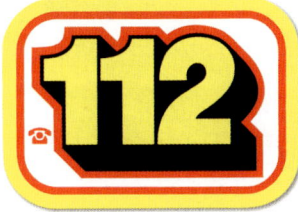

Wissenschaftliche Untersuchungen haben den Nachweis erbracht, dass sich dadurch positive Veränderungen der Koronararterien ergeben.
Es ist naheliegend, dass ähnliche Ergebnisse auch für die hirnversorgenden Gefäße erreicht werden können. Denn das zugrunde liegende Problem ist identisch.
Jeder Mensch wird mit weichen, flexiblen und elastischen Gefäßwänden geboren. Viele Bevölkerungsgruppen auf der Welt behalten ihre gesunden Arterien und den niedrigen Blutdruck ihr ganzes Leben. Das können auch wir erreichen, wenn wir gesunde Lebensgewohnheiten annehmen, bevor die Gefäße geschädigt werden.

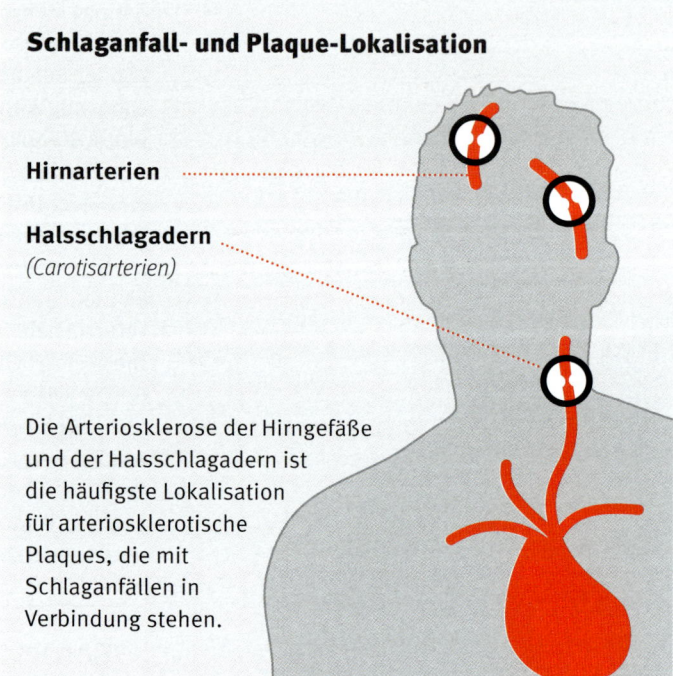

Schlaganfall- und Plaque-Lokalisation

Hirnarterien ....

Halsschlagadern
(Carotisarterien)

Die Arteriosklerose der Hirngefäße und der Halsschlagadern ist die häufigste Lokalisation für arteriosklerotische Plaques, die mit Schlaganfällen in Verbindung stehen.

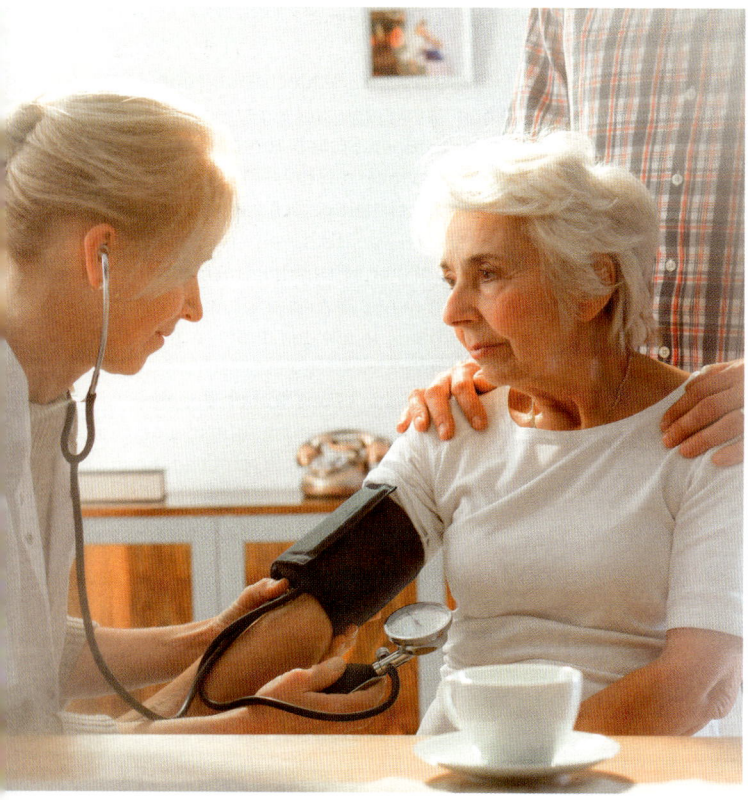

Das Risiko für einen Schlaganfall verringern

► Kontrollieren Sie Ihren Blutdruck. Wenn Sie über 40 Jahre alt sind, sollten Sie Ihren Blutdruck mindestens zweimal im Jahr messen lassen. Wenn der Blutdruck erhöht ist, ändern Sie Ihre Lebensgewohnheiten. Sie sollten sich dann kochsalzarm und fettarm ernähren.

► Normalisieren Sie Ihr Gewicht.

► Lassen Sie feststellen, ob bei Ihnen Vorhofflimmern (eine Form der Herzrhythmusstörung) besteht.

► Wenn Sie rauchen, hören Sie damit auf.

► Lassen Sie überprüfen, ob Ihr Cholesterinwert im Blut über 160 mg/dl liegt. Falls ja, unternehmen Sie etwas dagegen.

► Bewegen Sie sich täglich.

Der Schlaganfall *ist eine der schrecklichsten, zur Behinderung führenden Krankheiten der Wohlstandsbürger weltweit. Aber er trifft nicht unterschiedslos alle Menschen. Denn bei bestimmten Bevölkerungsgruppen auf der Welt ist der Schlaganfall so gut wie unbekannt.*
Sie können Ihr Risiko verringern, indem Sie Lebensgewohnheiten annehmen, die für gesunde Arterien und einen niedrigen Blutdruck sorgen.

Verwandeln Sie Ihre schlechten Gewohnheiten in gute.

Weg mit dem Salz!

Nahezu alle Menschen sollten ihre Salzzufuhr verringern. Machen Sie sich keine Sorgen, dass die Salzmenge, die Sie zu sich nehmen, nicht ausreichen könnte. Denn wenn Sie wie die meisten Deutschen leben, nehmen Sie viel mehr Salz zu sich, als Sie brauchen. Vier Schuldige sind für dieses schädliche Übermaß verantwortlich:

■ **1. Der Salzstreuer.** *Fügen Sie bei Tisch kein Salz hinzu. Die Nahrung, die Sie zu sich nehmen, enthält meist bereits eine hohe Menge an Salz. Vergrößern Sie das Problem nicht, indem Sie weiteres Salz hinzufügen. Ohne zu salzen wird Ihnen Ihre Nahrung einige Wochen fade vorkommen, aber Ihre Geschmacksnerven werden sich bald anpassen und Sie werden die feinen Geschmacksnuancen der Nahrung neu genießen. Es wird der Tag kommen, an dem Ihnen Nahrungsmittel, die Sie jetzt köstlich finden, sehr salzig vorkommen werden.*

■ **2. Salzige Snacks.** *Kartoffelchips, Brezeln und gesalzene Nüsse sind so gesundheitsgefährdend, dass folgende Warnung des Gesundheitsministeriums auf der Verpackung stehen sollte: „Warnung: Salzige Snacks führen zu Bluthochdruck, Schlaganfall und koronarer Herzkrankheit. Sie essen auf eigenes Risiko." Wenn Sie Lust auf Snacks bekommen, essen Sie stattdessen Karottenstifte oder Apfelstücke.*

■ **3. Fast Food.** *Bluthochdruck wäre fast kein Thema mehr, wenn wir die tägliche Kochsalzmenge auf unter fünf Gramm (entspricht einem Teelöffel) reduzieren würden. Dieses Ziel werden wir niemals erreichen, wenn wir nicht die Fast-Food-Gewohnheiten durchbrechen. Allein ein Cheeseburger enthält zwei Gramm Salz. Und eine Portion Hühnchen-Nuggets enthält 5,6 Gramm Kochsalz – das ist mehr, als Sie an einem Tag zu sich nehmen sollten. Hüten Sie sich also vor Fast Food.*

■ **4. Essen im Restaurant.**

Ersatz *Machen Sie einen neuen Anfang. Verwenden Sie salzfreie Gewürzmischungen, um Ihrer Nahrung einen volleren Geschmack zu geben.*
Wie sieht es bei Ihnen aus? *Schreiben Sie einige Dinge auf, die Sie machen können, um Ihr Schlaganfall-Risiko zu reduzieren:*

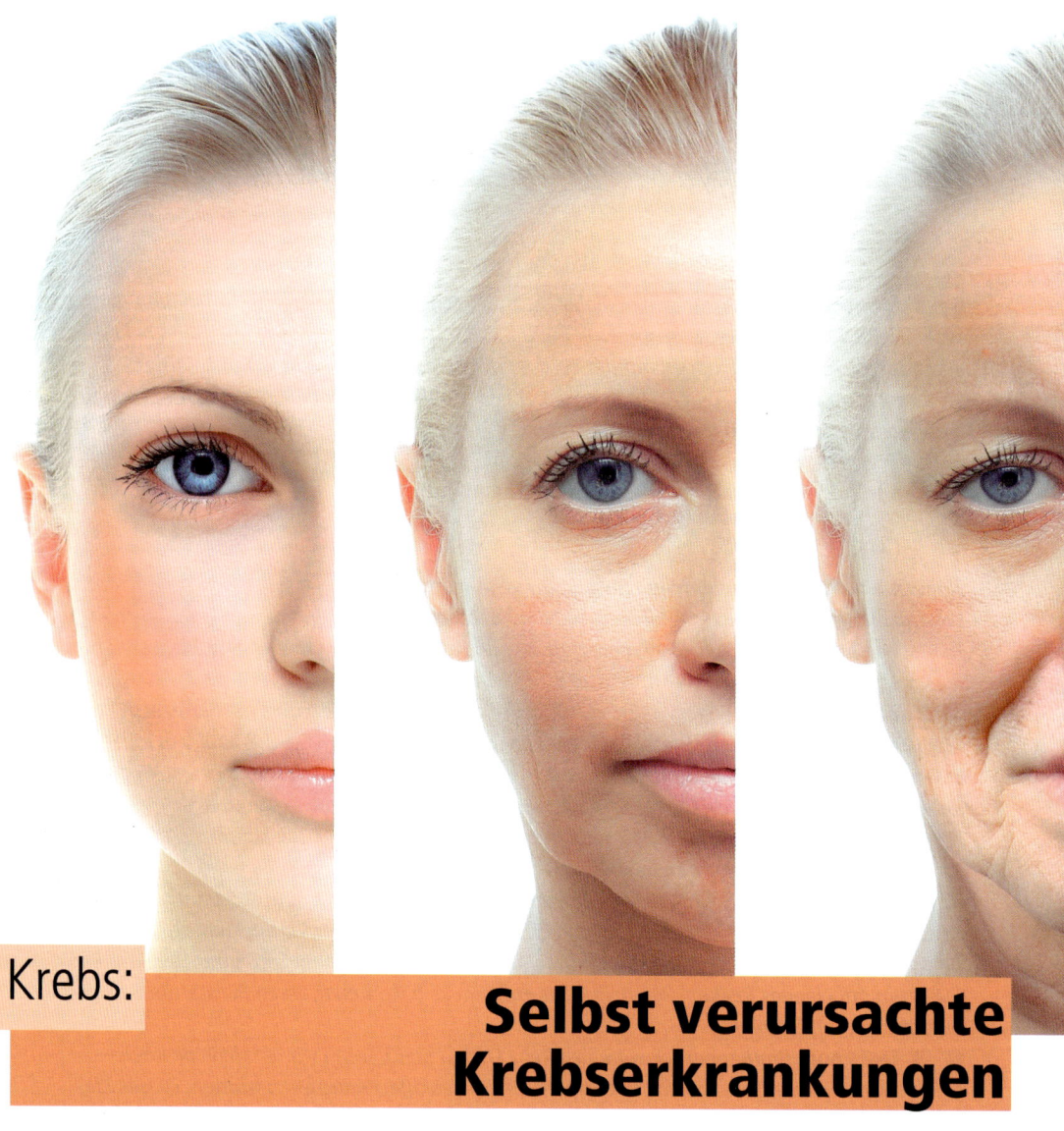

Krebs:

Selbst verursachte Krebserkrankungen

Es ist erwiesen, dass viele Krebserkrankungen selbst verursacht sind. Wir fördern ihre Entstehung, indem wir uns ständig bestimmten Umwelteinflüssen aussetzen. Was wir essen und trinken, wo wir leben und arbeiten, und was wir einatmen, kann eine entscheidende Rolle dabei spielen, ob wir an Krebs erkranken.

Wollen Sie damit sagen, dass wir selbst für eine Krebserkrankung verantwortlich sind?
Die Medizin macht Fortschritte in der Früherkennung und der verbesserten Behandlung vieler Krebserkrankungen. Aber diese Bemühungen kommen zu spät. Es ist traurig, aber wahr: Die Zahl vieler Krebserkrankungen steigt weiter an. Jedes Jahr erkranken 480.000 Menschen in Deutschland neu an Krebs, etwa die Hälfte davon verstirbt. Seit 1970 hat sich die Zahl der Krebs-Neuerkrankungen fast verdoppelt.

Dieser Trend könnte jedoch umgekehrt werden, wenn wir von unserem heutigen Wissen Gebrauch machen würden. Dann könnten wir 70 bis 80 Prozent der Krebserkrankungen, unter denen die Deutschen leiden, verhindern.

Würden die Menschen nicht so ziemlich alles machen, um so eine furchtbare Krankheit zu verhindern?

Fast alles, so scheint es – außer ihre Lebensgewohnheiten zu verändern.

Nehmen wir Lungenkrebs als Beispiel, an dem mehr Männer und Frauen sterben als an jeder anderen Krebserkrankung. Bereits seit dem berühmten Terry-Report aus dem Jahr 1964 wissen wir, dass die Entstehung von Lungenkrebs in direkter Beziehung zum Rauchen steht. Zwar haben Millionen Menschen das Rauchen aufgegeben, dennoch rauchen in Deutschland noch 25 Prozent aller Erwachsenen regelmäßig und weitere vier Prozent bezeichnen sich als Gelegenheitsraucher. Nahezu 90 Prozent der Krebserkrankungen von Lunge, Lippen, Mund, Zunge, Rachen und Speiseröhre könnten verhindert werden, wenn die Menschen das Rauchen aufgeben würden. Auch die Erkrankungen an Blasenkrebs würden um die Hälfte zurückgehen.

Gibt es Krebserkrankungen, die mit der Ernährung zusammenhängen?

Bei Männern stehen Prostatakrebs und Dickdarmkrebs an zweiter bzw. an dritter Stelle in der Häufigkeit. Bei Frauen sind es Brustkrebs und Dickdarmkrebs. Umfangreiche wissenschaftliche Daten sprechen dafür, dass bei der Hälfte dieser Krebserkrankungen ein Zusammenhang mit Überernährung besteht – also mit einem zu hohen Fettanteil, Übergewicht und besonders mit zu viel tierischem Protein. Die Weltgesundheitsorganisation (WHO) hat mitgeteilt, dass je 50 Gramm verarbeitetem rotem Fleisch das Risiko für Dickdarmkrebs um 18 Prozent ansteigt.

Das hört sich sehr weit hergeholt an. Sind nicht die vielen chemischen Zusatzstoffe in unseren Nahrungsmitteln viel eher für die Entstehung von Krebs verantwortlich?

Karzinogene (das sind krebserregende Substanzen) müssen beachtet werden – insbesondere bei der Vielzahl an Zusätzen wie Konservierungsmitteln, Geschmacksverstärkern, Pestiziden und anderen chemischen Produkten, die bei der Herstellung und Vermarktung unserer Lebensmittel verwendet werden.

Es können jedoch nur zwei Prozent aller Krebserkrankungen eindeutig mit diesen Substanzen in Verbindung gebracht werden.

Im Gegensatz dazu geben wissenschaftliche Untersuchungen immer mehr Hinweise darauf, dass ein Zusammenhang zwischen der Entstehung von Krebserkrankungen und bestimmten Ernährungsfaktoren wie zu wenigen Ballaststoffen in der Nahrung und einer zu hohen Fettzufuhr besteht. Verglichen mit der Ernährung um 1900 werden heute ein Drittel mehr Fett, dreimal so viel tierisches Protein und ein Drittel weniger Ballaststoffe verzehrt.

Rauchen

Todesfälle, die in Deutschland jährlich durch Rauchen verursacht werden

Herz-Kreislauf-Erkrankungen	50.000
Lungenkrebs	40.000
Atemwegserkrankungen	20.000
alle anderen Krebsarten	10.000
Passivrauchen	3.300
Säuglinge, die an durch Rauchen in der Schwangerschaft verursachten Schädigungen sterben	600
Brände mit Todesfolge, die durch Rauchen ausgelöst wurden	400
Gesamt im Jahr 2015	124.300

In Gegenden der Welt, in denen der Fettverzehr sowie der Verzehr von tierischem Protein gering und der Anteil von Ballaststoffen hoch ist, kommen Dickdarm-, Brust- und Prostatakrebs nur selten vor. In Ländern wie den USA, Deutschland, Kanada, Australien und Neuseeland, in denen die Ernährung ballaststoffarm und fettreich ist und viel tierisches Protein enthält, sind diese Krebsarten wesentlich häufiger anzutreffen.

Könnten nicht ethnische Faktoren für diese Unterschiede von größerer Bedeutung sein als die Ernährung?

Das haben sich die Wissenschaftler auch gefragt. Sie fanden beispielsweise heraus, dass in Japan lebende Japaner nur selten von diesen Krebserkrankungen betroffen waren. In Japan ist der Ballaststoffanteil in der Nahrung traditionell hoch, die Fettzufuhr und der Verzehr von tierischem Protein hingegen sehr gering (weniger als 15 Prozent der Gesamtkalorienzufuhr).

Aber wenn diese Japaner nach Hawaii auswanderten und westliche Lebens- und Ernährungsgewohnheiten annahmen, stieg die Häufigkeit dieser Krebsarten dramatisch an und erreichte bald die in den USA üblichen Ausmaße.

Wie können ein geringer Ballaststoff- und ein hoher Fettanteil sowie ein hoher Anteil an tierischem Protein in der Ernährung zur Entstehung von Krebs beitragen?

Noch sind nicht alle Fragen geklärt, doch wissen wir, dass die Krebserkrankungen mit Karzinogenen in Zusammenhang stehen. Das sind chemische Reizstoffe, die bei lang andauernder Einwirkung zu Krebs führen können. Gallensäuren sind ein Beispiel dafür. Je höher der Fettanteil in der Nahrung ist, umso mehr Gallenflüssigkeit produziert der Körper. Im Darm können einige der Gallensäuren krebsauslösende Verbindungen bilden. Je länger der Kontakt mit der Dickdarmwand andauert, desto stärker ist die Reizeinwirkung. Nitrite sind ein anderes Beispiel. Nitrite werden verwendet, um verarbeitetes Fleisch zu konservieren und geräuchertem Fleisch seine charakteristische Farbe zu geben. Daraus können N-Nitroso-Verbindungen entstehen, die in der Krebsentstehung eine Rolle spielen. In diesem Zusammenhang sind die Ballaststoffe wichtig.

Bei ballaststoffarmer Ernährung wird der Nahrungsbrei nur langsam durch den Darm transportiert. Es dauert oft drei bis fünf Tage von der Nahrungsaufnahme bis zur Ausscheidung. Die meisten Ballaststoffe nehmen wie ein Schwamm Wasser auf. Dadurch wird der Darm gefüllt und zu vermehrter Aktivität angeregt. Deshalb dauert es gewöhnlich nur einen Tag, um die Nahrung durch den Darm zu transportieren.

Dies wirkt sich für den Dickdarm in zweierlei Hinsicht günstig aus: Die Einwirkungszeit der Reizstoffe wird verkürzt und gleichzeitig findet eine Verdünnung dieser Substanzen durch das in den Ballaststoffen gespeicherte Wasser statt. Zusätzlich bilden die Ballaststoffe eine Schutzschicht für die Darmwand.

Wie hängt die Ernährung mit Brust- und Prostatakrebs zusammen?

Eine hohe Fettzufuhr hemmt die Aktivität wichtiger Zellen des Immunsystems. Dieser Effekt wurde in umfangreichen Untersuchungen für die Brustkrebserkrankung untersucht und könnte auch bei anderen Krebsarten eine Rolle spielen. Milchprodukte, die möglicherweise vor Darmkrebs schützen, waren eindeutig daran beteiligt, das Risiko für Prostatakrebs zu erhöhen.

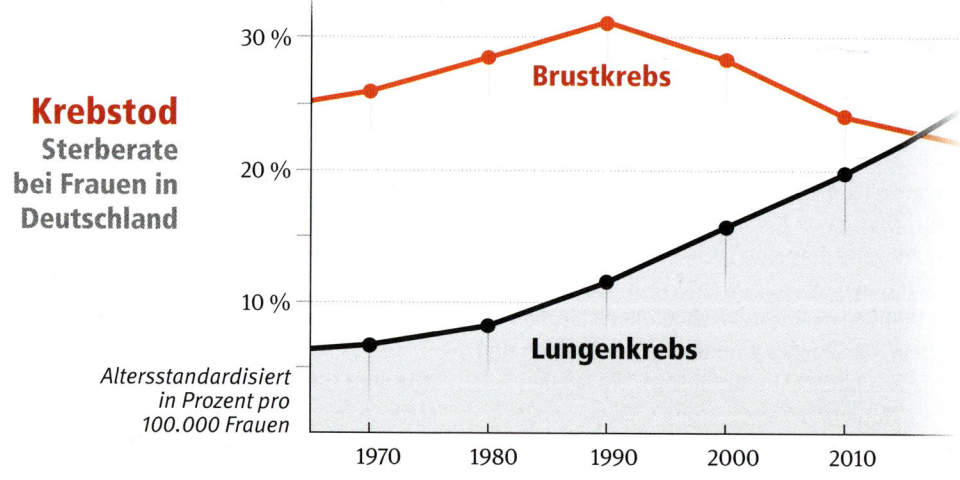

Krebstod
Sterberate bei Frauen in Deutschland

Altersstandardisiert in Prozent pro 100.000 Frauen

30 %

Brustkrebs

20 %

10 %

Lungenkrebs

1970   1980   1990   2000   2010

Gibt es weitere Lebensstilfaktoren, die bei der Entstehung von Krebserkrankungen von Bedeutung sind?

Übermäßiger Alkoholkonsum führt zu einem erhöhten Risiko für Speiseröhrenkrebs, Brustkrebs sowie Leber- und Darmkrebs. Bei gleichzeitigem Rauchen nimmt das Risiko dramatisch zu. Übergewicht erhöht das Risiko für Krebserkrankungen von Brust, Dickdarm, Gebärmutter, Nieren, Pankreas und Gallenblase. Zu nennen sind außerdem das Passivrauchen und die Einwirkung von Asbest und anderen toxischen chemischen Substanzen.

Nur vier Lebensstil-Faktoren – Nichtrauchen, kein Alkohol, eine pflanzenbasierte, sehr fettarme und ballaststoffreiche Ernährung und Normalgewicht – könnten etwa 80 Prozent aller Krebserkrankungen in der westlichen Welt verhindern. Anstatt dass einer von vier Deutschen an Krebs erkrankt, könnte das Risiko auf eins zu zwanzig reduziert werden. Das ist kein unmöglicher Traum.

Krebstote in Verbindung mit Alkohol
Anteil in %

Speiseröhre	75 %
Mund	50 %
Kehlkopf	50 %
Leber	30 %

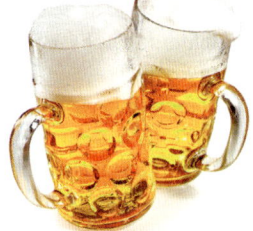

Krebstod-Risiko bei japanischen Einwanderern im Vergleich

Krebsart	Japaner in Japan	Japaner in Hawaii	Kaukasier in Hawaii
Brust	1 x	4 x	6 x
Dickdarm	1 x	5 x	5 x
Prostata	1 x	11 x	3 x
Enddarm	1 x	3 x	2 x
Lunge	1 x	2 x	4 x

Krebs: **Die Risikofaktoren**

TABAK
Die Zahl der Krebstoten durch Rauchen liegt in Deutschland jährlich bei etwa 50.000.

JUNK FOOD
Wer viel fetthaltiges Gebäck, süße Limonaden, Kartoffelchips und dergleichen isst, dem fehlen die sekundären Pflanzenstoffe aus Gemüse und Obst, wie beispielsweise Polyphenole aus Weintrauben und Indol aus Kohl, die dazu beitragen können, die Entstehung von Krebs zu verhindern.

ROTES FLEISCH
Verarbeitetes rotes Fleisch, wie Schinken, Würste, Speck, wurde von der Weltgesundheitsorganisation nach der Auswertung von mehr als 800 wissenschaftlichen Studien als hauptverantwortlich für die Entstehung von Dickdarmkrebs ausgemacht (Stand: Oktober 2015). Regelmäßige Fleischesser haben ein dreimal höheres Risiko, Dickdarmkrebs zu entwickeln, verglichen mit gelegentlichen Fleischessern.

INAKTIVITÄT
Wer mindestens vier Stunden in der Woche für körperliche Bewegung sorgt, verringert sein Risiko, an Brust- und Dickdarmkrebs zu erkranken, um mehr als ein Drittel.

ÜBERERNÄHRUNG
Bei Frauen erhöht Übergewicht deutlich das Risiko für Brust-, Dickdarm- und Gebärmutterkrebs (Endometrium), bei Männern für Pankreas- und Dickdarmkrebs.

ALKOHOL
Hoher Alkoholkonsum steht eindeutig in Zusammenhang mit Krebserkrankungen der Leber, des Rachens, der Speiseröhre und des Dickdarmes. Bei Frauen erhöhen bereits ein oder zwei Gläser eines alkoholischen Getränkes pro Tag das Brustkrebsrisiko.

MILCHPRODUKTE
Eine Ernährung reich an Calcium und Milchprodukten ist mit einem erhöhten Risiko für Prostatakrebs verbunden.

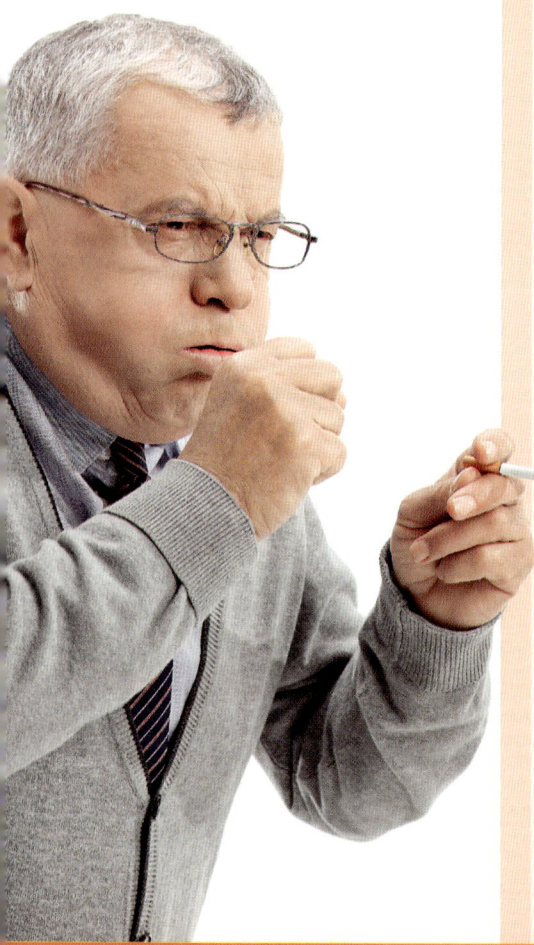

Lebensstil-Faktoren *wie Rauchen, Übergewicht, Alkoholkonsum und eine Ernährung, die reich an Nahrungsmitteln tierischer Herkunft und Fett ist, sind für etwa 80 Prozent aller Krebserkrankungen verantwortlich.*

Wunderheilung?

Stellen Sie sich vor, es würde eine Pille angeboten, die gegen Krebs immun macht. Es wäre die Nachricht des Jahrhunderts. Die Menschen würden in Scharen zu ihren Ärzten strömen, um sich das Medikament verschreiben zu lassen, und die Entdecker würden unvorstellbar reich werden und den Nobelpreis erhalten. Eine solche Pille existiert nicht. Aber es gibt einige Dinge, die wir für uns tun können, um die meisten Krebserkrankungen des Erwachsenenalters zu verhindern.

Zunächst ist die Umstellung unserer Ernährungsweise eine gute Möglichkeit. Wir können uns mit deutlich weniger Fett und Cholesterin ernähren. Viele Studien haben gezeigt, dass eine solche Ernährung das Risiko für Herz-Kreislauf-Erkrankungen wie Herzinfarkt, Schlaganfall und arterielle Verschlusskrankheit, aber auch Diabetes, Gallensteine und viele Krebsarten deutlich verringert.

Aber die Veränderung des Lebensstils ist nicht so einfach wie das Schlucken einer Pille. Sie schließt das Erlernen von neuen Gewohnheiten und Fähigkeiten ein. So bedeutet weniger Fett und Cholesterin in der Nahrung, dass mehr fleischlose Gerichte verzehrt werden. Durch die Einführung vegetarischer Gerichte an ein oder zwei Tagen in der Woche können solche Gewohnheiten entwickelt werden. Sie haben so die Gelegenheit, mit gesundem Kochen zu experimentieren und sich ein Repertoire an neuen Lieblingsgerichten zuzulegen.

Gutes Essen beginnt mit guten Rezepten

Ein gutes Kochbuch ist eine Investition, die sich mehrfach auszahlt. Es gibt kein besseres Werkzeug, um Ihre Essgewohnheiten zu verändern.

Lebensrettende Untersuchungen

Besiegen Sie den Krebs, indem Sie ihn früh erkennen. Die Chancen, den Dickdarmkrebs zu überleben, stehen neun zu zehn, wenn er entdeckt wird, bevor er sich ausgebreitet hat, aber nur eins zu vierzehn danach. 97 Prozent der Frauen, bei denen der Brustkrebs zum Zeitpunkt der Diagnose noch nicht ausgebreitet war, sind nach fünf Jahren noch am Leben, während bei metastasiertem Brustkrebs nur noch 20 Prozent der betroffenen Frauen überleben.

BRUST

- *Selbstuntersuchung monatlich vom 20. Lebensjahr an. Jeder neue oder verdächtige Knoten sollte durch einen Arzt kontrolliert werden.*
- *Brustuntersuchung vom 20. bis 39. Lebensjahr alle drei Jahre, dann jährlich.*
- *Mammographie: ab dem 40. Lebensjahr alle ein bis zwei Jahre.*

GEBÄRMUTTERHALS *(CERVIX)*

- *Gynäkologische Untersuchung mit Abstrich jährlich vom 18. Lebensjahr an und bei jüngeren Frauen, die sexuell aktiv sind. Nach drei normalen Untersuchungsergebnissen in Folge empfehlen einige Ärzte, weniger häufig zu untersuchen.*

HAUT

- *Selbstuntersuchung einmal im Monat. Achten Sie auf neu aufgetretene, perlenartige Knoten oder rote, schuppende Flecken. Achten Sie auch darauf, ob sich die Muttermale vergrößert oder verfärbt haben, ob sie nässen oder leicht bluten.*

DICKDARM

- *Test auf okkultes Blut im Stuhl nach dem 45. Lebensjahr.*
- *Austasten des Enddarms mit dem Finger als Teil der gesamten körperlichen Untersuchung jährlich nach dem 45. Lebensjahr.*
- *Darmspiegelung mit einem flexiblen Endoskop nach dem 50. Lebensjahr. Wiederholung nach zehn Jahren.*

PROSTATA

- *Bei der Untersuchung des Enddarms mit dem Finger auch Betasten der Prostata jährlich nach dem 45. Lebensjahr.*

Der Weg zu einer optimalen Ernährung

▶ *Essen Sie Vollkornbrot und Getreideprodukte aus Vollkorn. Sie enthalten Vitamine, Mineralstoffe und Ballaststoffe, die aus den Weißmehlprodukten größtenteils entfernt wurden.*

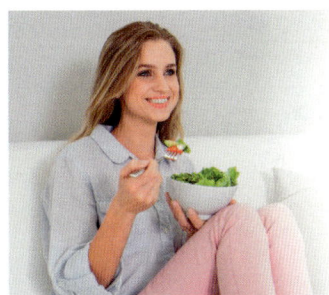

▶ *Essen Sie viel Gemüse. Dunkelgrüne Blattgemüse sind für die Gesundheit unerlässlich. Gelbe und orangefarbene Gemüse haben einen hohen Gehalt an Vitamin A.*
▶ *Genießen Sie jeden Tag eine Vielfalt von frischem Obst.*
▶ *Verwenden Sie Nüsse in mäßigen Mengen. Sie sind zwar reich an Mineralstoffen und Vitaminen, enthalten aber auch viel Fett.*
▶ *Verwenden Sie unbedingt eine große Vielfalt an Hülsenfrüchten wie Bohnen, Linsen und Erbsen. Sie liefern Protein und Ballaststoffe und weisen einen geringen Fettgehalt auf.*

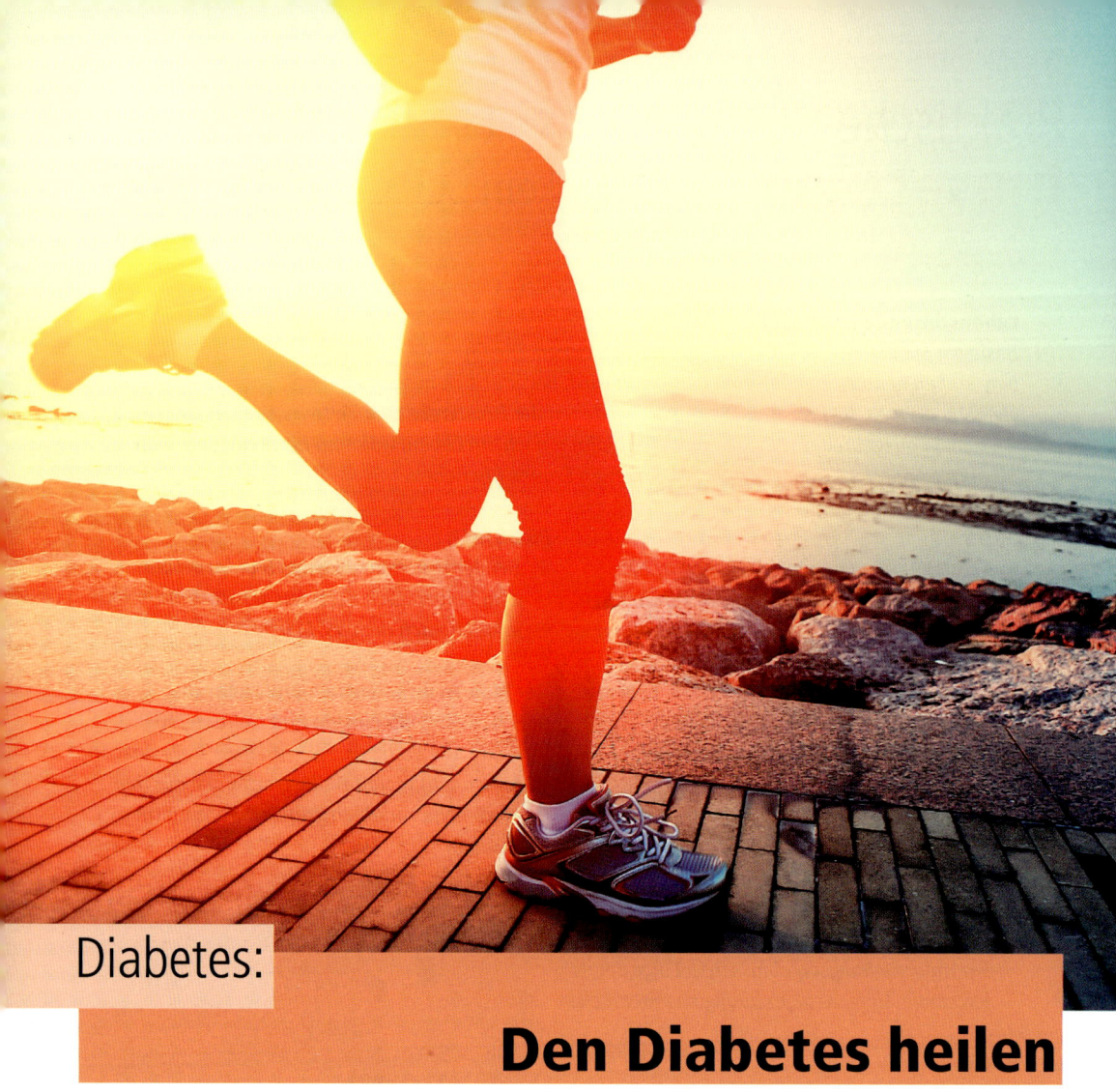

Diabetes:

Den Diabetes heilen

Seit dem Zweiten Weltkrieg hat sich der Diabetes in den industrialisierten Ländern allmählich ausgebreitet. Seit dem Jahr 2000 ist diese Krankheit dann zu einer der häufigsten chronischen Krankheiten auf der ganzen Welt geworden.

Derzeit hat jeder dritte Erwachsene in Deutschland entweder schon einen voll entwickelten Diabetes oder ein großes Risiko, Diabetiker zu werden. Es wird erwartet, dass bei über 20 Prozent der übergewichtigen Risikopersonen in den nächsten drei Jahren ein Diabetes diagnostiziert wird. Wenn sich der derzeitige Trend fortsetzt, wird jedes dritte Kind später an Diabetes erkranken. Aber diese chronische Krankheit kann erfolgreich behandelt werden: der erhöhte Blutzucker norma-

lisiert sich, die Medikamente können reduziert und oft vollständig abgesetzt werden, und das alles innerhalb weniger Wochen. Wodurch? Durch Veränderungen des Lebensstils.

Was genau ist Diabetes?
Diabetes (Zuckerkrankheit) entsteht, wenn der Körper unfähig wird, die Glukose (den Zucker) zu verarbeiten. Dadurch steigt der Blutzucker auf gefährlich hohe Werte an.

Die Diagnose eines Diabetes wird üblicherweise gestellt, wenn der morgendliche Blutzuckerwert zweimal nach einer achtstündigen Fastenperiode mit über 125 mg/dl gemessen wird.

Bei Blutzuckerwerten im nüchternen Zustand von 100 bis 125 mg/dl wird von gestörter Nüchternglukose gesprochen. Dieses Stadium geht dem voll ausgebildeten Diabetes im Allgemeinen voraus.

Es gibt zwei wichtige Formen von Diabetes. Der Typ-1-Diabetes betrifft etwa fünf Prozent aller Diabetiker. Sie sind nur selten übergewichtig und haben eine erkrankte Bauchspeicheldrüse, die nicht mehr genug Insulin produziert.

Dieser Diabetestyp beginnt üblicherweise in der Kindheit.

Der Typ-2-Diabetes unterscheidet sich hiervon deutlich. Es ist die weitaus häufigste Form. Mehr als 90 Prozent der Diabetiker sind von diesem Diabetestyp betroffen. Er tritt im Allgemeinen um das 50. Lebensjahr auf, wenn die Menschen älter werden und an Gewicht zunehmen. Mit der Adipositasepidemie jedoch wird der Typ-2-Diabetes zunehmend auch bei jüngeren Erwachsenen und sogar Kindern festgestellt. Aus diesem Grunde ist der früher verwendete Name Altersdiabetes nicht mehr zeitgemäß.

Im Gegensatz zu den Typ-1-Diabetikern haben die meisten Typ-2-Diabetiker bei Diagnosestellung zu viel Insulin, ein Hormon der Bauchspeicheldrüse, in ihrem Blut. Aber irgendetwas blockiert die Insulinwirkung, sodass das Insulin seine Aufgabe nicht erfüllen kann.

Was sind die Warnzeichen für einen Diabetes?

Die klassischen Symptome des Typ-1-Diabetes sind sehr starker Durst, der zu einer hohen Trinkmenge und viel Wasserlassen führt.

Der Typ-2-Diabetes hingegen verläuft über viele Jahre meist symptomlos.

Es wird geschätzt, dass in Deutschland etwa acht Millionen Menschen an Diabetes leiden und dass zusätzlich zwei Millionen nicht wissen, dass sie an Diabetes erkrankt sind. Wenn die Krankheit fortschreitet, sind die Auswirkungen verheerend. Alle Organe des Körpers werden in Mitleidenschaft gezogen und langsam zerstört.

Die Risiken eines nicht entdeckten oder schlecht eingestellten Diabetes sind dramatisch:

■ Acht von zehn Diabetikern entwickeln Augenprobleme. Diabetes ist die Hauptursache für Erblindung in den industrialisierten Ländern.

■ Diabetiker haben eine achtzehnmal höhere Wahrscheinlichkeit, ernsthafte Nierenschäden zu erleiden, als Nichtdiabetiker. Etwa 35 Prozent der Dialysepatienten sind Diabetiker.

■ Diabetes ist ein wichtiger Risikofaktor für die Arteriosklerose (Verengung der Arterien). Entsprechend erhöht er das Herzinfarktrisiko um das 2-4fache und auch das Risiko für einen Schlaganfall ist deutlich höher. Diabetes kann auch zu Impotenz, Hörstörungen, Durchblutungsstörungen der Beine und zu Nervenstörungen mit dem Risiko für Fußverletzungen und Fußinfektionen führen. Diese sind die Ursache für Beinamputationen, die bei Diabetikern häufig durchgeführt werden. (Die Hälfte aller Beinamputationen im Erwachsenenalter erfolgt bei Diabetikern.)

Was verursacht Typ-2-Diabetes?

Studien zeigen, dass eine enge Beziehung zwischen Typ-2-Diabetes und Fett besteht, und zwar sowohl zum Fett in der Nahrung als auch zum Körperfett. In Gegenden der Welt, wo die Fettaufnahme gering und Übergewicht selten ist, kommt Typ-2-Diabetes kaum vor. So ist es auch bei uns in der Kriegs- und Nachkriegszeit gewesen.

Kehren Sie dem Diabetes den Rücken!

Fett in den Muskelzellen behindert den Austausch zwischen den Zellen und erhöht so die Resistenz gegenüber Insulin und vermindert damit die Glukose-Aufnahme der Zelle.

Normalerweise kann der Körper durch das Insulin die Glukose in die Zellen schleusen und den Blutzuckerspiegel normalisieren. Das Problem beim Typ-2-Diabetes ist am Anfang jedoch nicht eine geschädigte Bauchspeicheldrüse, die unfähig ist, genügend Insulin zu produzieren, sondern eine verringerte Insulinempfindlichkeit der Zellen. Diese Insulinresistenz scheint in einer direkten Beziehung zum Übergewicht und zum erhöhten Nahrungsfett, möglicherweise auch zum Fett in der Leber und in den Muskelzellen, zu stehen.

Aber ist nicht Zucker der Verursacher?

Dr. James Anderson, Professor der Medizin und Ernährungsmedizin an der Universität von Kentucky, ist eine weithin anerkannte Autorität auf dem Gebiet des Diabetes. Er untersuchte die Wirkung der Ernährung auf den Blutzuckerspiegel. Wie andere Wissenschaftler vor ihm war Dr. Anderson in der Lage, schlanke, gesunde, junge Männer in weniger als zwei Wochen zu leichten Diabetikern zu machen, indem er ihnen eine sehr fettreiche Ernährung gab (65 Prozent der Kalorien in Form von Fett). In einer Vergleichsgruppe, die eine fettarme Ernährung (zehn Prozent Fett) und zusätzlich ein Pfund Zucker pro Tag erhielt, entwickelte sich auch nach elf Wochen, als das Experiment beendet wurde, nicht ein einziger Fall von Diabetes.

Wie lässt sich demnach diese Krankheit am besten behandeln?

Mehrere Behandlungszentren haben überzeugend nachgewiesen, dass die meisten Typ-2-Diabetiker ihren Blutzuckerspiegel oft innerhalb von Wochen normalisieren können, und zwar durch eine pflanzenbasierte, sehr fettarme und ballaststoffreiche Ernährung sowie mit täglicher Bewegung.

Der verringerte Fettanteil in der Nahrung spielt eine entscheidende Rolle. Wenn weniger Fett aufgenommen wird, erreicht weniger Fett das Blut, die Leber und die übrigen Zellen des Körpers. Dadurch beginnt ein komplizierter Prozess, der allmählich die Insulinempfindlichkeit wiederherstellt. Das Insulin ist dann wieder in der Lage, den Zucker aus dem Blut in die Zellen einzuschleusen.

Die Wirkung ist oft dramatisch. Ein Typ-2-Diabetiker, der seine tägliche Fettzufuhr von gewöhnlich 35 Prozent auf etwa zehn Prozent seiner Kalorienaufnahme reduziert, kann seinen Blutzucker häufig innerhalb von Wochen in den Normalbereich absenken. Viele sind schließlich in der Lage, die Medikamente ganz abzusetzen – sowohl die Tabletten (Antidiabetika) als auch das Insulin.

Bei dieser Normalisierung und Stabilisierung des Blutzuckers spielen natürliche, ballaststoffreiche Lebensmittel eine sehr wichtige Rolle. Wenn Nahrungsmittel ohne ihren natürlichen Anteil an Ballaststoffen verzehrt werden, kann der Blutzucker schnell in die Höhe schießen. Dem wirkt der Körper durch einen Insulinstoß entgegen, der Blutzuckerspiegel sinkt stark ab, und es entsteht eine leichte Unterzuckerung.

Menschen, die sich überwiegend von süßen Getränken und ballaststoffarmen, aber kalorienreichen Nahrungsmitteln ernähren, sind diesen starken Blutzuckerschwankungen den ganzen Tag lang ausgesetzt.

Der Blutzuckerspiegel schießt in die Höhe und sinkt dann relativ schnell auf Werte unterhalb des Normalwertes ab. Immer wenn der Blutzucker unter den Normalwert absinkt, entsteht Heißhunger – gewöhnlich auf Süßes –, wodurch

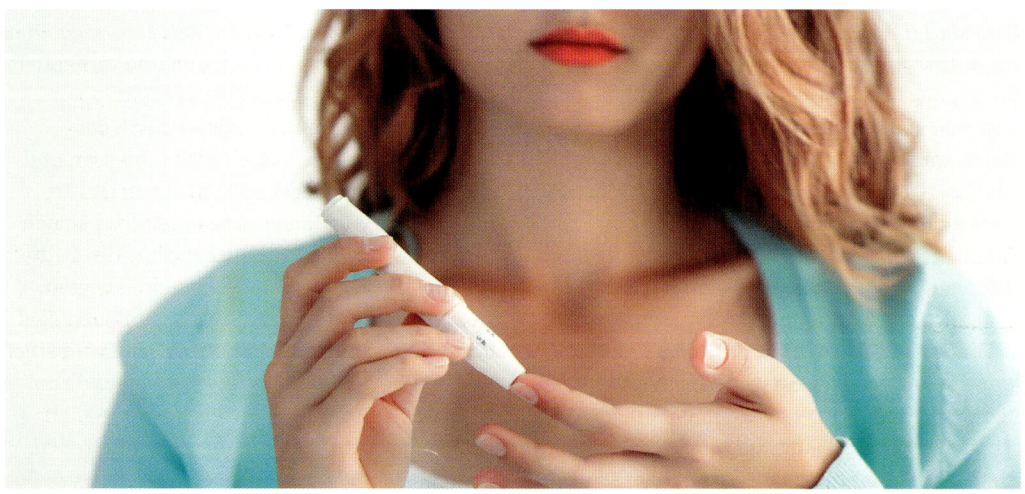

ein erneutes Emporschießen des Blutzuckers verursacht wird. Ballaststoffreiche Lebensmittel glätten diese Blutzuckerschwankungen und stabilisieren das Energieniveau.

Körperliche Bewegung hat eine insulinähnliche Wirkung auf den Körper, weil dadurch der überschüssige Brennstoff (Blutzucker und Fettsäuren) schneller verbrannt wird.

Die wichtigste Lebensstil-Veränderung für Diabetiker ist jedoch der Abbau von Übergewicht. Übergewicht ist die wichtigste Ursache für die Entstehung von Typ-2-Diabetes.

Die Gewichtsabnahme ist oft die einzig notwendige Maßnahme zur Normalisierung des Blutzuckerspiegels. Eine fettarme, ballaststoffreiche Ernährung und regelmäßige körperliche Aktivität sind dafür wichtige Voraussetzungen.

Aber spielen bei der Entstehung des Typ-2-Diabetes nicht auch vererbbare Faktoren eine wichtige Rolle?

Es dauert viele Generationen, bis sich die Gene einer Nation verändern. Der Diabetes jedoch hat sich in nur 30 Jahren erbarmungslos ausgebreitet. Damit ist die genetische Verursachung in Frage gestellt.

Aber Diabetes findet sich doch öfters über Generationen in einzelnen Familien?

Könnte es sein, dass nicht nur die Gene, sondern auch die Familien-Rezepte von einer Generation zur anderen ‚vererbt' werden?

Was ist mit Typ-1-Diabetes?

Diabetiker vom Typ 1 werden ihr Leben lang Insulin benötigen, bis eine Pankreas- oder Inselzelltransplantation routinemäßig durchführbar ist. Eine ballaststoffreiche, sehr fettarme Ernährung kann jedoch den Insulinbedarf reduzieren und gleichzeitig die ständig vorhandene Bedrohung durch Gefäßkomplikationen verringern.

In Kuhmilch wurde ein Protein entdeckt, das bei Säuglingen zu einem erhöhten Risiko für die Entstehung eines Typ-1-Diabetes führt. Die Deutsche Gesellschaft für Ernährung empfiehlt, Kindern in den ersten sechs Lebensmonaten keine Kuhmilch zu geben. Kinder, die gestillt werden, sind besser vor dieser Form des Diabetes geschützt.

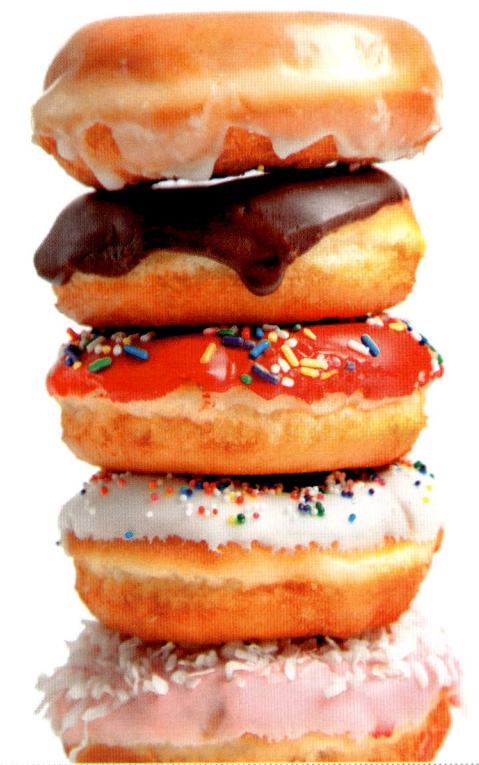

Ausblick

Je früher der Diabetes entdeckt wird, umso mehr Aussicht auf Erfolg haben die Veränderungen des Lebensstils. Früherkennung kann bei Typ-2-Diabetes die Einnahme von blutzuckersenkenden Medikamenten und Insulininjektionen überflüssig machen, die beide teuer und mit unerwünschten Nebenwirkungen verbunden sein können. Wissenschaftliche Untersuchungen wie die ACCORD-Studie haben sogar gezeigt, dass eine strenge Kontrolle des Blutzuckers durch Medikamente zu *erhöhter* Sterblichkeit führt. Bedenken Sie, dass dieselben Veränderungen Ihres Lebensstils, die den Diabetes zur Rückbildung bringen und in vielen Fällen zu einer Normalisierung des Blutzuckerspiegels bei Typ-2-Diabetes führen, auch vorbeugend wirksam sind. Bereits eine geringe Gewichtsabnahme von fünf Kilogramm und zügiges Gehen wenige Male in der Woche kann die Krankheit verhüten. Beginnen Sie jetzt! Bezwingen Sie den Diabetes, bevor er auftritt!

Ihre Zukunft liegt in Ihren Händen.

Eine Studie, die im *American Journal of Epidemiology* veröffentlicht wurde, bestätigt, dass eine nur geringe Gewichtszunahme das Risiko für die Entstehung eines Typ-2-Diabetes erhöhen kann. Bereits eine Gewichtszunahme von 2,5 Kilogramm erhöht das Risiko um zehn Prozent.

Je früher der Diabetes entdeckt wird, desto besser wirken Lebensstil-Veränderungen.

**Es ist Ihre Zukunft.
Sie haben es in der Hand!**

Entwicklung des Diabetes nach Altersgruppen

Die Anzahl der Diabetiker erhöht sich mit dem Alter. So hat sich in den USA seit 1950 der Prozentsatz der Diabetiker in der Altersgruppe 45 bis 54 Jahre um das Zehnfache erhöht.

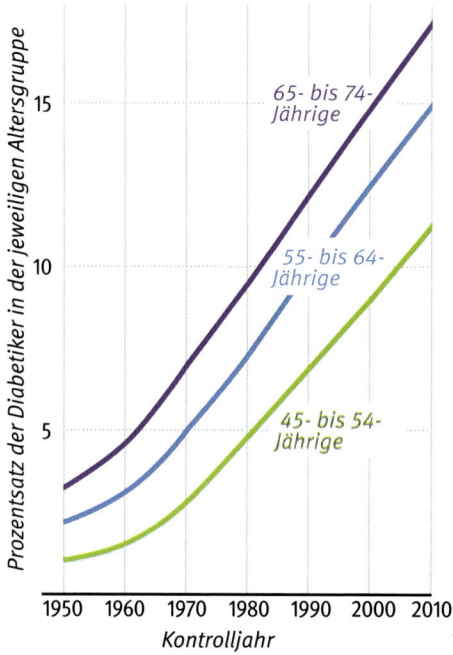

Es wird geschätzt, *dass von den 82 Millionen Einwohnern in Deutschland bereits mehr als 10 Millionen Menschen an Diabetes erkrankt sind. Hinzu kommen noch etwa 20 Millionen, die auf dem Weg sind, einen Diabetes zu entwickeln. Damit sind von 61 Millionen Erwachsenen über 30 Millionen von den Gefahren eines erhöhten Blutzuckerspiegels betroffen. Dabei kann diese Krankheit verhindert und manchmal sogar geheilt werden. Eine einfache, fettarme und ballaststoffreiche Ernährung und wenig Körperfett sind das Geheimnis.*

CHECKLISTE FÜR WENIGER FETT
*Der wichtigste Übeltäter für den Diabetes bei Erwachsenen ist die ballaststoffarme Ernährung mit der großen Menge an Fett. Eine Möglichkeit, um dieses Übermaß zu reduzieren, besteht darin, weniger Fett und Öl beim Kochen zu verwenden.
Wie viele der folgenden Vorschläge nutzen Sie bereits?*

► *Verwenden Sie nicht-haftende Töpfe und Pfannen, um die Menge an Öl reduzieren zu können.*
► *Kochen Sie Zwiebeln, Paprika und andere Gemüse in Wasser, statt sie in Fett zu garen.*
► *Verwenden Sie weniger Öl, Butter oder Fett als im Rezept angegeben.*
► *Entfernen Sie die Butterstückchen von überbackenen Gerichten und Gemüse.*
► *Verwenden Sie ein wenig Öl-Spray (anstatt Einfetten), um das Ankleben am Boden der Auflaufform zu verhindern.*
► *Vermeiden Sie Frittiertes.*
► *Kochen Sie nur mageres Fleisch (oder besser: Essen Sie gar kein Fleisch).*
► *Garen Sie Gemüse mit Dampf, statt es in Butter oder Öl zu schwenken.*

Was können Sie machen?
Welche Schritte können Sie unternehmen, um das Fett in Ihrer Kost zu verringern?

....

....

....

....

....

....

Wie Sie den Typ-2-Diabetes überwinden können

Diabetes ist die Hauptursache für Erblindung, Fuß- und Beinamputationen, Nierenversagen, Herzinfarkt, Schlaganfall und Impotenz. Dabei ließe sich das Leiden vieler Menschen mit Diabetes mit einfachen Mitteln verhindern. Hier ist die Formel, die helfen kann, den Diabetes zu bezwingen.

1 *Essen Sie mehr natürliche, ballaststoffreiche Lebensmittel, einfach zubereitet, mit geringem Gehalt an Fett, Öl und Zucker. Verwenden Sie unbegrenzt Salate und Gemüse sowie Vollkornprodukte. Essen Sie täglich ein vollwertiges Frühstück – ein warmes Gericht aus verschiedenen Getreidearten wird Ihren Appetit für Stunden im Zaum halten und Ihren Blutzucker stabilisieren.*

2 *Essen Sie frisches Obst, aber nicht mehr als dreimal pro Tag, wenn Sie Diabetes haben. Trinken Sie keine Fruchtsäfte.*

3 *Vermeiden Sie verfeinerte und stark verarbeitete Produkte. Sie enthalten in der Regel zu viel Fett und Zucker und zu wenig Ballaststoffe. Alles aus Weißmehl hergestellte Gebäck sollte vermieden werden.*

Es wird schnell in Glukose verwandelt und lässt den Blutzucker schnell ansteigen.

4 *Reduzieren Sie deutlich Fette, Öle und Butter. Wenn Sie tierische Produkte verwenden, nehmen Sie wenig davon und fettarme – mehr als Gewürz. Vermeiden Sie ölige und cremige Dressings und Saucen.*

5 *Gehen Sie jeden Tag in flottem Tempo. Zwei dreißigminütige Spaziergänge täglich sind ideal, um den ‚Extrazucker‘ in Ihrem Blut zu verbrennen.*
Die neuesten Empfehlungen legen nahe, nach jeder Mahlzeit sofort wenigstens fünf Minuten in flottem Tempo zu gehen.

6 *Wenden Sie sich an einen Arzt, der auch Ernährungsmediziner ist. Er kann Ihnen helfen, Ihre Blutzuckerwerte zu normalisieren.*

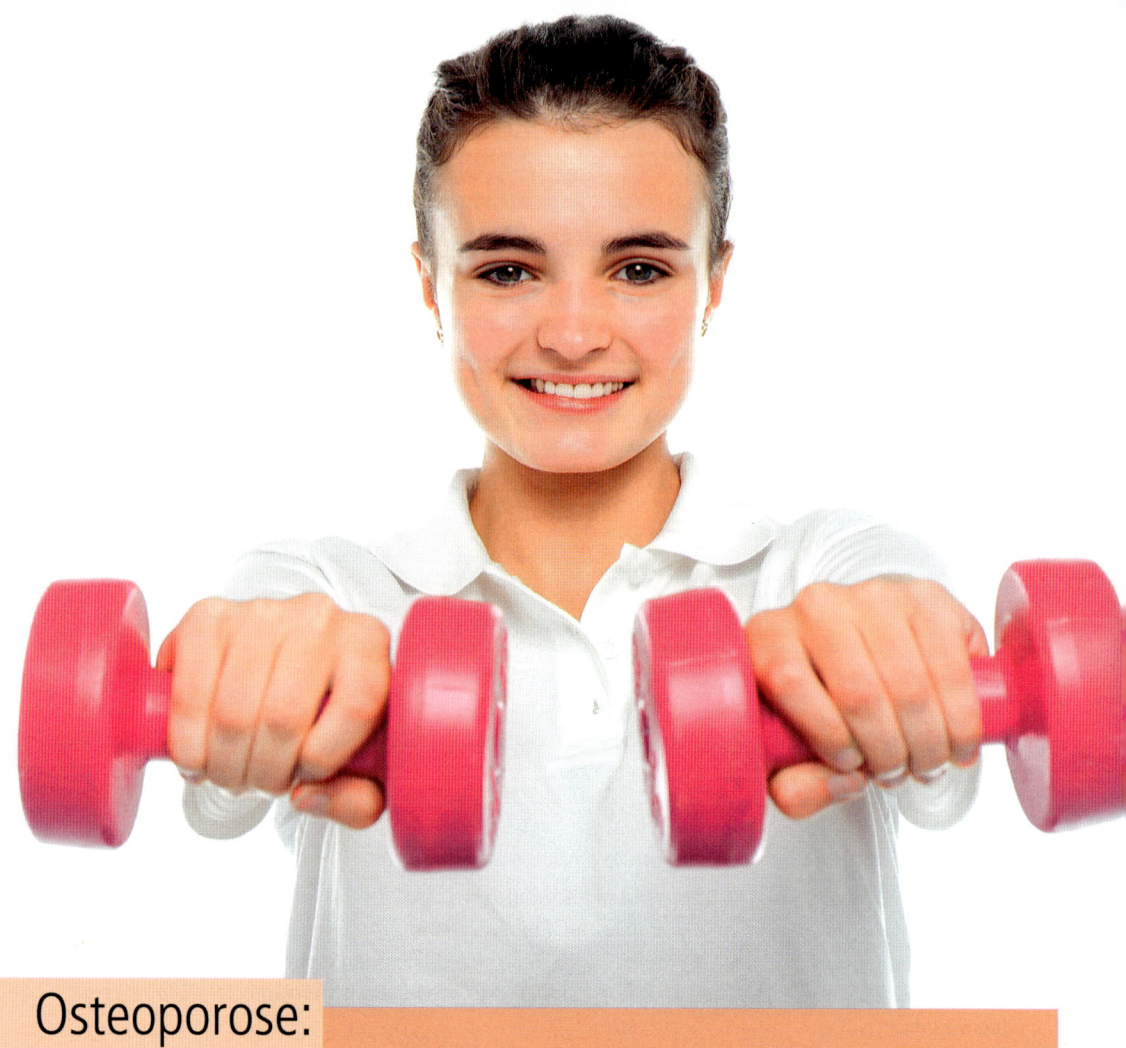

Osteoporose:

Stabilere Knochen bilden

Ist das gewöhnliche, alltägliche Calcium zum galanten Ritter geworden, der schöne Jungfrau-
en vor brüchigen Knochen, gebrochenen Oberschenkeln und Wirbelsäulenverkrümmung
bewahren kann? Das jedenfalls wollen uns die Milchindustrie und die Hersteller von Calciumpräparaten glauben machen. In Wirklichkeit ist die Entstehung der Osteoporose wesentlich
komplizierter.

Was ist Osteoporose?

Osteoporose (wörtlich übersetzt: poröser Knochen) schwächt unbemerkt und schmerzlos die
Knochen von etwa acht Millionen Deutschen.
Kräftige Knochen werden allmählich dünn
und zerbrechlich, ihr Inneres wird weich und
schwammig. Schließlich brechen die Knochen.

500.000 Frakturen sind in Deutschland jährlich
auf Osteoporose zurückzuführen. Die häufigen
Oberschenkelfrakturen führen zu Bettlägerigkeit,
können aber, besonders durch Infektionen im
Krankenhaus, auch tödlich ausgehen. Wirbel-
frakturen hingegen verlaufen oft schmerzlos,
können jedoch die Körpergröße um 5 bis 20

Zentimeter verringern. Die dadurch verursachte Wirbelsäulenverkrümmung ist die Ursache des sogenannten Witwenbuckels.

Wie entsteht Osteoporose?

Normale Knochen nehmen an Stärke und Dicke bis etwa zum 35. Lebensjahr zu. Dann kehrt sich der Prozess allmählich um und jedes Jahr geht eine geringe Menge der Knochensubstanz wieder verloren. Dieser Abbau entwickelt sich bei Frauen nach der Menopause rascher und kann sich über sieben bis 15 Jahre fortsetzen. Bestehen Risikofaktoren, beschleunigt sich der Knochenverlust, und es kann eine Osteoporose entstehen. Im Allgemeinen gilt sie als Krankheit älterer Frauen, dabei sind 20 Prozent der Betroffenen Männer.

Woran kann ich erkennen, dass ich unter Osteoporose leide?

Ohne ärztliche Untersuchung können Sie Osteoporose nicht erkennen. Wenn Sie jedoch eine Oberschenkelfraktur erleiden oder an Körpergröße abnehmen, ist die Krankheit bereits weit fortgeschritten. Eine Frühdiagnose sollte daher durch anerkannte Verfahren zur Knochendichtemessung erfolgen.

Wenn Sie in mittlerem Lebensalter sind und zwei oder mehr der folgenden Risikofaktoren bestehen, sollten Sie sich untersuchen lassen:

- Sitzende Lebensweise
- Früher Eintritt der Wechseljahre
- Langzeiteinnahme von Cortison
- Rauchen, Konsum von Koffein und Alkohol
- Ernährung, die reich an tierischem Protein, Salz und Phosphat ist

Wie kann diese Krankheit behandelt werden?

Folgende Behandlungsmethoden werden eingesetzt:

Behandlung mit Östrogenen

Östrogene verlangsamen den Knochenverlust, erhöhen aber das Risiko für Gebärmutter- und Brustkrebs, Thrombose und Gallenblasenerkrankungen. Außerdem können sich bereits bestehende Erkrankungen wie Diabetes und Bluthochdruck verschlechtern. Zudem können Gebärmutterausschabungen notwendig werden.

Durch zusätzliche Progesterongabe wurde versucht, einige der Nebenwirkungen abzuschwächen. Die Ergebnisse der großen Women's Health Initiative jedoch hat so viele Fragen über die Verwendung dieser Hormone aufgeworfen, dass viele Ärzte sie nur noch für spezielle Indikationen wie starke Hitzewallungen verschreiben und selbst dann nur für kurze Zeit.

Vitamin D

Der Körper benötigt Vitamin D, um Calcium aus dem Darm aufzunehmen. Bei einer Konzentration von >50 nmol/l OH-Vitamin D3 wird von einer ausreichenden Vitamin-D-Versorgung ausgegangen, bei Werten von <30 nmol/l liegt ein eindeutiger Vitamin-D-Mangel vor und damit ein erhöhtes Risiko für Osteomalazie und Osteoporose.

> ### Was nicht benutzt wird, geht verloren, oder: Wer rastet, der rostet
>
> *Aufgrund seiner Effizienz lagert der Körper Mineralstoffe dort im Knochen ab, wo ein erhöhter Bedarf besteht. Bewegung belastet die Knochenstruktur, wodurch geringe elektrische Ladungsveränderungen ausgelöst werden, die Calcium und andere Mineralstoffe anziehen und binden. „Was nicht benutzt wird, geht verloren" ist eine Erkenntnis, die eindeutig auf den Knochen zutrifft.*

In Deutschland wurde in verschiedenen Studien nachgewiesen, dass bei 60 Prozent der Bevölkerung ein Wert <50 nmol/l und bei 30 Prozent von <30 nmol/l besteht. Das hängt in erster Linie mit der zu geringen Sonneneinstrahlung zusammen, aber auch die wenige im Freien verbrachte Zeit, die Verwendung von Sonnenschutzmitteln und das Tragen von Kleidern, die den gesamten Körper bedecken, spielen eine Rolle. Es ist deshalb empfehlenswert, den Vitamin-D-Spiegel bestimmen zu lassen und, falls ein Mangel festgestellt wird, täglich 800 Einheiten Vitamin D3 einzunehmen, wie von der Deutschen Gesellschaft für Ernährung empfohlen.

Protein ist ein wesentlicher Bestandteil einer gesunden Ernährung. Aber wir nehmen zu viel davon auf, insbesondere tierisches Protein. Und das kann besonders schädlich sein.

Es ist leicht, zu viel Protein zu essen

Frühstück	Protein
Schinken- und Käseomelett aus zwei Eiern	26 g
2 Scheiben Brot mit Butter	4 g
1 Scheibe Käse	6 g
1 Scheibe Wurst	4 g
1 Glas Milch 200 ml	7 g
Kaffee mit Milch	1 g
Orangensaft	1 g
Frühstück insgesamt	**49 g**

Mittagessen	Protein
1 paniertes Schnitzel	33 g
3 Kartoffeln	6 g
Blumenkohl mit Béchamelsauce	9 g
1 Pudding	6 g
Mittagessen insgesamt	**54 g**

Kaffeemahlzeit	Protein
1 Stück Marmorkuchen	6 g

Abendbrot	Protein
2 Scheiben Graubrot	4 g
2 EL Butter	–
1 EL Fleischsalat	1 g
2 Scheiben Salami	6 g
1 Scheibe Bratenaufschnitt	6 g
3 Scheiben Lachsschinken	8 g
Abendessen insgesamt	**25 g**

	Insgesamt: 134 g

EMPFOHLENE PROTEINMENGE
Bei Frauen etwa 50 Gramm,
bei Männern etwa 60 Gramm täglich.

Besser noch ist es, bei Sonnenschein ins Freie zu gehen. 15 Minuten Sonnenschein auf Gesicht und Arme kann den Körper mit einem Stoß von bis zu 20.000 Einheiten Vitamin D versorgen.

Calcium
In Deutschland wird für Erwachsene die Aufnahme von 1.000 Milligramm Calcium pro Tag empfohlen. Die Weltgesundheitsorganisation empfahl ursprünglich lediglich 500 Milligramm Calcium täglich, da ein Calciummangel nicht nachgewiesen werden konnte, selbst wenn die Calciumzufuhr nur 300 Milligramm pro Tag betrug. Aber mit der Verbreitung der westlichen Ernährung, die Calciumverluste der Knochen fördert, empfiehlt die WHO jetzt auch eine Aufnahme von 1.000 Milligramm Calcium pro Tag.

Bewegung
Die Knochen nehmen nicht an Dicke und Stärke zu ohne regelmäßige Bewegung unter Einsatz des Körpergewichts wie beim zügigen Gehen und Laufen. Um seinen Mineralstoffbestand zu erhalten, muss der Knochen gegen die Schwerkraft gedrückt, gestoßen, gezogen und verdreht werden.

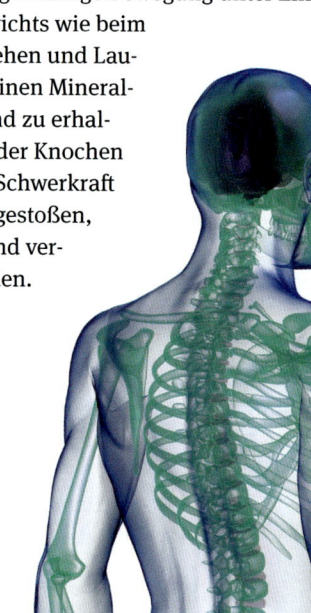

Die Bedeutung der Schwerkraft wurde durch die ersten Astronauten überzeugend nachgewiesen. Obwohl sie im Weltraum ein regelmäßiges Bewegungsprogramm absolvierten, zeigten ihre Knochen bei ihrer Rückkehr erschreckende osteoporotische Veränderungen. Jede körperliche Bewegung ist für den Körper günstig, der Knochen sollte deshalb jeden Tag gut durchgerüttelt werden.

Wenn Sie rauchen, hören Sie damit auf!

Auf diese Weise erweisen Sie Ihren Knochen einen großen Gefallen.

> **Vegetarier haben den Vorteil,**
> *dass ihre Ernährung Basen bildend ist und dadurch die Knochendichte günstig beeinflusst wird. Auf Nahrungsmittel, die im Übermaß Säure bilden, wie tierisches Protein und phosphorhaltige Nahrungsmittel, antwortet der Körper, indem er Calcium aus dem Knochen herauslöst.*
> *Wir brauchen keine erhöhte Calciumzufuhr, sondern weniger Calciumverlust!*

Verringern Sie die Aufnahme von großen Mengen an tierischem Protein sowie Salz und Koffein.

Osteoporose scheint eine durch Überfluss und Übermaß und weniger eine durch Mangel verursachte Krankheit zu sein. Es handelt sich um ein komplexes Krankheitsbild, das zu einem großen Teil durch unsere Ernährungsweise bedingt ist. Die übliche deutsche Ernährung ist reich an tierischem Protein sowie Salz, Phosphat (Wurstwaren, Colagetränke) und Koffein.
Diese Ernährungsweise hat eine Störung des Säure-Basen-Haushalts zur Folge. Der Körper versucht dieses Ungleichgewicht dadurch zu kompensieren, dass Calcium aus den Knochen herausgelöst und mit dem Urin ausgeschieden wird. Diese Calciumverluste können durch eine noch so hohe Calciumzufuhr, ob durch die Nahrung oder als Tablette, nicht ausgeglichen werden.

Sind diese Zusammenhänge wissenschaftlich gesichert?

Die Ernährung der traditionellen Inuits war extrem reich an tierischem Protein (250 bis 400 Gramm pro Tag) und Calcium (1.500 bis 2.500 Milligramm pro Tag). Trotz ihrer hohen Calciumzufuhr, ihrer mehr als ausreichenden Vitamin-D-Zufuhr (durch Lebertran) und ihrer sehr aktiven Lebensweise hatten sie dennoch eine der höchsten Osteoporose-Raten der Welt.

Die Bantus in Afrika verzehren durchschnittlich etwa 50 Gramm Protein und weniger als 400 Milligramm Calcium pro Tag – in erster Linie pflanzlicher Herkunft. Und obwohl die Frauen der Bantus bis zu zehn Kinder zur Welt bringen, verbunden mit einer besonderen Beanspruchung der Calciumreserven, sind sie weitgehend frei von Osteoporose.
Bantus hingegen, die nach Südafrika oder in die USA ausgewandert sind und die westliche Ernährungsweise angenommen haben, entwickeln eine Osteoporosehäufigkeit, die jener der durchschnittlichen Bevölkerung ihres neuen Heimatlandes entspricht.

Lässt sich Osteoporose verhindern?

Es gibt eine Reihe von Bevölkerungsgruppen in der Welt, die weniger als 500 Milligramm Calcium pro Tag mit der Nahrung aufnehmen, ohne Osteoporose zu entwickeln.
Es ist paradox, dass die Osteoporose in den USA zur Volkskrankheit geworden ist, obwohl der Verzehr von calciumreichen Milchprodukten und Calciumpräparaten der höchste in der Welt ist.
Eine Erklärung besteht darin, dass Nordamerikaner unter anderem das Mehrfache des erforderlichen Proteinbedarfs aufnehmen. Auch die meisten Deutschen nehmen deutlich mehr Protein auf als sie benötigen.

Die Häufigkeit der Osteoporose kann deutlich gesenkt werden, wenn die tierische Proteinzufuhr reduziert und tägliche körperliche Bewegung mit einer gesunden Ernährung kombiniert wird, die wenig Salz, Phosphat und Koffein enthält.

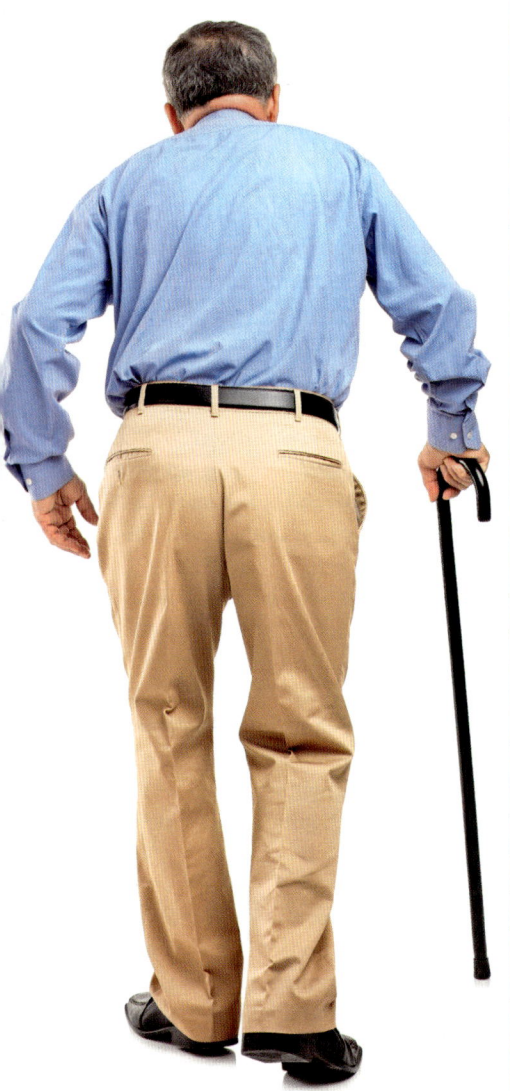

Osteoporose *ist in den westlichen Indus-trienationen eine Volkskrankheit, obwohl der Verzehr von calciumreichen Milchprodukten und die Einnahme von Calciumpräparaten der höchste auf der Welt ist. Das gleiche gilt für alle Wohlstandsbürger weltweit. Wenn weniger tierisches Protein sowie weniger Salz, Koffein und Phosphor aufgenommen und ein tägliches Bewegungsprogramm durchgeführt wird, kann eine Wende im Kampf gegen diese verunstaltende Krankheit erreicht werden.*

Ein Fall von erfolglosem Sparen

Samira und Thorsten haben Schwierigkei-ten, Geld zu sparen. Wenn die Rechnungen bezahlt sind, scheint stets nichts mehr übrig zu sein. Nach einigen ernsthaften Gesprä-chen nimmt Samira einen Teilzeitjob an und Thorsten fragt seinen Chef, ob er mehr Überstunden machen könne.
Was für ein Unterschied. Im nächsten Monat ist ihr Gehaltsscheck höher als jemals zuvor. Aber erneut ist kein Geld mehr da, nachdem alle Rechnungen bezahlt sind. Samira und Thorsten haben ihre Ausgaben erhöht, um sie ihrem neuen Einkommen anzupassen.

Calcium ausgeben

Etwas Ähnliches passiert den Menschen, die sich protein- und salzreich ernähren. Der Körper benötigt Calcium bei der Verarbeitung von tierischem Protein, von Salz und Koffein. Wenn in der Nahrung nicht genug Calcium verfügbar ist, leiht er es sich aus einer anderen Quelle: vom Knochen und den Zähnen.

Mit der westlichen Ernährungsweise wird Protein bis zu der zwei- bis dreifachen Menge des Tagesbedarfs zugeführt. Außerdem wird ein Vielfaches der vom Körper benötigten Menge an Salz konsumiert. Bei diesen Mengen an Protein und Salz ist es fast unmöglich, genug Calcium aufzunehmen, um die Verluste auszugleichen. Langsam und über Jahre werden die Knochen brüchig und schwach. Die Lösung ist nicht, mehr Calcium zuzuführen, sondern weniger tierisches Protein, Salz und Koffein aufzunehmen. Dadurch kann der Körper das in den Knochen abgelagerte Calcium erhalten.

Lebensmittel mit hohem Calcium- und Proteingehalt

Die Tabelle führt einige typische Calcium-Quellen auf. Mit einigen dieser Nahrungsmittel aus tierischer Herkunft nehmen Sie eine Menge Calcium auf, aber Sie können gleichzeitig noch mehr verlieren, weil der Körper mit dem übermäßigen tierischen Protein fertig werden muss.

Calcium in proteinreichen Nahrungsmitteln

	Portionsgröße	Calcium (in mg)	Protein (in g)
Rind, Geflügel	150 g	8 – 20	34 – 45
Schnittkäse	120 g	900	32
Vollmilch	3 Gläser à 275 ml	875	27

Lebensmittel mit hohem Calcium- und niedrigem Proteingehalt

Die Tabelle führt gute Calcium-Quellen auf. Achten Sie diesmal aber auf den mäßigen Proteingehalt dieser Lebensmittel. Ein weiterer Vorteil ist, dass sie alle einen geringen Fettgehalt aufweisen und cholesterinfrei sind.

Calcium in proteinarmen Lebensmitteln

	Portionsgröße	Calcium (in mg)	Protein (in g)
Grünkohl	150 g	330	7
Spinat	150 g	180	4
Brokkoli	150 g	150	5
Vollkornbrot	2 Scheiben	50	5

Sparen Sie mehr als Sie ausgeben!

Jeder weiß, dass er kein Geld sparen kann, wenn er mehr ausgibt, als er verdient. Dasselbe Prinzip gilt für Calcium: Sie können die Festigkeit Ihrer Knochen nicht erhalten, wenn Sie diesen das Calcium mit einer Nahrung entziehen, die reich an tierischem Protein, Salz und Phosphat ist.

Wie fest sind Ihre Knochen?

Versuchen Sie, Calcium-Räuber mit hohem Proteingehalt wie Fleisch und Milchprodukte zu vermeiden. Bevorzugen Sie stattdessen calciumreiche Lebensmittel mit geringerem Proteingehalt wie Vollkornprodukte, dunkelgrünes Blattgemüse und Hülsenfrüchte.

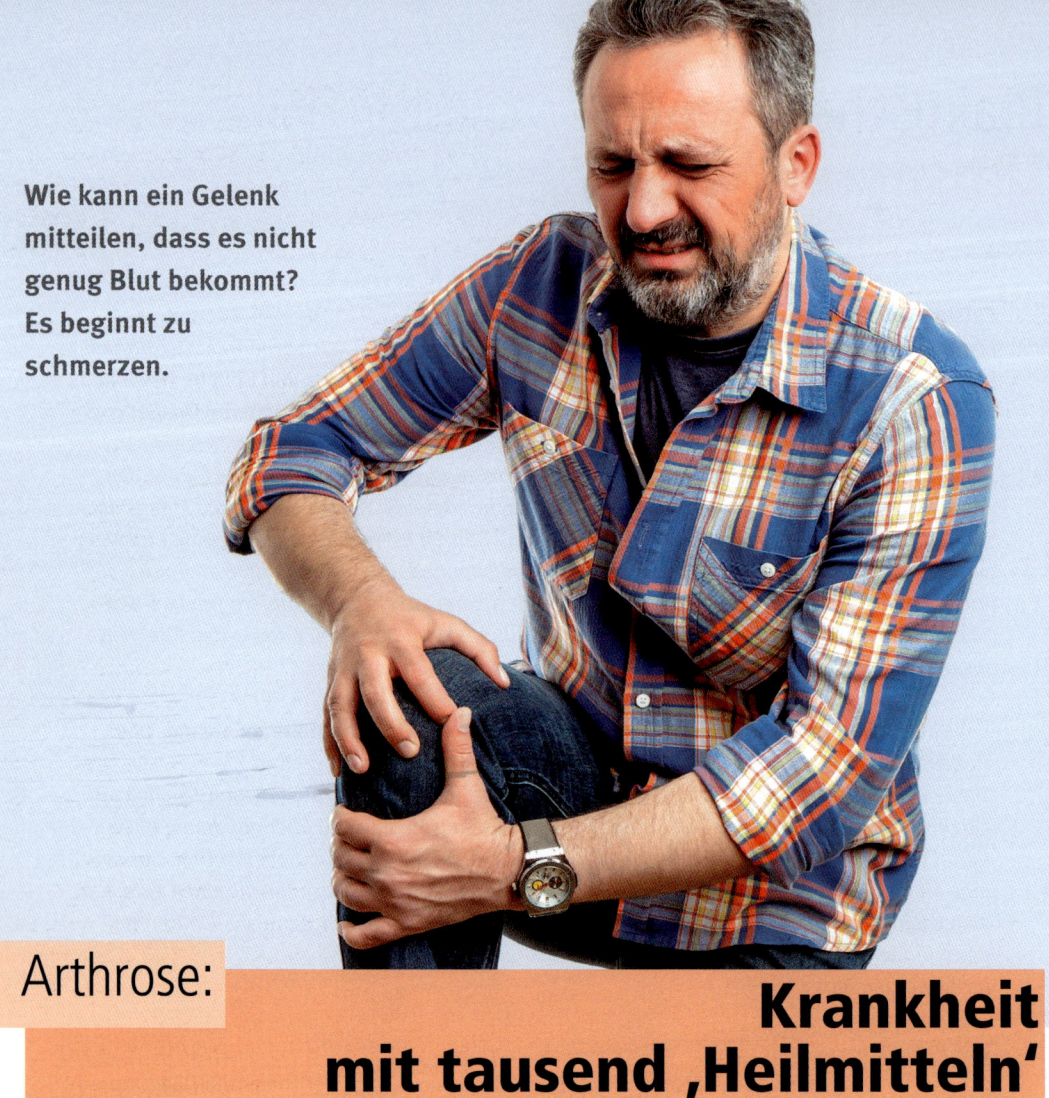

Wie kann ein Gelenk mitteilen, dass es nicht genug Blut bekommt? Es beginnt zu schmerzen.

Arthrose:

Krankheit
mit tausend ‚Heilmitteln'

Weil Arthrose eine chronische Krankheit ist, die auch mit guter medizinischer Behandlung nie ganz verschwindet, kommen hunderte von Hausmitteln zur Anwendung. Darüber hinaus gibt es hundert weitere, unbewiesene, teure, oft quacksalberische Behandlungsmethoden, die den für Heilungsversprechen anfälligen Arthrosekranken von skrupellosen Geschäftemachern angeboten werden.

Was verstehen Sie unter Arthrose?

Arthrose beschreibt den Zustand nach Zerstörung der Knorpelschicht eines Gelenkes und den damit einhergehenden Knochenveränderungen. In Deutschland leiden etwa fünf Millionen Menschen unter Arthrose. Ab dem 60. Lebensjahr sind die Hälfte der Frauen und ein Drittel der Männer betroffen.

Jährlich werden etwa 200.000 künstliche Hüftgelenke und 150.000 künstliche Kniegelenke eingesetzt. Unsere Gelenke und Bänder nutzen sich bei Gebrauch ab und müssen ständig regeneriert werden. Das ist ein Prozess, der normalerweise während des Schlafens abläuft. Diese Regeneration erfordert ungehinderten Zugang zu Sauerstoff und allen Nährstoffen. Reicht die Durchblutung nicht aus, werden die Bänder schwach, die Gelenkflüssigkeit nimmt ab und der Knorpel nutzt sich ab.

Was ist die häufigste Form der Gelenkerkrankung?

Arthrose ist die häufigste Gelenkerkrankung und betrifft fast die gesamte ältere Bevölkerung. Sie kann aber auch in jedem anderen Lebensalter auftreten, beispielsweise nach einem Unfall oder übermäßiger Abnutzung und Zerrung, wie sie beim Fußball und anderen Sportarten üblich sind. Arthrose entwickelt sich vor allem dann, wenn die Durchblutung eines Gelenks für die Beanspruchung nicht mehr ausreicht. Genau wie das Herz schwach wird und schließlich versagt, wenn die Herzkranzgefäße durch Plaques verstopft sind, nimmt das Gelenk Schaden, wenn die versorgenden Arterien sich verengen oder verschließen. Aus diesem Grund lässt sich die Arthrose durch Maßnahmen günstig beeinflussen, die die Durchblutung verbessern, wie beispielsweise das Senken der Blutfettwerte, regelmäßige körperliche Bewegung und Hydrotherapie (Wasseranwendungen).

Die Arthrose von Gewicht tragenden Gelenken wie Wirbelsäule, Knie und Hüften wird in der Regel durch Übergewicht verschlimmert. Denn wie bei einer Brücke gibt es auch für die Gelenke ein zulässiges Gesamtgewicht.

Die häufigsten Symptome der Arthrose sind Schmerzen und Steifigkeit, die abnehmen, wenn das Gelenk durch Aktivität benutzt wird.

Werden Rückenschmerzen durch Arthrose verursacht?

Etwa 80 Prozent der deutschen Bevölkerung haben in ihrem Leben schon einmal unter Rückenschmerzen gelitten. Etwa 25 Prozent leiden unter chronischen Rückenschmerzen mit einer Dauer von mindestens sechs Monaten.

Rückenschmerzen sind von Bedeutung, weil sie die Hauptursache für Behinderung, Arbeitsunfähigkeit und Berentung sind. Überraschenderweise sind bis zu 85 bis 90 Prozent aller unter Rückenschmerzen Leidenden Opfer ihrer überlasteten oder untrainierten Muskulatur. Denn ein angespannter Muskel kann plötzlich in eine andauernde Kontraktion oder einen Spasmus übergehen, eine harte, knotige Masse werden und dem Körper durch einen scharfen Schmerz seine Überlastung anzeigen.

Weitere zehn Prozent der Rückenschmerzen können durch Arthrose oder Bandscheibenprobleme verursacht sein. Nur sehr wenige Menschen, die unter Rückenschmerzen leiden, haben eine spezielle ernsthafte Erkrankung. Ist kein ernsthaftes Problem erkennbar, ist es wichtig, dass Sie nicht das machen, wonach Sie sich jetzt sehnen, nämlich sich auf ein bequemes Sofa zu legen.

> **,, Mit 89 Jahren ist es ein wunderbares Gefühl, morgens aufzustehen und keine Schmerzen zu spüren. ‶**
>
> – Mavis Lindgren, Marathonläuferin

Ein Ruhetag oder höchstens zwei nach dem Eintritt des Ereignisses sind zulässig. Wärmeanwendungen sind in diesem Stadium hilfreich, zusammen mit den vom Arzt verschriebenen Medikamenten gegen Schmerzen.

Dann aber ist es Zeit, aufzustehen und zu gehen. Gehen Sie zügig durch den Schmerz hindurch. Spezialisten für Rückenleiden sagen, dass längere Bettruhe mehr schadet als nützt, weil Ruhe schnell die Rückenmuskulatur schwächt. Anstatt sich zu erholen, verschlechtern Sie damit Ihren Zustand. Nach einer Weile kann selbst leichte Aktivität zur Überbeanspruchung der Muskulatur führen, die kaum in der Lage ist, das eigene Gewicht zu tragen. Erfreulicherweise verschwinden die meisten Rückenschmerzen innerhalb von vier bis zwölf Wochen von selbst.

Hier sind einige Tipps, um einem Wiederauftreten von Rückenschmerzen vorzubeugen oder sie vollständig zu vermeiden:

► Halten Sie Ihr Gewicht niedrig – der größte Gefallen, den Sie Ihrem Rücken tun können.
► Vermeiden Sie hochhackige Schuhe (über 2,5 Zentimeter). Sie kippen das Becken und stören das statisch-muskuläre Gleichgewicht der Wirbelsäule.
► Stärken Sie Ihre Rücken- und Bauchmuskeln durch ein spezielles Training.

▶ Gehen, schwimmen oder laufen Sie mindestens 20 Minuten täglich, mindestens fünfmal in der Woche.

▶ Essen Sie fettarm und ballaststoffreich, um Ihre Durchblutung zu verbessern, damit zusätzlicher Sauerstoff und Nährstoffe zu den betroffenen Regionen gelangen können.

Diese Maßnahmen sind für alle Formen von Arthrose und für Rückenschmerzen wichtig.

Was ist zur schmerzhaften, geschwollenen Großzehe zu sagen?

Sie meinen die Gicht oder die Gichtarthritis. Seit dem Altertum steht diese Krankheit mit der Lebensweise der Reichen in Verbindung: zu viel tierische proteinreiche Nahrung und zu wenig körperliche Aktivität. Sie können in Geschichtsbüchern immer noch Bilder von alten Königen sehen, die ihren Fuß auf einen Schemel gelegt haben, um ihre schmerzhafte Großzehe zu entlasten. Manchmal wurde die betroffene königliche Person veranlasst, mit Bauern zu leben und zu arbeiten. Dies war eine wirksame Maßnahme, weil eine einfache, wenig verarbeitete Kost und ein aktiveres Leben zur Rückbildung der Krankheit führen.

Heute wissen wir, dass bei der Gicht eine Stoffwechselschwäche eine Rolle spielen kann. Aber wir wissen auch, dass die Krankheit durch eine einfache Ernährung, insbesondere durch das Meiden der verursachenden Purine (die in erster Linie durch den Abbau tierischer Nahrungsmittel, aber auch aus Spinat und Hülsenfrüchten freigesetzt werden) und durch das Normalisieren des Körpergewichtes zur Rückbildung gebracht werden kann.

Was hat es mit roten, geschwollenen Gelenken auf sich?

Sie denken wahrscheinlich an die rheumatoide Arthritis. Im Gegensatz zur Arthrose entsteht sie durch eine Entzündung der Gelenke mit Rötung, Schwellung, Schmerzen und Fieber und nicht durch Verletzung, Abnutzung oder Überdehnung.

Die rheumatoide Arthritis ist eine Autoimmunerkrankung wie Asthma, Heuschnupfen und andere Erkrankungen, die eine allergische Komponente besitzen. Über Jahre können akute Attacken wiederkehren. Es kommt zum Auftreten von Knoten und allmählicher Versteifung sowie zur Deformierung der Gelenke, besonders der Hand- und Fingergelenke.

Seit langem ist bekannt, dass die rheumatoide Arthritis eng mit dem Immunsystem des Körpers in Verbindung steht. Bestimmte Immun-Protein-Komplexe, die sich in den Gelenken ablagern, spielen eine zentrale Rolle bei der ausgeprägten Zerstörung des Knorpels. Wir wissen heute, dass diese Protein-Antigene (die die Allergie auslösen) vom Dünndarm unverdaut, also intakt, aufgenommen werden und damit die Probleme verursachen.

Bei dieser Krankheit werden die Ernährungsgewohnheiten als wichtig angesehen, denn Untersuchungen in sogenannten Entwicklungsländern ergaben, dass die rheumatoide Arthritis bei der Landbevölkerung nur zu einem Bruchteil so häufig wie bei der Stadtbevölkerung auftrat. Andere Studien haben gezeigt, dass der Verzehr von Lebensmitteln, die nur selten mit allergischen Symptomen in Verbindung stehen, weniger Steifigkeit und Schmerzen mit sich brachten und sich außerdem die Muskelkraft verbesserte. Zusätzlich sind alle Lebensstil-Maßnahmen wichtig, die die Durchblutung verbessern.

Die besten Langzeitergebnisse gibt es bei Patienten, die bereit sind, eine rein pflanzliche Ernährung einzuhalten. Das ist nicht erstaunlich, weil Milch die häufigste Ursache für Nahrungsmittelallergien ist, dicht gefolgt von Eiern. Studien haben beispielsweise gezeigt, dass mehr als 100 Antigene (Auslöser von Allergien) allein während der Verdauung von Kuhmilch freigesetzt werden. Setzen Sie sich für Ihre Gesundheit ein. Bleiben Sie aktiv. Es geht den Menschen besser, die eine aktive Rolle bei der positiven und anhaltenden Veränderung ihres Lebensstils übernehmen.

> ### Die überraschende Antwort auf Gelenkschmerzen? Bewegung!
> *Weil der Knorpel (das Gleitlager zwischen den Knochen) keine eigene Blutversorgung besitzt, muss er seine Nährstoffe aus der Gelenkflüssigkeit beziehen, und das passiert nur, wenn das Gelenk benutzt wird.*

Praktische
Umsetzung

Schmerzende
Gelenke heilen

Heilende Bewegung für schmerzende Gelenke

Können Sie einige praktische Empfehlungen geben, um einer Arthrose vorzubeugen oder eine Rückbildung zu erreichen?

Trotz der vielen verschiedenen Formen der Gelenkerkrankung folgen hier einige allgemeine Grundsätze, die in den meisten Fällen wirksam sind:

1 *Normalisieren Sie Ihr Gewicht. Jedes Kilo Übergewicht erhöht die Abnutzung und Belastung der wichtigsten Gewicht tragenden Gelenke: der Hüften, der Knie und der Wirbelsäule.*

2 *Vereinfachen Sie Ihre Ernährung. Eine fettarme und ballaststoffreiche Ernährung verbessert die Durchblutung der Gelenke. Mittelfristig kann diese Form der Ernährung einige der verengten Arterien wieder öffnen. Lassen Sie drei Wochen alle Milchprodukte weg und überprüfen Sie die Reaktion Ihres Körpers.*

3 *Betätigen Sie sich täglich körperlich, um die Muskelkraft zu erhalten. Schwache Muskeln schützen die Gelenke nicht richtig. Wenn die Gelenke schmerzen, sind Schwimmen und Wasser-Aerobic ideale Formen der Bewegung.*

4 *Schonen Sie die betroffenen Gelenke während akuter Krankheitsphasen. Eine rasche Rückkehr zur Aktivität ist sehr wichtig, um eine chronische Behinderung zu vermeiden.*

5 *Medikamente sollten mit Vorsicht verwendet werden. Medikamente gegen Schmerzen und Entzündung können insbesondere in der Akutphase helfen.*
Die Behandlung mit Cortison kann eine dramatische Besserung bringen, aber auf lange Sicht bringt sie mehr Schaden als Nutzen.

6 *Wenn die Zerstörung des Gelenks fortgeschritten ist, können eine Gelenkversteifung oder ein Gelenkersatz notwendig werden. Auch Gelenkdeformierungen und Verletzungen können durch chirurgische Maßnahmen behandelt werden.*

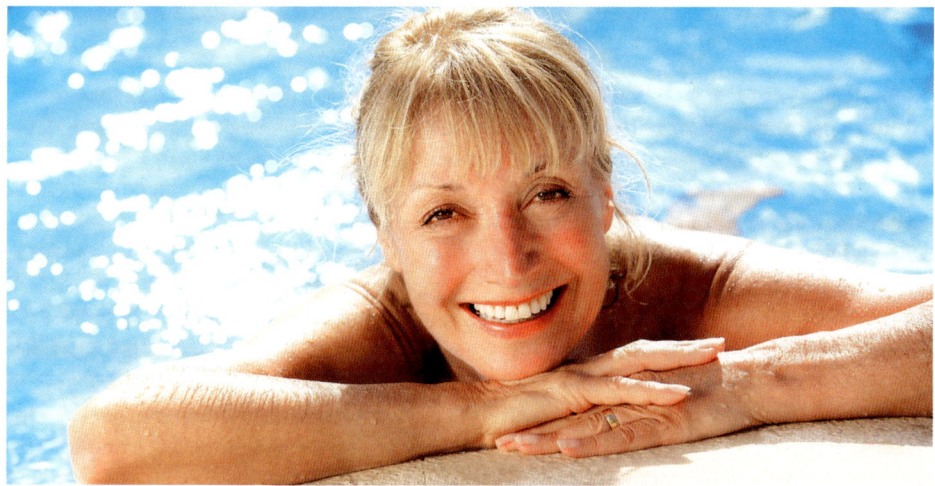

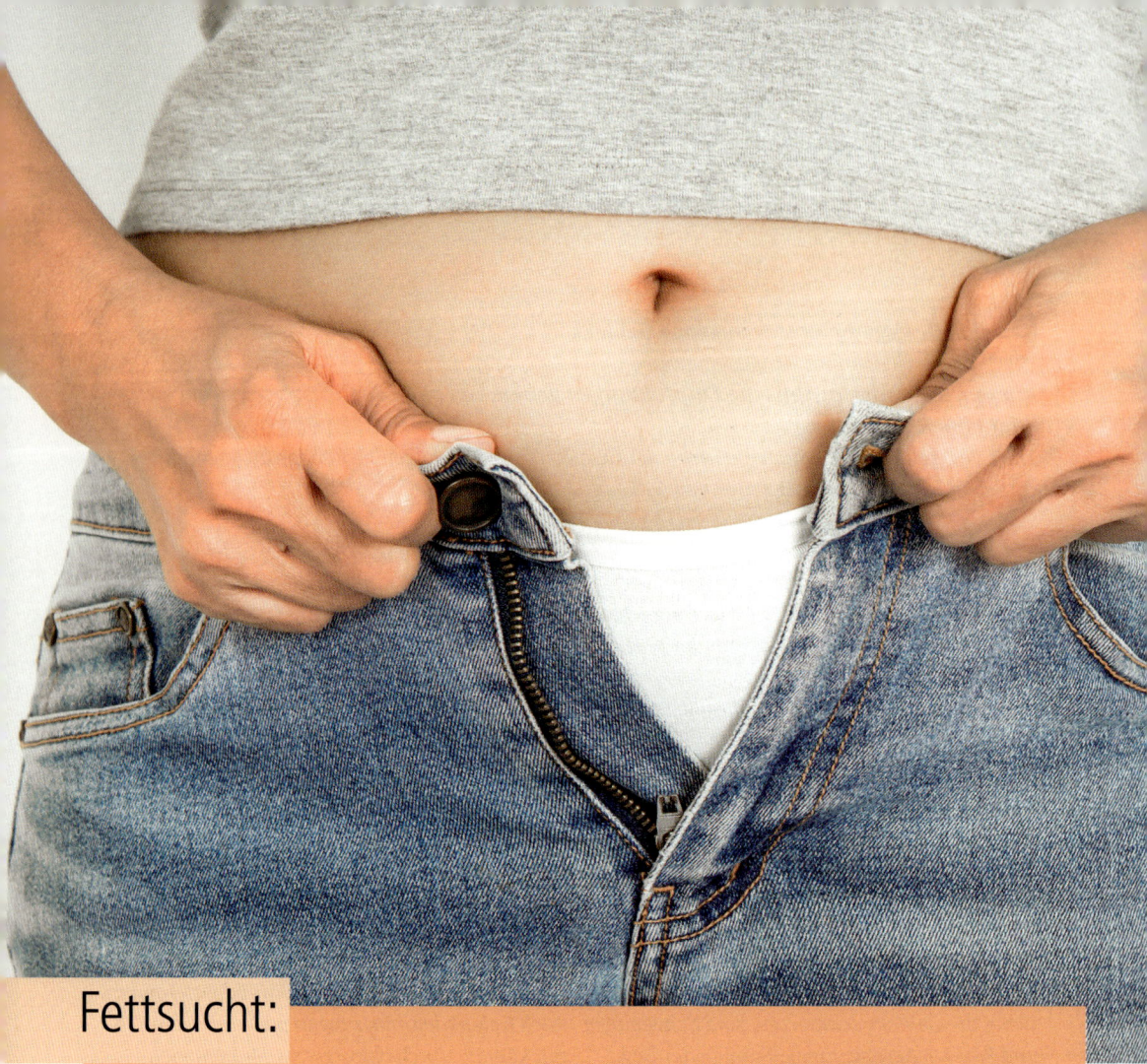

Das schwerwiegende Fett

Die Deutschen gehören zu den dicksten Menschen der Welt. Übergewicht ist eines der größten Gesundheitsprobleme. Diese Krankheit ist so schwerwiegend, dass viele Millionen Menschen in Deutschland mit einem hohen Gesundheitsrisiko belastet sind.

Das ist beängstigend. Kein Wunder, dass Diäten zur Gewichtsabnahme so verbreitet sind!
Ja, und viel zu viele fallen auf unseriöse Ernährungsempfehlungen herein, die schnelle Erfolge versprechen. Reflexartig wird Übergewicht von den meisten Menschen mit Diät gleichgesetzt. Die traurige Wahrheit ist, dass alle Diät-Versuche weitgehend vergeblich bleiben, wenn die Menschen nicht dauerhafte Veränderungen ihres Lebensstils vornehmen und sich regelmäßig für gesunde Lebensmittel entscheiden. Bei bis zu 90 Prozent derjenigen, die eine Diät machen, sind die abgenommenen Pfunde in einem Jahr wieder zurückgekehrt. Meist ist sogar eine zusätzliche Gewichtszunahme zu verzeichnen. Ein ständiges Schwanken zwischen Abnahme und Zunahme ist frustrierend und demoralisierend und schadet mehr als es nützt.

Ist es dann nicht besser, dick zu bleiben?

Für viele Menschen wäre es weniger schädlich, übergewichtig zu bleiben, statt sich dem ständigen Jo-Jo-Effekt auszusetzen. Bevor Sie jedoch endgültig aufgeben, sollten Sie sich die Gesundheitsrisiken von Übergewicht genau ansehen.

Im Vergleich mit normalgewichtigen Personen haben Übergewichtige:
- ein dreifach erhöhtes Risiko für eine Herzerkrankung,
- ein vierfach erhöhtes Risiko, an Bluthochdruck zu erkranken,
- ein fünffach erhöhtes Risiko, einen Diabetes und einen erhöhten Cholesterinspiegel zu entwickeln,
- ein erhöhtes Risiko für Krebserkrankungen von Dickdarm, Enddarm, Prostata, Brust, Gebärmutterhals, Gebärmutter und Eierstöcken sowie für Arthrose und Rückenschmerzen.

Übergewicht ist wie eine Zeitbombe, die in einer oder mehrerer dieser Krankheiten explodieren kann.

Außerdem hat Übergewicht negative Auswirkungen auf das Selbstwertgefühl. In unserer heutigen Gesellschaft, die auf das äußere Erscheinungsbild großen Wert legt, kann Übergewicht zu einer großen psychischen Belastung werden.

Wodurch wird Fettsucht verursacht?

Die Ursache von Fettsucht ist die Aufnahme von zu vielen Kalorien. Es kommt dann zu Übergewicht, wenn Sie mehr Kalorien zu sich nehmen, als Ihr Körper benötigt.
Egal, ob die Kalorien aus Fett, Protein, Zucker oder Stärke stammen, der Überschuss wird in Fett umgewandelt.
Ein Teil dieses Fettes zirkuliert in der Blutbahn, lagert sich an den Wänden der lebenswichtigen, Sauerstoff transportierenden Gefäße ab und verschließt sie allmählich ganz. Der Rest des überschüssigen Fettes wird bei Männern überwiegend im zentralen Fettdepot in der Taillengegend gelagert, bei Frauen an den Hüften. Je 7.500 überschüssig aufgenommene Kalorien entsprechen einem Kilogramm Körperfett.

Würde die Abnahme von wenigen Pfunden sich bereits günstig auswirken?

Ja. Überschüssiges Fett steht in so direkter Beziehung zur Gesundheit, dass bereits eine geringe Gewichtsabnahme große Auswirkungen hat. Einerseits reduziert eine Abnahme von zehn Prozent das Risiko für eine koronare Herzerkrankung bei Männern zwischen 35 und 55 Jahren um 20 Prozent. Andererseits erhöht eine Gewichtszunahme um zehn Prozent das Risiko um 30 Prozent.
Das ist nur ein Beispiel für viele Beziehungen dieser Art. Jedes Kilo zählt, in der einen wie in der anderen Richtung.

Wie lässt sich die Fettsucht erfolgreich behandeln?

Die Strategie einer erfolgreichen Gewichtsabnahme verfolgt drei Ansätze:
- ▶ Essen Sie mehr einfach zubereitete Lebensmittel wie sie in der Natur vorkommen, mit wenig Zucker, Fett, Öl und Salz.
- ▶ Verbrennen Sie mehr Kalorien durch erhöhte körperliche Aktivität und Vermehrung der Muskelmasse.
- ▶ Machen Sie diese beiden Maßnahmen zu einem festen Bestandteil Ihres täglichen Lebens.

Sie sollten anfangen, großzügig ballaststoffreiche Lebensmittel zu verzehren, wie Vollkornprodukte, Gemüse, Obst, Kartoffeln und Hülsenfrüchte. Lassen Sie so viel Fett und Zucker wie möglich weg. Reduzieren Sie den Verzehr von stark verarbeiteten Nahrungsmitteln und Snacks. Diese industriell hergestellten Verlockungen sind kalorienreich und arm an Nährstoffen.

Verzehren Sie Produkte tierischer Herkunft wie Fleisch, Eier, Milch und Käse sehr sparsam. Sie enthalten keine Ballaststoffe und sind meist fettreich. Sie brauchen diese Produkte nicht. Diese Ernährung wird zusammen mit einem täglichen, halbstündigen, zügigen Spaziergang dazu führen, dass Sie ein Pfund pro Woche abnehmen. Sie können das Fett abbauen, Ihre Energie erhöhen, Ihre Verdauung verbessern und sich jeden Tag wohlfühlen. Am besten fangen Sie gleich damit an!

Übergewicht verkürzt das Leben!

Jedes Pfund Übergewicht kostet Sie einen Monat Ihres Lebens. 60 Pfund Übergewicht bedeuten dementsprechend einen Verlust von fünf Jahren Lebenszeit!

Denken Sie langfristig!

Die Verbesserung Ihrer Gesundheit und Energie motiviert Sie langfristig erfolgreicher als der Wunsch, für eine Hochzeit oder ein Klassentreffen schlank zu werden. Versuchen Sie, das Risiko durch Übergewicht auf sich persönlich zu beziehen. Achten Sie auf Ihren Blutdruck, Ihren Cholesterinspiegel sowie die Blutfettwerte und Ihre familiäre Krankheitsbelastung. Eine Gewichtsabnahme von zehn Prozent kann Ihre Gesundheit wesentlich verbessern.

Fett, egal an welchem Ort, verursacht dieselben Gesundheitsprobleme. Allerdings ist bei Männern das Fett im Bauchraum besonders problematisch, da es mit dem Risiko für Stoffwechselkrankheiten sowie Herz- und Gefäßkrankheiten verbunden ist.

Die Deutschen gehören zu den dicksten Menschen der Welt!

Übergewicht legt die Grundlage für fast alle chronischen Erkrankungen! (bis auf Osteoporose)

Zehn Basisgewohnheiten für eine permanente Gewichtskontrolle:

1. ► Essen Sie so viel wie möglich an einfachen pflanzlichen Lebensmitteln. Sie enthalten komplexe Kohlenhydrate, mit vielen Ballaststoffen und reichlich Nährstoffen, dafür enthalten sie wenig Kalorien, sind cholesterinfrei und preiswert.

2. ► Lassen Sie das Frühstück nicht ausfallen. Ein warmes Getreidegericht mit Obst ist klasse!

3. ► Essen Sie drei Mahlzeiten am Tag zu festgelegten Tageszeiten.

4. ► Essen Sie langsam. Nehmen Sie sich Zeit, um Ihr Essen zu genießen.

5. ► Beenden Sie Ihre Hauptmahlzeit mit einem Stück Obst. Desserts sollten Sie für besondere Gelegenheiten reservieren.

6. ► Lassen Sie Snacks und Betthupferl weg (oder essen Sie stattdessen ein Stück Obst oder rohes Gemüse).

7. ► Trinken Sie Wasser statt Saft oder Limonade.

8. ► Bewegen Sie sich täglich aktiv (30 bis 60 Minuten oder 10.000 Schritte am Tag).

9. ► Nehmen Sie keine schädlichen Substanzen wie Alkohol, Tabak, Koffein oder Drogen zu sich.

10. ► Nehmen Sie sich Zeit für Hobbys: Musik, Bücher, Sport, Gartenarbeit, Tanzen.

ESSEN SIE MEHR UND NEHMEN SIE AB

Wenn Sie sich auf der rechten Seite für Chips entschieden haben, haben Sie richtig gewählt. Obwohl alle drei Produkte dasselbe wiegen, haben Chips einen höheren Fettanteil. Eine Portion Chips enthält deshalb 90 Kilokalorien, wohingegen Gemüsesticks mit Dressing 80 und Salzstangen nur 66 Kilokalorien aufweisen.

Denken Sie daran, wenn Sie Ihre Lebensmittel auswählen. Von denjenigen, die reich an nicht verarbeiteten komplexen Kohlenhydraten sind (siehe Seiten 110–113) und wenig Fett enthalten, können Sie tatsächlich mehr essen und dennoch Gewicht abnehmen.

Das ist eine gute Botschaft für alle, die glauben, dass Hungern der einzige Weg zur Gewichtsabnahme ist. **Um abzunehmen, dürfen Sie mehr essen, aber das Richtige.**

IHRE AUFGABE:

Überprüfen Sie beim Einkaufen mit Hilfe der Zutatenliste, wie viel Fette, Kohlenhydrate und Protein die Nahrungsmittel enthalten. Wählen Sie diejenigen, die wenig verarbeitet sind und reich an komplexen Kohlenhydraten (Stärke) und Ballaststoffen, aber arm an einfachen Kohlenhydraten (Zucker) und an kalorienreichen Fetten sind. Wenn Sie Produkte essen, die hauptsächlich aus Fetten bestehen, werden auch Sie selbst immer mehr Fett ansetzen.

Praktische **Umsetzung**

Gewicht verlieren und stabilisieren

Übergewicht verletzt Ihr Selbstbild *und legt die Grundlage für viele Krankheiten. Das Geheimnis einer dauerhaften Gewichtsabnahme beginnt mit dem großzügigen Verzehr von ballaststoffreichen Lebensmitteln und mit der Einschränkung von Produkten tierischer Herkunft und stark verarbeiteten Nahrungsmitteln. Verbinden Sie mit diesen Maßnahmen einen täglichen, zügigen Spaziergang. So werden Sie Ihre überschüssigen Pfunde allmählich abbauen – in einer für Ihre Gesundheit zuträglichen Schnelligkeit von einem Pfund pro Woche.*

Verschiedene Probleme, aber dieselbe Behandlung

Immer wieder haben Sie denselben Ratschlag gehört: Ändern Sie Ihre Lebensweise, um Herz-Kreislauf-Erkrankungen wie Herzinfarkt, Schlaganfall, Angina pectoris, Arterielle Verschlusskrankheit, Bluthochdruck, vorzeitige Impotenz, Arthrose, aber auch Typ-2-Diabetes, Fettsucht, Gallensteine sowie eine Menge anderer lebensverkürzender Krankheiten zu verhindern. Warum haben alle diese Probleme die gleiche Lösung?

Weil eine vollwertige Ernährung, arm an Fett, Zucker, Salz und Cholesterin, kein Trick oder eine Modeerscheinung ist. Es ist vielmehr die Ernährung, die für Ihren Körper vorgesehen ist. Es erstaunt deshalb nicht, dass dieselbe Ernährung, die für saubere, glatte Arterien sorgt und das Krebsrisiko senkt, Ihnen auch hilft, Gewicht abzunehmen, und das für immer.

„Fett macht fett", lautet ein einprägsamer Spruch. Fett kann tatsächlich fett machen: Gramm um Gramm führt die Ernährung der Deutschen eine Menge Kalorien zu, weil sie einen hohen Fettgehalt hat. Schauen Sie sich den Vergleich an: Ein Gramm Fett enthält mehr als zweimal so viele Kalorien wie dieselbe Menge Protein oder Kohlenhydrate.

Fett	**9**
Alkohol	**7**
Kohlenhydrate	**4**
Protein	**4**

Kalorien pro Gramm

Zählen Sie die Kalorien

Welche der folgenden drei Snacks enthält die meisten Kalorien: Salzstangen, Gemüsesticks mit Dressing oder Chips? Berechnen Sie die Gesamtkalorienzahl für jedes Nahrungsmittel.

	Salz-stangen	Gemüse-sticks	Chips
Kohlenhydrate	8 g	4 g	2 g
Protein	4 g	5 g	5 g
Fett	2 g	5 g	7 g
Summe	*14 g*	*14g*	*14g*
Gesamtkalorien			

Esaus Suppe

Zutaten
⅓ Tasse brauner Reis
4 Tassen Wasser
1 Tasse Zwiebeln
1 Tasse Linsen
Majoran, Thymian
Petersilie, Paprika

Zubereitung
Reis in Wasser gar kochen (dauert etwa eine Stunde). Linsen in Wasser gar kochen (dauert etwa 20 Minuten). Zwiebeln kurz in wenig Fett dünsten.

Geben Sie die Zutaten in einen Topf und kochen Sie alles, bis es weich ist. Die Kräuter fügen Sie erst kurz vor dem Servieren hinzu. Garnieren Sie die Portionen mit Petersilie und Paprikastreifen.

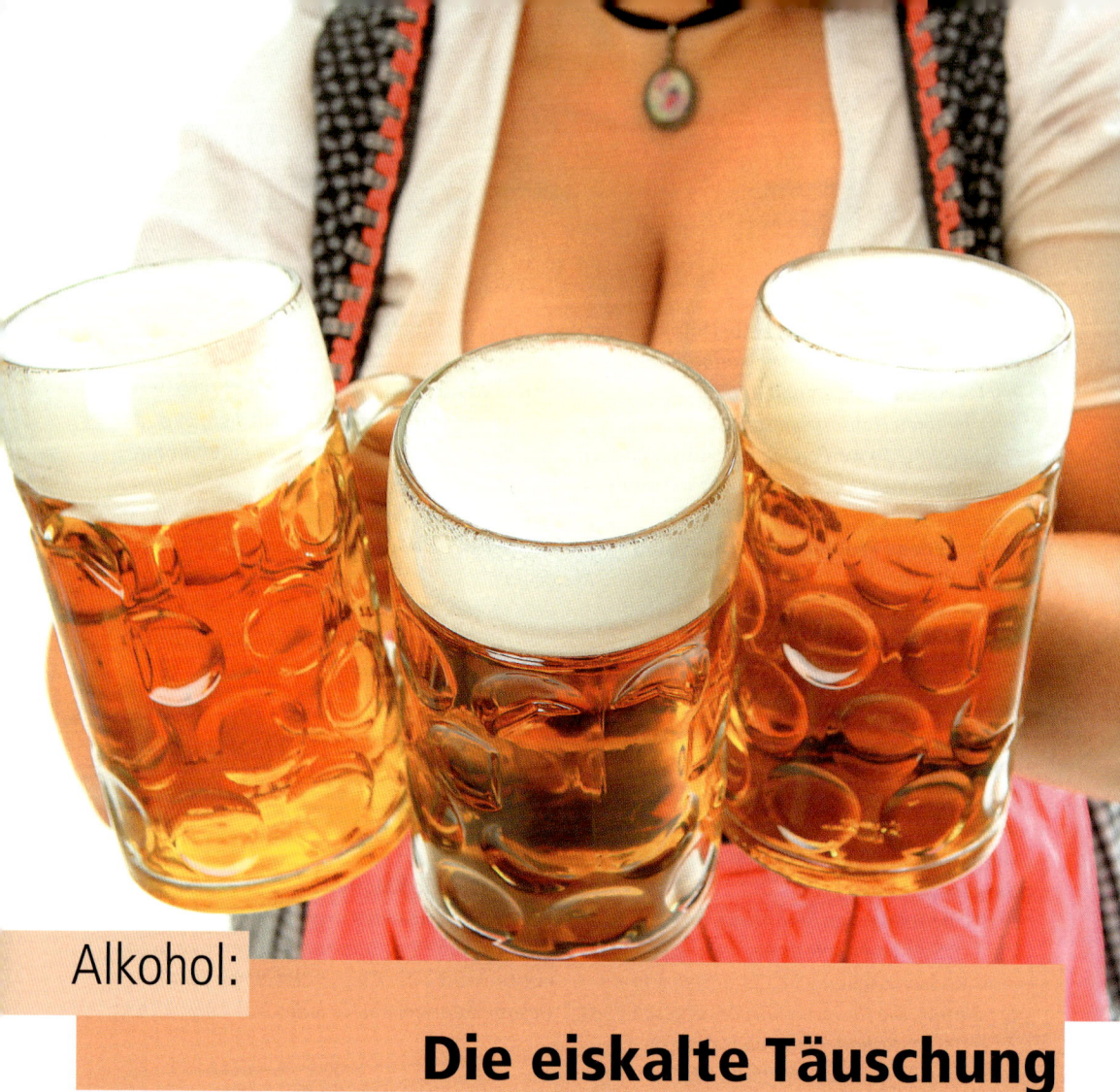

Alkohol:

Die eiskalte Täuschung

Sie sehen aus wie Softdrinks, schmecken wie Softdrinks und werden verkauft wie Softdrinks. Aber da hört die Ähnlichkeit auf. Diese Getränke enthalten mehr Alkohol als ein Bier oder ein Glas Wein und sind kalorienreicher.

Sprechen Sie von Alkoholpops? Sie sehen so ansprechend, so gesund aus!
Dahinter steckt Methode. Alkoholpops, auch Alkopops genannt, erscheinen in den Regenbogenfarben, bei denen wir an Fruchtsäfte denken. Tatsächlich werden die Behälter und Tragepackungen mit Bildern von frischem Obst beklebt, obwohl einige keinerlei Obst oder Fruchtsäfte enthalten.

Überdies schmecken Alkoholpops süß und sprudeln wie Softdrinks. Der Alkoholgeschmack ist verdeckt, das macht sie interessant für Menschen, die üblicherweise keinen Alkohol trinken. Außerdem werden sie nicht wie andere alkoholische Getränke, sondern wie Softdrinks verpackt.

Haben Alkoholpops ein geringeres Risiko als andere alkoholische Getränke?

Am übelsten bei den Alkoholpops ist die Illusion, dass sie nur einen geringen Alkoholgehalt aufweisen.

Alkoholpops enthalten durchschnittlich sechs Volumenprozent Alkohol, während Bier zwischen vier bis fünf Prozent enthält. Und weil Alkoholpops im Allgemeinen in Viertelliter-Flaschen angeboten werden, kann die Alkoholmenge in einer dieser Flaschen größer sein als in einem Gin Tonic oder einem Glas Wein.

Welche Auswirkungen haben Alkoholpops auf die heutige Jugend?

Zwar ist der Verkauf von Spirituosen nach dem Jugendschutzgesetz an Personen unter 18 Jahren verboten. Dennoch werden Jugendliche, insbesondere Mädchen, von Alkoholpops angezogen. Sie mögen den Namen, der den Anschein eines leichten, erfrischenden Getränks erweckt, und sie mögen den Geschmack.

„Alkoholpops sind eine Gefahr für Kinder, weil sie so leicht zu trinken sind", so Diane Purcell, Chicago's Parkside Medical Services. „Es ist nur ein kleiner Schritt von der Limonade zum Alkoholpop. Sie müssen den Geschmack von Alkohol nicht erst kennen lernen."

Wie schwerwiegend ist der Alkoholgebrauch unter Jugendlichen?

Für die Europäische Schülerstudie zu Alkohol und anderen Drogen (ESPAD) wurden 2011 die Daten von 6.192 deutschen Schülerinnen und Schülern der neunten und zehnten Klasse ausgewertet. Danach trinken über 60 Prozent Bier, außerdem alkoholische Mixgetränke, Spirituosen, Wein und Sekt. Über 20 Prozent der befragten Jugendlichen berichteten über Rauscherfahrungen in den letzten 30 Tagen. Bis zum Alter von zwölf Jahren hatte fast die Hälfte, bis zum Alter von 15 Jahren über 90 Prozent bereits Erfahrungen mit Alkohol gemacht.

Sind diese Kinder gefährdet, als Erwachsene Alkoholiker zu werden?

Einige Kinder sind schon Alkoholiker, wenn sie das Erwachsenenalter erreichen. Andere gehen in diese Richtung. Denn beim Alkohol nehmen die Menschen ihre Gewohnheiten ins Erwachsenenalter mit. In Deutschland sind etwa 1,8 Millionen Menschen alkoholabhängig, von denen jährlich etwa 74.000 an den Folgen von übermäßigem Alkoholkonsum sterben. Insgesamt 7,4 Millionen trinken mehr als die empfohlene Höchstmenge Alkohol pro Tag. Über 35.000 Autounfälle im Jahr stehen mit Alkohol in Verbindung. Autounfälle sind Todesursache Nummer eins bei Teenagern. Wenn wir unseren Jugendlichen nicht helfen, wird sich diese Situation nicht verbessern.

> ❞ Alkohol ist eng mit nahezu fast allen negativen Aspekten der Gesellschaft verbunden: Selbstmord, Gewaltverbrechen, Missbildungen, Arbeitsunfälle, häusliche Gewalt, sexueller Missbrauch, Krankheit, Obdachlosigkeit und Tod. Alkohol ist das größte Drogenproblem von Menschen aller Bevölkerungsschichten. Alle Rassen, alle Volksgruppen sind unabhängig von ihrer sozialen und wirtschaftlichen Situation betroffen. ❞
>
> – Nationaler Rat für Alkohol- und Drogenabhängigkeit der USA (U.S. National Council on Alcoholism and Drug Dependence)

Alkohol fordert einen hohen Preis von der Gesundheit des Einzelnen. Er begünstigt das Entstehen von Bluthochdruck und wirkt direkt schädigend auf den Herzmuskel ein. Außerdem erhöht Alkohol das Risiko für Schlaganfall, plötzlichen Herztod durch Herzrhythmusstörungen und Herzmuskelerkrankung, Herzversagen, Leberzirrhose und Krebs. Alkohol führt zu einer Zunahme von Erkrankungen und Krankenhausaufenthalten und verringert die Lebenszeit. Er kann Familien und Freundschaften zerstören. Die traurigste Statistik der letzten Jahre führte die durch Alkoholmissbrauch der Mütter geschädigten Säuglinge auf, die dauerhaft geistig behindert sind.

Wie können wir unsere Jugend am besten schützen?

Die Herausforderung, drogen- und alkoholfrei zu bleiben, ist für Deutschlands Teenager größer als je zuvor.

Bereits zu Beginn ihrer Pubertät werden die meisten vor der kritischen Entscheidung stehen, wie sie sich persönlich zu Drogen verhalten sollen. Jeden Tag vermitteln Plakatwände, Zeitungen, Fernsehen und viele Filme unseren Kindern, dass das Trinken von Alkohol gleichbedeutend ist mit Zugehörigkeit und Wohlbefinden. Und der Gruppendruck ist gewaltig.

Dennoch ist die heutige Jugend kritisch. Die meisten haben klare Vorstellungen, was richtig und fair ist. Aber sie brauchen Anleitung, um die richtige Wahl zu treffen.

– Sie brauchen eine ehrliche, verlässliche und glaubwürdige Informationsquelle. Um wirksam zu sein, muss diese Erziehung früh beginnen, bereits während der Grundschuljahre.

– Jugendliche brauchen Unterstützung und Ermutigung – von Eltern, Großeltern, Lehrern, Kirchen, Betreuern sowie positiven Vorbildern. Diese Unterstützung umfasst vor allem positive Freizeitaktivitäten wie Teilzeitarbeit, Sport, Hobbys, handwerkliche Tätigkeiten, Nutzung von Bibliotheken, Vereinigungen wie die Pfadfinder und die Gelegenheit, ein freiwilliges soziales Jahr zu absolvieren.

– Aber wichtiger als alles andere ist ein gutes elterliches Vorbild. Es gibt nichts Wirksameres. Die Statistiken belegen es. Jugendliche, die in einer Familie aufwachsen, in der kein Alkohol getrunken wird, sind wesentlich weniger gefährdet, Alkoholprobleme zu bekommen, wenn sie das Erwachsenenalter erreichen.

WIE ALKOHOL IHREN KÖRPER SCHÄDIGT

▶ **Ihr Gehirn:**

Alkohol, sogar in kleinen Mengen, verursacht irreparable Schäden der Hirnzellen; einige sterben ab, andere werden verändert.

▶ **Ihr Herz:**

Alkohol erhöht das Risiko für Bluthochdruck und Schlaganfall und schädigt den Herzmuskel.

▶ **Ihre Lunge:**

Alkohol verschlechtert die Atemfunktion.

▶ **Ihre Zeugungsfähigkeit:**

Bei Männern kann Alkohol Zellen in den Hoden schädigen und Impotenz, Sterilität und möglicherweise eine Größenzunahme der Brust verursachen. Bei Frauen kann Alkohol Zyklusstörungen und Störungen der Eierstockfunktion verursachen. Alkohol steht auch in Verbindung mit Brustkrebs und mit angeborenen Missbildungen und Schädigungen ungeborener Kinder.

▶ **Ihre Leber:**

Weil die Leber den Alkohol aus dem Blut filtern muss, greift Alkohol die Leber mehr an als jedes andere Organ Ihres Körpers.

– Überschüssige Kalorien durch Alkoholkonsum werden in der Leber als Fett gespeichert.

– Aktive Leberzellen gehen durch Alkoholvergiftung zugrunde.

– Narbengewebe ersetzt abgestorbene Zellen und verursacht so Leberzirrhose.

▶ **Ihr Immunsystem:**

Alkohol schwächt die Körperabwehr gegen Infektionen und Brustkrebs.

FAKTEN ZUM THEMA ALKOHOL

■ 97 Prozent der Bevölkerung im Alter zwischen 18 und 64 Jahren trinken Alkohol.

■ Jede sechste Kündigung hat mit Alkohol zu tun.

■ Die Alkoholsteuer bringt dem Staat jährlich 3,3 Milliarden Euro ein, während sich die sozialen Kosten durch Alkohol auf 27 Milliarden Euro summieren.

■ Die Kosten alkoholbedingter Krankheiten werden pro Jahr auf mehr als 24 Milliarden Euro geschätzt.

■ Alkohol ist beteiligt an 74.000 Todesfällen im Jahr, an über 270.000 schweren Straftaten wie Körperverletzung, Totschlag, Vergewaltigung und Mord.

In etwa zehn Prozent der Verkehrsunfälle mit Schwerverletzten und Todesfällen ist Alkohol die Hauptunfallursache.

Die meisten Alkoholpops enthalten mehr Alkohol als ein Glas Bier oder Wein, mehr Kalorien als ein Softdrink und in einigen Fällen nicht einen Tropfen richtigen Fruchtsaft.

Praktische **Umsetzung**

Vorsicht im Umgang mit Alkohol

Alkohol verlangt einen hohen gesundheitlichen Preis.

Dies gilt für Teenager genauso wie für Erwachsene. Junge Menschen, die in einer Familie aufwachsen, in der kein Alkohol getrunken wird, haben ein geringeres Risiko, Alkoholprobleme zu bekommen, wenn sie das Erwachsenenalter erreichen. Denn das elterliche Vorbild hat einen großen Einfluss.

Die meist verwendete Droge der Welt

Alkohol ist nicht nur ein Problem für junge Menschen, es handelt sich auch um das größte Drogenproblem der Welt in allen Altersstufen. Auf der Liste der tödlichsten Drogen steht Alkohol nach Tabak an zweiter Stelle. Trotz der Gefahren kommt jeder in unserer Gesellschaft mit alkoholischen Getränken in Berührung. Nicht zuletzt sind wir Werbespots im Fernsehen ausgesetzt, die ein alkoholisches Getränk nach dem anderen anpreisen.

Alkohol und Ernährung

In allen bisherigen Kapiteln haben wir Sie aufgefordert, den Verzehr von stark verarbeiteten Produkten mit hohem Kaloriengehalt und niedrigem Nährwert zu vermeiden. Alkohol fällt sicherlich in diese Kategorie. Mit sieben Kilokalorien pro Gramm kommt Alkohol direkt nach Fett, das neun Kilokalorien pro Gramm enthält. Zwei Dosen Bier beispielsweise enthalten dreihundert Kilokalorien, zwei kleine Gläser Whiskey 250 Kilokalorien, zwei Gläser Dessertwein 280 Kilokalorien.

Durchschnittlich nehmen Männer 235 Kilokalorien pro Tag durch alkoholische Getränke auf. Das entspricht acht bis zwölf Prozent der insgesamt zugeführten Nahrungsenergie. Kein Wunder, dass wir über- und zugleich unterernährt sind.

DIE VERLORENEN JAHRE

„ *Als Jugendlicher ist es für Dich schwer vorstellbar, dass Zeit jemals knapp werden könnte; es ist schwer zu erkennen, welch kostbares Gut Zeit darstellt.* "

– Hans Diehl

IHRE AUFGABE:

Verbannen Sie während einer Woche den Alkohol aus Ihrem Haus. Sie sollten in der Lage sein, die Zeit ohne Druck und Unbehagen zu überstehen. Wenn Sie das nicht können, sollten Sie ernsthaft überlegen, wer der Herr im Haus ist: Sie oder der Alkohol. Wenn Sie die Woche ohne Probleme meistern, warum hören Sie dann nicht ganz auf? Das wird Ihnen helfen, Ihr Gewicht unter Kontrolle zu bekommen, Ihre Ernährung zu verbessern und den jungen Menschen in Ihrer Umgebung ein gutes Beispiel zu geben.

Alkohol und junge Menschen

Junge Menschen im Alter von 18 bis 24 Jahren verursachen besonders viele mit Alkohol im Zusammenhang stehende Unfälle mit Schwerverletzten und Todesfällen.

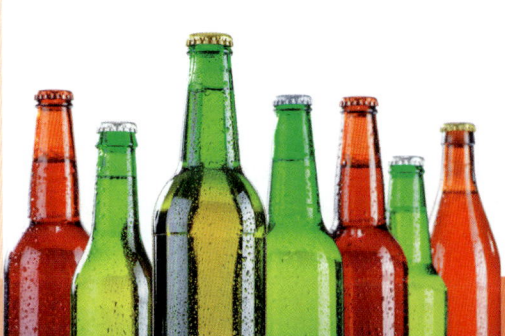

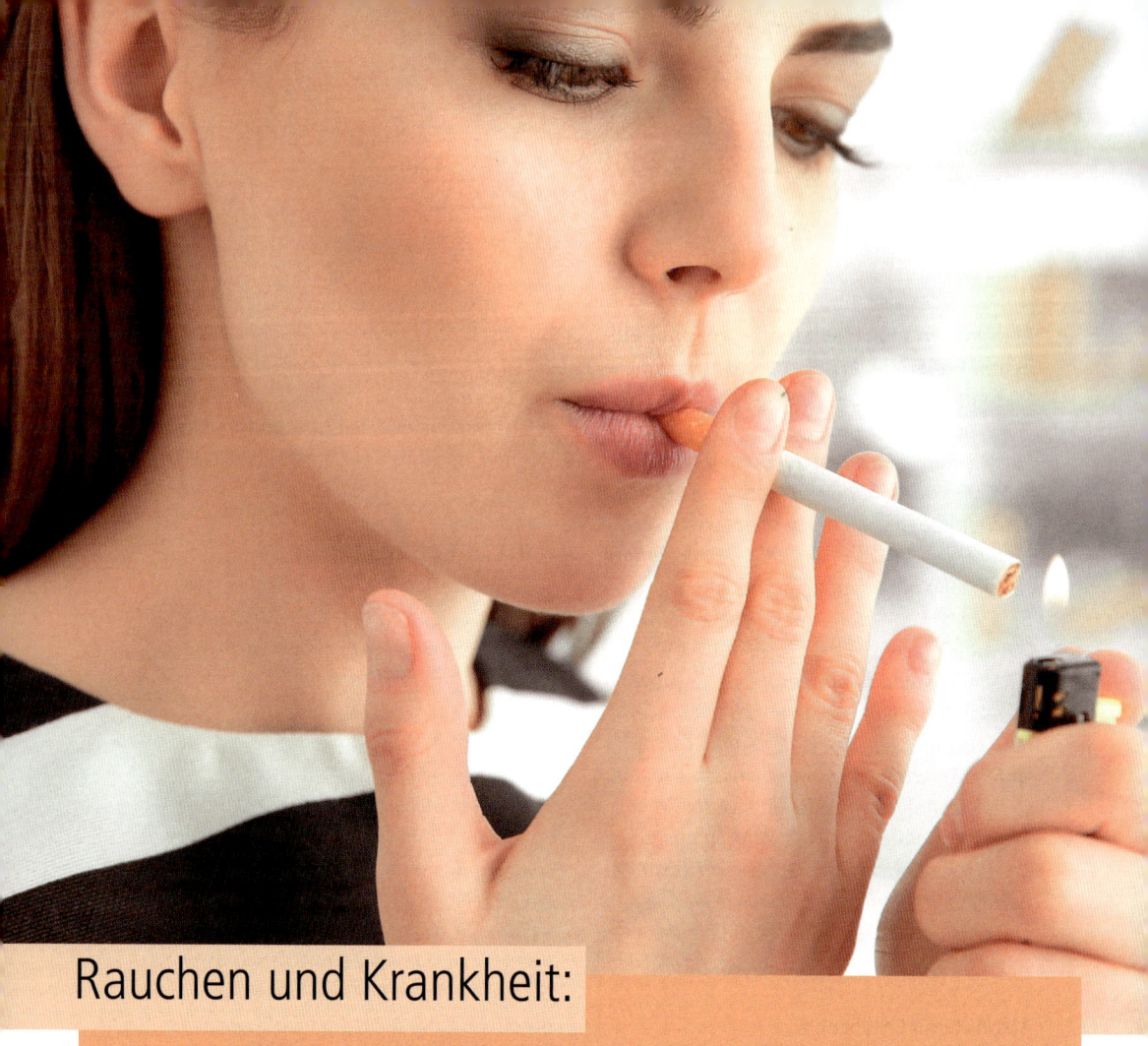

Die tödlichste Droge der Welt

Rauchen gefährdet nicht nur Ihre Gesundheit – es kann auch bei der Arbeitsplatzsuche nachteilig sein. Im Vergleich mit Nichtrauchern sind zweimal so viele Raucher arbeitslos. Bei zwei gleich qualifizierten Bewerbern würden sich die meisten Arbeitgeber für den Nichtraucher und gegen den Raucher entscheiden, obwohl sie das natürlich nicht öffentlich zugeben.

Werden die Risiken des Rauchens nicht übertrieben?

Ganz und gar nicht! Beispiel Dow Chemical, eine US-amerikanische Firma: Arbeitnehmer, die rauchten, hatten im Vergleich zu den Nichtrauchern jährlich sechs unentschuldigte Fehltage mehr, acht Tage mehr Arbeitsausfälle und zwölf Prozent mehr Krankheiten.

Rauchen ist die tödlichste Droge der Welt. Diese Feststellung ist durch harte Fakten belegt. Laut Drogenbericht sterben in Deutschland jährlich mindestens 120.000 Menschen vorzeitig an den Folgen des Tabakkonsums – mehr als durch AIDS, Drogen, Feuer, Autounfälle und Selbstmord zusammen. Darüber hinaus ist das Rauchen für den Tod tausender Passivraucher verantwortlich. Laut einer Studie des Deutschen Krebsforschungszentrums sterben mindestens 3.300 Deutsche jedes Jahr an den Folgen des Passivrauchens.

Wie verursacht Rauchen Lungenkrebs?

Normalerweise sind die Atemwege von Zellen mit Millionen von winzigen Härchen, Zilien genannt, ausgekleidet. Die Zilien arbeiten wie kleine Besen, die die Atemwege von Staub, Teer und anderen Fremdstoffen reinigen, indem sie diese wie auf einem Förderband allmählich nach oben befördern, bis sie ausgespuckt oder unbemerkt heruntergeschluckt werden können.

Jedes Mal aber, wenn ein Schwall von Tabakrauch diese Zilien trifft, verlangsamen sie ihre nach oben gerichtete Bewegung, bis sie schließlich ihre Aktivität ganz einstellen. Dadurch können die verbleibenden Teerteilchen aus dem Zigarettenrauch die Zellen der Bronchialschleimhaut angreifen. Durch ständige Irritation über einen längeren Zeitraum hinweg verwandeln sich einige Zellen schließlich in Krebszellen. Dieser Prozess benötigt einige Jahre. Aber einmal in Gang gesetzt, frisst sich der Krebs unaufhörlich tiefer in die Lunge. Wenn die Diagnose gestellt wird, ist es im Allgemeinen zu spät.

Ist Lungenkrebs bei Rauchern die Haupttodesursache?

Nein. Tabak verursacht jährlich etwa 40.000 Todesfälle durch Lungenkrebs. Außerdem ist Rauchen für 40.000 Herzinfarkte und Schlaganfälle im Jahr verantwortlich sowie für 10.000 dieser Ereignisse durch Passivrauchen. Die zugrunde liegende Gefäßerkrankung wird in erster Linie durch Nikotin und Kohlenmonoxid verursacht. Nikotin verengt die kleinen Gefäße und verringert damit die lebenswichtige Sauerstoffzufuhr zum Herzen, zum Gehirn, zu den Lungen und zu allen anderen Organen. Nikotin ist auch verantwortlich für das Gefühl von Entspannung und Wohlgefühl, das Rauchen so verlockend macht.

Das Rauchen stellt die wichtigste vermeidbare Todesursache in Deutschland dar.

Aber Nikotin macht auch süchtig. Kohlenmonoxid beeinträchtigt direkt die Sauerstoffaufnahme der roten Blutkörperchen. Dadurch kommt es zu Atemnot, zur Verringerung der körperlichen Ausdauerleistung und zur Beschleunigung der Arteriosklerose (Verengung und Verhärtung der Arterienwände).

Das sind viele ernste Informationen. Gibt es etwa noch mehr?

Leider richtet das Rauchen noch wesentlich mehr Schaden an.

– Raucher haben im Vergleich zu Nichtrauchern sehr viel mehr Krebserkrankungen von Mund, Kehlkopf, Speiseröhre, Bauchspeicheldrüse, Blase, Niere und Gebärmutterhals.

90 Prozent aller neuen Raucher sind Teenager. Jede gerauchte Zigarette kostet dreizehn Minuten Lebenszeit. Das Rauchen bringt jeden zweiten Raucher um. Das Lungenemphysem führt jedes Jahr bei zahlreichen Rauchern in Deutschland zu einem langsamen Erstickungstod.

– Das Lungenemphysem zerstört allmählich das Lungengewebe und führt schließlich zum Tod durch Ersticken. In Deutschland sterben jedes Jahr 20.000 Menschen diesen grausigen Tod durch das Rauchen.

– Magen- und Dünndarmgeschwüre sind bei Rauchern um 60 Prozent häufiger.

– Rauchen entzieht den Knochen Calcium und beschleunigt damit den Knochenschwund, der als Osteoporose bezeichnet wird.

– Rauchen während der Schwangerschaft schädigt die kindliche Entwicklung und erhöht das Risiko der Säuglingssterblichkeit um 35 Prozent.

Wenn Menschen lange Zeit stark geraucht haben, lohnt es sich dann noch, aufzuhören?

Durch Beendigung des Rauchens kann das Risiko für Lungenkrebs um 85 Prozent und für Blasenkrebs um 50 Prozent verringert werden. Denn wenn jemand mit dem Rauchen aufhört, beginnt die Heilung nahezu sofort.

Wenn Nikotin und Kohlenmonoxid aus dem Körper verschwinden, verringert sich das Risiko für den Herzinfarkt dramatisch. Obwohl das Krebsrisiko langsamer abnimmt, geht die Gefahr im Laufe von Wochen und Monaten zurück. Darüber hinaus gibt es noch viele andere Vorteile: Das Gefühl, einen Sieg errungen zu haben, ein erhöhtes Selbstwertgefühl, guter Atem, Sie schmecken Ihre Speisen wieder intensiver, Sie haben wieder mehr Ausdauer, Ihre Gesundheit verbessert sich und Ihre Energie nimmt zu, ein Gefühl von Wohlbefinden stellt sich ein und Sie sind endlich von einer unangenehmen, weithin abgelehnten und teuren Sucht befreit. Auch die Aussichten auf einen Arbeitsplatz können sich verbessern.

Die Deutschen zeigen oft eine Überreaktion auf unbedeutende Risiken, während sie ernsthafte Bedrohungen für ihre Sicherheit und ihre Gesundheit ignorieren. Beispielsweise wird jeder zweite Raucher an einer Erkrankung sterben, die im direkten Zusammenhang mit der Sucht steht. Raucher sterben im Schnitt vierzehn Jahre früher als Nichtraucher, mit jeder gerauchten Zigarette verlieren sie dreizehn Minuten ihrer Lebenserwartung. Dennoch reagieren die Menschen wesentlich stärker auf die Information, dass Chemikalien im Trinkwasser Krebs verursachen können, obwohl dieses Risiko nur eins zu einer Million beträgt, als auf die benannten Gefahren des Rauchens.

Es ist Zeit, das Leben wieder aus der richtigen Perspektive zu betrachten: Wenn Sie das Rauchen aufgeben und wieder reine Luft atmen, tun Sie Ihrem Körper den größten Gefallen.

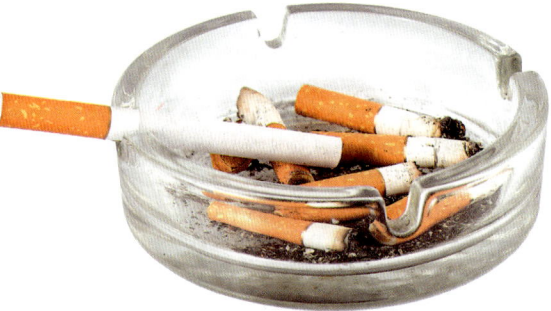

Wie tötet das Rauchen?

Rauchen verstümmelt und tötet hauptsächlich durch das Entstehen von Gefäßkrankheiten und verschiedenen Krebsarten.

Gefäßkrankheiten

- Herzinfarkt: Rauchen ist für 30 Prozent der jährlich 128.000 Koronartodesfälle in Deutschland verantwortlich.
- Schlaganfall: Rauchen ist verantwortlich für 25 Prozent der Schlaganfälle.
- Durchblutungsstörungen der Beine: Etwa 90 Prozent der Gefäßverschlüsse an den Beinen werden durch das Rauchen verursacht.

Krebserkrankungen

- Lungenkrebs: 85 Prozent der Lungenkrebserkrankungen ist auf Rauchen zurückzuführen.
- Blasen- und Nierenkrebs tritt bei Rauchern dreimal häufiger auf als bei Nichtrauchern.
- Mund-, Kehlkopf-, Speiseröhrenkrebs tritt bei Rauchern zwei- bis 25-mal häufiger auf als bei Nichtrauchern.

Händler des Todes

Während der vergangenen zehn Jahre haben die US-amerikanischen Tabakfirmen ihren Zigarettenexport verdreifacht. Asien und Afrika gehören zu den neuesten Märkten.

Legalisierter Tod

Zigaretten gehören zu den profitabelsten Drogen der Welt. Sie sind auch die einzigen legalen Drogen, die die meisten Nutzer süchtig machen und jeden zweiten Abhängigen töten.

Wussten Sie, ...

dass jeden Tag 340 Deutsche an den Folgen des Rauchens sterben und dass Rauchen jedes Jahr 25 Milliarden Euro an direkten Kosten in erster Linie für die Krankenbehandlung verursacht? Die indirekten Kosten durch Arbeitsunfähigkeit, Erwerbsminderung, Arbeitslosigkeit, Pflegebedürftigkeit und Reha summieren sich auf über 50 Milliarden Euro, während der Staat 14 Milliarden Euro im Jahr an Tabaksteuer einnimmt.

Praktische Umsetzung

Wer nicht raucht, ist dufte!

Rauchen ist die gefährlichste Droge der Welt.

In Deutschland allein tötet das Rauchen 120.000 Menschen im Jahr. Wenn Sie mit dem Rauchen aufhören, tun Sie sich selbst den größten Gefallen.

SIE SCHAFFEN ES!

Befreiung von der Sucht

Der erste Schritt, um eine Gewohnheit abzulegen, ist der Entschluss, eine Veränderung vorzunehmen. Es genügt nicht, sich ändern zu wollen oder sich nur vorzustellen, sich irgendwann zu ändern. Um eine Nikotinsucht zu besiegen, ist eine verbindliche Entscheidung erforderlich.

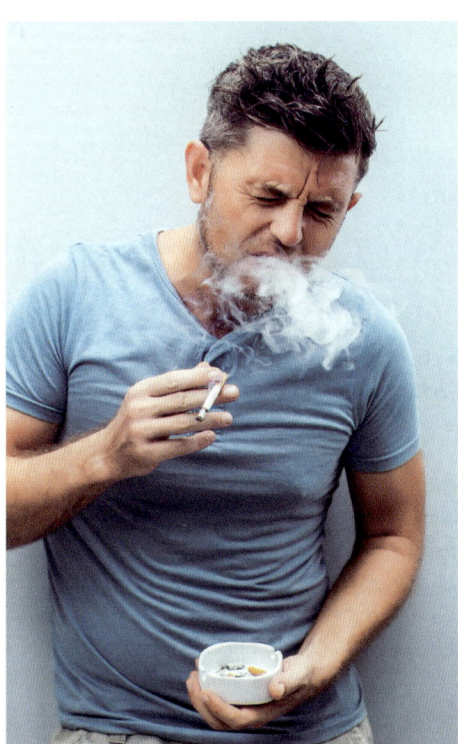

Gründe, um mit dem Rauchen aufzuhören

Hier sind einige Gründe, die Tausende im vergangenen Jahr überzeugt haben, nicht mehr zu rauchen:

1 *Es gibt keine andere Maßnahme mit so weitreichender Auswirkung auf Ihre Gesundheit und Ihre Lebensdauer.*

2 *Verringertes Risiko für koronare Herzkrankheit und Herzinfarkt, Schlaganfall, Krebserkrankungen von Lunge, Mund, Rachen und Kehlkopf, Bauchspeicheldrüse, Blase, Nieren und Gebärmutterhals.*

3 *Verringertes Risiko für Lungenemphysem und Osteoporose.*

4 *Verringertes Risiko der Familienangehörigen durch Passivrauchen.*

5 *Geringere Gefahr, dass Kinder und Enkel mit dem Rauchen beginnen.*

6 *Besserer Atem, weißere Zähne und weniger Falten.*

7 *Weniger Krankheitszeiten, mehr körperliche Ausdauer.*

8 *Weniger Kosten für Krankheiten und Versicherungen.*

Die Liste ließe sich noch verlängern. Und sie verlängert sich mit jedem Wissen, das wir über die schädlichen Auswirkungen des Rauchens in Erfahrung bringen.

Sie können nur gewinnen, wenn Sie diese Gewohnheit ablegen: längeres Leben, bessere Gesundheit, mehr Vitalität und weniger Kosten ...
... die Luft ist frischer, das Essen schmeckt besser, die Brieftasche wird dicker, das Alter wird höher und das Leben wird angenehmer.

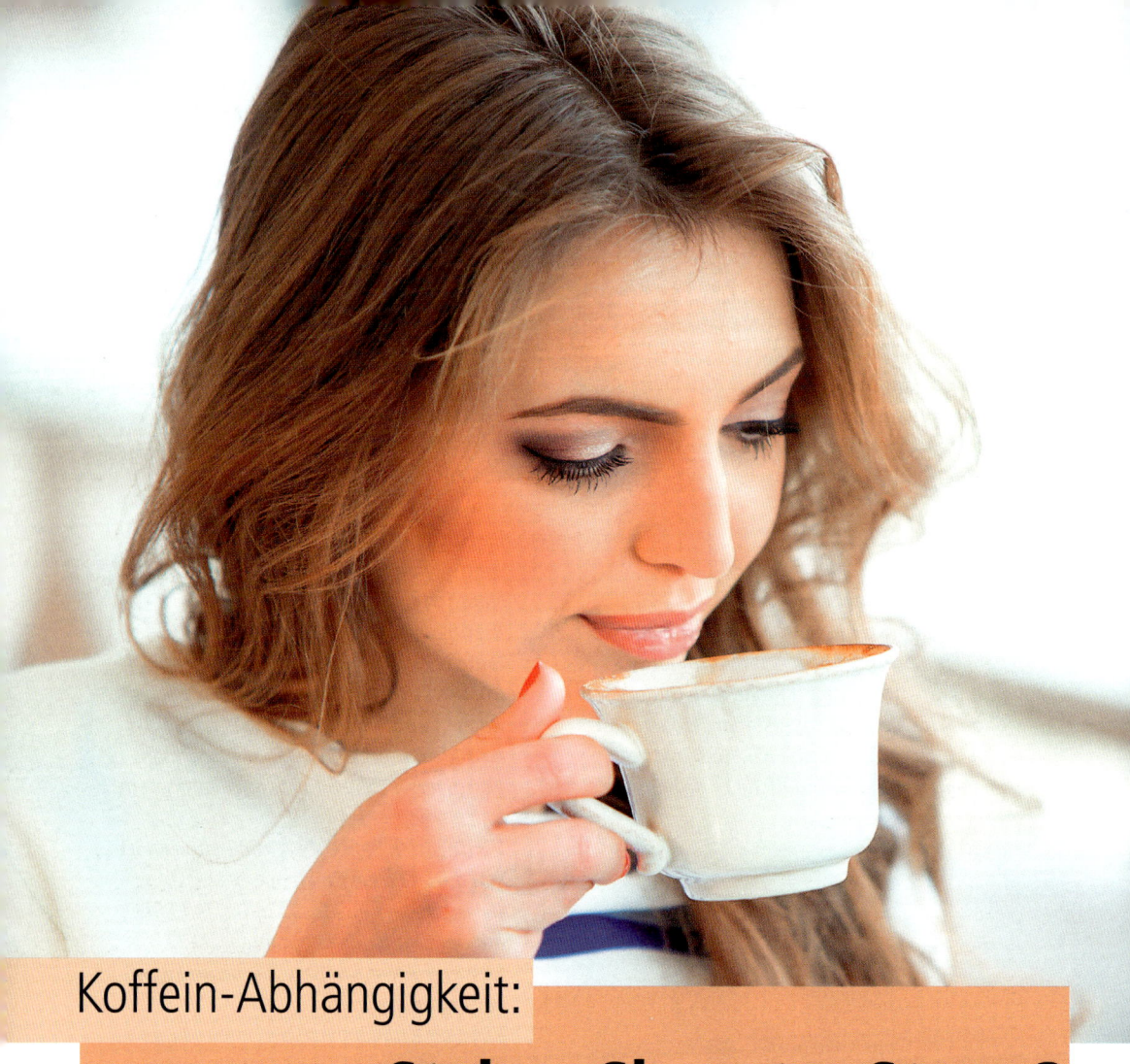

Koffein-Abhängigkeit:
Stehen Sie unter Strom?

Über 70 Prozent der Deutschen nehmen täglich eine psychotrope (bewusstseinsverändernde) Droge zu sich – in Form von ganz gewöhnlichem, überall und zu jeder Zeit erhältlichem Kaffee.

Was soll das bedeuten? Das müssen Sie erklären.
Kennen Sie Menschen, die nicht mindestens eine Tasse Kaffee am Tag trinken? Oder Tee? Oder eine Schmerztablette mit anregender Wirkung nehmen? Oder eine Cola trinken? Nach weit verbreiteter Ansicht sind koffeinfreie Getränke etwas für Kinder und Menschen mit gesundheitlichen Problemen.

Aber ich brauche gelegentlich etwas Anregendes. Und Koffein ist doch kein Suchtmittel, oder?
Eine suchterzeugende Substanz löst wahrnehmbare und messbare körperliche und psychische Entzugserscheinungen aus. In diesem Sinn rufen selbst kleine Mengen Koffein, wenn sie regelmäßig über einen längeren Zeitraum aufgenommen werden, eine gewisse Abhängigkeit hervor.

Ob bei Ihnen eine Sucht besteht, können Sie selbst überprüfen. Sie brauchen nur einige Tage kein Koffein zu sich zu nehmen. Das häufigste körperliche Entzugssymptom ist ein leichter bis schwerer Kopfschmerz. Manchmal wird eine Migräne ausgelöst. Andere körperliche Zeichen sind Erschöpfung, Appetitlosigkeit, Übelkeit und Erbrechen. Die Symptome dauern ein bis fünf Tage. Die psychischen Entzugserscheinungen können noch ausgeprägter sein, es kann zu Depressionen kommen.

Natürlich kann man sich daran gewöhnen, sich mehrmals am Tag so einen Kick zu verschaffen. Das Verlangen danach ist mit dem Wunsch nach einer Zigarette fast vergleichbar – es kann schwer sein zu widerstehen.

Schädigt Koffein den Körper?

– Am offensichtlichsten ist ein überreiztes Nervensystem mit Zittern, Nervosität, Ängsten und Schlafstörungen. Mit der Zeit kommt es zu chronischer Müdigkeit, fehlender Energie und anhaltender Schlaflosigkeit.

– Koffeinhaltige Getränke können zu Magenbeschwerden führen. Dafür sind in erster Linie andere Inhaltsstoffe verantwortlich. Koffein selbst verengt die Blutgefäße und kann dadurch die Verdauung beeinträchtigen.

– Koffeinhaltige Getränke führen zu vermehrter Säurebildung im Magen. Dadurch können Magengeschwüre verschlimmert werden.

– Koffein hemmt die Calcium- und Eisenaufnahme und fördert damit Osteoporose und Anämie.

– Koffein erhöht die Energie, indem es den Blutzucker erhöht. In der Folge wird vermehrt Insulin freigesetzt, das nicht nur den Blutzucker wieder senkt, sondern zu einem Blutzuckerabfall führt. Dadurch kommt es zum Jo-Jo-Effekt: das Verlangen nach einem weiteren Kaffee und noch einem und noch einem.

– Koffein wirkt sich auf die Nieren aus und führt zu vermehrter Harnausscheidung.

Gibt es gesunde Alternativen, die die Koffeinwirkung ersetzen können?

Wenn Sie morgens aufstehen, sollten Sie sich erst gründlich warm und zum Schluss kurz kalt abduschen und anschließend kräftig mit dem Handtuch abtrocknen.

Bei sitzender Arbeit können Sie jede Stunde kurz aufstehen, sich dehnen und einige Male tief einatmen, wenn möglich am offenen Fenster. Machen Sie während der Pause oder nach dem Mittagessen einen zügigen Spaziergang an der frischen Luft. Scheint die Sonne, bilden Sie gleichzeitig noch eine Portion Vitamin D. Trinken Sie mehrmals am Tag ein Glas kaltes oder warmes Wasser. Auch ein Kräutertee wird Ihnen gut tun. Massieren Sie den Rücken eines Arbeitskollegen und bitten Sie ihn um dieselbe Gefälligkeit.

Jeder möchte bestätigt bekommen, dass Kaffee gut für uns ist. Doch seien wir ehrlich: Wir lieben das reiche Aroma und den Geschmack von Kaffee, und wir mögen es, morgens etwas Warmes zu trinken. Aber was wir wirklich wollen, ist der Kick: das Koffein.

Treten Sie ans Fenster und gönnen Sie Ihren Augen eine Pause durch einen Blick auf die Landschaft. Räumen Sie Ihren Arbeitsbereich auf. All diese positiven Beschäftigungen werden dazu führen, dass Sie sich besser fühlen. Suchen Sie nach weiteren Möglichkeiten, um sich positiv einzustimmen.

Wenn ich in einer Krisensituation ein koffeinhaltiges Getränk trinke, muss ich mir da schon Sorgen machen?

Wenn man gelegentlich kleine Mengen Koffein zu sich nimmt, ist das unproblematisch. Das Problem ist nur, dass es für die meisten Menschen schwer ist zu erkennen, wann sie aufhören sollten.

Red Bull hat seit seiner Einführung in den 1990er Jahren seinen Umsatz stetig erhöht. Weltweit wurden über fünf Milliarden Getränkedosen verkauft. Der Umsatz stieg auf über fünf Milliarden Euro. Eine Dose (330 ml) enthält 100 mg Koffein. Zum Vergleich: Eine Tasse Kaffee (150 ml) enthält 120 mg, eine Dose Coca-Cola (330 ml) 33 mg Koffein.

Koffein kann Folgendes verursachen:

– erhöhten Blutzucker
– erhöhten Blutdruck
– erhöhte Blutfette (Triglyceride)
– verstärkte Regelbeschwerden
– erhöhte Reizung des Zentralnervensystems (das Bedürfnis nach Ruhe wird ausgeschaltet)
– Zittern, Reizbarkeit und Nervosität
– Verschlimmerung von Angststörungen und Panikattacken
– erhöhte Magensäureproduktion
– verminderte Eisenaufnahme
– Verluste von Calcium und Magnesium mit dem Urin
– Schlafstörungen
– Herzrhythmusstörungen

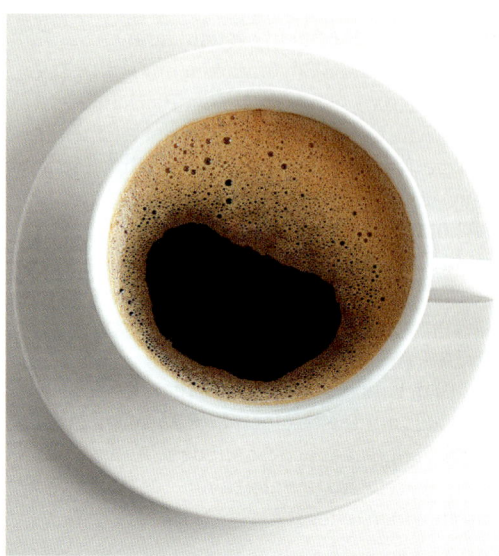

WO IST KOFFEIN ENTHALTEN?
(Angaben in mg)

■ **Kaffee**
1 Tasse Kaffee *(150 ml)* 120
1 Tasse entkoffeinierter Kaffee *(150 ml)* 6
1 Tasse Espresso *(40 ml)* 40

■ **Kopfschmerzmittel** *(1 Tablette)*
Thomapyrin 50
Vivimed mit Koffein 50
Dolormin 0
Paracetamol 0
Aspirin 0
Aspirin Coffein 50

■ **Schokolade**
100 g Milchschokolade 15
100 g Bitterschokolade 90
1 Tasse Kakao 150 ml 6

■ **Erfrischungsgetränke** *(330 ml)*
Coca-Cola/Pepsi Cola 33
Afri Cola 80
Red Bull 100
1 Glas Eistee *(200 ml)* 70

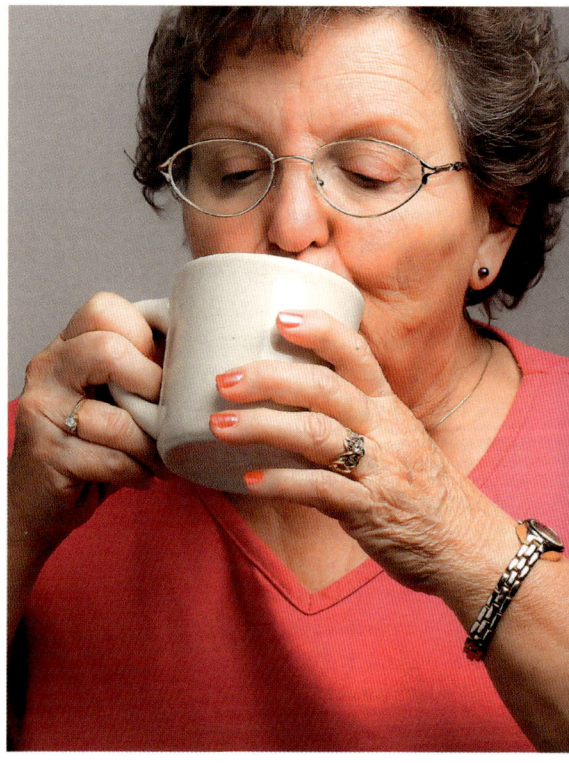

Bereits durch eine kleine Menge Koffein, die über einen längeren Zeitraum regelmäßig zugeführt wird, kann eine Sucht entstehen.

Koffein: Wie geht man damit um?

Koffein kann eine suchterzeugende Droge sein.

Regelmäßiger Konsum über einen längeren Zeitraum kann oftmals körperliche und psychische Entzugserscheinungen verursachen. Während eine gelegentliche Zufuhr von Koffein in geringen Dosen unerheblich ist, kann eine ständige Zufuhr gesundheitliche Störungen verursachen.

Leben Sie drogenfrei?

Kaffee: Nahrungsmittel oder Droge?

Stellen Sie sich vor, Sie wollen in Ihrem Lebensmittelgeschäft Kaffee kaufen und stellen fest, dass das Kaffee-Sortiment fehlt.

„Was ist los?", fragen Sie den Verkäufer. „Wo ist der Kaffee?"

„Oh, haben Sie nicht gehört? Kaffee ist als Droge eingestuft worden. Jetzt verkauft ihn der Apotheker."

Sie schütteln den Kopf und gehen zur Apotheke. Der Apotheker lächelt Sie wissend an.

„Es sieht so aus, als ob Sie Kaffee haben wollen. Ich kann das an Ihrem Gesichtsausdruck ablesen."

Sie nicken und sagen ihm, welche Sorte Sie wünschen.

„Geht in Ordnung", sagt er. „Rezept ist nicht erforderlich – ich muss nur den Warnhinweis ausdrucken."

„Warnhinweis?"

„Ja. Da steht Folgendes drauf:
Warnung: Dieses Getränk enthält Koffein. Mögliche Nebenwirkungen sind Abhängigkeit, Zittern, Nervosität, Angst, Schlafstörungen, chronische Müdigkeit, Energielosigkeit, Magenreizung, Erbrechen, Störung der Calcium- und Eisenaufnahme und die Verschlimmerung von Magengeschwüren."

Er händigt Ihnen den Kaffee aus, aber Sie lehnen ab: „Nein, danke. Ich habe meine Meinung geändert."

Sind Sie süchtig?

Sie können koffeinabhängig sein, ohne es zu wissen. Probieren Sie einmal aus, eine Woche lang keinen Kaffee zu trinken. So können Sie herausfinden, ob Sie abhängig sind.

Wenn Sie in dieser Zeit körperliche Symptome wie Kopfschmerzen, Appetitlosigkeit und Übelkeit bemerken, sind Sie wahrscheinlich abhängig. Die Symptome können ein bis fünf Tage dauern. Psychisch können Sie sich niedergeschlagen und lustlos fühlen und natürlich wird ein starkes Verlangen nach Ihrem beliebten Getränk bestehen.

Die Gewohnheit durchbrechen

Wenn Sie feststellen, dass Sie koffeinabhängig sind, können Sie versuchen, den Entzug zu erleichtern.

1. *Verringern Sie die Menge von Koffein, die Sie täglich konsumieren, allmählich.*
2. *Trinken Sie als Ersatz Wasser, Kräutertee und entkoffeinierten Kaffee.*
3. *Führen Sie Ihre täglichen Aufgaben gelassener durch.*
4. *Bewegen Sie sich an der frischen Luft.*
5. *Lassen Sie sich von Ihrer Umgebung unterstützen.*
6. *Belohnen Sie sich für einen solchen positiven Schritt.*

IHRE AUFGABE:

Schränken Sie den Konsum von koffeinhaltigen Getränken wie Kaffee und Cola zunächst ein, schließlich meiden Sie diese ganz. Überprüfen Sie, wie es Ihnen geht. Am Ende der Woche fassen Sie den Vorsatz, Ihren Körper zu einer koffeinfreien Zone zu machen.

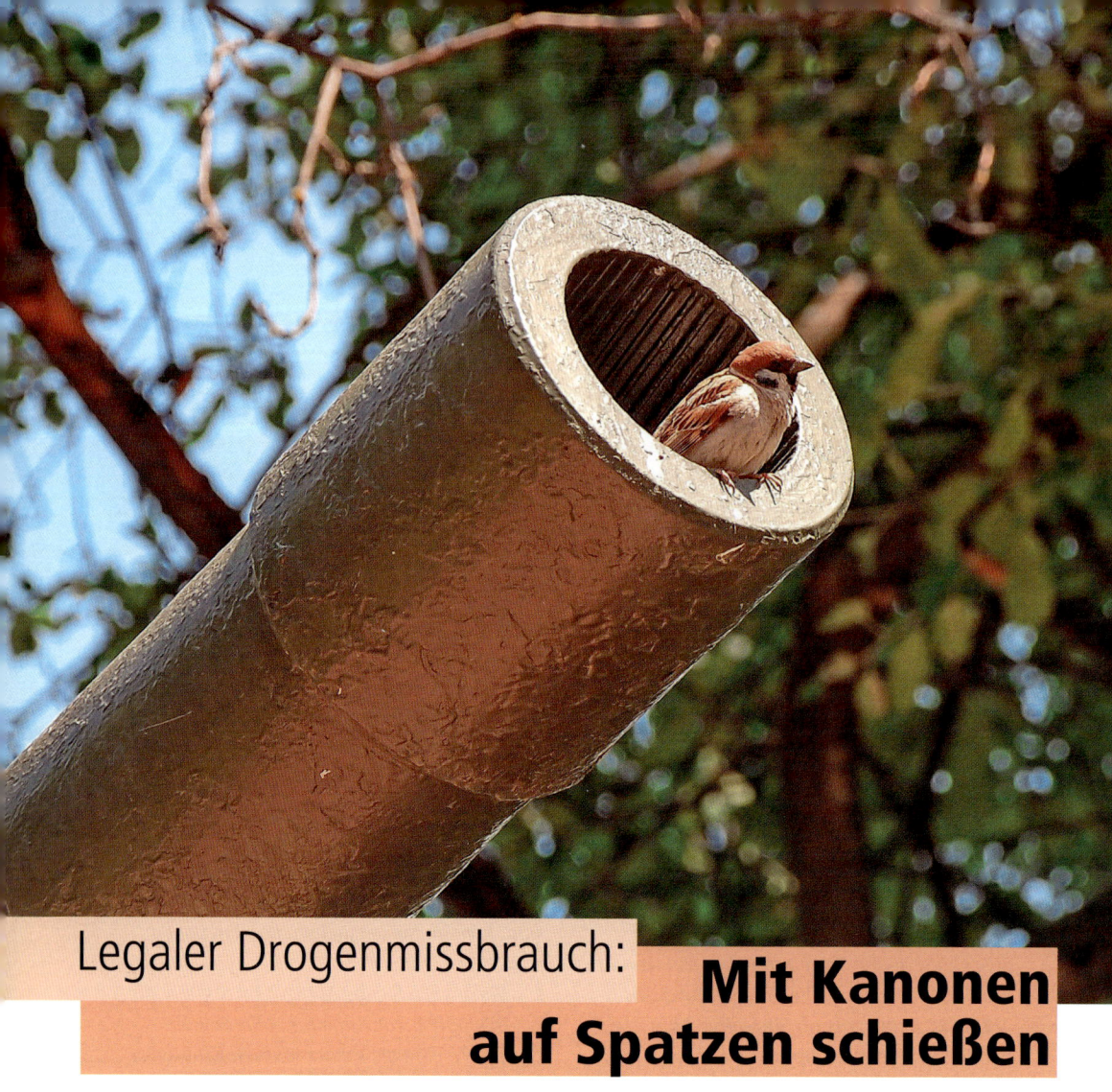

Legaler Drogenmissbrauch:
Mit Kanonen
auf Spatzen schießen

Manche Menschen verwenden Medikamente, als wollten sie mit Kanonen auf Spatzen schießen. Dabei sind es nicht nur die verschreibungspflichtigen Medikamente, die Probleme machen. Auch die freiverkäuflichen Medikamente können unangenehme, sogar gefährliche Nebenwirkungen haben.

Sie übertreiben!

Ich wollte, es wäre so. Nehmen Sie beispielsweise ein so verbreitetes Medikament wie ASS (bekanntester Handelsname: Aspirin).
Manche Menschen nehmen es beim geringsten Anzeichen von Kopfschmerzen, Grippe oder Fieber ein. Jedes Jahr werden Tausende von Menschen durch ASS oder ähnliche Substanzen geschädigt.

Überdies ist bekannt, dass ASS das Entstehen von Magengeschwüren fördert. Es steht auch in Verbindung mit dem Reye-Syndrom, einem oft tödlichen Krankheitsbild bei Kindern. Bei älteren Patienten kann es eine Hirnblutung mit Schlaganfall auslösen.
Paracetamol und Ibuprofen sowie andere weit verbreitete Schmerzmittel können Hautausschläge und Nieren- und Leberschäden verursachen.

Aber verschreibungspflichtige Medikamente sind sicher, wenn man den Empfehlungen folgt, richtig?

In der Medizin werden ständig neue und wirksamere Wunderdrogen entdeckt und eingeführt, während ältere verbessert und weiterentwickelt werden. Aber noch haben wir das perfekte Medikament nicht gefunden – ein Medikament ganz ohne schädliche Nebenwirkungen. Nehmen Sie

> Viele Menschen glauben, dass nicht verschreibungspflichtige Medikamente sicher sind und keine Nebenwirkungen haben. **Aber: Kein Medikament ist völlig sicher und nebenwirkungsfrei.** Wenn beispielsweise Paracetamol und Ibuprofen regelmäßig über lange Zeiträume eingenommen werden, verdoppelt sich das Risiko für Nierenkrebs und das Risiko für Nierenschäden verdreifacht sich sogar.

beispielsweise die Mittel gegen Bluthochdruck. Diese sind die häufigsten verschreibungspflichtigen Medikamente auf dem Markt und sie zählen zu den wirksamsten. Dennoch haben sie eine Unzahl von Nebenwirkungen. Dazu gehören Schwäche, Müdigkeit, Antriebslosigkeit, Kopfschmerzen, Depression, Schwindel, Schwellungen, Schwitzen, Impotenz, Verdauungsstörungen, Stimmungsschwankungen, undeutliche Sprache sowie erhöhter Cholesterin-Spiegel. Patienten, die diese Medikamente benötigen, müssen oft mehrere ausprobieren, bevor sie eines finden, das sie vertragen.

Tatsache ist, dass kein Medikament völlig sicher ist. Selbst lebensrettende Antibiotika können ernste Probleme mit sich bringen, wie Übelkeit, Erbrechen, Durchfall, allergische Reaktionen und Pilzinfektionen.

Warum sind Menschen so versessen darauf, Medikamente einzunehmen?

Obwohl die meisten der heutigen Krankheiten auf Veränderungen des Lebensstils ansprechen, wie bessere Ernährung und regelmäßige körperliche Bewegung, haben Ärzte, die diese Prinzipien vertreten, oft den Eindruck, dass sie gegen den Strom schwimmen. Die meisten Menschen sind ungeduldig. Sie ziehen schnelle Lösungen den echten vor. Und wenn ein Arzt nicht das gewünschte Rezept ausstellt, finden sie meist einen anderen, der ihren Wünschen nachkommt. Einfach gesagt: Heute wollen die Menschen glauben, dass es einen Zaubertrank für ihr Problem gibt. Mit einem fast kindlichen Vertrauen schlucken sie Medikamente, die sie aufpeppen, die sie beruhigen, die ihr Gewicht regulieren und fast jedes vorstellbare Leiden lindern sollen.

Warum also ein Risiko bei der Einnahme von Medikamenten eingehen?

Wenn Ärzte Medikamente verschreiben, müssen sie immer das Risiko gegen die Notwendigkeit der Einnahme abwägen. So wird einerseits das Risiko einer antibiotischen Behandlung bei einer schweren bakteriellen Infektion abgewogen gegen das Risiko, das Sie eingehen, wenn Sie das Antibiotikum nicht einnehmen. Andererseits können Sie, wenn Sie Spannungskopfschmerzen haben, statt Medikamente zu nehmen einen zügigen Spaziergang machen oder sich ins Bett legen.

Welche Empfehlungen für einen vernünftigen Medikamentengebrauch gibt es?

Als gute allgemeine Empfehlung sollten Sie Medikamente nur für besondere Probleme einsetzen, die mit leichteren Mitteln nicht zu beeinflussen sind. Richten Sie beispielsweise keine große Medizinkanone wie Antibiotika auf ein harmloses Symptom wie einen Schnupfen. Ebenso ist ein warmes Bad oder eine Tasse Kräutertee besser als eine Schlaftablette, wenn Sie nicht einschlafen können.

> 99 *Ich würde ein Drittel oder sogar die Hälfte meiner Patienten verlieren, wenn ich Valium oder ähnliche Medikamente nicht mehr verschreiben würde.* 66   – Ein frustrierter Arzt

Und wenn Sie nicht schlafen wollen, ist eine kalte Dusche oder ein zügiger Spaziergang besser als eine Aufputschpille oder eine Tasse Kaffee.

Wenn Sie ein Medikament einnehmen, sollten Sie genau wissen, was es bewirken kann. Sie sollten die Risiken und Nebenwirkungen kennen, wie und wann es einzunehmen ist und über die Anzeichen für eine Überdosierung Bescheid wissen. Verwechseln Sie Medikamente nicht und nehmen Sie Medikamente nicht länger als notwendig oder verschrieben ein, damit Sie nicht das Risiko einer psychischen und körperlichen Abhängigkeit eingehen. Wenn Sie bei mehreren Ärzten in Behandlung sind, achten Sie darauf, dass Ihr Hausarzt darüber informiert ist, welche Medikamente Sie einnehmen.

Gehen Sie also mit dem notwendigen Respekt mit Medikamenten um. Nehmen Sie nur dann Medikamente ein, wenn sie wirklich gebraucht werden. Schießen Sie nicht mehr mit Kanonen auf Spatzen.

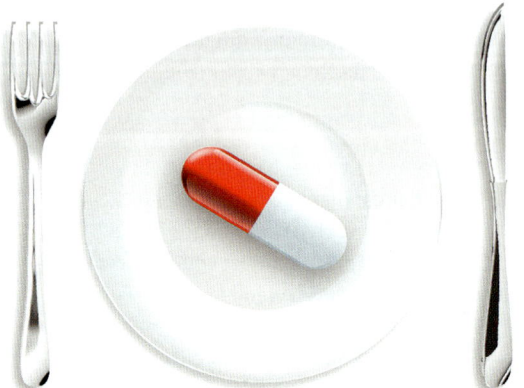

Verschreibungspflichtige Medikamente

Nur wenn Sie fragen, erhalten Sie auch die notwendigen Antworten.

Dies sind die Fragen, die Sie stellen müssen:

- Wie lauten der vollständige Name und die Stärke des Medikaments?
- Wie wird mir das Medikament helfen?
- Was sind die Risiken?
- Welche Nebenwirkungen muss ich erwarten?
- Wie, wann und für wie lange werde ich das Medikament einnehmen müssen?
- Was soll ich machen, wenn ich eine Einnahme ausgelassen habe?
- Gibt es eine schriftliche Information, die ich mitnehmen kann?
- Gibt es eine nichtmedikamentöse Alternative für mein Problem?

Diese Informationen müssen Sie Ihrem Arzt zur Verfügung stellen:

- Nennen Sie alle Medikamente, die Sie einnehmen, einschließlich Ihrer Selbstmedikation mit nicht verschreibungspflichtigen Medikamenten wie Aspirin, Vitaminen, Medikamenten gegen Erkältungskrankheiten und Allergien.
- Führen Sie die Kosten auf, falls diese für Sie von Bedeutung sind.
- Geben Sie an, ob Sie an irgendeiner Allergie oder an anderen Krankheiten leiden, und ob und wie diese behandelt werden.

LEGALER TOD Zigaretten gehören zu den profitabelsten Drogen der Welt. Sie dienen dazu, Nikotin freizusetzen. Aber sie sind auch die einzigen legalen Drogen, die bei bestimmungsgemäßem Gebrauch die meisten Nutzer in Abhängigkeit bringen und jeden zweiten töten.

Viele Schlaf- und Beruhigungsmittel machen abhängig, wenn sie über einen längeren Zeitraum eingenommen werden.

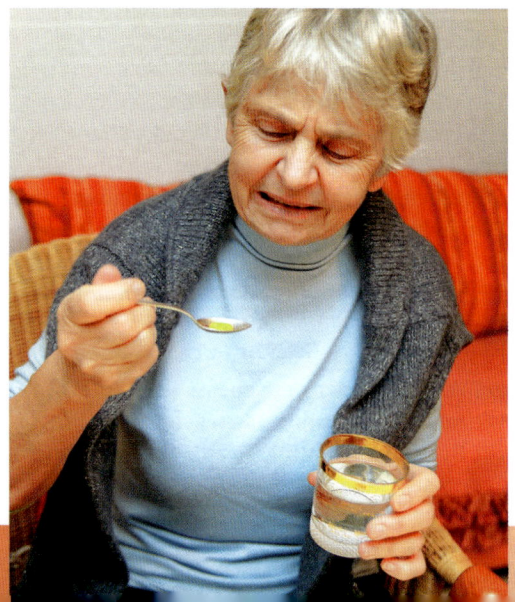

Vorsicht im Umgang mit Medikamenten

Manche Menschen *setzen ein kindliches Vertrauen in Medikamente. Sie nehmen diese für jede vorstellbare Unpässlichkeit ein. Aber wenn Sie Medikamenten-Kanonen auf Spatzenprobleme richten bzw. für Probleme verwenden, die durch die Veränderung Ihres Lebensstils lösbar sind, können Sie müde, leer und depressiv werden. Verwenden Sie Medikamente sparsam und vorsichtig.*

SCHMERZ IST EIN WARNSIGNAL *Zu viele Menschen laufen beim geringsten Wehwehchen zum Arzt. Sie erkennen nicht, dass der Schmerz oft eine Warnfunktion hat. Er will uns sagen, dass etwas mit unserem Körper nicht stimmt. Wir haben vielleicht zu viel gegessen, zu viel getrunken, zu viel geraucht oder Verpflichtungen übernommen, die unsere Kräfte übersteigen.*

Wenn der Schmerz durch Medikamente unterdrückt wird, ignorieren wir diese Symptome, anstatt unser Verhalten zu ändern, das in erster Linie für den Schmerz verantwortlich ist. Diese falsche Einstellung kann die Grundlage für ernstere Krankheiten legen.

ZWEI KATEGORIEN VON MEDI-KAMENTEN *Einige Medikamente greifen die Ursachen des Problems an, andere lindern hauptsächlich die Symptome. Wenn Sie Medikamente einnehmen, sollten Sie diese in die nebenstehende Tabelle eintragen. Schreiben Sie ein ‚U' hinter diejenigen, die die Ursache des Problems behandeln, und ein ‚S' hinter diejenigen, die nur die Symptome lindern.*

IHRE AUFGABE:

Laufen Sie nicht wegen jedem kleinen Wehwehchen zum Arzt. Die Behandlung ist oft schlimmer als das Problem. Wenn Sie Medikamente einnehmen müssen, achten Sie darauf, dass Sie Antworten auf die Fragen der Medikamenten-Checkliste erhalten (siehe gegenüberliegende Seite).

Die Medizin ähnelt einem dreibeinigen Stuhl. Medikamente und Chirurgie entsprechen zwei Beinen – das dritte Bein entspricht dem, was die Menschen selbst für sich tun können:

- *Gesunde Veränderung des eigenen Lebensstils*
- *Regelmäßige körperliche Bewegung*
- *Spirituelle Ziele verfolgen*

MEDIKAMENT	U/S	

ANREGENDE MEDIKAMENTE	BERUHIGENDE MEDIKAMENTE
Koffein	*Beruhigungsmittel*
Tabak	*Schlafmittel*
Einige Diätpillen	*Alkohol*
Amphetamine	*Tabak*

POSITIV	
Gefühl von Wohlbefinden	*Entspannung*
Weniger Müdigkeit	*Linderung von Angst*
Schärft das Denken	*Falsches Gefühl von Entspannung*

NEGATIV	
Wirkt nur vorübergehend	*Wirkt nur vorübergehend*
Verbraucht Energiereserven	*Löst keine Probleme*
Fördert Depression	*Fördert Depression*
Bewirkt vorzeitiges Altern	

3

Nahrung
verstehen

„*Messer und Gabel können als Massenvernichtungsmittel eingesetzt werden oder als Instrumente der Hoffnung, Gesundheit und Heilung.* "
Hans Diehl

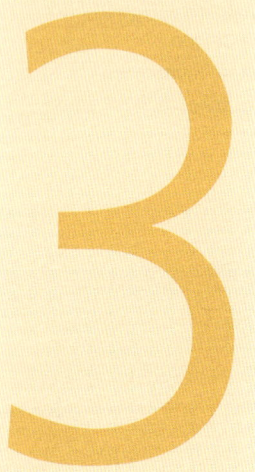

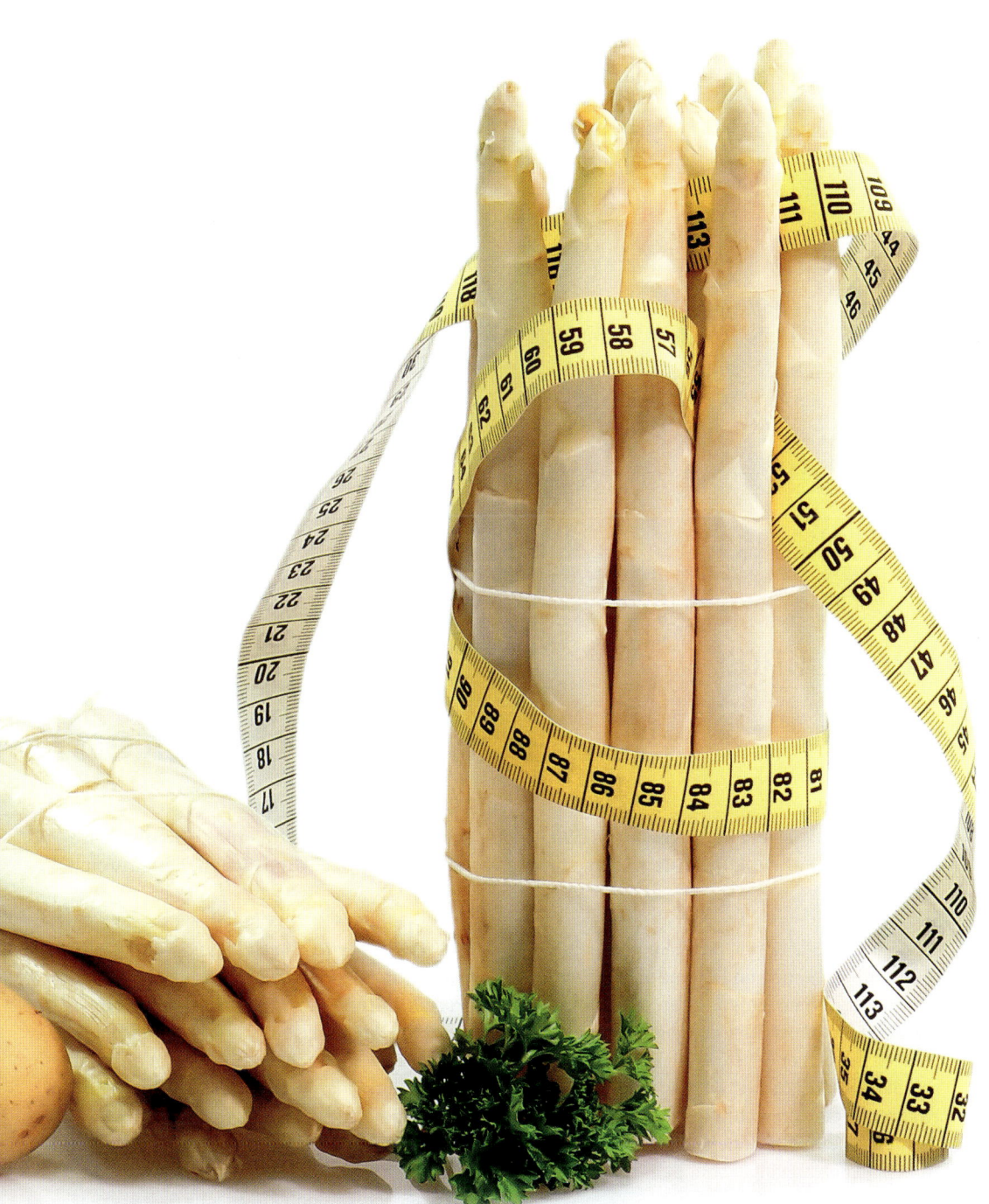

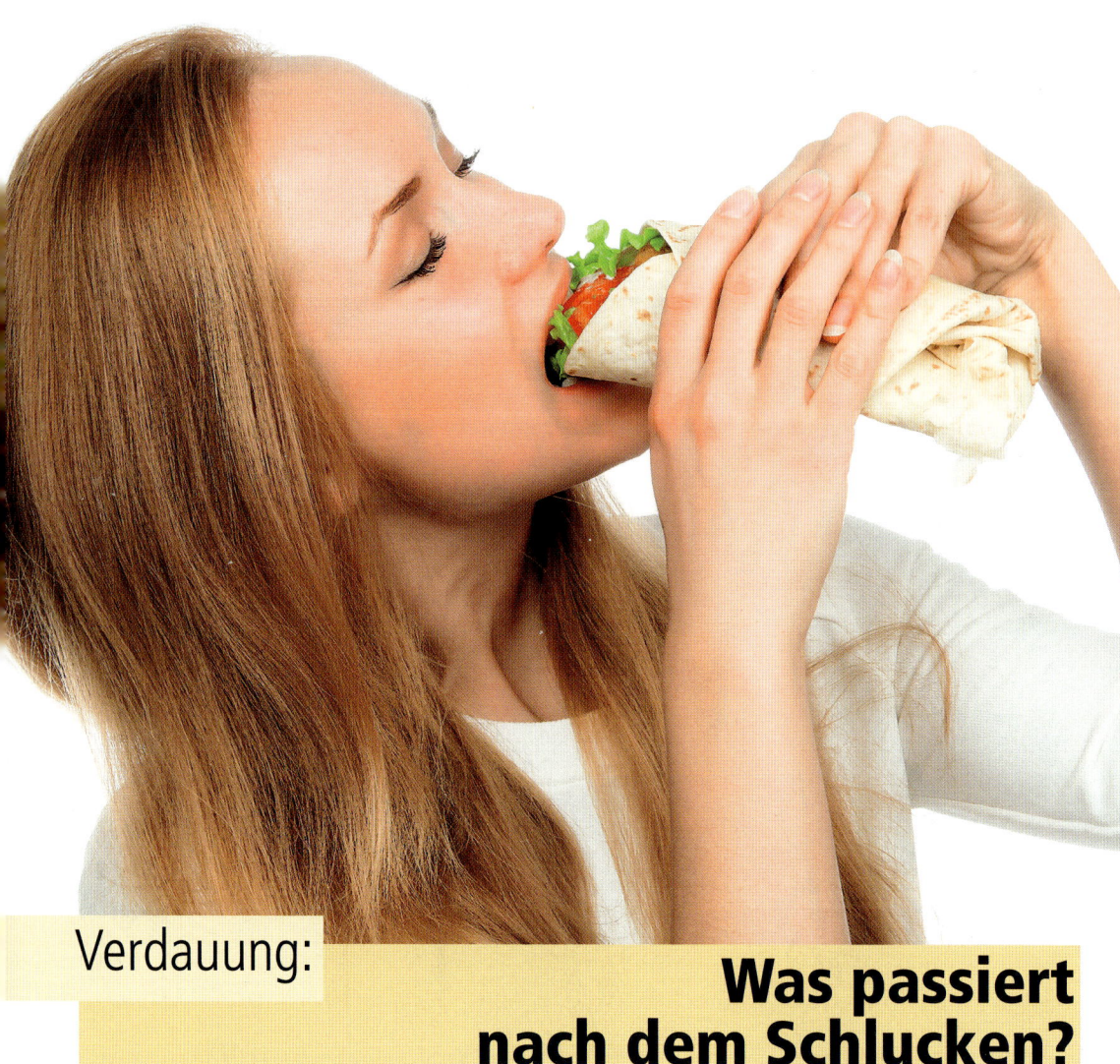

Verdauung:

Was passiert nach dem Schlucken?

Verdauung ist der Prozess, durch den der Körper die Proteine, Fette und Kohlenhydrate unserer Nahrung in seine wichtigsten Bestandteile zerlegt: Aminosäuren, Fettsäuren und Zucker.

Diese Nährstoffe liefern unserem Körper die notwendige Energie und die erforderlichen Baustoffe. Der Körper verdaut jeden einzelnen dieser Grundnährstoffe auf seine eigene Weise und in unterschiedlicher Geschwindigkeit. Einfache Kohlenhydrate (Zucker) werden schnell verdaut, während Fette länger brauchen. Proteine und komplexe Kohlenhydrate (Stärke) liegen dazwischen – auch abhängig vom Ballaststoffgehalt der Nahrung.

Bietet es Vorteile, überwiegend kohlenhydrathaltige Nahrungsmittel und überwiegend proteinhaltige Nahrungsmittel getrennt voneinander zu essen?

Diese Idee wird durch die Natur nicht überzeugend gestützt, denn alle pflanzlichen und die meisten tierischen Nahrungsmittel enthalten sowohl Kohlenhydrate als auch Protein. Es gibt zwar Berichte, dass bestimmte Menschen, die überwiegend kohlenhydratreiche und überwiegend proteinreiche Lebensmittel in getrennten Mahlzeiten aufnehmen, weniger Verdauungsprobleme haben und sogar abnehmen sollen. Wissenschaftlich konnte diese Erfahrung bisher nicht bestätigt werden. Wer sich bei dieser Trennung wohler fühlt, soll es machen, aber dadurch entfallen Lebensmittel, die sowohl kohlenhydratreich als auch proteinreich sind, besonders Hülsenfrüchte, alle Getreideprodukte und die meisten Nüsse.

Wie verarbeitet der Körper diese verschiedenen Nahrungsbestandteile?

Die Verdauung beginnt bereits im Mund. In erstaunlich geordneter Abfolge beginnt die Verdauung der Kohlenhydrate durch Enzyme im Speichel und setzt sich im Magen fort. Aber nur ein Teil der Verdauung spielt sich im Magen ab. Die Proteinverdauung beginnt im Magen und wird im Darm fortgeführt. Fett wird größtenteils im Darm verdaut. Bei der Verdauung zerlegt der Körper die Nahrung in ihre Einzelbestandteile. Kohlenhydrate wie Stärke werden zu Glukose abgebaut, Fett in Fettsäuren und Glycerin und Proteine in Aminosäuren. Diese kleineren Moleküle gelangen dann aus dem Darm ins Blut.

Welche Aufgaben übernimmt der Magen bei der Verdauung?

Der Magen hat drei grundlegende Aufgaben:
- Durch Muskelbewegungen werden die Nahrungsbestandteile zu einem homogenen Speisebrei geformt.
- Durch Hinzufügen oder durch Aufnahme von Flüssigkeit wird die benötigte Konsistenz geschaffen.
- Durch Sekretion der sauren Verdauungssäfte wird der notwendige Säuregrad hergestellt. In dieser Phase erfolgen die Verdauungsvorgänge, die ein saures Milieu erfordern.

Wenn der Mageninhalt in den Darm gelangt, wird durch die Verdauungssäfte der Bauchspeicheldrüse ein basisches Milieu hergestellt. Im Dünndarm wird der Verdauungsprozess abgeschlossen.

Gibt es Nahrungsmittel, die diesen Prozess behindern?

Ja, das sind vor allem fettreiche Nahrungsmittel. Denn der Körper kann das Fett erst verdauen, wenn es durch die Verdauungssäfte des Dünndarms basisch gemacht und emulgiert worden ist (so wie Sie das Fett an Ihren Händen nur entfernen können, wenn es mit Seife und Wasser emulgiert wurde).

Aber der Körper besitzt Schutzmechanismen, die dafür sorgen, dass stets nur eine begrenzte Menge Fett aus dem Magen in den Dünndarm gelangt, sodass der Prozess der Emulgierung nicht überlastet wird. Wenn der Fettanteil der Nahrung nicht zu groß ist, wird die Verdauungszeit sich nicht wesentlich verändern. Aber eine typische westliche Mahlzeit wird wegen ihres hohen Fettgehaltes mehrere Stunden oder länger für die Magenpassage benötigen.

Der Geschmack der Speisen wird durch Geschmacksknospen wahrgenommen. Auf der Zunge befinden sich etwa 9.000 davon. Jede dieser Geschmacksknospen ist mit etwa 50 Nervenfasern verbunden.

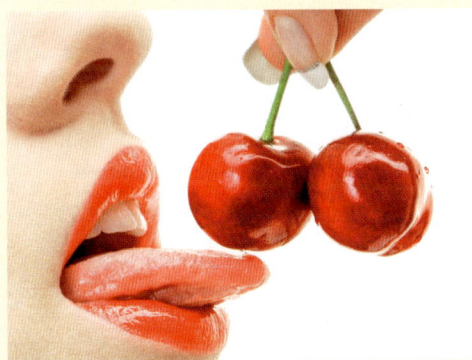

Gibt es eine ideal ausbalancierte Ernährung?

Der Körper kann drei oder vier verschiedene nicht verarbeitete pflanzliche Lebensmittel mit höchstem Wirkungsgrad und minimaler Beanspruchung verarbeiten. Eine komplexere Mahlzeit benötigt für die Verdauung längere Zeit und verlangt vom Körper einen höheren Energieaufwand.

Zwischenmahlzeiten wie Snacks unterbrechen den geordnet ablaufenden Verdauungsprozess und belasten den Magen.

Wenn dem Magen eine einfache Mahlzeit angeboten wird, die er in Ruhe verdauen kann, und wenn ihm anschließend eine Ruhepause gegeben wird, werden keine größeren Verdauungsprobleme auftreten. Idealerweise sollte zwischen den Mahlzeiten ein Abstand von vier bis fünf Stunden liegen.

Heißt das, es sollten gar keine Zwischenmahlzeiten eingenommen werden?

Sie könnten Wasser trinken. Wasser erfordert keine Verdauung. Es wird direkt aufgenommen und spült alles richtig durch. Wenn Sie weiterhin hungrig sind, essen Sie ein Stück Obst oder etwas rohes Gemüse.

Ein letzter Gedanke: Schlucken erscheint so einfach, dass wir es für selbstverständlich halten. Aber es handelt sich in Wirklichkeit um einen sehr komplizierten physiologischen Vorgang. Er erfordert die sorgfältige Koordination von 30 Muskeln oder Gruppen von Muskeln – und einmal begonnen, kann der Schluckvorgang nicht mehr aufgehalten werden.

Trinken während der Mahlzeit verdünnt die Verdauungssäfte und verlangsamt die Verdauung. Am besten trinkt man Wasser bis zu 15 Minuten vor und zwei Stunden nach einer Mahlzeit.

Haben Sie jemals darüber nachgedacht,

was mit Ihrer Nahrung nach dem Schlucken passiert? Die meisten von uns nehmen unser Verdauungssystem für selbstverständlich hin.

Wir essen, was wir wollen und wann wir wollen. Aber wie geht unser Körper mit der Nahrung um, die er erhält?

Eine unserer schlechtesten Gewohnheiten betrifft den Zeitpunkt unseres Essens. Es geht dabei nicht darum, was wir essen, sondern wann wir essen. Der Verdauungsmechanismus funktioniert am besten, wenn ihm Zeit gegeben wird, eine Mahlzeit zu verdauen, bevor die nächste verzehrt wird.

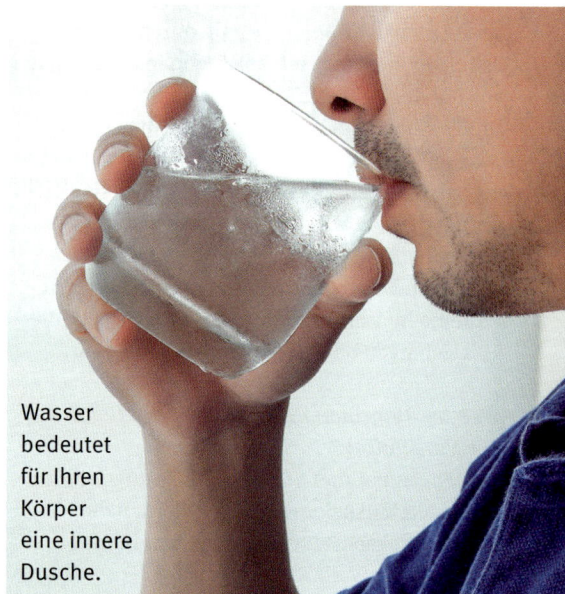

Wasser bedeutet für Ihren Körper eine innere Dusche.

MIT BLÄHUNGEN FERTIG WERDEN

Viele Menschen, die auf eine ballaststoffreiche Ernährung umstellen, haben zunächst Probleme mit Blähungen, besonders wenn sie Bohnen auf dem Speiseplan haben. Die folgenden Vorschläge können Abhilfe schaffen:

- Gelegentlich auftretende Blähungen können durch gründliches Kauen sowie durch die Zugabe von Ingwer, Petersilie und Samen oder Tees aus Kümmel, Anis, Dill und Fenchel stark reduziert werden. Alternativ können Sie Aktivkohle einnehmen; sie adsorbiert Gase.
- Um Blähungen zu verringern, die durch gekochte Bohnen verursacht werden, können Sie die Bohnen über Nacht einweichen. Anschließend gießen Sie das Wasser ab und geben frisches Wasser zum Kochen hinzu. Grüne Bohnen verursachen übrigens keine Blähungen.
- Der Darm beruhigt sich, wenn er sich nach einigen Wochen an den hohen Anteil an Ballaststoffen gewöhnt hat.

Praktische Umsetzung

Den gereizten Magen beruhigen

Beruhigung durch Euros? *Jedes Jahr geben wir Milliarden für Pillen und Wundermittel aus, um unseren gereizten Magen zu beruhigen. Es gibt einen besseren Weg: Hören Sie auf, Ihren Magen zu überladen, und geben Sie ihm die Ruhe, die er braucht.*

EINEN SAUREN MAGEN FREUNDLICH STIMMEN

Wie oft protestiert Ihr Magen?

☐ *Niemals*

☐ *Mehrmals im Jahr*
☐ *Mehrmals im Monat*

☐ *Wöchentlich*
☐ *Täglich*

WENN SIE HÄUFIG VERDAUUNGSSTÖRUNGEN *oder einen gereizten Magen haben und Ihr Arzt eine ernsthafte Ursache ausgeschlossen hat, könnten Ihre Essgewohnheiten die Ursache Ihrer Beschwerden sein.*

Bitte beantworten Sie die folgenden Fragen mit Ja oder Nein.

1 ***Halten Sie regelmäßige Mahlzeiten ein?*** *Ihr Körper braucht einen regelmäßigen Rhythmus, nicht nur beim Verzehr der Mahlzeiten, sondern auch beim Wachen, Schlafen und körperlicher Bewegung.* JA / NEIN

2 ***Essen Sie oft zwischen den Mahlzeiten?*** *Wenn dem arbeitenden Magen neue Nahrung zugeführt wird, verlangsamt sich die Verdauung, bis sie sich auf die neue Nahrungs- zufuhr eingestellt hat.*

Stellen Sie sich eine gefüllte Waschmaschine vor. Wenn Sie alle zehn Minuten den Schalter zurückdrehen und weitere Wäsche hinein- packen, werden Sie niemals eine Ladung zu Ende waschen. Ihr Magen braucht genauso wie eine Waschmaschine Zeit, um seinen Arbeits- zyklus zu beenden. JA / NEIN

3 ***Liegt zwischen Ihren Mahlzeiten ein Abstand von vier bis fünf Stunden?*** *Wenn Sie zwischen den Mahlzeiten vier bis fünf Stunden Pause einlegen, erlauben Sie Ihrem Magen, in seinem eigenen Tempo zu arbeiten. Die Nahrung einer Mahlzeit ist dann vollständig verdaut, wenn die nächste Mahl- zeit beginnt.* JA / NEIN

4 ***Trinken Sie Kaffee?*** *Kaffee, auch entkoffeiniert, enthält Sub- stanzen, die die Magenwände reizen können. Zu viele dieser Substanzen machen Ihren Magen rebellisch.* JA / NEIN

5 ***Essen Sie direkt vor dem Schlafen- gehen?*** *Der Magen, wie auch Ihr übriger Körper, benötigt Ruhe. Eine Mahlzeit oder ein Snack spät am Abend zwingt ihn, Überstunden zu machen.* JA / NEIN

IHRE AUFGABE:

Gönnen Sie Ihrem Magen eine Pause, indem Sie zwischen den Mahlzeiten einen zeitlichen Ab- stand einhalten. Wenn Sie den Verdauungszyklus nicht durch Snacks unterbrechen, dann wird sich die Stimmung Ihres gereizten Magens verbessern.

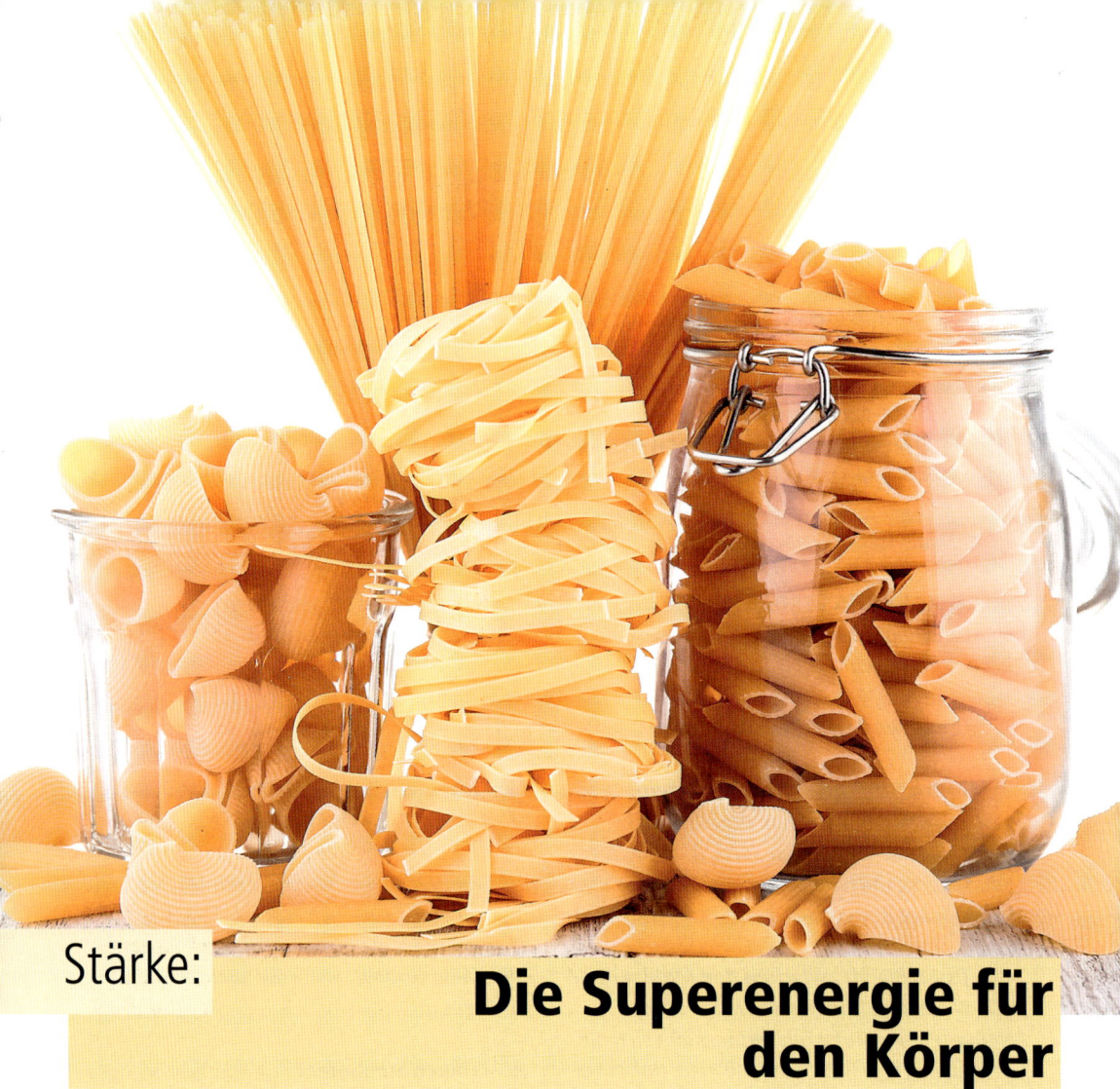

Stärke:

Die Superenergie für den Körper

Stärkehaltige Lebensmittel, lange Zeit als Dickmacher gemieden, sind jetzt die Superstars unter den Lebensmitteln. Die wissenschaftlichen Daten sagen uns, dass der Weg zu einer besseren Gesundheit mit Kartoffeln, Vollkornnudeln, Vollkornreis, Bohnen und Vollkornbrot gepflastert ist.

Aber welche Rolle spielt Protein? Jeder braucht doch Protein.

Ja, aber nicht so viel, wie allgemein angenommen wird. Weil Muskeln überwiegend aus Protein bestehen, herrschte lange Zeit die Vorstellung, dass wir viel Protein zu uns nehmen müssen, um stark zu sein. Bodybuilder glauben das noch immer! Aber der Körper ist wie ein Auto. Wenn das Auto erst einmal die Fabrik verlassen hat, werden nur hier und da einige wenige Ersatzteile benötigt. In ähnlicher Weise braucht ein Erwachsener relativ wenig Protein für die tägliche Instandhaltung: etwa 45 bis 60 Gramm pro Tag.

Was das Auto regelmäßig braucht, ist gutes, reines Benzin. Und Kohlenhydrate sind das Benzin des Körpers, der Treibstoff mit hoher Oktanzahl, der für einen glatten Lauf sorgt.

Ist nicht auch Fett ein Treibstoff für den Körper?

Fett ist im Allgemeinen ein Reservetreibstoff, der als Gepäck mitgeführt wird. Es ist der Reservetank. Wenn die Kohlenhydrate ausgegangen sind, kann der Körper auf den Ersatztreibstoff Fett zurückgreifen. Aber Fett verbrennt nicht so sauber wie Kohlenhydrate und ist nicht so effizient.

Was sind eigentlich Kohlenhydrate?

Kohlenhydrate sind Zucker und Stärke in unseren Nahrungsmitteln. Viele Menschen verstehen die Beziehung zwischen Zucker und Stärke nicht. Und die Verwirrung ist komplett, wenn Begriffe wie einfache und komplexe Kohlenhydrate verwendet werden.

Bei den Zuckern handelt es sich um einfache Kohlenhydrate, während komplexe Kohlenhydrate gleichbedeutend mit Stärke sind. Stärke wird im Verdauungstrakt zu Glukose (Traubenzucker) abgebaut. Das Blut nimmt diese Glukose aus dem Darm auf und verwendet sie als Energie (Treibstoff). Komplexe Kohlenhydrate finden sich fast ausschließlich in pflanzlichen Lebensmitteln – in Kartoffeln, Hülsenfrüchten, Gemüse, Obst und Getreide und in den vielen daraus hergestellten Lebensmitteln wie Brot und Nudeln.

Die Zucker, also einfache Kohlenhydrate, gelangen, wenn keine Ballaststoffe vorhanden sind, innerhalb von Minuten als Glukose ins Blut. Dadurch resultieren ein schneller Blutzuckeranstieg und ein Energieschub. Aber die Zuckerflut veranlasst die Bauchspeicheldrüse zu einer Überreaktion. Sie setzt eine große Menge Insulin frei. Insulin wirkt wie ein Türöffner für die Zellen. Es schleust den Zucker in die Zellen und senkt dadurch den Blutzuckerspiegel. Insulin bewirkt aber nicht nur eine Normalisierung des Blutzuckers, sondern kann auch eine Unterzuckerung auslösen. Dadurch kann ein Energiedefizit entstehen, oft verbunden mit einem Gefühl von Schwäche und Zittrigkeit. Die normale Reaktion ist der Griff nach einem zuckerhaltigen Snack oder einer Limonade, um das Problem wieder zu beheben.

Aber das funktioniert doch, oder?

Es ist besser, einen Apfel, eine Birne oder eine Mango zu essen. Fast alle kohlenhydrathaltigen Lebensmittel enthalten in ihrer natürlichen Form neben Glukose (Traubenzucker) und Fruktose (Fruchtzucker) und reichlich verschiedene Ballaststoffe. Einige sind für den Körper nicht verdaulich, absorbieren Wasser und bilden im Darm eine weiche Masse, die die Aufnahme von Zucker ins Blut verlangsamt.

Eine andere Möglichkeit ist der vermehrte Verzehr von komplexen Kohlenhydraten in Form von Stärke. Stärke ist ein sehr komplexes Molekül, das im Gegensatz zum kleineren Zuckermolekül erst verdaut werden muss, bevor es absorbiert werden kann. Dadurch steigt der Blutzuckerspiegel nicht so schnell an und die Bauchspeicheldrüse hat mehr Zeit, die angemessene Menge von Insulin ins Blut abzugeben. Auch der Ballaststoffgehalt der meisten wenig verarbeiteten Lebensmittel verlangsamt die Verdauung und die Aufnahme der Nährstoffe.

Aber ist Stärke nicht auch ein Dickmacher?

In erster Linie macht Fett fett. Ein Gramm Kohlenhydrat enthält nur vier Kilokalorien, Fett dagegen neun. Das überschüssige Fett, das wir aufnehmen, wandert direkt in die Fettspeicher des Körpers.

Probleme entstehen bei den Kohlenhydraten nur durch den Verarbeitungsprozess: Das Volumen des Nahrungsmittels wird kleiner, während die Kalorienkonzentration zunimmt. Die erhöhte Kaloriendichte führt dazu, dass zu viele Kalorien aufgenommen werden. Aber wenn die Kohlenhydrate in wenig verarbeiteten Lebensmitteln gemeinsam mit ihren Ballaststoffen gegessen werden, dann können Sie eine größere Nahrungsmenge verzehren und gleichzeitig weniger Kalorien aufnehmen, weil die Kaloriendichte geringer ist.

Was sollte ich also am besten essen?

Kartoffeln und Vollkornnudeln, Bohnen, Vollkorngetreide und Vollkornreis füllen den Magen, ohne den Organismus mit Kalorien zu überladen. Fügen Sie Ihrem Speiseplan Gemüse und Obst hinzu, dann ist es so gut wie unmöglich, so viel zu essen, dass Sie zunehmen.

Wenn Sie jedoch zu diesen gesunden Lebensmitteln Butter, Soßen, Salatdressings, saure Sahne oder Käse hinzufügen, verwandeln Sie eine ursprünglich gesunde, kalorienarme Mahlzeit in eine Kalorienbombe.

Wenn Sie Lebensmittel essen, die komplexe Kohlenhydrate enthalten, so wie die Natur sie wachsen lässt, mit ihrem vollen Ballaststoffgehalt, aber ohne diese fetthaltigen Zusätze, können Sie nicht nur größere Mengen an Nahrung zu sich nehmen und dennoch abnehmen, sondern auch Ihr Energieniveau auf gleichmäßiger Höhe halten und vermehrte Ausdauer entwickeln. Ein solcher Ernährungsplan wird Ihre Arterien sauber halten und Ihre Ausgaben für Lebensmittel senken. Gibt es einen besseren Deal?

DER ZAUBER DER NAHRUNG

Wäre es nicht fantastisch, wenn Sie Lebensmittel bevorzugen würden, durch die Sie sich wohlfühlen und gut aussehen … und je mehr Sie davon essen, desto gesünder werden Sie?

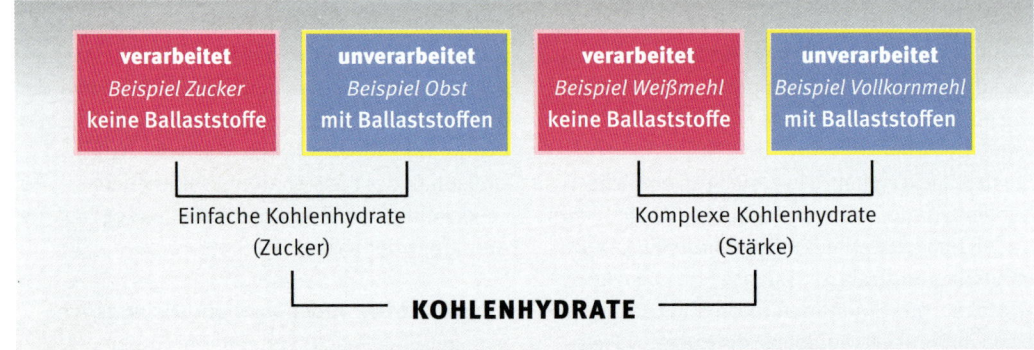

verarbeitet	unverarbeitet	verarbeitet	unverarbeitet
Beispiel Zucker	*Beispiel Obst*	*Beispiel Weißmehl*	*Beispiel Vollkornmehl*
keine Ballaststoffe	mit Ballaststoffen	keine Ballaststoffe	mit Ballaststoffen

Einfache Kohlenhydrate (Zucker) Komplexe Kohlenhydrate (Stärke)

KOHLENHYDRATE

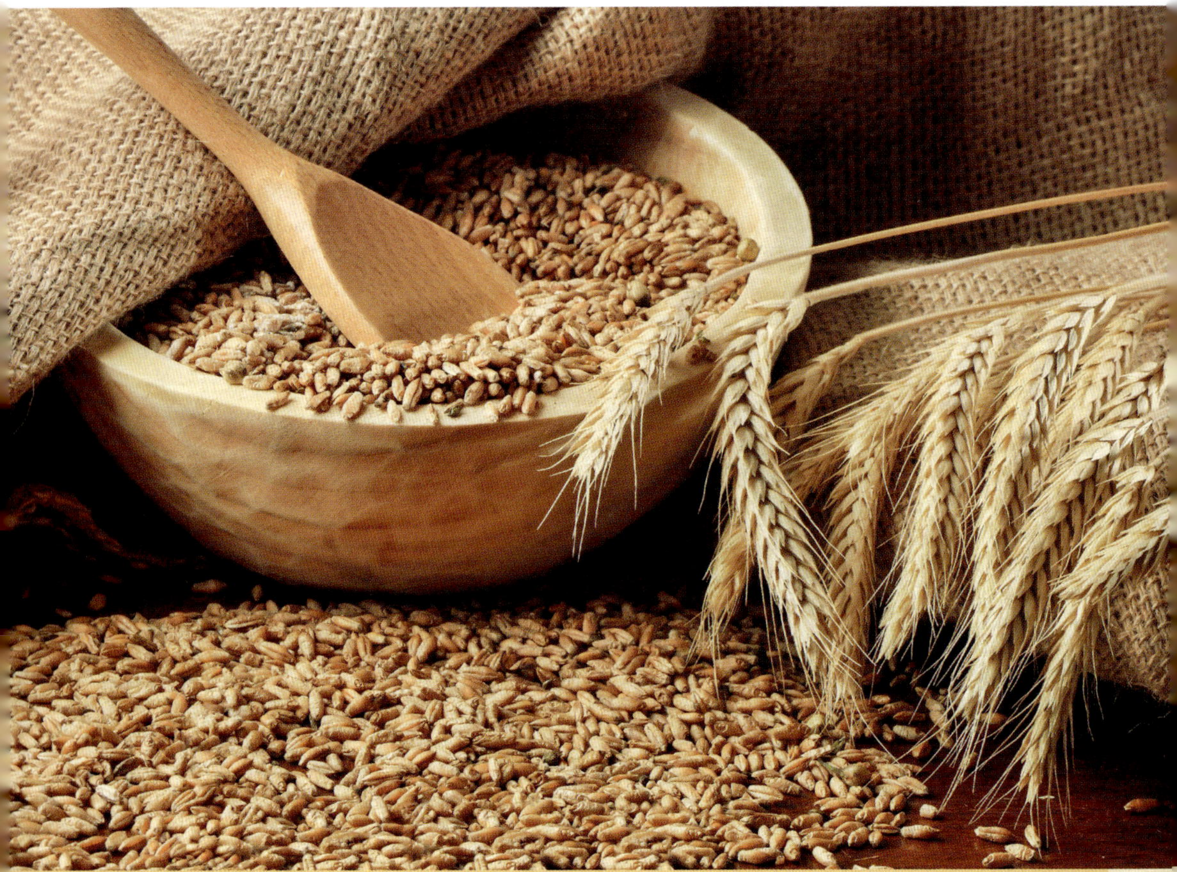

Praktische **Umsetzung**

Stärke, die Energie liefert

Im Gegensatz zur weit verbreiteten Meinung benötigen wir in unserer Nahrung weniger Protein und mehr Stärke. Denn komplexe Kohlenhydrate, die sich in Getreide, Gemüse, Hülsenfrüchten (Bohnen, Linsen, Erbsen) und Obst finden, sorgen für eine sauber verbrennende Energie und eine erhöhte Ausdauer. Wenn Sie diese Lebensmittel ins Zentrum Ihrer Ernährung stellen, halten Sie Ihre Arterien sauber, Ihr Budget fürs Essen niedrig und Ihren Körper gesund.

Königin Kartoffel
Die Königin der stärkehaltigen Gemüse ist die Kartoffel. Sie ist sättigend, nahrhaft und schmackhaft. Es braucht nur eine Kochzeit von 20 Minuten, um diese tolle Knolle zuzubereiten.

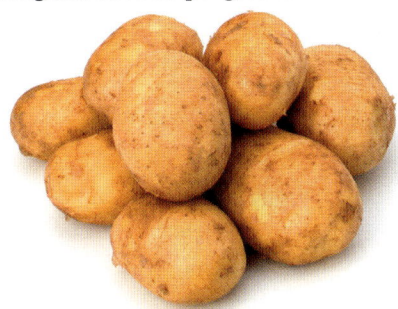

Sind Kartoffeln nicht Dickmacher?
Eine Kartoffel von 140 Gramm enthält 100 Kilokalorien. Aber nur fünf Pommes frites haben ebenfalls 100 Kilokalorien. 100 Gramm Kartoffelchips enthalten sogar 530 Kilokalorien. Der Ruf der Kartoffel als Dickmacher rührt also von der Zubereitungsart her – frittiert, gebacken und dick mit Butter oder saurer Sahne serviert. Das hinzugefügte Fett macht dick, nicht die Kartoffel.

IDEEN FÜR BEIGABEN
Linsen:
Kochen Sie einen Topf Linsen oder Bohnen mit Zwiebeln und Knoblauch. Schöpfen Sie alles auf eine große Pellkartoffel. Serviert mit einem grünen Salat und Vollkornbrot wird diese Mahlzeit selbst den stärksten Hunger stillen.

Salsa:
Olé! Es mag sich etwas ungewöhnlich anhören, aber Salsa stellt eine ausgezeichnete Beigabe für eine Ofen- oder Pellkartoffel dar. Auch in Deutschland gibt es Restaurants, die Salsa anbieten. Wenn Sie das nächste Mal auswärts essen und der Ober fragt: „Butter oder saure Sahne?", antworten Sie: „Keines von beiden." Fragen Sie stattdessen nach Salsa.*

Salzfreie Kräutermischung:
Schneiden Sie eine gekochte Kartoffel in Scheiben, verteilen Sie die Kräutermischung darüber und backen Sie alles bis zur Bräunung. Das ist die gesunde Alternative des Chefkochs für Pommes frites.

Reste von Suppen und Eintopfgerichten:
Es gibt viele wundervolle Rezepte für fleischlose Suppen und Eintopfgerichte, die als Beigabe zur Kartoffel doppelt verwendbar sind. Seien Sie kreativ!

IHRE AUFGABE:
Erhöhen Sie den Anteil komplexer Kohlenhydrate in Ihrer Ernährung. Genießen Sie Vollkornprodukte und Kartoffeln. Komplexe Kohlenhydrate wie sie in der Natur vorkommen, wenig verarbeitet und im Allgemeinen mit einer Menge Ballaststoffen ausgestattet, werden Sie sättigen, ohne Ihr Gewicht ansteigen zu lassen. Und Sie kosten kein Vermögen.

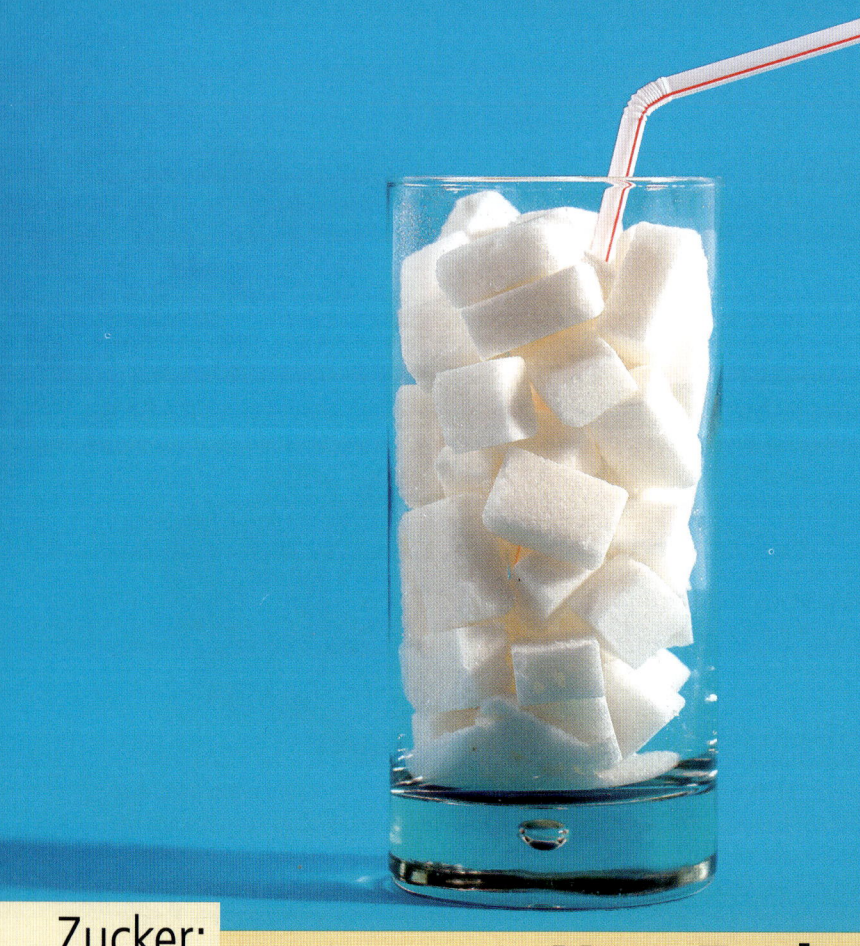

Vom Zuckerrausch zum Zuckerkater

Jeder Deutsche verzehrt im Jahr durchschnittlich 34 Kilogramm Haushaltszucker, davon sechs Kilogramm pur, die restlichen 28 Kilogramm werden versteckt über Getränke, Süßigkeiten, Backwaren, Milcherzeugnisse, Eingelegtes, Konserven, Soßen, Salatdressings, Ketchup, Fertiggerichte und Frühstücksflocken aufgenommen. Das entspricht einem Verzehr von 93 Gramm Zucker täglich – oder 24 Zuckerwürfeln bzw. 24 Teelöffeln Zucker.

Ich kaufe gar nicht so viel Zucker. Wie lässt sich diese große Menge erklären?

Der meiste Zucker, den wir verzehren, ist versteckter Zucker. Hier sind einige Beispiele, wie sich der Zucker in unsere Ernährung einschleicht:

– Softdrinks: Eine Limonade von 330 Millilitern enthält 35 bis 40 Gramm Zucker.

– Desserts: Ein Stück Schokoladenkuchen von 125 Gramm kann 50 Gramm Zucker enthalten, ein Becher (250 ml) Joghurt bis zu 33 Gramm.

– Fertigmüsli: Es gibt einige, die recht gut sind. Schauen Sie sich aber andere Müslis an mit bis zu 43 Prozent ihrer Kalorien in Form von Zucker. Das sind keine Getreideprodukte, das sind Süßigkeiten.

Und Zucker ist überall. Versteckte Zucker finden Sie auch in Fertigsuppen, Kuchen und Fertiggerichten.

Sollte ich die Zutatenliste auf Zucker überprüfen?

Ja, aber Sie müssen wissen, dass auch dort der Zucker versteckt wird, indem ihm ein anderer Name gegeben wird. Rohrzucker, Dextrose, Laktose, Fruktose und Maltose beispielsweise sind allesamt Zucker. Dasselbe gilt für Maissirup, Honig und Melasse. Es gibt mehr als 100 Substanzen mit verschiedenen Namen, die zur Gruppe der Zucker zählen.

Bringt Zucker nicht schnelle Energie?

Ja, Zucker geht schnell ins Blut. Der Blutzucker schießt in die Höhe. Das bedeutet eine schnell wirkende Energiespritze – ein „Zucker-High". Aber das Hoch ist nur von kurzer Dauer, weil der Blutzuckeranstieg eine Welle von Insulin auslöst. Insulin senkt den Blutzuckerspiegel, doch wenn der ausgleichende Effekt der Ballaststoffe fehlt, erfolgt diese Senkung zu schnell und zu stark. Diese Blutzuckersenkung kann ähnliche Symptome wie eine Unterzuckerung bewirken: Schwächegefühl, Hunger, Müdigkeit und Niedergeschlagenheit. Man spricht auch von Zuckerblues. Die übliche Reaktion ist der erneute Griff nach einem zuckerhaltigen Snack. Es kommt so den ganzen Tag über zum Naschen von Süßigkeiten. Essen Sie stattdessen einen Apfel, eine Banane oder ein Vollkornbrötchen.

Die Ballaststoffe, die in diesen Lebensmitteln enthalten sind, verlangsamen die Aufnahme des Zuckers in die Blutbahn. Der Zuckerspiegel wird dann nicht ständig so stark schwanken, Ihre Energie wird sich stabilisieren und Sie fühlen sich länger gesättigt.

Stimmt es, dass unser Körper aus fast allen Nahrungsmitteln Zucker herstellen kann?

Ja, bis auf Fett. Lange herrschte die Meinung vor, dass es in Wirklichkeit nicht darauf ankommt, was man isst, weil der Körper in der Lage wäre, alles entsprechend seinem Bedarf umzuwandeln. Heute wissen wir, dass es einen großen Unterschied ausmacht, in welcher Weise der Körper die Nahrung vom Schlucken bis zur Aufnahme in die Blutbahn verarbeitet.

Der bevorzugte Brennstoff des Körpers ist Traubenzucker (Glukose), der überwiegend als solcher vorhanden ist oder aus Stärke (Kohlenhydrate) herrührt. Obwohl frisches Obst einen hohen Zuckergehalt überwiegend in Form von Fruktose besitzt, wird die Zuckerregulation auch wegen des natürlichen Ballaststoffgehalts nicht in diesem Maß beansprucht. Daraus lässt sich folgende Lektion lernen: Iss mehr Früchte und trink weniger Fruchtsäfte!

> Wir können gar nicht genug von dem weißen Stoff bekommen, obwohl die Wissenschaft vor Fettsucht und anderen Gesundheitsrisiken warnt. Lassen wir uns dadurch vom Süßen abbringen?

Stärkehaltige Lebensmittel besitzen einen weiteren eingebauten Schutzmechanismus. Während Zucker direkt zur Verfügung steht, wird Stärke langsam in die vom Körper benötigte Glukose abgebaut. Werden stärkehaltige Lebensmittel, besonders wenig verarbeitete stärkehaltige Lebensmittel, mit den enthaltenen Ballaststoffen gemeinsam mit zuckerhaltigen Produkten verzehrt, bleibt der Blutzuckerspiegel über einen längeren Zeitraum stabil. Das Auf und Ab des Blutzuckerspiegels wird ausgeglichen und die Insulinantwort fällt schwächer aus.

Gibt es für den Verzehr von süßen Nahrungsmitteln Empfehlungen?

Umlernen und Maßhalten ist das Geheimnis. Wenn Sie häufig Heißhunger auf Süßigkeiten haben, können Sie Alternativen ausprobieren. Obst beispielsweise ist süß, schmeckt gut und enthält viel Fruchtzucker. Versuchen Sie Ihren Heißhunger auf Süßes mit einigen Weintrauben statt mit Snacks zu stillen. Geben Sie zu Ihrem Müsli Erdbeeren und Banane statt Zucker hinzu. Nach einiger Zeit wird sich Ihr Geschmack verändern und Sie werden es vorziehen, nicht mehr so stark zu süßen. Aber das bedeutet nicht, dass Sie Ihr Lieblingsdessert ganz aufgeben müssen. Fangen Sie an, zuckerhaltige Nahrungsmittel nicht mehr so häufig zu essen, statt mehrfach täglich nur noch dreimal pro Woche. Wenn Desserts weniger häufig auf den Tisch kommen, werden Sie und Ihre Familie sich mehr darauf freuen und sie mehr genießen.

Fühlen Sie sich fix und fertig?

Schnauzen Sie Ihre Kinder an? Fühlen Sie sich zittrig und ängstlich? Es könnte sein, dass Sie an einem niedrigen Blutzuckerspiegel leiden: dem Zuckerkater. Dieser Abfall des Blutzuckerspiegels entspricht einer Abnahme von Energie. Wer viele zuckerhaltige Nahrungsmittel und kaum gesunde Lebensmittel isst, hat ständige Schwankungen zwischen Wohlbefinden und dem unausweichlichen Energieverlust.

Maßhalten bedeutet auch zu lernen, mit kleineren Portionen zufrieden zu sein. Große Portionen und ein Nachschlag sind schlechte Angewohnheiten. Sie können lernen, einen Schokoriegel zu genießen, statt gleich eine ganze Tafel zu verdrücken. Und Sie werden sich besser fühlen.
Ein kleines Torten- oder Kuchenstück langsam und mit Genuss gegessen kann mehr Befriedigung geben als ein großes Stück, das herunter geschlungen wird.
Wenn Sie die Menge von stark verarbeiteten und sehr zuckerhaltigen Speisen verringern und dafür mehr ballaststoffreiche Lebensmittel zu sich nehmen wie Vollkornprodukte, Hülsenfrüchte, Gemüse und Obst, dann wird die richtige Blutzuckerhöhe erreicht. Dadurch fühlen Sie sich den ganzen Tag lang wohl und voller Energie.

In der heutigen deutschen Ernährung enthalten Softdrinks Berge von weißem Zucker.

Wissenschaftler sehen unsere Abhängigkeit von Süßigkeiten in einem neuen Licht und stellen fest, dass riesige Mengen Softdrinks und übergroße Schokoladentafeln in direkter Beziehung zu der großen Häufigkeit von chronischen Krankheiten stehen.

Wenn Sie von sieben Kilogramm Zuckerrüben das Wasser, die Ballaststoffe und alle Nährstoffe außer Zucker entfernen, erhalten Sie ein Kilogramm ‚reinen' weißen Zucker.

Die Verarbeitung der Lebensmittel führt zu einer Kalorien-Konzentration
1 Apfel = 75 kcal
1 Stück Apfelkuchen = 500 kcal

Gewöhnen Sie sich Ihr Verlangen nach Süßigkeiten ab

Durch Umgewöhnung lässt sich erreichen, dass auch weniger konzentrierte Süßigkeiten mit Genuss verzehrt werden. Obst und mit Obst gesüßte Desserts sind gute Alternativen. Versuchen Sie dieses Rezept als besonderen Genuss:

Frucht-Smoothie

2 gefrorene, reife Bananen
3 oder 4 weiche Datteln
1 EL Ananassaft
2 EL gefrorenes Obst
Pürieren Sie Datteln und Ananassaft, bis eine glatte Masse entstanden ist. Fügen Sie die Bananen und die anderen Obstarten hinzu.
Pürieren Sie das Ganze, bis es die Konsistenz von Softeis hat. Köstlich! Es macht sich auch gut als Zugabe für Vollkornwaffeln und Pfannkuchen.

Probieren Sie auch:

Erdbeeren, Pfirsiche, Apfelsinen, Blaubeeren, Ananas, Brombeeren, Orangensaft

ZUCKERGEHALT in Würfelzucker gerechnet

Nahrungsmittel	Menge	Stück à 3 g
Fruchtzwerge	50 g = 1 Becher	2
Tomatenketchup (Heinz)	20 ml	2
Cappuccino *löslich* (Krüger)	15 g = für 1 Becher	3
Milchschnitte	28 g = 1 Schnitte	3
Nutella/Nuss-Nougat-Creme	30 g	4
Marmelade Samt Erdb. (Schwartau)	25 g	4
Frosties Cerealien (Kellogs)	30 g	4
Joghurt Activa Cerealien (Danone)	115 g = 1 Becher	5
Orangensaft (Rewe Beste Wahl)	250 ml = 1 Glas	8
Curry King (Meica)	220 g = 1 Packung	9
Energy Drink (Red Bull)	250 ml = 1 Dose	9
Cola (Coca Cola)	330 ml = 1 Dose	12
Goldbären (Haribo)	100 g	15
Kinder Lakritze (Katjes)	100 g	16
Frucht-Buttermilch Multivit. (Müller)	500 ml = 1 Flasche	17
Alpenmilch Schokolade (Milka)	100 g = 1 Tafel	19

Praktische Umsetzung

Zu viel Zucker ist gefährlich

Die Deutschen nehmen etwa 20 Prozent ihrer Kalorien in Form von weißem Zucker zu sich. Das sind durchschnittlich 93 Gramm oder 24 Teelöffel Zucker pro Tag. Ein großer Teil ist in Nahrungsmitteln und Getränken gut versteckt. Um den Zucker in Ihrer Ernährung zu verringern, könnten Sie in einem ersten Schritt zuckerhaltige Snacks durch von Natur aus süße Lebensmittel ersetzen.

Verringern Sie den Zucker in Ihrer Ernährung

Zucker enthält keine weiteren Nährstoffe und keine Ballaststoffe. Er enthält viele Kalorien und kann nährstoffreichere Nahrungsmittel aus Ihrer Ernährung verdrängen.

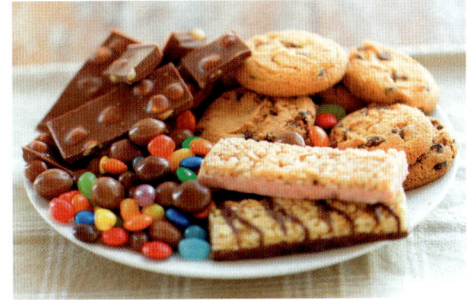

Wenn der Zucker Sie im Griff hat, gibt es drei einfache Tipps, um Ihnen zu helfen, Ihre Abhängigkeit zu verringern, ohne süße Sachen ganz aufgeben zu müssen.

1. ▶ Geben Sie nicht so häufig nach

Wie häufig essen Sie Desserts oder süße Snacks?

☐ 1- bis 4-mal/Woche ☐ 1- bis 2-mal/Tag
☐ 3- bis 4-mal/Tag ☐ Mehr als 4-mal/Tag

Wenn Sie mehr als einmal pro Tag geantwortet haben, wäre es günstig für Sie, wenn Sie süße Sachen für besondere Gelegenheiten aufheben.

2. ▶ Essen Sie kleinere Portionen

Wenn Sie dennoch Süßigkeiten und zuckerhaltige Nahrungsmittel zu sich nehmen, lernen Sie, kleinere Portionen zu genießen.

Essen Sie langsam und nehmen Sie sich Zeit. Sie können lernen, mit einer kleineren Portion zufrieden zu sein.

3. ▶ Entscheiden Sie sich für den niedrigen Zuckergehalt

Wählen Sie beim Einkaufen Alternativen mit geringerem Zuckergehalt. Es ist nicht immer einfach, festzustellen, wie viel Zucker ein Produkt enthält, weil Zucker als Fruktose, Rohrzucker, Maissirup oder auch unter anderen Namen versteckt wird. Wenn möglich, sollten Sie Produkte kaufen, von denen Sie wissen, dass diese wenig Zucker enthalten.

Jetzt sind Sie an der Reihe ▶ Überlegen Sie, in welcher Weise Sie die Zuckermenge, die Sie zu sich nehmen, verringern können. Schreiben Sie Ihre Ideen auf.

....

....

....

IHRE AUFGABE:

Werden Sie sich mehr bewusst, wie viele Süßigkeiten und andere zuckerhaltige Nahrungsmittel Sie zu sich nehmen, indem Sie den Verzehr über einen Tag hinweg aufschreiben. Dann fangen Sie an, die Zuckermenge auf ein gesünderes Maß zu verringern.

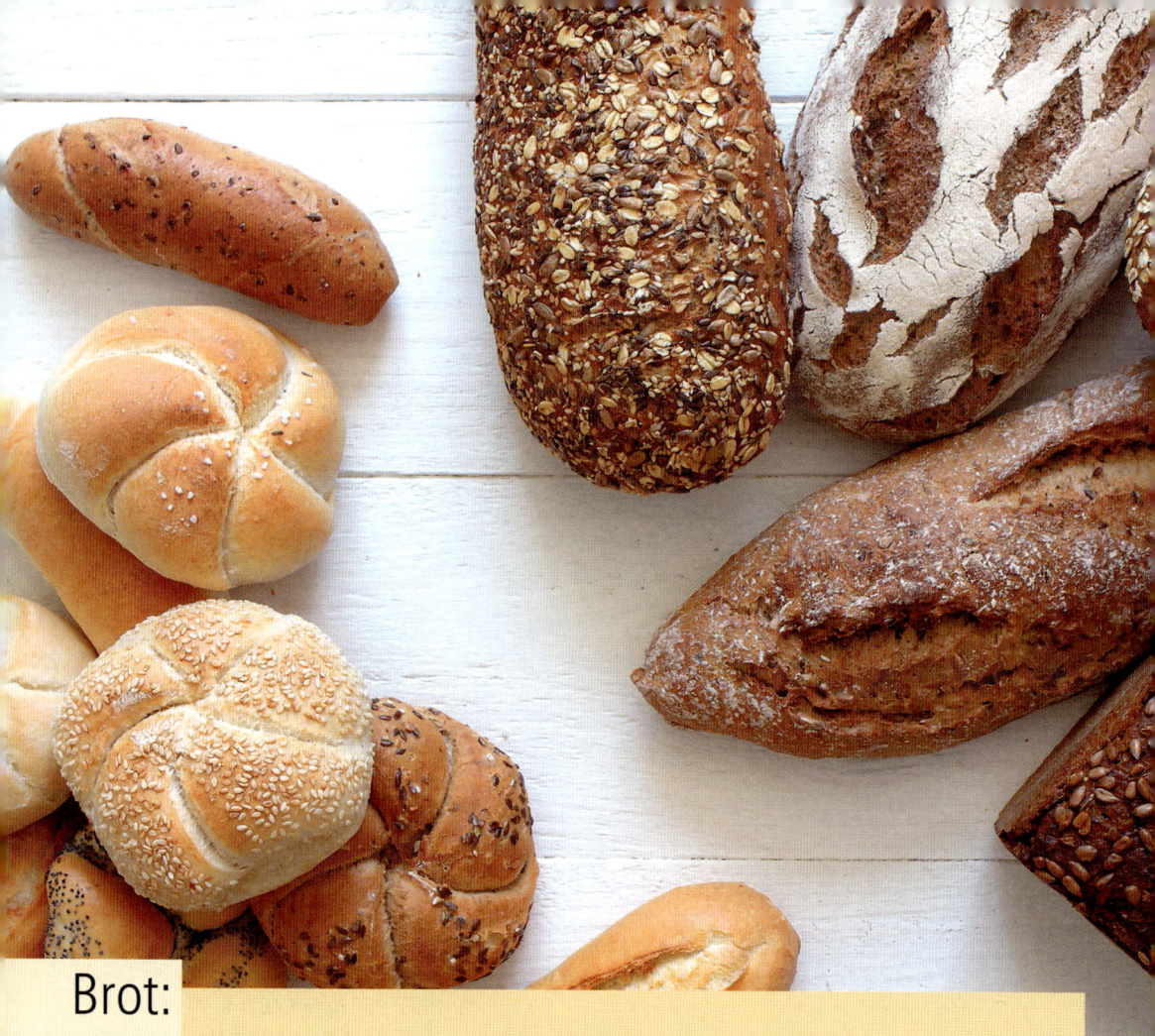

Brot:

Vom Schrot zum Schrott

Das heutige Weißbrot wird von einem Bestseller-Autor als verlogene Nachahmung von Brot bezeichnet. Es handelt sich in Wirklichkeit um eine bizarre Mischung aus dem nährstoffärmsten Anteil des Weizenkorns mit einer Anzahl von chemischen Substanzen, die sogar schädlich sein können.

Was ist falsch am Weißbrot?

Grundsätzlich ist falsch, was der Mahlvorgang dem Weizen antut.

Ein Weizenkorn besteht aus einer Außenschicht, der Kleie, einem Weizenkeim und dem Mehlkörper. Die Kleie enthält den größten Anteil der Ballaststoffe, reichliche Mengen an Vitaminen, Mineralstoffen und etwas Protein. Der Keimling ist reich an B-Vitaminen und Vitamin E, an Mineralstoffen und Spurenelementen. Der Mehlkörper, der etwa vier Fünftel des Weizenkorns ausmacht, enthält hauptsächlich Stärke. Daraus allein wird Weißmehl hergestellt.

Während des Mahlvorgangs werden die nährstoffhaltige Kleie und der Weizenkeim abgetrennt und paradoxerweise überwiegend als Tierfutter verkauft. Die Brotindustrie verschlimmert das Nährstoffproblem noch, indem sie weitere chemi-

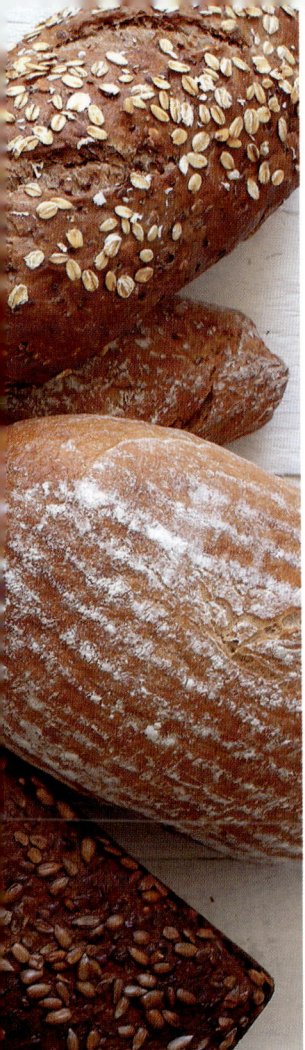

eine Scheibe aus 100 Prozent Weizen-Vollkornbrot zwei Gramm enthält. Einige Vollkornbrotsorten enthalten sogar vier Gramm Ballaststoffe pro Scheibe. Das bedeutet, dass Sie acht Scheiben Weißbrot essen müssen, um die Ballaststoffe einer Scheibe Vollkornbrot zu sich zu nehmen.

Was ist von angereichertem Mehl und Brot zu halten?

Während des Mahlvorgangs werden mindestens 24 bekannte Mineralstoffe und Vitamine weitgehend abgetrennt. Als daraufhin um 1900 vermehrt Mangelerkrankungen auftraten, fügte die Industrie dem Brot wieder einige Nährstoffe zu. Vier der Nährstoffe wurden ersetzt: Thiamin, Riboflavin, Niacin und Eisen, und das Brot als „angereichert" bezeichnet. Die anderen verloren gegangenen Nährstoffe jedoch wurden meist nicht berücksichtigt.

Welches Brot ist für die Gesundheit am besten?

Wirklich gesundes Brot enthält das volle Korn mit Kleie, Keimling und Mehlkörper. Solch ein Brot hat einen doppelt, dreifach und manchmal sogar zehnfach höheren Nährstoffgehalt als übliches Weißbrot. In Verbindung mit anderen Getreideprodukten, frischem Gemüse, Obst, Kartoffeln und Hülsenfrüchten macht Brot die Mahlzeiten ansprechend und sättigend und sorgt über einen langen Zeitraum für ein hohes Energieniveau. Nehmen Sie ein gehaltvolles Brot, das nicht voller Luft ist, beispielsweise ein Brot aus 100 Prozent Vollkornmehl, wenn möglich Stein gemahlen. Brot aus gekeimtem Weizen ist ebenfalls hervorragend. Suchen Sie nach einer vertrauenswürdigen Bäckerei. Oder noch besser: Backen Sie Ihr Brot selbst.

Vollkornmehl scheint Schädlinge anzuziehen!

Vollkornmehl besitzt eine gesunde Zusammensetzung aus Stärke, Protein, natürlichen Fetten und Ballaststoffen. Außerdem ist es reich an Vitaminen und Mineralstoffen. Die Schädlinge spüren das. Weißmehl hingegen ist derart arm an Nährstoffen, dass die Schädlinge sich nicht damit aufhalten. Bewahren Sie Ihr Vollkornmehl daher in Kühlschrank oder Tiefkühltruhe auf.

sche Substanzen hinzu gibt, die die Backqualität des Mehles verbessern sollen, wie Propylenglykol (Frostschutzmittel), um die weiße Farbe des Brotes zu erhalten, Diacetylweinsäure, ein Emulgator, um Backfett einzusparen, Calciumsulfat (Gipsmörtel), um den Knetvorgang von großen Teigmengen zu erleichtern.

Sollten wir kein Weißbrot mehr essen?

Kein Brot ist nur schlecht. Sogar das weiße, schwammige Zeug ist ein Nahrungsmittel, das viel Stärke und wenig Fett enthält. Es gibt jedoch viel besseres Brot. Eine Scheibe Weißbrot enthält etwa ein halbes Gramm Ballaststoffe, während

Oder kaufen Sie Vollkorngetreide, das Sie erst kurz vor dem Gebrauch selbst mahlen.

Macht Brot und besonders Vollkornbrot nicht dick?

Nicht Brot macht dick, sondern der Brotbelag. Eine Scheibe Vollkornbrot enthält 70 Kilokalorien – nicht mehr als ein Apfel. Bestrichen mit Butter und Marmelade erhöht sich der Energiewert bis auf 300 Kilokalorien. Es ist nicht das Brot, sondern der Belag, der eine kalorienarme, nährstoffreiche, gesunde, gute Scheibe Brot in eine Kalorienbombe verwandeln kann.

Brot ist traditionell das Rückgrat der menschlichen Ernährung. Wenn wir unserem Brot seine ursprüngliche Bedeutung zurückgeben, machen wir einen großen Schritt hin zu einer besseren Gesundheit. Wenn Sie das nächste Mal Brot kaufen, wählen Sie das richtige Brot, nämlich Vollkornbrot.

VERGESSEN SIE DIE WERBUNG.

Denn damit machen selbst die Hersteller von minderwertigem Brot Profit. Auf der Verpackung wird oft kühn behauptet: „gesunde Qualität", „natürlich" und „Ballaststoffe".

Bezeichnungen wie Mehrkornbrot, Landbrot, Bauernbrot, mit der Steinmühle gemahlen, nach alter Backtradition hören sich an, als ob das Produkt von guten Stoffen nur so überfließe. Oft weist es einen Überfluss an Weißmehl auf – mit geringen Anteilen von Vollkorn.

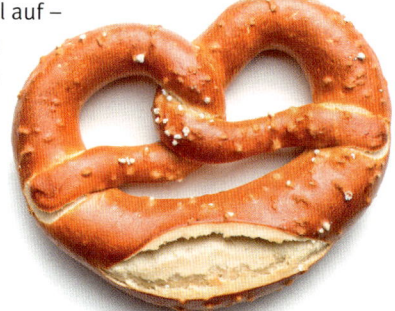

Köstliche Fruchtaufstriche Probieren Sie diese köstlichen Aufstriche auf einer Scheibe Vollkornbrot

Erdbeeraufstrich

1 Tasse zerdrückte Erdbeeren
1 Tasse zerdrückte reife Banane
Die Zutaten in einem Mixer gut mixen. In eine Pfanne geben und mit Maisstärke andicken. Kurz aufkochen.

Apfelbutter

2 Tassen Apfelspalten, ½ Tasse entkernte Datteln, ½ Tasse Wasser.
Zutaten kurz aufkochen. Auf kleiner Flamme köcheln. Häufig rühren, bis die Mischung die gewünschte Konsistenz erreicht hat.

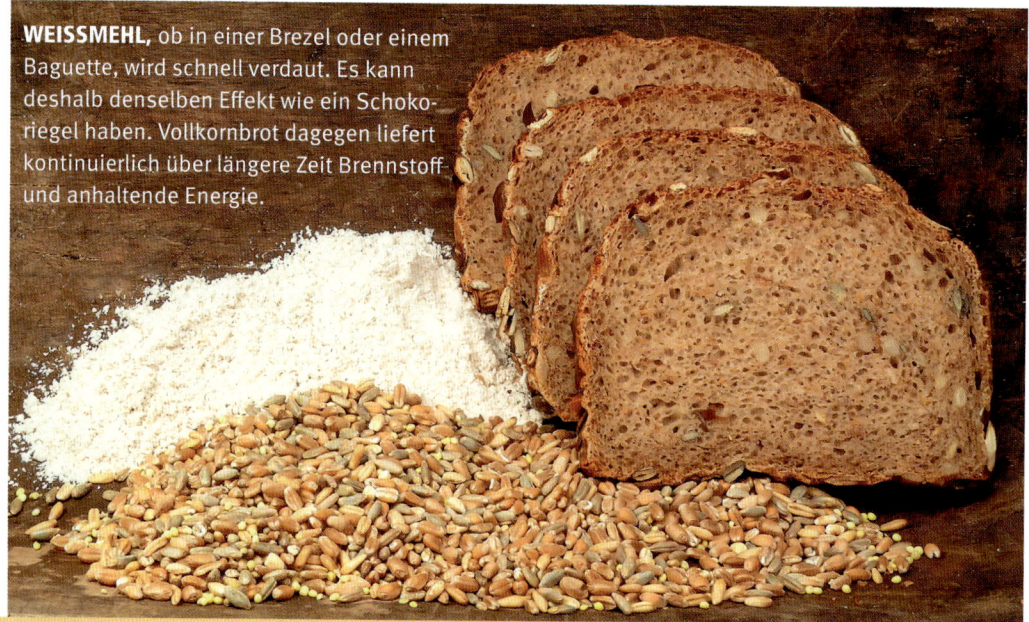

WEISSMEHL, ob in einer Brezel oder einem Baguette, wird schnell verdaut. Es kann deshalb denselben Effekt wie ein Schokoriegel haben. Vollkornbrot dagegen liefert kontinuierlich über längere Zeit Brennstoff und anhaltende Energie.

Praktische Umsetzung

Das volle Korn muss es sein!

In Deutschland gibt es eine Vielzahl an Brotsorten, die aus verschiedenen Getreidearten gebacken werden. Neben Weizen ist Dinkel beliebt, da diese alte Getreideart einen nussigen Geschmack hat. Roggen wird als Sauerteigbrot gebacken, es hat einen kräftigen Geschmack. Diese Getreidearten werden auch als Mehrkornbrote verarbeitet, oft auch als Mischbrote, die unterschiedliche Anteile an Vollkornmehl enthalten. Je mehr Vollkornmehl enthalten ist, desto wertvoller ist das Brot.

Weißmehlprodukte enthalten zwar die gleich Menge an Stärke und Protein, aber die Vitamine, Mineralstoffe und Ballaststoffe sind bis zu 90 Prozent entfernt worden. Es sollte darauf geachtet werden, dass das jeweilige Getreide aus ökologischer Landwirtschaft stammt.

IHRE AUFGABE:

Greifen Sie beim Einkauf nach Vollkornbrot. Lesen Sie die Zutatenliste sorgfältig durch und lassen Sie sich nicht durch Werbeaussagen auf Verpackungen irreführen, die versuchen, mit schönen Worten das Brot des Lebens zu verkaufen.

Lernen Sie den Unterschied zwischen Schrot und Schrott kennen!

Prozentualer Verlust an Nährstoffen bei der Herstellung von Weißmehl aus Weizen

Biotin (B7)	90 %
Thiamin (B1)	86 %
Pantothensäure (B5)	82 %
Niacin (B3)	80 %
Riboflavin (B2)	70 %
Folsäure (B11)	70 %
Pyridoxin (B6)	33 %
Eisen	84 %
Phosphor	78 %
Kupfer	75 %
Magnesium	72 %
Zink	71 %
Calcium	50 %
Ballaststoffe	68 %

Ein Weizenkorn

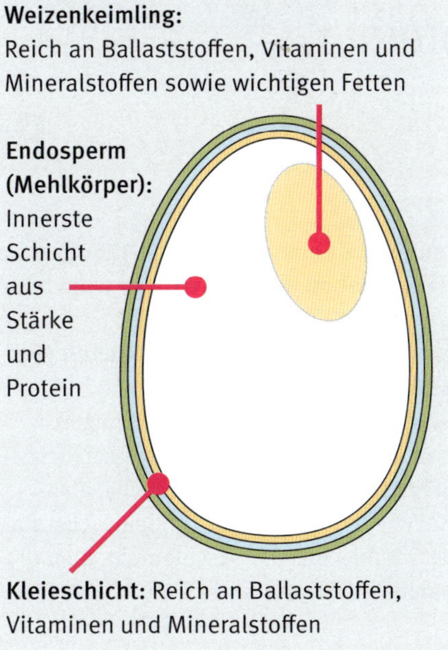

Weizenkeimling:
Reich an Ballaststoffen, Vitaminen und Mineralstoffen sowie wichtigen Fetten

Endosperm (Mehlkörper):
Innerste Schicht aus Stärke und Protein

Kleieschicht: Reich an Ballaststoffen, Vitaminen und Mineralstoffen

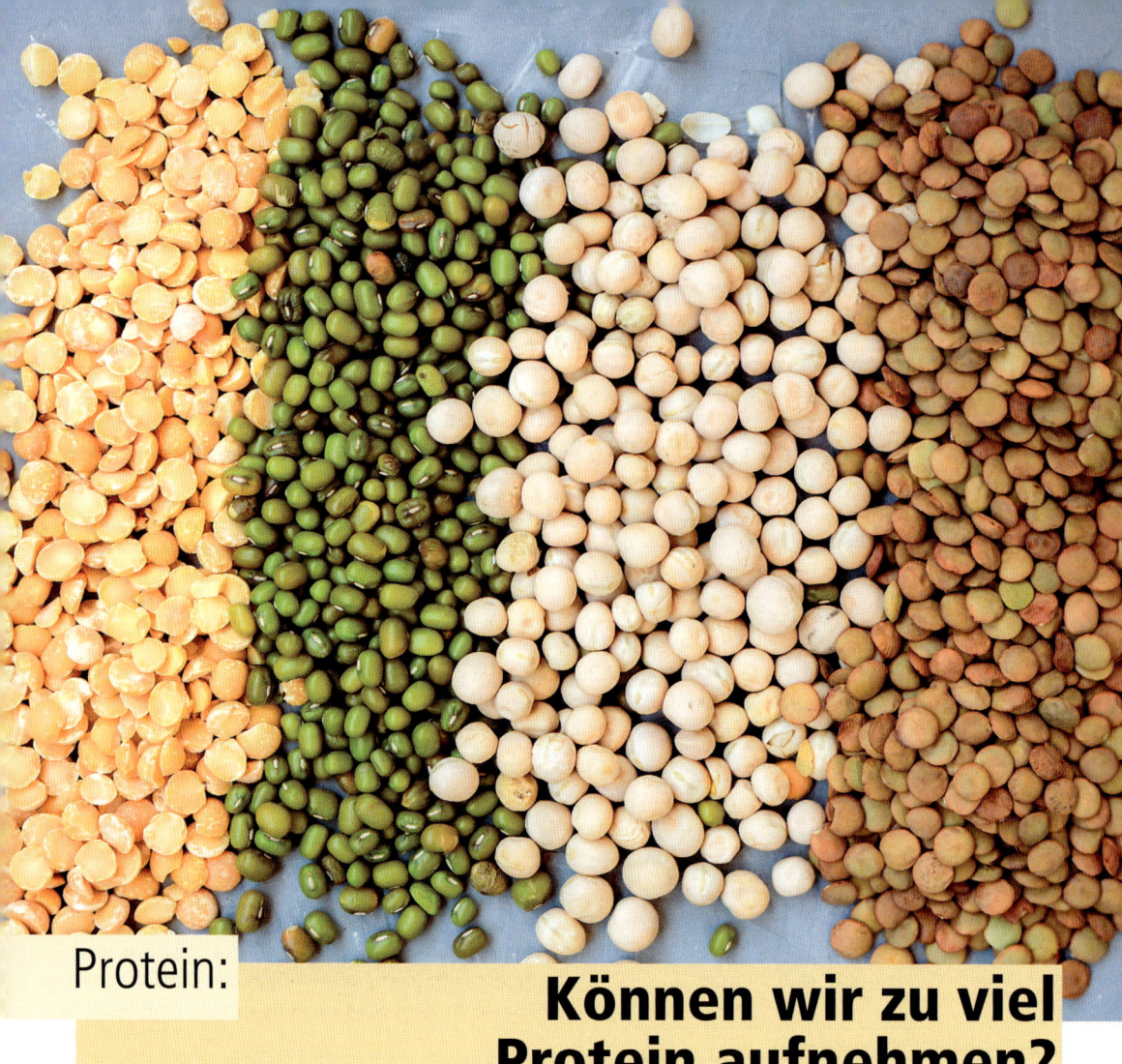

Protein:
Können wir zu viel Protein aufnehmen?

Wenn Sie einen beliebigen 14-Jährigen fragen, ob er lieber schneller größer werden oder länger leben möchte, wird er wahrscheinlich das Erstere wählen.

Ist das eine Frage, die für unser Thema von Bedeutung ist?

Ja, weil wissenschaftliche Untersuchungen bereits in den 1930er Jahren mit Versuchstieren gezeigt haben, dass eine proteinreiche, also eiweißreiche, Ernährung das Größenwachstum und die Geschlechtsreife beschleunigt, aber die Lebensdauer verkürzt.

Für Tiere mag das zutreffen. Aber jeder weiß, dass Menschen viel Protein benötigen, oder?

Im Jahre 1840 hat der deutsche Wissenschaftler Justus von Liebig (1803–1873) festgestellt, dass Muskulatur primär aus Protein besteht. Sein Schüler Carl von Voit (1831–1908) beobachtete Bergbauarbeiter und berechnete, dass diese starken, muskulösen Männer etwa 120 Gramm Protein pro Tag zu sich nahmen.

Aus diesen Beobachtungen zog er den Schluss, dass es sich dabei um die ideale Menge an Protein für alle Menschen handeln müsste.

Für eine ausreichende Proteinzufuhr zu sorgen,

ist seitdem zu einer richtigen Zwangsvorstellung geworden.

Wie viel Protein brauchen wir wirklich?

Aktuelle wissenschaftliche Studien haben nachgewiesen, dass gesunde Erwachsene tatsächlich nur 30 bis 40 Gramm Protein pro Tag benötigen, denn der menschliche Körper verwertet seine eigenen Proteine sehr effektiv. Die einzigen Proteinverluste, die ersetzt werden müssen, weil sie der Körper nicht zurückgewinnen kann, werden durch das Wachsen von Haaren, Finger- und Zehennägeln und die ständige Erneuerung der Haut und Darmschleimhaut verursacht.

Wir brauchen also nur 30 bis 40 Gramm Protein pro Tag?

Die Deutsche Gesellschaft für Ernährung legt die Empfehlungen für alle Nährstoffe fest. Die empfohlene Tagesmenge für Protein beträgt 0,8 Gramm pro Kilogramm Körpergewicht. Das ist mehr als die Mindestmenge von 30 bis 40 Gramm pro Tag, nämlich 60 Gramm für einen Mann mit einem Körpergewicht von 75 Kilogramm und 51 Gramm für eine Frau mit einem Körpergewicht von 64 Kilogramm. Allerdings nimmt ein Erwachsener in Deutschland im Durchschnitt 1,2 Gramm Protein pro Kilogramm Körpergewicht am Tag auf. Dies entspricht täglich 90 Gramm Protein für Männer und 77 Gramm für Frauen.

Ist das ein Problem?

– Das Protein, das in den westlichen Ländern verzehrt wird, ist überwiegend (zu 70 Prozent) tierischer Herkunft und entsprechend mit Cholesterin und Fett verbunden. Da das Fett meist gut versteckt ist, ist vielen Menschen nicht bewusst, dass Fleisch und Vollmilchprodukte durchschnittlich 50 bis 85 Prozent ihrer Kalorien in Form von Fett enthalten. Ein Zuviel an Cholesterin und Fett, besonders an gesättigten Fettsäuren, fördert bekanntermaßen die Entstehung der Arteriosklerose, die zur Verengung, Verhärtung und Plaque-Bildung in lebenswichtigen, der Sauerstoffversorgung dienenden Arterien führt. Dieser Prozess beschleunigt das Altern und verkürzt die Lebenszeit.

– Eine proteinreiche Ernährung verringert die Ausdauer. Leistungssportler, die Ausdauersport betreiben, verzehren heute bevorzugt komplexe Kohlenhydrate statt viel Protein.

– Überschüssiges Protein stellt eine Belastung für die Nieren dar. Nierenerkrankungen sind in der westlichen Zivilisation zunehmend häufig geworden.

– Eine Ernährung, die reich an tierischen Proteinen ist, steht in Zusammenhang mit Osteoporose. Für die Verarbeitung von überschüssigem Protein durch die Nieren ist Calcium erforderlich, das aus den Knochen gelöst wird.

– Eine hohe Zufuhr von Protein in Form von rotem Fleisch, insbesondere verarbeitetem roten Fleisch wie Schinken, Speck und Würstchen, kann Darmkrebs fördern.

– Von 1850 bis 2010 ist das durchschnittliche Alter der Geschlechtsreife von Mädchen in Deutschland von sechzehn Jahren auf zwölf Jahre gesunken. An dieser Entwicklung ist auch die fleischhaltige Ernährung beteiligt.

Brauchen Kinder nicht zusätzliches Protein?

Ja, insbesondere in Zeiten schnellen Wachstums. Die empfohlene tägliche Proteinzufuhr für Kinder im Alter von eins bis unter vier Jahre beträgt 1,0 Gramm pro Kilogramm Körpergewicht, die für Vier- bis 19-Jährige 0,9 Gramm pro Kilogramm Körpergewicht. Da aber Kinder in den westlichen Industrieländern dieselbe proteinreiche Ernährung wie die Erwachsenen verzehren, werden diese Werte meist deutlich überschritten. Daher ist zu fragen, ob nicht die überhöhte Proteinzufuhr den Kindern schadet. Eine wachsende Zahl wissenschaftlicher Studien legt nahe, dass Kinder, die eine protein- und fettreiche Ernährung zu sich nehmen, größer werden und sich schneller entwickeln. Bezahlen sie diese Ernährungsweise mit einem verkürzten Leben?

Was ist von den Argumenten über die Zufuhr von Aminosäuren zu halten?

Proteine sind aus zwanzig Aminosäuren zusammengesetzt. Während der Körper zwölf dieser Grundbausteine selbst herstellen kann, sind acht Aminosäuren für Erwachsene unentbehrlich, da sie mit der Nahrung aufgenommen werden müssen.

Viele Menschen glauben, dass sie Fleisch und Milchprodukte verzehren müssten, um dem Körper diese essentiellen Aminosäuren zuzuführen. Die Tatsache, dass diese Nahrungsmittel einen hohen Fett- und Choleteringehalt haben, dass sie keine Ballaststoffe enthalten und sich schädlich auf die Gesundheit auswirken, wurde viele Jahre übersehen oder als nicht bedeutsam erachtet.

Heute wissen wir, dass die essentiellen Aminosäuren leicht durch eine beliebige Auswahl pflanzlicher Lebensmittel geliefert werden. Das lässt sich an den Ernährungsgewohnheiten in der ganzen Welt ablesen.

Die Grundnahrungsmittel in den Ländern der Karibik beispielsweise sind schwarze Bohnen und Reis. Die Aminosäuren, die im Reis in geringer Menge vorkommen, finden sich in den Bohnen reichlich – und umgekehrt. Dasselbe trifft auf die Maistortillas und Pintobohnen der Mexikaner zu und auf den Reis und die Sojabohnen, die in Asien gegessen werden. In Deutschland sind Spätzle und Linsen ein gutes Beispiel für die Aufwertung, d.h. Erhöhung, der biologischen Wertigkeit pflanzlicher Proteine.

Inzwischen beginnt die westliche Welt, die pflanzlichen Lebensmittel mit neuen Augen zu sehen. Sie haben einen geringen Fettgehalt, sind reich an Ballaststoffen, cholesterinfrei und enthalten ausreichend Protein. Der Proteingehalt vieler Gemüse liegt bei über 20 Prozent des gesamten Kaloriengehalts, während Vollkornprodukte durchschnittlich zwölf Prozent und die meisten Hülsenfrüchte 25 Prozent enthalten. Ernährungswissenschaftler empfehlen, 10 bis 15 Prozent der täglichen Kalorienmenge als Protein aufzunehmen. Sogar bei einer rein pflanzlichen Ernährung macht es keine Schwierigkeiten, diese Proteinmenge zu erreichen. Eigentlich ist es unmöglich, in ein Proteindefizit zu kommen, wenn eine ausreichende Kalorienmenge durch eine Vielfalt von gering verarbeiteten pflanzlichen Lebensmitteln verzehrt wird.

Es ist an der Zeit, den Mythos eines überhöhten Proteinbedarfs zu begraben und mit der Zeit zu gehen. Mit Protein ist es wie mit vielen anderen Dingen im Leben auch: Ein Zuviel des Guten kann sich schädlich auswirken.

Protein ist in pflanzlichen Lebensmitteln enthalten.

Beim Abbau der Proteine wird Harnstoff in der Leber gebildet. Ein Überschuss wirkt harntreibend.

Eine hohe Proteinzufuhr kann bis zu siebenmal mehr Wasser benötigen, um die Abfallprodukte über die Niere auszuscheiden, und stellt damit eine erhöhte Belastung für die Nieren dar.

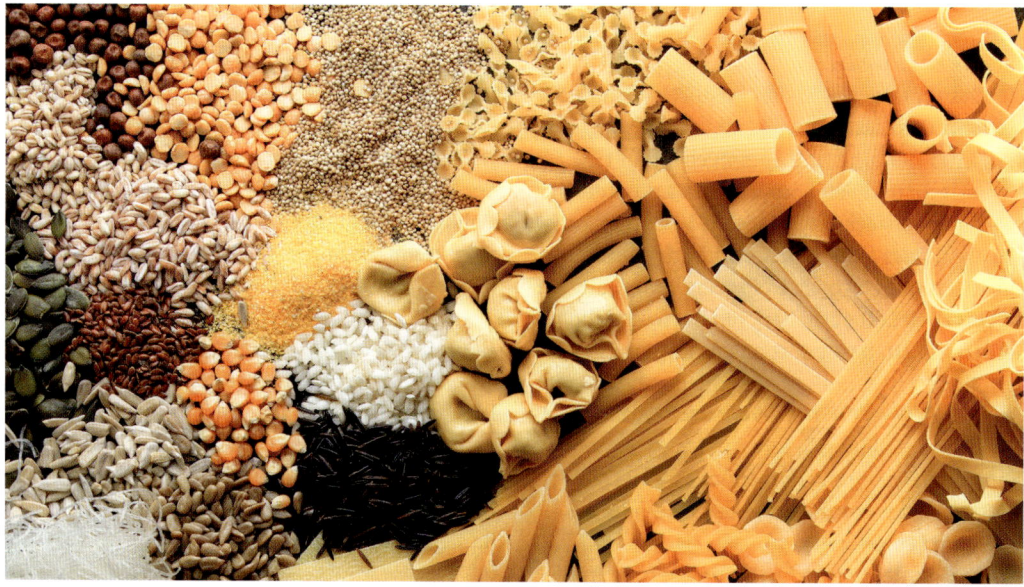

Proteine aus Pflanzen bevorzugen

Die meisten Deutschen *essen mehr als die empfohlene Proteinmenge. Dieser Überschuss steht mit Nierenerkrankungen, Gicht und Osteoporose in Verbindung. Zur Deckung des Proteinbedarfs sind keine großen Mengen von Fleisch und Milchprodukten erforderlich. Pflanzliche Lebensmittel sind völlig ausreichend, um unseren Körper mit dem nötigen Protein zu versorgen.*

Der Proteinmythos

Welche Nahrungsmittel fallen Ihnen ein, wenn Sie das Wort Protein hören? Rindfleisch? Schweinefleisch? Eier? Milch? Käse?

Jährlich werden viele Millionen Euro für Werbung ausgegeben, um sicherzugehen, dass wir das Gefühl bekommen, diese Nahrungsmittel seien für eine gute Gesundheit unerlässlich. Tatsache ist jedoch, dass tierische Produkte für die menschliche Ernährung nicht erforderlich sind. Menschen können sich wegen des Geschmacks, aus Gewohnheit oder aus Annehmlichkeit für den Verzehr tierischer Produkte entscheiden, aber niemand sollte glauben, es bestehe eine Notwendigkeit, um damit genügend Protein oder andere Nährstoffe aufzunehmen.

Pflanzliches Protein

Die Proteinmenge, die Sie benötigen, ist in pflanzlichen Lebensmitteln enthalten. Üblicherweise enthalten tierische Nahrungsmittel mit einem hohen Proteingehalt auch viel Fett, viel Cholesterin und keine Ballaststoffe. Pflanzliche Lebensmittel dagegen enthalten natürlicherweise meist nur wenig Fett. Sie sind reich an Ballaststoffen und cholesterinfrei. Wenn Sie täglich eine Vielfalt von Vollkornprodukten, Hülsenfrüchten und Gemüse verzehren, wird Ihrem Körper niemals das Protein fehlen, das er für eine optimale Leistungsfähigkeit und sein Wohlbefinden benötigt.

Was essen Sie?

Schauen Sie sich die Tabelle auf der nächsten Seite an. Welche Nahrungsmittel essen Sie üblicherweise nicht? Tragen Sie diese in die folgenden Zeilen ein.

....

....

....

....

IHRE AUFGABE:

Erweitern Sie die Grenzen Ihrer Ernährung, indem Sie einige der aufgelisteten Nahrungsmittel probieren. Experimentieren Sie mit der zur Verfügung stehenden Vielfalt von Geschmack und Konsistenz.

Zusammensetzung von Nahrungsmitteln

in Prozent der Kalorien

	% Protein	% Fett	% Kohlenhydrate
Fleisch	**32**	**68**	**0**
Steak, Filet	25	75	0
Schweinefleisch, medium	25	75	0
Geflügel, gebraten	45	55	0
Milchprodukte	**29**	**41**	**30**
Vollmilch	21	49	31
Fettarme Milch	40	3	57
Käse (Cheddar)	25	73	2
Nüsse	**9**	**87**	**4**
Mandeln	12	82	6
Pekannüsse	5	93	2
Walnüsse	9	88	3
Hülsenfrüchte	**29**	**12**	**59**
Sojabohnen	33	30	37
Bohnen	26	3	71
Linsen	29	3	68
Getreide	**13**	**8**	**79**
Brauner Reis	8	4	88
Hafer	14	16	70
Weizen, Vollkorn	16	5	79
Gemüse	**14**	**4**	**82**
Kohl	22	7	71
Karotten	10	4	86
Kartoffeln	16	5	79
Obst	**6**	**3**	**91**
Bananen	5	2	93
Pfirsiche	6	2	92
Orangen	8	4	88

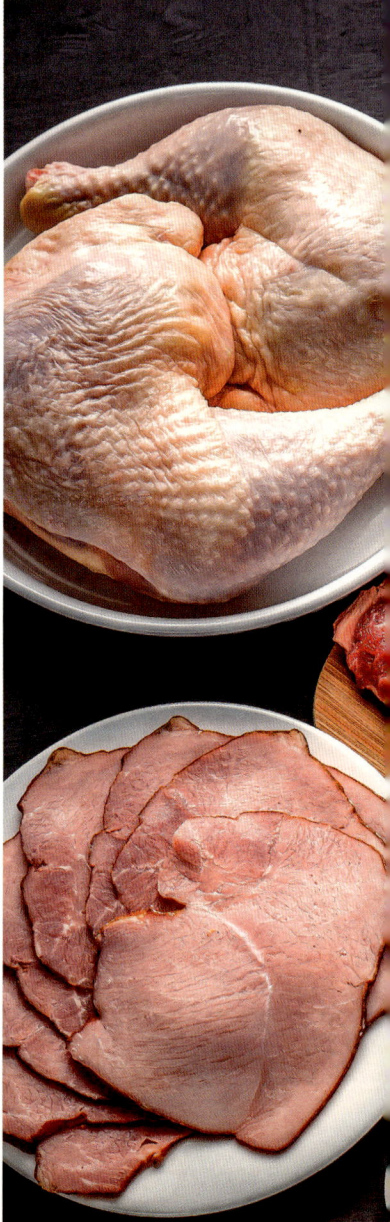

Leichte Zucchini

Zutaten:
6 kleine Zucchini
3 EL Tomatensaft
¼ TL Thymian
½ TL Kräutermischung

Zubereitung
Die Zucchini in ¼ cm dicke Scheiben schneiden. Mit den anderen Zutaten in eine Backform geben und zugedeckt bei 150°C ca. 20 Minuten backen.

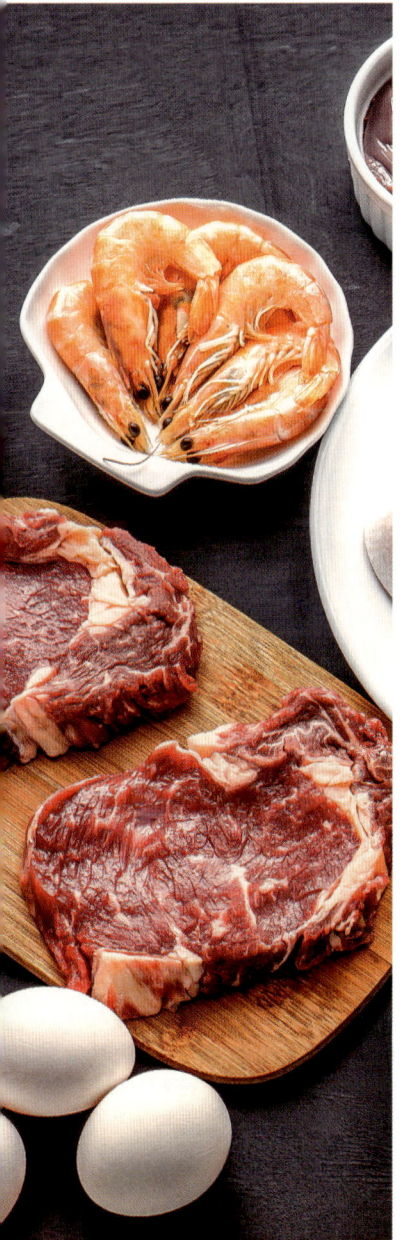

Proteingehalt in Nahrungsmitteln

Ernährungsbeispiel	in g	Optimale Ernährung	in g
FRÜHSTÜCK			
Schinken- und Käseomelette mit 2 Eiern	26	250 g Naturjoghurt	10
2 Scheiben Brot mit Butter	4	1 Banane	1
1 Scheibe Käse	6	½ Apfel	—
1 Scheibe Wurst	4	Haferflocken (150g)	15
1 Glas Milch 200 ml	7	Haselnüsse (30 g)	4
Kaffee mit Milch	1	Saftschorle (225 ml)	—
Orangensaft	1	Früchtetee ohne Zucker	—
Frühstück gesamt	**49**		**30**
MITTAGESSEN			
1 paniertes Schnitzel	33	Vollkornspaghetti gekocht (300 g)	16
3 Kartoffeln	6	Tomatensoße	1
Blumenkohl mit Béchamelsauce	9	Gurkensalat mit Essig-Öl-Dressing	1
1 Pudding	6	Wasser	—
Mittagessen gesamt	**54**		**18**
KAFFEEMAHLZEIT			
1 Stück Marmorkuchen	6	1 Stück Hefe-Apfelkuchen	3
1 Tasse Milchkaffee	2	1 Tasse Milchkaffee	2
Kaffeemahlzeit gesamt	**8**		**5**
ABENDBROT			
2 Scheiben Graubrot	4	2 Scheiben Vollkornbrot	8
2 EL Butter	—	Avocadoaufstrich	4
1 EL Fleischsalat	1	gegrilltes Gemüse (¼ Zucchini, ½ Paprika, ½ Aubergine)	6
2 Scheiben Salami	6		
1 Scheibe Bratenaufschnitt	6		
3 Scheiben Lachsschinken	8		
Abendbrot gesamt	**25**		**18**
Gesamt-Proteingehalt	**136**		**71**

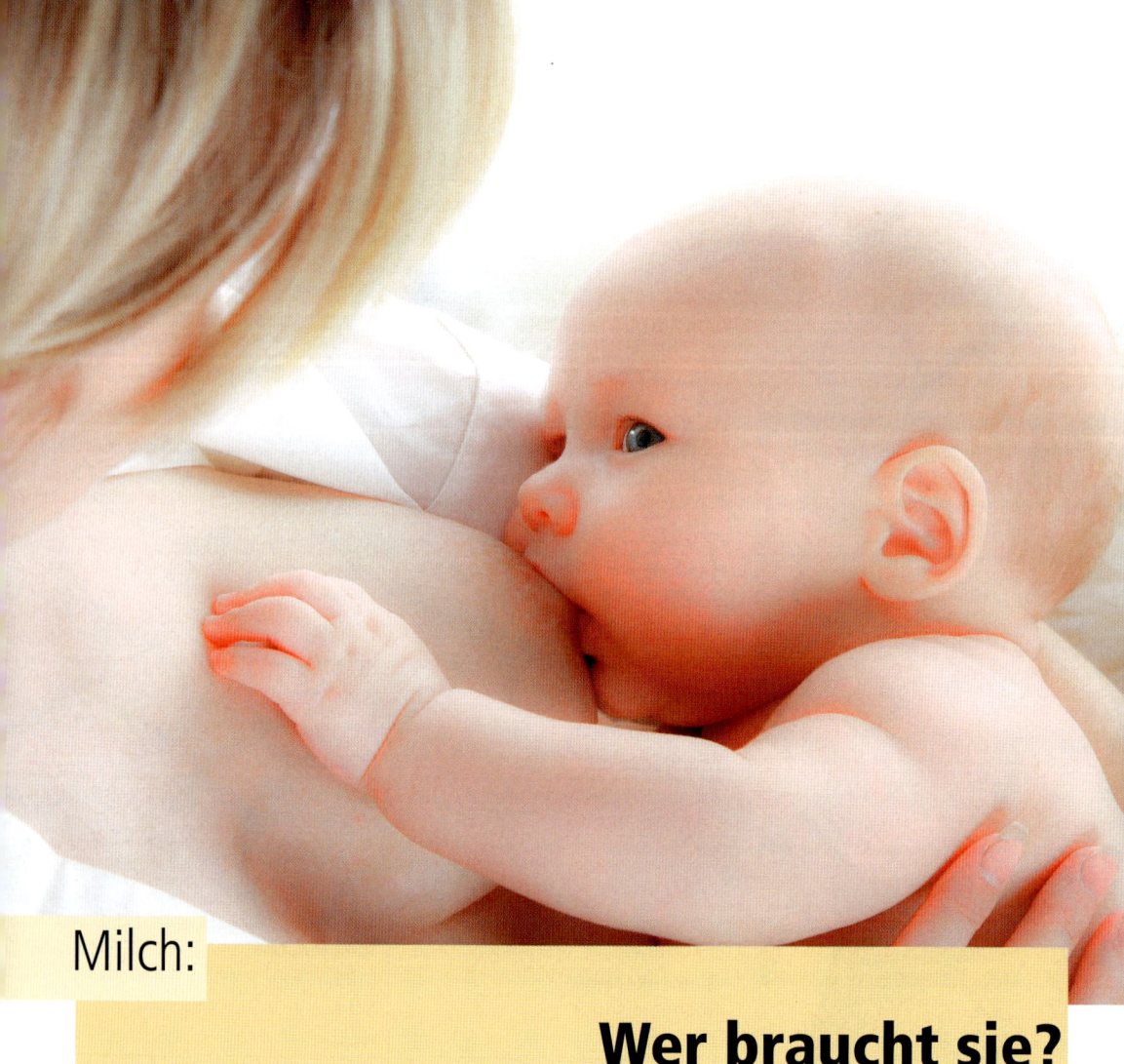

Milch:

Wer braucht sie?

Milch ist das perfekte Nahrungsmittel – für Babys. Aber verstehen Sie das nicht falsch: Die Muttermilch ist am besten für jede der 4.300 Säugetierarten auf der Welt, weil die Milch genau auf die Bedürfnisse der eigenen Jungen zugeschnitten und ausbalanciert ist. Deshalb ist die Kuhmilch am besten – für Kälber!

Wollen Sie damit sagen, dass menschliche Babys keine Kuhmilch trinken sollen?

Richtig. Die Deutsche Gesellschaft für Ernährung empfiehlt, dass Kinder in den ersten sechs Lebensmonaten keine Kuhmilch trinken sollten. Dafür gibt es viele gute Gründe. Hier einige Beispiele:

– Allergien und Asthma sind Volkskrankheiten geworden. Kinder, die keine Kuhmilch trinken, entwickeln sehr viel seltener Allergien. Sie haben auch weniger Bauchschmerzen sowie Schnupfen und Bronchitis.

– Säuglinge brauchen die Antikörper aus der Muttermilch, um sich vor Infektionskrankheiten zu schützen. Wissenschaftler haben in der Muttermilch mehr als 90 Inhaltsstoffe entdeckt, die in wechselnden Konzentrationen vorkommen, angepasst an die Bedürfnisse des sich entwickelnden Kindes.

– Muttermilch ist steril, anders als die Kuhmilch, die regelmäßig mit Keimen belastet ist.
– Das Protein in der Kuhmilch steht unter Verdacht, Typ-1-Diabetes bei Kindern auslösen zu können.
– Babys, die mit Formula-Nahrung oder Kuhmilch ernährt werden, entwickeln zu 70 Prozent häufiger Durchfallerkrankungen oder Ohrinfektionen im Vergleich zu Säuglingen, die ausschließlich Muttermilch trinken.

Nach den ersten sechs Lebensmonaten ist Milch aber doch ein gesundes Nahrungsmittel?

Nicht wirklich. Jahrelang machte man uns glauben, dass Milch für eine robuste Gesundheit wichtig ist. Der durchschnittliche Bewohner der westlichen Welt isst jedoch zu viel Fett, zu viel Cholesterin, zu viel Protein und nicht genug Ballaststoffe. Berechnet nach dem Kaloriengehalt, besteht Vollmilch zu 50 Prozent aus Fett (zu einem Großteil gesättigte Fettsäuren) und zu 20 Prozent aus Protein. Sie enthält Cholesterin und keine Ballaststoffe. Milch stellt somit eine zusätzliche Belastung für ein bereits überlastetes Stoffwechselsystem dar.

Ist fettarme Milch nicht eine Lösung der meisten dieser Probleme?

Fettarme Milch stellt gegenüber Vollmilch eine Verbesserung dar, aber nicht in dem Ausmaß, wie es scheint. Sie löst nicht das Problem der Laktoseintoleranz. Außerdem werden die 1,5 Prozent Fett in fettarmer Milch aus dem Gewicht der Milch und nicht aus ihrem Kaloriengehalt berechnet. Das heißt: Rein nach dem Gewicht besteht diese Milch aus 87 Prozent Wasser und 1,5 Prozent Fett. Nach dem Kaloriengehalt jedoch besteht sie etwa zu einem Drittel aus Fett. Fettfreie Milch dagegen ist die beste Wahl für diejenigen, die Milch vertragen oder trinken wollen.
Sie enthält kein Fett und ist so gut wie cholesterinfrei, aber sie enthält alle sonstigen Nährstoffe, bis auf die fettlöslichen Vitamine A und E. Aber mit der Entfernung von Fett nimmt die Proteinmenge zu und damit das Casein, das Milchprotein. Dieses Protein fördert im Tierversuch signifikant das Wachstum von Tumoren. Das Tumorwachstum ließ sich durch die Menge

des Caseins im Futter von Ratten steuern. Durch die Erhöhung der Caseinmenge ließ sich das Tumorwachstum anschalten, durch eine Verringerung wieder abschalten.

Wird Milch nicht wegen ihres Calciumgehalts gebraucht, um Osteoporose zu verhindern?

Es stimmt, dass Milch einen hohen Calciumgehalt aufweist. Aber das ist nicht die ganze Wahrheit. Die Milchindustrie schlägt Kapital aus der Angst vor Osteoporose.

Menschen sind die einzigen Säuger, die nach der Entwöhnung Milch trinken.

– Internationale Studien haben ergeben, dass eine hohe Calciumaufnahme nicht notwendigerweise vor Osteoporose schützt. Einerseits nehmen die Inuits traditionell 1.500–2.000 Milligramm Calcium pro Tag zu sich. Dennoch ist Osteoporose in dieser Bevölkerungsgruppe weit verbreitet. Andererseits findet sich unter den Bantus in Zentral- und Südafrika Osteoporose nur selten, obwohl sie nur 400 Milligramm Calcium pro Tag aufnehmen.
– Im Allgemeinen findet sich in Bevölkerungsgruppen mit dem höchsten Milchkonsum die größte Häufigkeit an Osteoporose, während diese Krankheit in Ländern, in denen keine Milch getrunken wird, nur selten vorkommt. Milch enthält zwar große Mengen an Calcium, aber ihr Proteingehalt sorgt dafür, besonders wenn sie zusammen mit einer großen Menge Protein aus Fleisch, Geflügel und Fisch verzehrt wird, dass für die Verstoffwechselung von Protein Calcium aus den Knochen gelöst wird.
– Etwa 25 bis 30 Prozent des Calciums aus der Milch werden vom menschlichen Körper aufgenommen. Bei calciumhaltigen pflanzlichen Lebensmitteln sind es bis zu 60 Prozent (Brokkoli).

Sind das die wichtigsten Probleme mit der Milch?

Leider gibt es noch mehr.
– Die Häufigkeit der koronaren Herzkrankheit in Deutschland ist höher als in Ländern, in denen keine Milch getrunken wird. Vollmilch mit

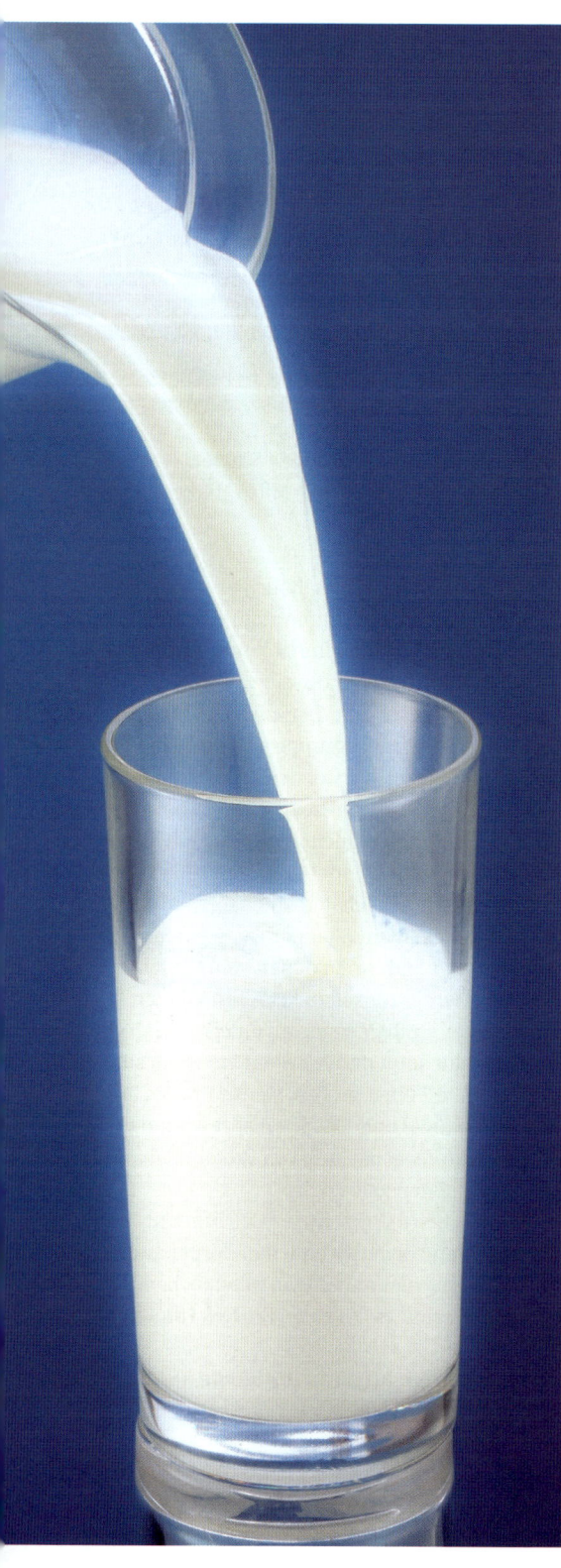

ihren gesättigten Fettsäuren und ihrem Cholesterin trägt zur koronaren Herzkrankheit bei.
–   Bestimmte Proteine erhöhen den Cholesterinspiegel im Blut; Casein, das Milchprotein, gehört zu den schlimmsten.

Mamas eigene Milch
Kindliche Bauchschmerzen verschwanden bei einem Drittel der gestillten Kinder, wenn die Mutter aufhörte, Kuhmilch zu trinken.

–   Die Milch jeder Tierart ist so zusammengesetzt, dass sie ein optimales Wachstum der eigenen Jungen ermöglicht. Menschliche Säuglinge entwickeln sich sehr langsam und die Zusammensetzung der menschlichen Milch entspricht diesem Umstand. Die Milch tierischer Herkunft trägt möglicherweise zu der früheren Reifung bei, die sich bei vielen Kindern heute findet.
–   Nach der Entwöhnungsphase entwickeln bei uns bis zu 15 Prozent der Menschen eine Laktoseintoleranz (Unfähigkeit, den Milchzucker, Laktose, richtig zu verdauen). Die Ursache besteht in einem Mangel an Laktase, einem Enzym des Verdauungssystems, das benötigt wird, um Laktose abzubauen. Der Mangel an Laktase ist bei verschiedenen ethnischen Gruppen unterschiedlich ausgeprägt. Die Laktoseintoleranz zeigt sich in Blähungen, vermehrtem Abgang von Darmwinden, Bauchkrämpfen und Durchfällen. Etwa 75 Prozent der Weltbevölkerung hat eine Laktoseintoleranz. Viele der betroffenen Menschen vertragen kleinere Mengen an Milch, Käse und Joghurt, besonders zu den Mahlzeiten. Es gibt auch einen gewissen Gewöhnungseffekt.
–   Milch ist die häufigste Ursache für Nahrungsmittelallergien. Mehr als 100 Antigene (verursachen Allergien) können bei der normalen Verdauung von Kuhmilch freigesetzt werden. Viele Menschen mit Krankheiten wie Asthma und rheumatoider Arthritis, Heuschnupfen und Verdauungsstörungen tun gut daran, keine Milch mehr zu trinken.
–   Zahlreiche Studien legen nahe, dass Milch und Milchprodukte möglicherweise zur Entstehung von Brustkrebs beitragen. Bei Männern, die

regelmäßig mehr als zwei Gläser Milch pro Tag tranken, stieg das Risiko für Prostatakrebs um 400 Prozent.

– Infektionserreger können durch Milch, Eiscreme und Käse übertragen werden. Hormone, Rückstände von Antibiotika, Viren, Pestizide, Industriechemikalien und andere Verunreinigungen können auch in die Milch gelangen.

– So wie einige Bakterien die Pasteurisation überleben können, so können es auch viele Viren, einschließlich Leukämie- und Sarkomviren. Eine andere Sorge ist, dass Prionen, die von Rindern mit Rinderwahnsinn stammen, in der Milch enthalten sein können. Nicht einmal durch Kochen können diese Krankheitserreger deaktiviert werden.

Gehen Sie davon aus, dass Menschen im Erwachsenenalter keine Milch benötigen?

Viele Menschen leben ihr ganzes Leben bei guter Gesundheit, ohne Milch zu trinken oder Milchprodukte zu verzehren. Wenn überhaupt Milch konsumiert wird, sollte sie vorzugsweise fettfrei in kleinen Mengen verwendet werden, beispielsweise beim Kochen oder bei Frühstücksgerichten. Es gibt pflanzliche Calciumquellen wie Vollkornprodukte, Hülsenfrüchte und grüne Blattgemüse. Darüber hinaus gibt es mittlerweile sehr viele milchähnliche Produkte, die ein geeigneter Ersatz für Milch tierischer Herkunft sind. Neben Spezialgeschäften bieten inzwischen auch Supermärkte verschiedene Sojadrinkprodukte oder Drinks aus Reis, Hafer und Mandeln an, die teilweise mit Calcium angereichert sind. Alle Nährstoffe, die wir für ein Optimum an Gesundheit benötigen, können wir auch ohne Milchprodukte aufnehmen. Und dafür gibt es eine Belohnung: Wir können eine Fülle von Problemen vermeiden, indem wir uns diesen schädlichen Inhaltsstoffen der Milch nicht aussetzen.

Jeder weiß, dass Milch für Babys bestimmt ist … Aber sollten Erwachsene nicht entwöhnt sein?

Denken Sie daran – die Milch jeder Kreatur ist ein gesundes Nahrungsmittel, aber nur für die eigenen Nachkommen.
Deshalb ist Kuhmilch das perfekte Nahrungsmittel – für Kälber!

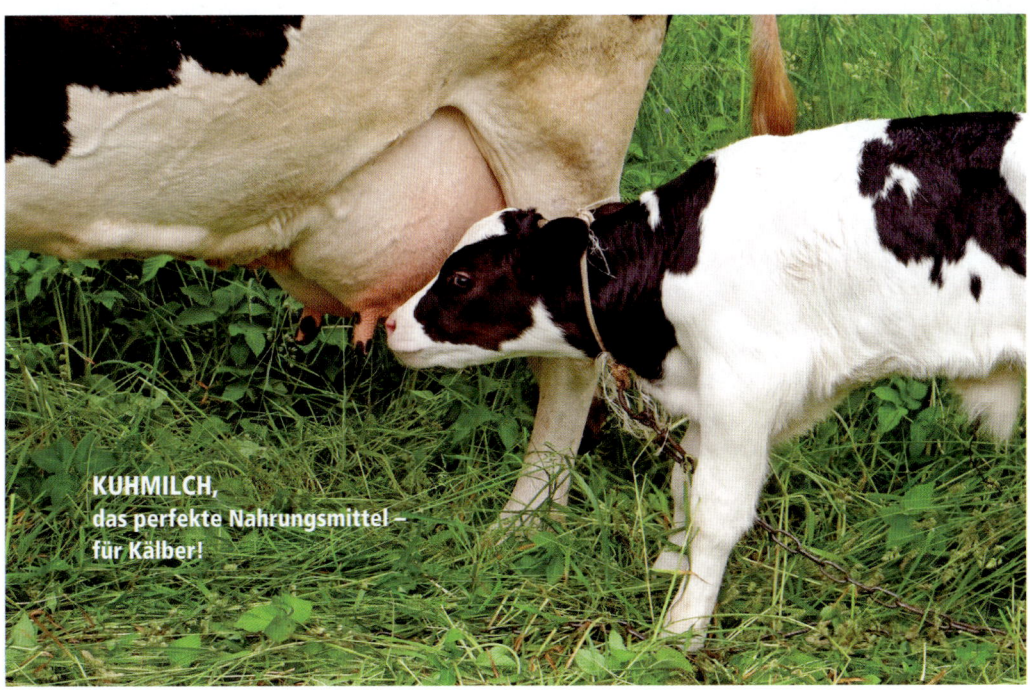

KUHMILCH,
das perfekte Nahrungsmittel –
für Kälber!

Die US-Gesundheitsbehörden haben festgelegt, dass Milch nach Pasteurisierung nicht mehr als 20.000 Bakterien und nicht mehr als zehn Colibakterien pro Milliliter enthalten darf. Das bedeutet, dass ein Glas Milch (200 ml) mit bis zu vier Millionen Bakterien noch akzeptiert wird. Es bedeutet auch, dass in einem Liter Milch 10.000 Colibakterien erlaubt sind.

Die Harvard-Universität und die kanadische Regierung empfehlen: Essen Sie mehr Gemüse und Obst, mehr Vollkornprodukte und gesunde Proteine (Hülsenfrüchte und Nüsse, mageres Fleisch nicht ausgeschlossen).
Die Ernährungs-Richtlinien enthalten keine Milch oder Milchprodukte.

Fettgehalt von Vollmilch

2 Gläser Vollmilch (à 250 ml)
mit 3,5 Gewicht-Prozent Fett

Gesamtkalorienzahl	325 kcal
Fett	17,5 g
Kalorien durch Fett *(17,5 g Fett x 9 kcal/g)*	158 kcal

158 der 325 kcal der Milch stammen aus Fett.

Vollmilch = 49 Prozent Fett
bezogen auf den Kaloriengehalt

Proteingehalt der Milch und Verdoppelung des Geburtsgewichts verschiedener Säuger

Die Federal Trade Commission (FTC) hat die American Dairy Association wegen der Verbreitung von falschen Werbeaussagen im Slogan „Jeder braucht Milch" gerügt.

Milch von	Durchschnittswert Proteingehalt (in Gewicht-Prozent)	Zeit bis zur Verdoppelung des Geburtsgewichts (in Tagen)
Mensch	1,2	180
Pferd	2,4	60
Kuh	3,3	47
Ziege	4,1	19
Hund	7,1	8
Katze	9,5	7

Lebensmittel pro Tag	Deutsche Standard-Ernährung	Optimale Ernährung
Fette und Öle	70 – 100 g	unter 45 g
Kohlenhydrate	48 – 52 Prozent*	65 – 75 Prozent**
Zucker	25 – 30 Teelöffel	unter 10 Teelöffel
Cholesterin	300 g	unter 50 mg
Salz	10 g	unter 5 g
Ballaststoffe	15 – 20 g	mindestens 35 g
Wasser	minimal	8 Gläser Wasser

* in der Regel verarbeitet   ** in der Regel naturbelassen

Praktische **Umsetzung**

Kuhmilch – die perfekte Nahrung für Kälber

Die Milchindustrie *hat mit einem riesigen Werbeetat Milch und Milchprodukte zu einer heiligen Kuh gemacht. Die wissenschaftlich belegten Tatsachen sehen anders aus. Milch und Milchprodukte sind sehr selten krankheitsvorbeugend. Stattdessen stehen sie fast immer im Zusammenhang mit ernsthaften Krankheiten – von Allergien bis zum Prostatakrebs, von Typ-1-Diabetes bis zu Kreislauferkrankungen, von der Osteoporose bis zum Asthma.*
Heute sind viele verschiedene Arten von pflanzlicher Milch im Handel, beispielsweise aus Reis, Soja, Hafer und Mandeln. Sie sind ein guter Milchersatz.

Die optimale Ernährung

Die Ernährungswissenschaft hat eindeutig nachgewiesen, dass ein einheitliches Ernährungsprinzip zur Behandlung der chronischen Erkrankungen existiert. Es gibt nicht eine Ernährung zur Behandlung der koronaren Herzkrankheit und eine andere zur Behandlung des Übergewichts und wieder eine andere gegen Bluthochdruck und Diabetes. Stattdessen gibt es eine optimale Ernährung, die aus einer großen Vielfalt pflanzlicher

Nahrungsmittel zubereitet wird, die möglichst wenig verarbeitet verzehrt werden. Fette, Öle, Zucker und Salz werden sparsam und stark verarbeitete Nahrungsmittel kaum verwendet. Wenn Produkte tierischen Ursprungs verzehrt werden, dann nur als Beilage und nicht als Hauptgericht.

► *Vergleichen Sie die übliche deutsche Ernährung mit einer optimalen Ernährung.*

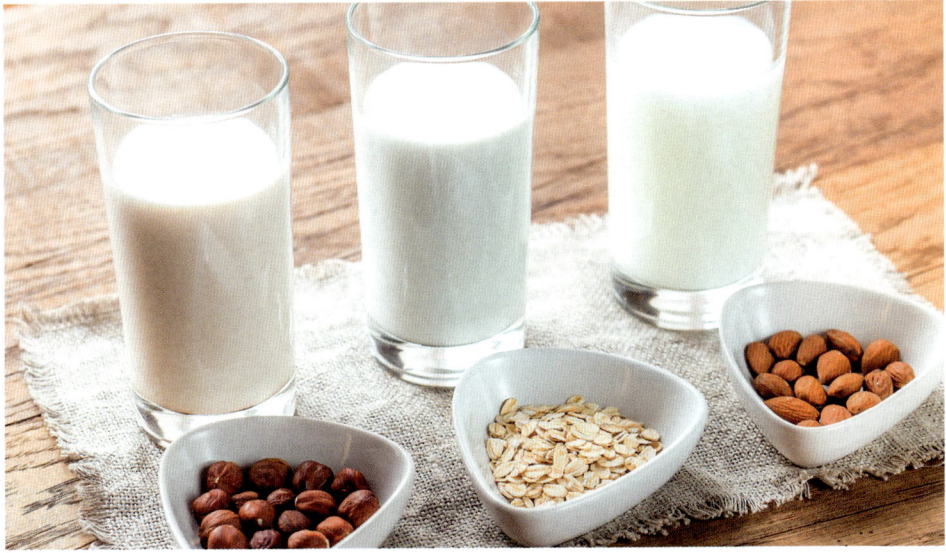

IHRE AUFGABE:
Besorgen Sie sich einige Proben von Milchersatz wie Reis- und Sojadrinks und beginnen Sie ein Leben frei von Milch. Beobachten Sie die Auswirkungen auf Ihre Gesundheit.

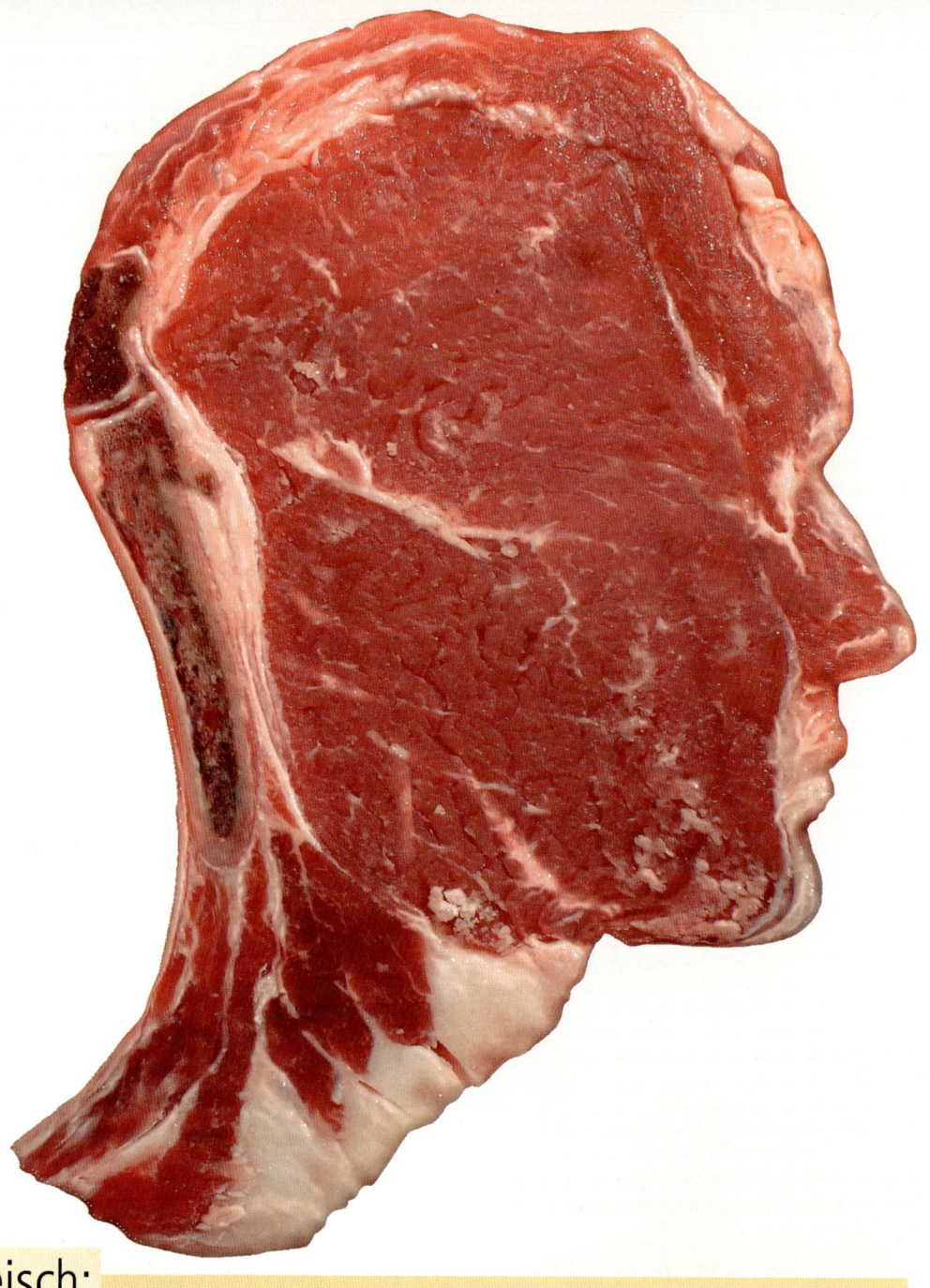

Fleisch:

Ein Stück Lebenskraft?

Echte Nahrung! Wirklich, echte Nahrung für richtige Männer. Was für eine viel versprechende Aussicht. Was für ein verlockendes Versprechen.

Richtige Nahrung? Sprechen Sie über diese alten Werbeslogans?

Die Werbung „Fleisch ist ein Stück Lebenskraft" mag Vergangenheit sein, aber der Nachhall ist gewaltig. Als richtiges Nahrungsmittel stellte sich das Rindfleisch heraus – und ein schönes Mädchen summt, dass sie nicht sicher ist, ob sie jemanden kennen lernen möchte, der das nicht isst.

Ein Macho beklagt, dass das Gemüse von seinem zischenden Fleischspieß fällt. Eine autoritäre Stimme informiert uns, dass 100 Gramm des neuen, mageren Rindfleischs nicht mehr Cholesterin enthalten als 100 Gramm Geflügel.

Was die Stimme Ihnen nicht mitteilt, ist, dass mageres Rindfleisch zwar einen vergleichbaren Cholesteringehalt wie Geflügel besitzt, aber drei- bis sechsmal mehr Cholesterin erhöhende, gesättigte Fettsäuren enthält. Außerdem: Wer isst schon 100-Gramm-Portionen? Der durchschnittliche Hamburger wiegt 140 Gramm und ein Steak durchschnittlicher Größe mehr als 170 Gramm.

Aber ist Fleisch nicht eine wichtige Proteinquelle?

Fleisch ist eine gute Quelle für Proteine, aber es bringt eine Vielzahl von Problemen mit sich: Zum einen überschätzen die meisten Menschen ihren Proteinbedarf. Die empfohlene tägliche Proteinzufuhr beträgt – großzügig berechnet – zwischen 50 und 60 Gramm. Viele Menschen im Westen konsumieren mindestens das Doppelte. Diese übermäßige Proteinzufuhr besonders tierischer Herkunft belastet die Nieren, fördert Gicht, verursacht Calciumverluste aus den Knochen und beschleunigt das Wachstum von Tumoren.

Ein noch größeres Problem ist die große Menge an Fett (meist gesättigte Fettsäuren) und Cholesterin. Die wissenschaftliche Forschung hat durch eine erdrückende Fülle von Beweisen die fettreiche Ernährung als hauptverantwortlich für die heutigen chronischen Krankheiten unseres modernen (westlichen) Lebensstils identifiziert. Und die fettreichen Nahrungsmittel sind meist tierische Produkte wie Fleisch, Geflügel, Eier und Milchprodukte.

Zwar ist der menschliche Körper in der Lage, sich von tierischen Nahrungsmitteln zu ernähren, es fehlt ihm aber ein Schutzmechanismus gegen große Mengen von Fett und Cholesterin. Überschüssiges Fett und Cholesterin sammeln sich im Blut an und lagern sich nach und nach an der Innenwand der Blutgefäße ab. Mit der Zeit verdicken und verengen sich die Blutgefäße, sie entzünden sich, es bilden sich Plaques und es entsteht Arteriosklerose.

> **"** *Eine pflanzliche Ernährung kann bis zu 97 Prozent aller Herzinfarkte verhindern.* **"**
> – Journal of the American Medical Association

In der Folge verringert sich die Blutzufuhr zu den lebenswichtigen Organen oder wird ganz unterbrochen. Damit sind die Voraussetzungen für viele der heutigen chronischen Herz-Kreislauf-Erkrankungen wie Herzinfarkt, Schlaganfall, Angina pectoris, Arterielle Verschlusskrankheit, Bluthochdruck, Impotenz, Arthrose, aber auch Typ-2-Diabetes, Fettsucht, Gallensteine sowie einige Krebserkrankungen des Erwachsenenalters geschaffen.

Menschen haben immer Fleisch gegessen. Warum treten diese Probleme jetzt auf?

– Wenn wir auf die vorletzte Jahrhundertwende (1900) zurückblicken, gab es damals nur wenige durch Arteriosklerose verursachte Erkrankungen, weil um 1900 nicht zwei- bis dreimal pro Tag Fleisch gegessen wurde, wie wir es heute tun.

– Damals kamen 15 bis 20 Prozent unseres Proteins aus tierischer Nahrung. Heute dagegen kommen 55 Prozent aus tierischen Produkten, die viel gesättigte Fettsäuren und Cholesterin enthalten, aber keine Ballaststoffe.

– Wir haben damals auch unsere Tiere anders gehalten. Geflügel hat auf dem Hof gescharrt und Schweine haben sich im Schlamm gewälzt. Diese idyllischen Bauernhöfe wurden durch die heutigen Landwirtschaftsfabriken ersetzt. Die größtmögliche Zahl von Tieren wird auf kleinstmöglichem Raum zu den geringstmöglichen Kosten gehalten. Die meisten Tiere, die zur Erzeugung von Nahrungsmitteln bestimmt sind, werden heute in Massenkäfige oder in Ställe gesperrt, in denen praktisch keine Bewegung möglich ist. Das Fleisch dieser Tiere kann doppelt so viel Fett enthalten wie das Fleisch von Tieren, die überwiegend auf der Weide grasen durften.

– Die Tiere nehmen chemische Substanzen auf und lagern sie in ihrem Körper ab. Diese stammen aus dem Dünger und den Pestiziden, die beim Anbau der Futtermittel eingesetzt wurden. Hormone, zwar in Deutschland verboten, aber in importiertem Fleisch dennoch enthalten, und

> **Während seines Lebens** verzehrt ein durchschnittlicher Deutscher 4 Kühe, 4 Schafe, 12 Gänse, 37 Enten, 46 Truthähne, 46 Schweine, 945 Hühner sowie große Mengen an Fischen und anderen Meerestieren. Insgesamt werden in Deutschland jährlich rund 1,1 Milliarden Tiere verzehrt.

andere chemische Substanzen werden bei den eingepferchten Tieren eingesetzt, um Stress und Krankheiten zu kaschieren und das Wachstum zu beschleunigen. Rückstände dieser Substanzen und andere Schadstoffe finden auf diese Weise ihren Weg in die Nahrungskette.

Eine Unmenge wissenschaftlicher Literatur liefert den Beweis dafür, dass fettreiche Ernährung die Hauptursache für die heutigen Gesundheitsprobleme darstellt. Dabei handelt es sich hauptsächlich um tierische Nahrungsmittel.

Doch die Botschaft ist inzwischen angekommen: Die Deutschen konsumieren heute weniger Rindfleisch, Eier, Vollmilch und Butter als noch vor zehn Jahren. Aber bedauerlicherweise ersetzen sie diese nicht durch Produkte aus dem Pflanzenreich, sondern durch Hühner, Truthähne, Hummer, Shrimps und Käse.

Meinen Sie, dass eine fleischfreie Ernährung besser ist?

Etwa eine halbe Milliarde Menschen weltweit kommen gut mit proteinhaltiger pflanzlicher Nahrung aus.

Gesundheitsvorteile für Menschen, die keine tierischen Produkte essen:

– Weniger Herzinfarkte und Schlaganfälle
– Weniger Gewichtsprobleme
– Geringerer Cholesteringehalt im Blut
– Niedrigerer Blutdruck
– Weniger Diabetes
– Weniger Hämorrhoiden, weniger Divertikulose, regelmäßige Verdauung
– Weniger Krebs von Brust, Prostata und Dickdarm
– Stärkere Knochen, weniger Osteoporose
– Weniger Nierensteine und Gallensteine, weniger Nierenkrankheiten und Gicht

Und sie leben länger!

Außerdem macht diese Ernährung Spaß, sie ist lohnenswert und kostengünstig.

Umweltschutz

Die Viehzucht ist zu einer Industrie geworden, die in einzigartiger Weise die Umwelt zerstört. Die Umstellung auf eine fleischlose Ernährung hat folgende Vorteile:

Schonung der Wasserreserven: Etwa 200 Liter Wasser sind erforderlich, um ein Pfund Weizen zu erzeugen, wohingegen bis zu 15.500 Liter nötig sind, um ein Kilogramm Rindfleisch zu produzieren.

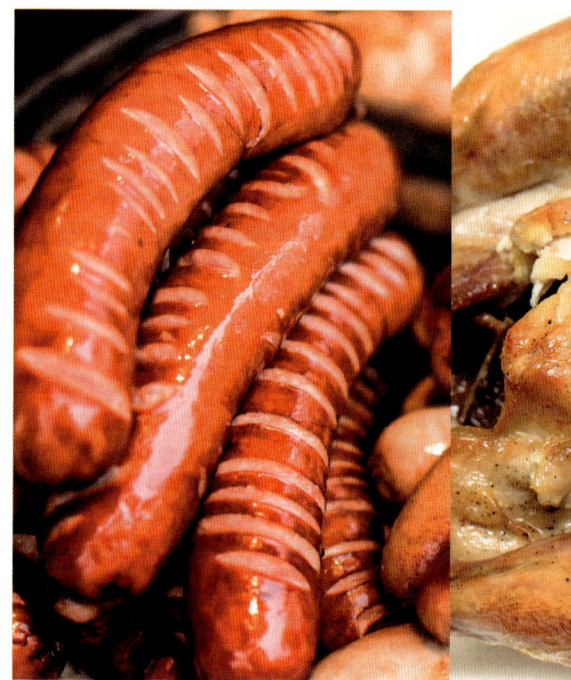

Schutz des Regenwaldes: Um ein Pfund Hamburger zu erzeugen, werden sechs Quadratmeter Regenwald in Costa Rica zerstört. Das Land wird verwendet, um Futtermittel für die Tiere anzubauen.

Erhaltung des Humusbodens: In den USA allein gehen jedes Jahr fünf Milliarden Tonnen Humusboden durch Überweidung und fehlende Nachhaltigkeit bei der Erzeugung von Futtermitteln verloren.

Erhaltung der Bäume: Jeder Fleischesser, der sich auf pflanzliche Kost umstellt, verringert dadurch die Waldflächen, die abgeholzt werden, um Anbauflächen für Futtermittel zu gewinnen.

Sauberes Wasser: Jedes Jahr werden aufgrund von Massentierhaltung große Mengen tierischen Abfalls produziert – eine bedeutsame Ursache für Wasserverschmutzung und Geruchsbelästigung.

Nahrungsmittel statt Futtermittel

In den USA werden 90 Prozent der Maisernte und 50 Prozent der Getreideernte an Tiere verfüttert, in Europa sind es etwa 60 Prozent. Wenn die Europäer ihren Fleischkonsum reduzieren würden, könnten das eingesparte Land, Wasser und Getreide für eine bessere Versorgung der Entwicklungsländer mit Nahrungsmitteln genutzt werden. Gleichzeitig sollte diesen Ländern geholfen werden, ihre eigene Landwirtschaft zu entwickeln.

Das ist wirklich eindrucksvoll! Was kann der Einzelne tun?

Seit die Ernährungswissenschaft nachgewiesen hat, dass eine Ernährungsform, die pflanzliche Nahrung in den Mittelpunkt stellt, nicht nur gleichwertig, sondern der üblichen Ernährung überlegen ist, hat die Beweislage weiter zugenommen.

Darüber hinaus haben Menschen eigentlich keinen Instinkt zu töten.

Eine Handvoll Weintrauben regt unsere Speichelsekretion doch mehr an als ein rohes Stück Fleisch. Es ist beruhigend zu wissen, dass eine Ernährung aus Gemüse, Obst, Hülsenfrüchten und Vollkornprodukten unseren Bedürfnissen vollkommen entspricht – anatomisch, physiologisch und auch instinktiv.

Es ist sicherlich nicht leicht, unsere ein Leben lang bestehenden Essgewohnheiten objektiv zu bewerten und sie dann als fehlerhaft zu bezeichnen. Aber ein vernünftiger Mensch wird diese Bewertung vornehmen. Und er wird nicht im

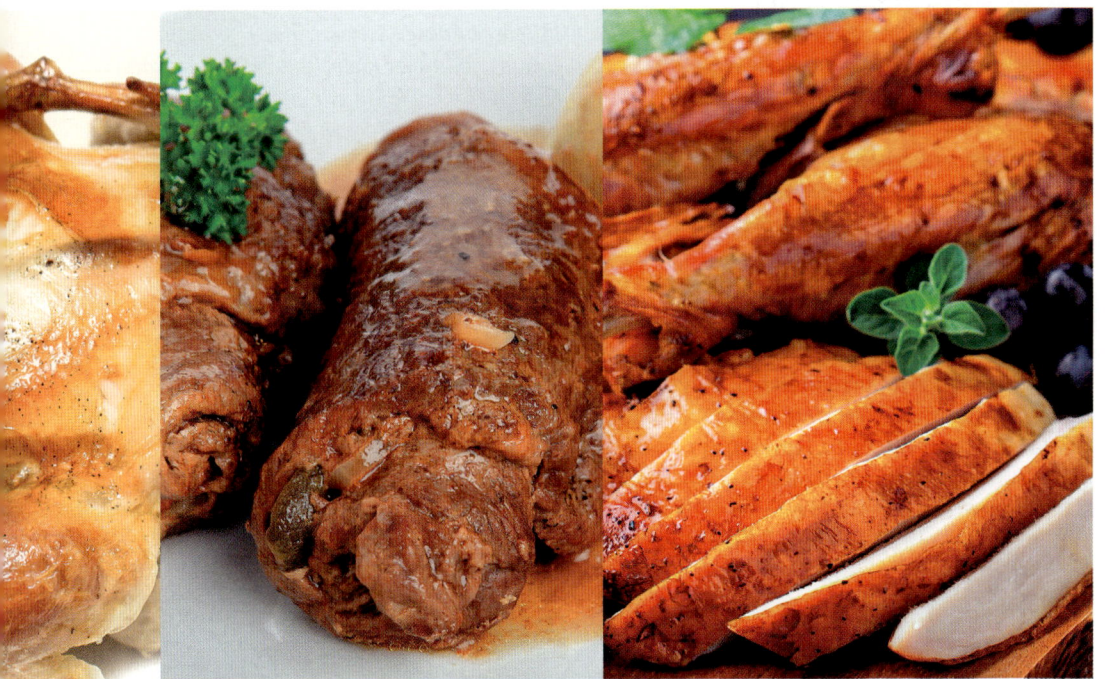

Schlachthaus und in einer Fabrik nach richtiger Nahrung suchen. Der Vernünftige wird die richtige Nahrung in den Gärten und Bauernhöfen unseres Landes finden.

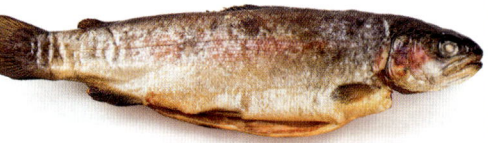

Zusammenfassung

- Die Viehzucht verschwendet Nahrungsmittel, die eingesetzt werden sollten, um den Hunger in der Welt zu stillen, und verschwendet massiv die unersetzlichen Grundlagen unserer Nahrungsmittelproduktion wie Humusboden und Grundwasser.
- Die Viehzucht vernichtet Wälder und andere Lebensräume für Tiere und belastet unsere Seen und Flüsse mit mehr Schadstoffen als alle anderen menschlichen Aktivitäten zusammen.
- Die Viehzucht in unseren heutigen landwirtschaftlichen Mastfabriken bedeutet, dass über eine Milliarde von fühlenden, unschuldigen Tieren unter Entbehrungen eingesperrt, zusammengedrängt, verstümmelt und anderem Missbrauch ausgesetzt werden.
- Der Verzehr von tierischem Fett und Fleisch steht in direktem Zusammenhang mit einer deutlichen Häufung von Herz-Kreislauf-Erkrankungen wie Herzinfarkt, Schlaganfall, Angina pectoris, Arterielle Verschlusskrankheit, Bluthochdruck, Impotenz, Arthrose, aber auch Typ-2-Diabetes, Fettsucht, Gallensteine sowie verschiedene Krebserkrankungen, die zu Behinderung führen und jedes Jahr etwa eine halbe Million Deutsche umbringen.
- Über 250.000 Tiere werden jede Stunde in Deutschland getötet.

Empfehlungen zur Auswahl

OPTIMALE LEBENSMITTEL

Gemüse: alle Gemüsearten, Salate, Kräuter, auch Kürbis
Obst: alle frischen Obstarten (Avocados und Oliven sparsam)
Hülsenfrüchte: alle Bohnen, Erbsen, Linsen, Kichererbsen
Knollen: Kartoffeln, Süßkartoffeln
Getreide: alle Vollkornprodukte, Brot, Nudeln
Nüsse: in mäßiger Menge verzehren

WEITERE LEBENSMITTEL

(wenn Sie meinen, dass es unbedingt sein muss, obwohl nicht empfohlen)
Milchprodukte: fettarme Milch, fettarmer Joghurt, fettarmer Käse, Buttermilch, fettarmer Hüttenkäse – alles in sehr mäßiger Menge
Eier: nur das Weiße vom Ei essen
Fleisch: nur in geringer Menge, aber dann: gesundes Geflügel ohne Haut, gesundes Fischfilet, gesundes mageres Rindfleisch

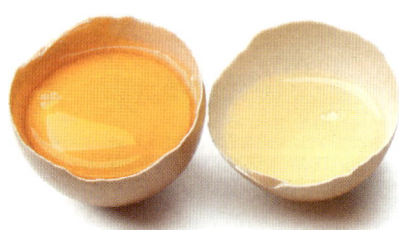

Praktische **Umsetzung**

Pflanzliche Nahrungs- mittel ins Zentrum stellen

Die wissenschaftliche Beweislage *nimmt weiterhin zu, dass eine Ernährung, die pflanzliche Lebensmittel ins Zentrum stellt, einer Ernährung mit Fleisch als Grundlage überlegen ist. Fleisch ist reich an Fett und Cholesterin. Außerdem fehlen die Ballaststoffe, die in pflanzlichen Lebensmitteln vorkommen. Vegetarier haben eine bessere Gesundheit, sind schlanker und leben länger.*

Ablegen der Fleischgewohnheiten

Viele Menschen, die reichlich Fleisch und Milchprodukte verzehren, erleben es als Verlust, wenn sie versuchen, eine fleischlose Mahlzeit zu planen. Eine Zeitlang erscheinen ihnen ihre Mahlzeiten ohne Fleisch unvollständig.

Aber Sie können Ihr Sättigungsgefühl mit einer fleischfreien Ernährung voll befriedigen. Es mag einige Wochen dauern, aber schließlich erscheint dieser Weg der Ernährung nicht nur annehmbar, er wird sogar vorgezogen.

▶ *Hier folgt ein Mustermenü, damit Sie anfangen können, köstliche, fleischfreie Mahlzeiten zuzubereiten:*

MUSTERMENÜ

Frühstück _____

- *Erhitztes Getreide (Siebenkorn-Getreide) oder unerhitztes Getreide (z.B. geschroteter Weizen) mit fettfreier Milch oder Milchersatz und dazu frisches Obst*
- *Zitrusfrüchte: Orange oder Grapefruit schälen und die ganze Frucht essen*
- *Drei Scheiben Vollkornbrot mit einer zerdrückten Banane und darüber ein Ananasring oder eine Scheibe Kiwi*
- *Kräutertee*

Mittagessen _____

- *Zwei Scheiben Vollkornbrot mit Salat, Sprossen, Gurken, Tomaten, Radieschen und etwas fettarmen Hüttenkäse oder Tofu*
- *Erbsensuppe mit Reis*
- *Frisches Obst wie Apfel, Birne, Ananas oder Mango*

Abendbrot _____

- *Vollkorn-Spaghetti und Tomatensauce*
- *Salat mit kalorienarmem, italienischem Dressing*
- *Eine Scheibe Vollkornbrot*
- *Zum Dessert: Gebackener Apfel mit Datteln und Walnüssen*

Lebensmittelauswahl

Entwickeln Sie Ihr eigenes Menü für einen Tag. Verwenden Sie die Anleitung. Und vergessen Sie das Genießen nicht.

IHRE AUFGABE:

Wenn Sie ein natürlicheres Ernährungsprogramm planen, stellen Sie Ihre Mahlzeit rund um die auf der gegenüberliegenden Seite aufgeführten Nahrungsmittelgruppen zusammen.

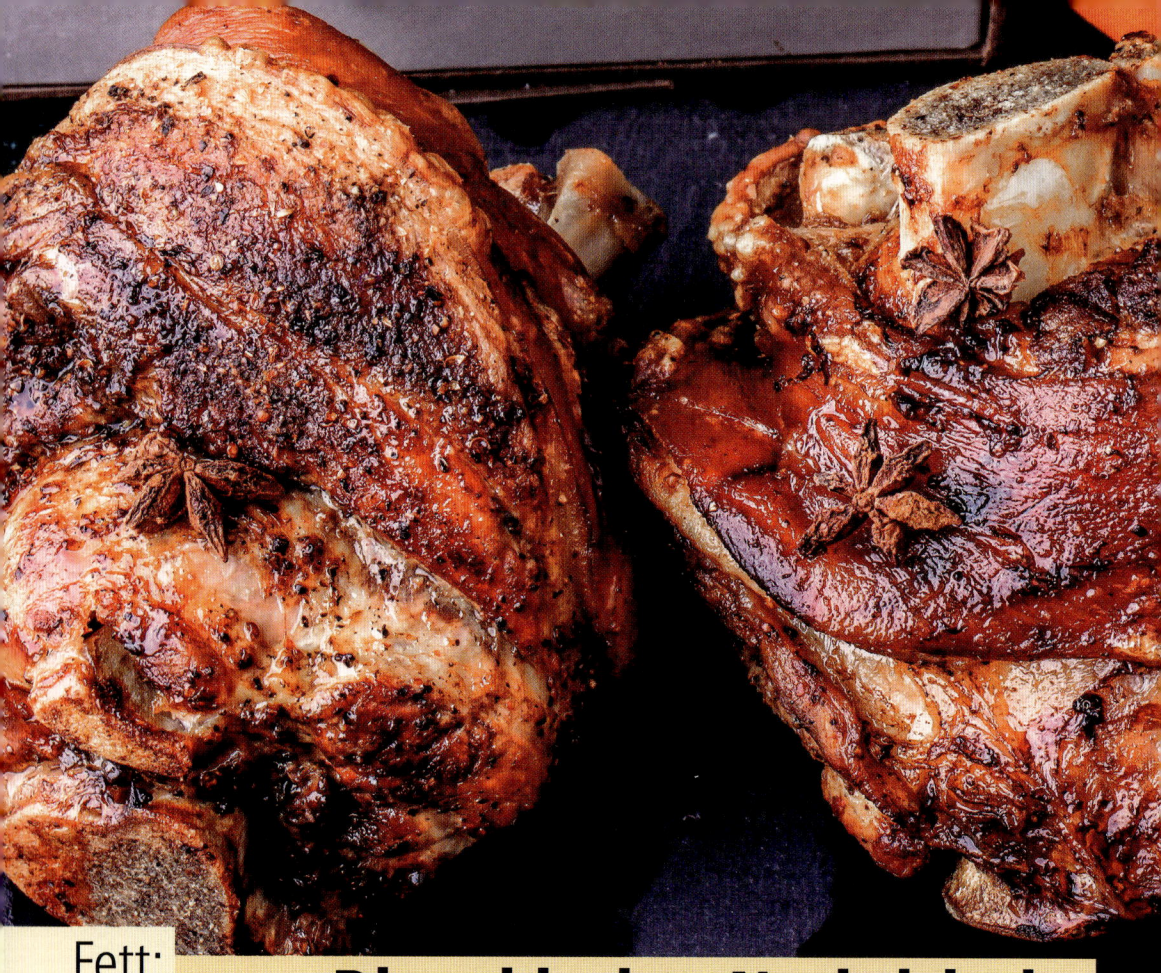

Fett:
Die schlechte Nachricht ist in Wirklichkeit eine gute Nachricht

Ein heimtückischer Übeltäter geht in unserem Lande um und bringt heimlich, still und leise mehr Menschen um als alle Kriege des vorigen Jahrhunderts zusammen. Wer dieser Übeltäter ist? Das Fett in unserer Nahrung.

Soll das heißen, dass Fett zu essen uns umbringen kann?

Das Übermaß an Fett wurde als der schädlichste Faktor in der westlichen Ernährung identifiziert. Das tödliche Duo – die fettreiche und die ballaststoffarme Ernährung – steht in Verbindung mit den verschiedensten Problemen wie den Herz-Kreislauf-Erkrankungen, Fettsucht, Gallensteinen, Blinddarmentzündung, Darmkrebs, Brust- und Prostatakrebs, Schlaganfall, Verstopfung und Divertikulitis, um die wichtigsten zu nennen.

Brauchen wir nicht Fett für unsere Gesundheit?

Fett ist ein lebenswichtiger Teil jeder lebenden Zelle. Fett ist auch der Reservetank für den Brennstoff unseres Körpers. Ohne Fett in unserer Nahrung könnten wir keine optimale Gesundheit erreichen. Die Probleme treten auf, weil die meisten zu viel Fett essen, oft in einer Form, die der Körper nicht leicht verarbeiten kann. Uns ist klar, dass unser Auto am besten mit einem speziellen Treibstoff fährt. Es würde auch mit Kerosin fahren, aber das hätte katastrophale Auswirkungen auf den Motor.

Auch unser Körper wird durch ungeeigneten Brennstoff geschädigt, obwohl der Schaden nicht sofort erkennbar ist, weil ein gesunder Körper über große Reserven verfügt. Bis zu 80 Prozent der Leber und der Nieren können zerstört werden, bevor es zum Organversagen kommt. Bis das erste Mal eine Angina pectoris oder ein Herzinfarkt auftritt, kann der Durchmesser der Koronararterien an entscheidenden Stellen bereits um 80 Prozent verengt sein.

Wie schädigt Fett den Körper?

Ein Übermaß an Fett in der Nahrung schafft die Voraussetzung für das Entstehen der Arteriosklerose (das ist die Verhärtung und Verengung von lebenswichtigen Arterien, die den Körper mit Nahrung und Sauerstoff versorgen). Ein Übermaß an Fett macht außerdem das Blut dickflüssig und klebrig, verlangsamt die Zirkulation und führt dazu, dass die roten Blutkörperchen aneinander haften und verklumpen. Die Fähigkeit dieser verklumpten Zellen, Sauerstoff zu binden, ist deutlich herabgesetzt. Außerdem können sie nicht mehr in die kleinen Kapillaren gelangen. Durch den Mangel an Sauerstoff und Nährstoffen werden die Zellen des Körpers anfällig für Schädigungen, Krankheit und Tod. Die fettreichen tierischen Nahrungsmittel sind reich an Cholesterin, das die Arterienwände schädigt. Der Körper repariert diese Defekte, indem er sie mit zusätzlichen Zellen versiegelt. Überschüssiges Fett und Cholesterin führen also dazu, dass immer wieder neue ‚Pflaster‘ übereinander geklebt werden, bis Plaques entstanden sind. Wenn diese so groß sind, dass sie die Koronararterien verengen oder verschließen, kommt es zum Herzinfarkt. Sind Arterien betroffen, die das Gehirn versorgen, kommt es zum Schlaganfall. Einige der Nebenprodukte des Fettabbaus scheinen bei der Entstehung von Krebserkrankungen eine Rolle zu spielen. Diese Stoffe verursachen oft Reizungen und Entzündungen der Darmwand und können damit eine Ursache für Darmentzündung und Darmkrebs sein. Wenn jedoch genügend Ballaststoffe vorhanden sind, wird der Darminhalt schneller transportiert, sodass krebserregende Substanzen weniger Zeit haben, auf die Darmwand einzuwirken. Überschüssiges Fett im Blut vermindert außerdem die Produktion von Abwehrzellen.

Weiterhin beeinträchtigt fettreiche Ernährung die Insulinwirkung und kann damit zum Diabetes führen. Die Menge der gesättigten Fettsäuren sowie der Transfettsäuren in der Nahrung hat zusätzlich einen bedeutenden Einfluss auf den Cholesterinspiegel im Blut.

Was können wir machen, um uns zu schützen?

Entscheidend ist, dass wir das Fett in unserer Nahrung reduzieren. Butter, Margarine, Backfett und Öle bestehen zu fast 100 Prozent aus Fett. Die Kalorien aus Fleisch, Käse, Eiern und Vollmilch beruhen zu 50 bis 80 Prozent auf Fett. Außerdem braucht unser Körper viel Ballaststoffe. Gemüse, Obst, Vollkornprodukte und Hülsenfrüchte werden immer beliebter. Diese pflanzlichen Lebensmittel sind ideal, weil sie ballaststoffreich, fettarm und cholesterinfrei sind.

Der reichliche Fettgehalt in der modernen Ernährung bringt uns langsam um. Wir wissen jetzt, dass wir das Blatt wenden können, indem wir die meisten Fettkalorien durch wenig verarbeitete, pflanzliche Lebensmittel ersetzen.

> **Hände weg vom Fett!**
> Wir essen deutlich mehr Fett, Öl, Margarine und Butter als nötig. Die durchschnittliche deutsche Ernährung enthält täglich 70 bis 100 Gramm Fett. Das sind 35 Prozent der Kalorienzufuhr. Es gibt Wissenschaftler, die empfehlen, dass die tägliche Fettzufuhr unter 45 Gramm liegen sollte. Das würde nur 10 bis zwanzig Prozent der gesamten Kalorienzufuhr ausmachen und damit den Fettkonsum um die Hälfte reduzieren.

Die gute Nachricht ist, dass eine fettarme Ernährung viele unserer chronischen Erkrankungen verhindern und sogar zu einer Rückbildung der koronaren Herzkrankheit und des Typ-2-Diabetes führen kann. Insgesamt werden Sie sich einer besseren Gesundheit erfreuen und mehr Energie haben, wenn Sie diese Ratschläge befolgen. Sie können sogar mehr essen und trotzdem abnehmen.

Vorsicht!

Bei Fleisch und Käse: Das sind sehr kaloriendichte Nahrungsmittel (Dickmacher) ohne Ballaststoffe und die Hauptträger der gesättigten Fettsäuren und des Cholesterins. **Eigelb und Leber** weisen einen besonders hohen Cholesteringehalt auf.

Bei Transfettsäuren: Sie entstehen, wenn Öle teilweise hydriert werden, um sie streichfähig zu machen (wie Margarine und Backfett). Man findet sie allerdings auch in tierischen Produkten. Transfettsäuren erhöhen den Cholesterinspiegel noch stärker als die gesättigten Fettsäuren.

Bei gesättigten Fettsäuren: Neben Transfettsäuren erhöhen die gesättigten Fettsäuren den Cholesterinspiegel maßgeblich. Damit erhöhen sie auch das Risiko für Herzinfarkt, Schlaganfall, Impotenz sowie Darm- und Prostatakrebs. Essen Sie deshalb nur wenig Fleisch, Käse, Pizza, Eis, Vollmilch, Butter, Torten, Kuchen und Pasteten. Vermeiden Sie Palmöl und besonders Kokusnussöl, die den höchsten Anteil von gesättigten Fettsäuren aufweisen.

Bei fettfreien Nahrungsmitteln: Manche Menschen fühlen sich vor Übergewicht sicher, wenn sie fettfrei essen, auch wenn sie große Mengen verspeisen. Aber diese Nahrungsmittel können noch immer kalorienreich sein, insbesondere wenn sie viel Zucker enthalten.

Mehr als 50 Prozent der Krebserkrankungen in den westlich-orientierten Industrieländern stehen in direkter Beziehung mit Überernährung, insbesondere einer überhöhten Aufnahme von Fett und Protein aus tierischen Produkten. Um das Risiko für Krebs, Herzinfarkt und Schlaganfall zu verringern, müssen die Menschen mehr schützendes Gemüse und Obst und sehr viel weniger Fett und Protein tierischer Herkunft essen.

Die roten Blutkörperchen sind so geformt, dass sie bei einem geringstmöglichen Volumen eine größtmögliche Oberfläche besitzen. Sauerstoff wird an der Oberfläche der roten Blutkörperchen aufgenommen, die sich stark verkleinert, wenn die roten Blutkörperchen infolge einer fettreichen Ernährung verklumpen.

WO IST DAS FETT?

Nahrungsmittel	Fettkalorien	kcal/200 g
Sichtbare Fette		
Butter, Margarine, Backfett, Schmalz	100 %	1.800
Unsichtbare Fette		
Erdnussbutter	80 %	1.500
Nüsse	75 – 92 %	800
Schweinefleisch, Rindfleisch	50 – 80 %	500 – 800
Burger	60 %	970
Vollmilch	50 %	160
Eiscreme	70 – 80 %	350
Käse	60 – 85 %	450

Die neuen vier Nahrungsmittelgruppen

Empfohlen vom Physicians Committee for Responsible Medicine

Nahrungsmittelgruppe	Portionen pro Tag	Portionsgröße
Vollkornprodukte	**5 oder mehr**	½ Teller warmes Getreidegericht, 2 Scheiben Brot
Gemüse	**3 oder mehr**	½ Teller roh, ½ Teller erhitzt
Hülsenfrüchte	**2 bis 3**	½ Teller gekochte Bohnen, Linsen, 120 g Tofu
Obst	**3 oder mehr**	1 oder 2 Obstarten, 1 Teller erhitztes Obst

Am schädlichsten *in unserer modernen Ernährung ist wahrscheinlich das Übermaß an Fett. Entscheidend ist deshalb, das Nahrungsfett zu verringern. Der Verzehr von Butter, Margarine, Ölen, Fleisch, Käse, Eier und Vollmilch muss begrenzt werden.*

Die alten vier Nahrungsmittelgruppen
Im Jahre 1956 hat das US-amerikanische Landwirtschaftsministerium (US Department of Agriculture) die vier Nahrungsmittelgruppen benannt:
1. *Fleisch, Geflügel und Fisch*
2. *Milchprodukte (Milch und Käse)*
3. *Getreide*
4. *Gemüse und Obst*
Wir haben seitdem eine Menge über Ernährung hinzugelernt. Wir haben beispielsweise erkannt, dass die Betonung von Fleisch und Milchprodukten dazu führte, dass die vier Nahrungsgruppen reich an Fett, Protein und Cholesterin und arm an Ballaststoffen waren. Eine wissenschaftliche Studie nach der anderen hat ergeben, dass diese Ernährungsform zu einem immer weiteren Anstieg von Herzinfarkt, Krebs, Diabetes, und Fettsucht führt.

EINE GROSSE VERÄNDERUNG IST NÖTIG:
Steigen Sie auf die neuen vier Nahrungsmittelgruppen um: Gemüse, Vollkornprodukte, Obst und Hülsenfrüchte!

Verschlanken Sie Ihren Salat
Salat bietet eine der besten Gelegenheiten, um Fett einzusparen. Viel zu viele Menschen nehmen wertvolles Grünzeug und verwandeln es in einen fettreichen Albtraum, indem sie eine dicke, ölige Salatsauce hinzufügen. Restaurants sind bekannt dafür. In den meisten Gaststätten erhalten Sie nicht etwas Dressing für Ihren Salat, sondern ein wenig Salat für Ihr Dressing. Wenn Ihnen der Ober das nächste Mal die Speisekarte gibt, bestellen Sie Ihren Salat mit einem kalorienarmen Dressing. Besser noch: Fragen Sie nach Zitronenscheiben und drücken Sie den Saft selbst aus. Damit haben Sie eine gute, kalorienarme, fettfreie Alternative.

Unten finden Sie die neuen vier Nahrungsmittelgruppen. Tragen Sie in jede Rubrik Nahrungsmittel ein, die Sie derzeit essen oder die Sie gerne ausprobieren wollen. Wahrscheinlich werden Sie feststellen, dass Sie bereits viele Nahrungsmittel der neuen vier Nahrungsmittelgruppen essen.

Vollkornprodukte	Gemüse	Obst	Hülsenfrüchte

IHRE AUFGABE:
Machen Sie die neuen vier Nahrungsmittelgruppen zur Grundlage Ihrer Ernährung, indem Sie mehr davon essen.

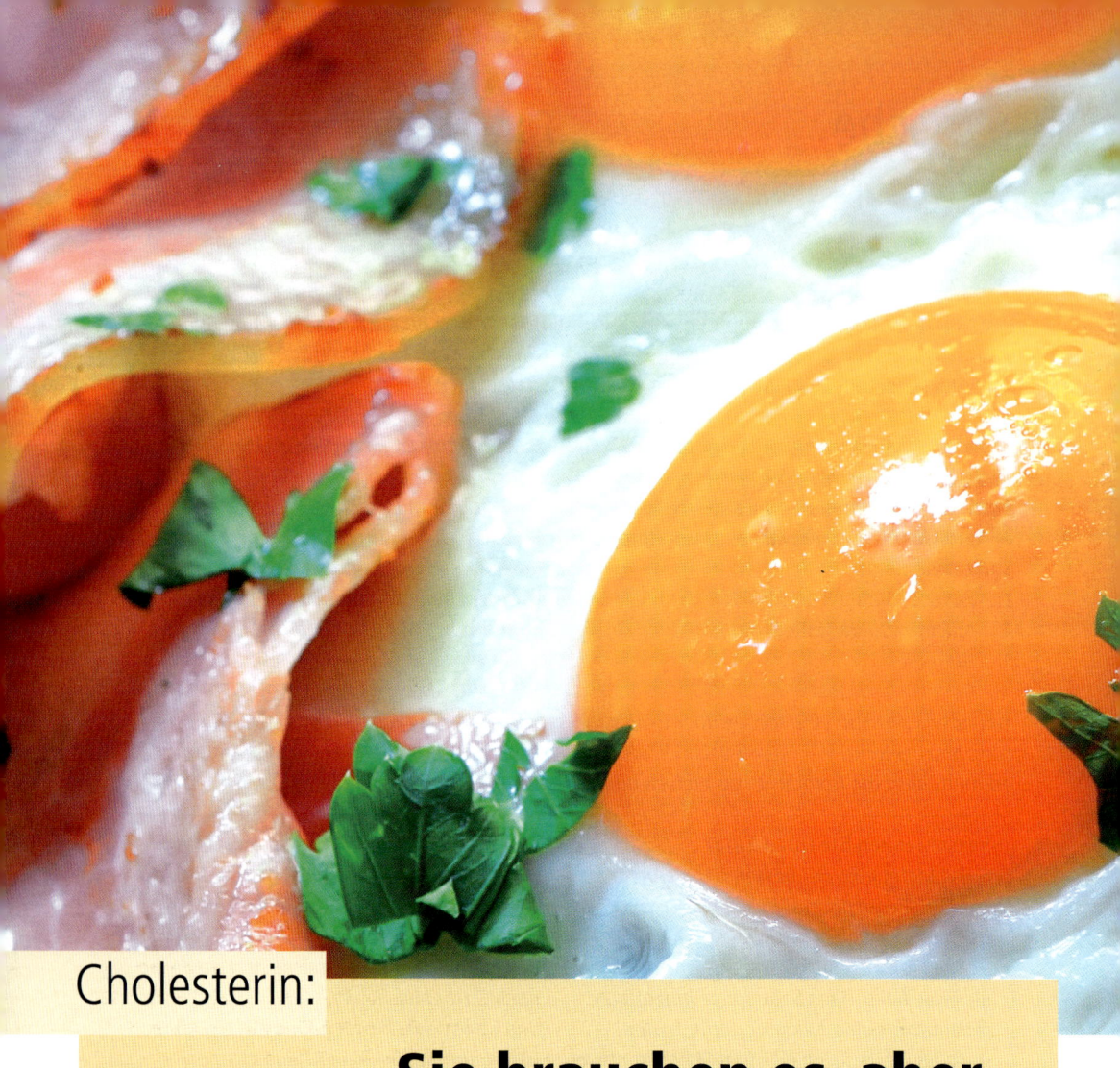

Cholesterin:

Sie brauchen es, aber …

Was kann eine lebensnotwendige, gesunde Substanz in einen gefährlichen Killer verwandeln? Wie ist es möglich, dass ein Stoff, aus dem Vitamin D und Sexualhormone entstehen, der die Bildung von starken Knochen unterstützt und die Reaktion des Körpers auf Stress reguliert, auch die Sauerstoffzufuhr abwürgen und lebenswichtige Organe und Gewebe schädigen kann?

Cholesterin ist sowohl Held als auch Übeltäter. Wir können nicht ohne Cholesterin leben, im Übermaß kann es uns jedoch umbringen. Der Cholesterinspiegel ist mit Abstand der wichtigste Risikofaktor für den Herzinfarkt, die Todesursache Nummer eins. So hat beispielsweise ein Mensch mit einem Gesamt-Cholesteringehalt von 260 mg/dl ein viermal höheres Risiko, einen tödlichen Herzinfarkt zu erleiden, als eine Person mit einem Cholesterinspiegel von unter 200 mg/dl. Und dieser Wert von 200 ist weit vom Idealwert entfernt. Jeder Anstieg des Cholesterinspiegels um 10 Prozent erhöht das Herzinfarktrisiko um 25 Prozent.

Ist der Cholesterinspiegel nicht von genetischen Faktoren beeinflusst?

Nur wenige Menschen haben genetisch bedingte Cholesterinstörungen. In den allermeisten Fällen wird der Cholesterinspiegel durch die Ernährung bestimmt. Abhängig von unserer Ernährung kann er ansteigen oder absinken, und zwar beträchtlich, sogar innerhalb weniger Wochen.

Wie verursacht ein erhöhter Cholesterinspiegel einen Herzinfarkt?

Die lebenswichtigen Arterien, die das Herz mit Sauerstoff versorgen, werden durch Arteriosklerose allmählich verhärtet, verengt und schließlich verstopft, wodurch es zum Herzinfarkt kommt. Die meisten Herzinfarkte werden durch Plaques verursacht, die hauptsächlich aus Cholesterin, Calcium und Fett bestehen. Plaques sind wie Flicken auf einem Gummischlauch. Sie sind die Antwort unseres Körpers auf Schädigungen der Arterienwand durch freie Radikale, insbesondere aus oxidiertem Cholesterin. Der Körper antwortet auf die Irritation, indem er immer mehr Flicken übereinander legt, um den geschädigten Bezirk zu schützen. Dadurch wird der Plaque langsam immer größer. Mit der Zeit wird die Blutzufuhr gedrosselt. Dadurch kann es zur Angina pectoris kommen. Und schließlich ist die Arterie komplett verschlossen. Dadurch kommt es zum Herzinfarkt.

Wenn der Cholesterinspiegel unter 150 mg/dl liegt, kann eine Schädigung der Arterien im Anfangsstadium schnell abheilen und die Narben schrumpfen zusammen. Aber wenn der Cholesterinspiegel über 180 mg/dl ansteigt, lagert sich LDL-Cholesterin in den Arterienwänden an und verursacht Arteriosklerose (Verdickung, Verhärtung, Versteifung und Verengung der Gefäße). Umfangreiche wissenschaftliche Untersuchungen weltweit haben nachgewiesen, dass der Cholesterinspiegel am verlässlichsten den Arterienverschluss durch Plaquebildung vorhersagen kann. Untersuchungen an Migranten haben bestätigt, dass nicht in erster Linie die Genetik, sondern die Lebensweise diese Krankheit verursacht. Wenn Menschen, die durch eine einfache Ernährung vor Arteriosklerose geschützt waren, in ein westliches Land mit übermäßig fettreicher Ernährung auswandern, steigt ihr Cholesterinspiegel an und bald entwickeln sie dieselben Gefäßkrankheiten wie die einheimische Bevölkerung.

Aber braucht der Körper nicht Cholesterin?

Ja, aber wir brauchen es nicht mit der Nahrung aufzunehmen. Die Leber produziert so viel Cholesterin, wie es der Körper benötigt. Aber die meisten Menschen in den westlichen Ländern nehmen pro Tag zusätzlich mehr als 300 Milligramm Cholesterin auf. Dieses zusätzliche Nahrungscholesterin verursacht einen beträchtlichen Teil des Problems.

Welche Nahrungsmittel enthalten Cholesterin?

Cholesterin findet sich nur in tierischen Nahrungsmitteln. Pflanzliche Lebensmittel enthalten kein Cholesterin. So einfach ist das.

Welcher Cholesterinspiegel ist sicher?

Viele Kardiologen sind der Meinung, dass ein Cholesterinspiegel unter 160 mg/dl die Menschen vor Arteriosklerose schützt.

Gibt es nicht verschiedene Arten von Cholesterin im Blut?

Cholesterin existiert nicht isoliert – im Blut befinden sich verschiedene Träger. Der schwerste Träger ist HDL (high-density lipoprotein), bekannt als ‚gutes' Cholesterin. HDL hat eine gewisse Schutzfunktion, weil es Cholesterin aus den Arterienwänden entfernen und zur Leber transportieren kann, wo es in Gallensäure umgewandelt wird. Je höher der HDL-Spiegel, umso größer ist die Schutzfunktion bei einem hohem LDL (low-density lipoprotein). Der leichtere Cholesterinträger, das LDL (low-density lipoprotein), wird auch ‚böses' Cholesterin genannt. Die LDL-Werte bestimmen grundlegend das Ausmaß, in dem Cholesterin in den Arterien abgelagert wird. Um sicher zu sein, sollte das LDL-Cholesterin unter 90 mg/dl liegen. Das Herzinfarktrisiko lässt sich einfach abschätzen, indem das LDL-Cholesterin durch das HDL geteilt wird. Idealerweise sollte dieser Wert unter zwei liegen. Es gibt noch weitere Cholesterinträger, HDL und LDL sind jedoch die wichtigsten.

Können Sie erklären, was oxidiertes Cholesterin bedeutet?

Wenn Cholesterin mit Luft in Berührung kommt, kann es durch die Verbindung mit Sauerstoff oxidiert werden. Bereits eine kleine Menge dieser Substanz kann die Arterienwand ziemlich schädigen. Mit der Schädigung der Arterienwände fängt die Arteriosklerose an. Bekannte Quellen dieses außerordentlich schädlichen Cholesterins sind Pfannkuchen und verschiedene Puddingpulver, Parmesankäse, Schmalz und Eiscreme. Lebensmittel mit einem hohen Gehalt an Antioxidantien (pflanzliche Lebensmittel) tragen dazu bei, diese gefährlichen freien Radikale zu neutralisieren.

> **Früher war es einmal so,** dass sich kein Feinschmecker, der etwas auf sich hielt, um die Fettmenge in Gramm und um Nahrungsmittelgruppen kümmerte. Diese Zeiten sind vorbei. Heute zeigen die wahren Feinschmecker weltweit, wie köstlich gesundes Kochen sein kann.

Welche praktischen Empfehlungen gibt es, um den Cholesterinspiegel zu senken?

Der Cholesterinspiegel ist weitgehend von unserer Ernährung abhängig. Wenn Sie Ihren Cholesterinspiegel senken wollen, sollten Sie sich nach den folgenden Empfehlungen richten:

▶ **Nehmen Sie weniger Cholesterin auf.** Verringern Sie die tägliche Cholesterinaufnahme mit der Nahrung von den üblichen 300 Milligramm auf 50 Milligramm oder noch besser auf Null. Essen Sie deutlich weniger Fleisch, insbesondere keine Innereien und Wurstwaren, weniger Eigelb und Milchprodukte, vor allem keinen Käse. Am besten meiden Sie diese Produkte ganz.

▶ **Essen Sie viel weniger Fett.** Gesättigte Fettsäuren und Transfettsäuren beschleunigen die Cholesterinsynthese in der Leber. Diese Fette lassen den Cholesterinspiegel stärker ansteigen als das Cholesterin aus der Nahrung. Gesättigte Fettsäuren sind bei Raumtemperatur fest (Butter, Schmalz) und finden sich in erster Linie in tierischen Produkten.

Transfettsäuren entstehen, wenn Öle hydriert werden, um sie streichfähig zu machen. Sie finden sich in bestimmten Margarinen, in vielen Fast Foods und in stark verarbeiteten Nahrungsmitteln wie in Plätzchen und anderem Gebäck. Man findet sie allerdings auch in geringen Mengen in tierischen Produkten.

Mehrfach ungesättigte (flüssige) Fettsäuren erhöhen nicht direkt den Cholesterinspiegel, aber sie werden mit bestimmten Krebserkrankungen und mit Übergewicht in Verbindung gebracht.

▶ **Essen Sie weniger tierische Produkte.** Der Homocystein-Spiegel steigt an nach einer Mahlzeit, die reich an tierischen Produkten ist. Diese erhöhten Werte stehen auch in Verbindung mit erhöhtem Cholesterin und einem erhöhten Risiko für Herz-Kreislauf-Erkrankungen.

▶ **Nehmen Sie mehr Ballaststoffe auf.** Lösliche Ballaststoffe, die sich reichlich in Obst, Hafer und Bohnen finden, binden Cholesterin und Gallensäuren im Darm und verhindern, dass sie wieder ins Blut aufgenommen werden. Wenn Sie mehr von diesen ballaststoffreichen Lebensmitteln zu sich nehmen, können Sie dadurch Ihren Cholesterinspiegel schon um rund 5 bis 10 Prozent senken.

▶ **Medikamente:** Eine optimale Ernährung wird Ihren erhöhten Cholesterinspiegel in vier bis acht Wochen durchschnittlich um 20 bis 25 Prozent senken. Einige wenige, die nicht auf diese gesunden Veränderungen des Lebensstils ansprechen und die schon einen Herzinfarkt erlitten haben, könnten von cholesterinsenkenden Medikamenten profitieren. Das sollten Sie von Ihrem Arzt überprüfen lassen.

Werden diese Maßnahmen zu einem Anstieg von HDL, dem guten Cholesterin, führen?

Sie werden den Quotienten LDL/HDL reduzieren und dadurch das kardiovaskuläre Risiko vermindern. Das HDL lässt sich durch folgende Maßnahmen erhöhen:

▶ Geben Sie das Rauchen auf!

▶ Reduzieren Sie Ihr Übergewicht. Schränken Sie den Verzehr stark verarbeiteter Nahrungsmittel mit vielen Kalorien ein, wie Fette und Öle, Zucker und Alkohol.

▶ Tägliche Bewegung. Aktive körperliche Bewegung wie zügiges Gehen ist unerlässlich.

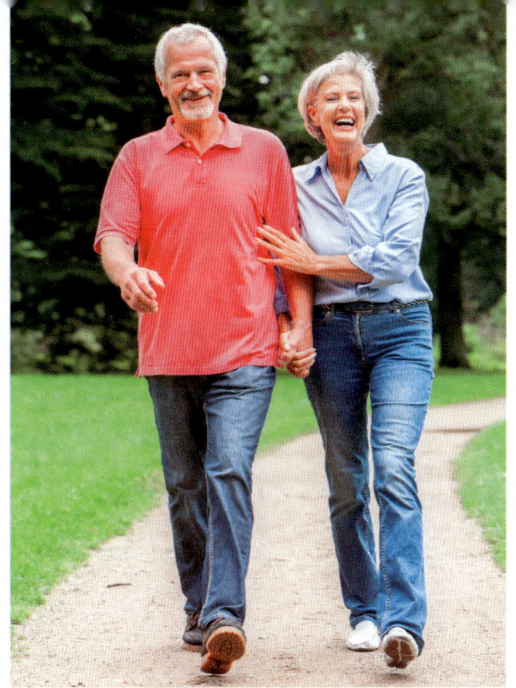

▶ Essen Sie Lebensmittel mit einem hohen Gehalt an Antioxidantien (vollwertige pflanzliche Nahrung) und einem sehr niedrigen Anteil an gesättigten Fettsäuren und Transfettsäuren.

▶ Aber natürlich brauchen Sie sich keine allzu großen Sorgen zu machen, wie Sie Ihr HDL erhöhen, wenn Sie Ihren LDL-Spiegel senken, weil das HDL seine klinische Bedeutung in erster Linie durch die Höhe des LDL erhält. Je höher das LDL, desto mehr HDL ist notwendig, um seine Schutzfunktion auszuüben. Je niedriger das LDL, desto weniger HDL wird benötigt. Studien in Mexiko haben beispielsweise gezeigt, dass Bevölkerungsgruppen mit sehr niedrigen HDL-Werten keine Verengungen der Herzkranzgefäße aufwiesen. Allerdings lagen die LDL-Durchschnittswerte um 35 mg/dl.

Der Cholesterinspiegel wird direkt durch den Fettgehalt der Nahrung beeinflusst. Eine fettarme (unter 20 Prozent der Kalorienzufuhr) und ballaststoffreiche Ernährung (wenigstens 35 g/ Tag) kann in den meisten Fällen den erhöhten Cholesterinspiegel in vier bis acht Wochen um 20 bis 25 Prozent senken. Wenn Sie Ihren Cholesterinspiegel nicht kennen, sollten Sie diesen Wert schleunigst kontrollieren lassen. Wenn das Ergebnis über 160 mg/dl liegt, sollten Sie etwas unternehmen.

Herzinfarktrisiko und Cholesterin

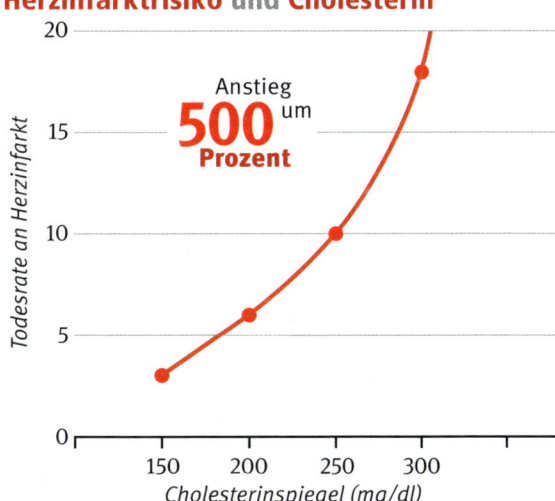

Anstieg um **500 Prozent**

Todesrate an Herzinfarkt

Cholesterinspiegel (mg/dl)

Blutwerte für koronares Risiko

Risiko	Gesamtcholesterin mg/dl	LDL-Cholesterin mg/dl
Ideal	unter 160	unter 90
Erhöht	161 – 180	90 – 110
Hoch	181 – 220	111 – 150
Sehr hoch	221 – 260	151 – 190
Gefährlich	über 260	über 190

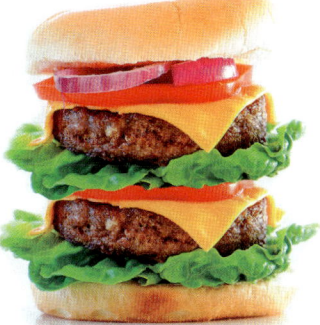

Cholesteringehalt
in Nahrungsmitteln

5	**Magermilch** *225 ml*
30	**Vollmilch** *225 ml*
54	**Eiscreme** *225 g*
90	**Käse, Gouda** *2 Scheiben*
95	**Fisch** *150 g*
140	**Rind/Schwein/Geflügel** *150 g*
145	**Garnelen** *100 g*
220	**Eigelb** *1*
400	**Leber** *100 g*

Cholesteringehalt in mg

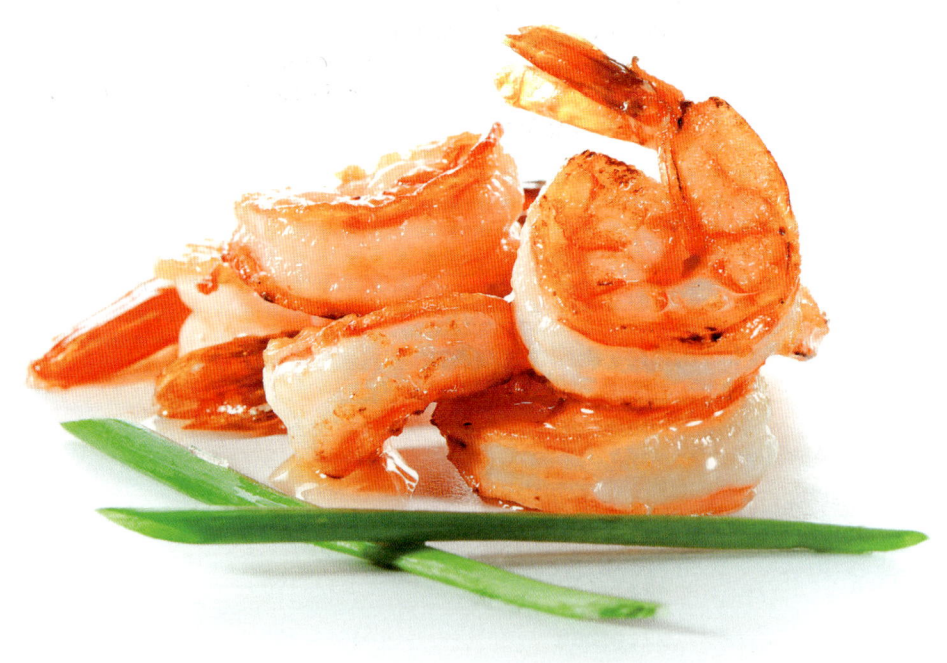

Praktische
Umsetzung

Runter mit dem Cholesterin!

Ein erhöhter Cholesterinspiegel *ist der wichtigste Risikofaktor für Herzinfarkt und Schlaganfall. Eine Ernährung, die fettreich ist und einen hohen Anteil tierischer Produkte enthält, lässt den Cholesterinspiegel ansteigen. Auch das Gegenteil ist zutreffend. Eine Ernährung, die fett- und cholesterinarm ist und einen hohen Anteil an Ballaststoffen aufweist, senkt den erhöhten Cholesterinspiegel nachweislich um 20 bis 25 Prozent in vier bis acht Wochen.*

CHOLESTERINSPIEGEL

Allzu oft ist das erste Anzeichen eines Herzinfarktes ein plötzlicher Herztod. Die Bestimmung des Cholesterinspiegels ist der beste Weg, um das Herzinfarktrisiko zu ermitteln, bevor die Katastrophe eintritt. Kennen Sie Ihren Cholesterinspiegel? Wenn nicht, sollten Sie sich einen Termin bei Ihrem Arzt geben lassen. Was Sie erfahren, kann Ihr Leben retten. Wie hoch ist Ihr Cholesterinspiegel? Wie hoch ist Ihr LDL-Cholesterin? Wie hoch ist der LDL/HDL-Quotient? Er sollte idealerweise unter zwei liegen.

Handeln Sie entschlossen! *Wenn Sie sich nicht innerhalb der Sicherheitszone mit einem Cholesterinspiegel unter 160 mg/dl befinden, sollten Sie nicht verzweifeln. Jetzt ist es Zeit, entschlossen zu handeln. Sie können Ihren Cholesterinspiegel senken, indem Sie grundlegende Veränderungen an Ihrer Lebensweise vornehmen.*

Fünf Wege, um den Cholesterinspiegel zu senken

Hier sind fünf Wege, die Ihnen bei der Senkung Ihres Cholesterinspiegels helfen werden. Markieren Sie diejenigen, an denen Sie bereits arbeiten. Notieren Sie unter jeder Position Wege, wie Sie das Ziel erreichen können. Wenn Sie fertig sind, gehen Sie das Kapitel noch einmal durch, um zu prüfen, ob Ihre Antworten richtig sind.

1. *Nehmen Sie weniger Cholesterin mit der Nahrung zu sich:*

....

2. *Essen Sie weniger Fett, insbesondere gesättigte Fettsäuren (wie sie in tierischen Produkten und in Palm- und Kokosnussölen zu finden sind). Aber auch die gefährlichen Transfettsäuren sollten Sie reduzieren:*

....

3. *Nehmen Sie Gewicht ab:*

....

4. *Nehmen Sie mehr Ballaststoffe auf:*

....

5. *Bewegen Sie sich mehr:*

....

Medikamente – falls notwendig!

....

IHRE AUFGABE:

Überprüfen Sie Ihre Liste der Maßnahmen, die Sie durchführen können, um Ihren Cholesterinspiegel zu senken und handeln Sie danach.

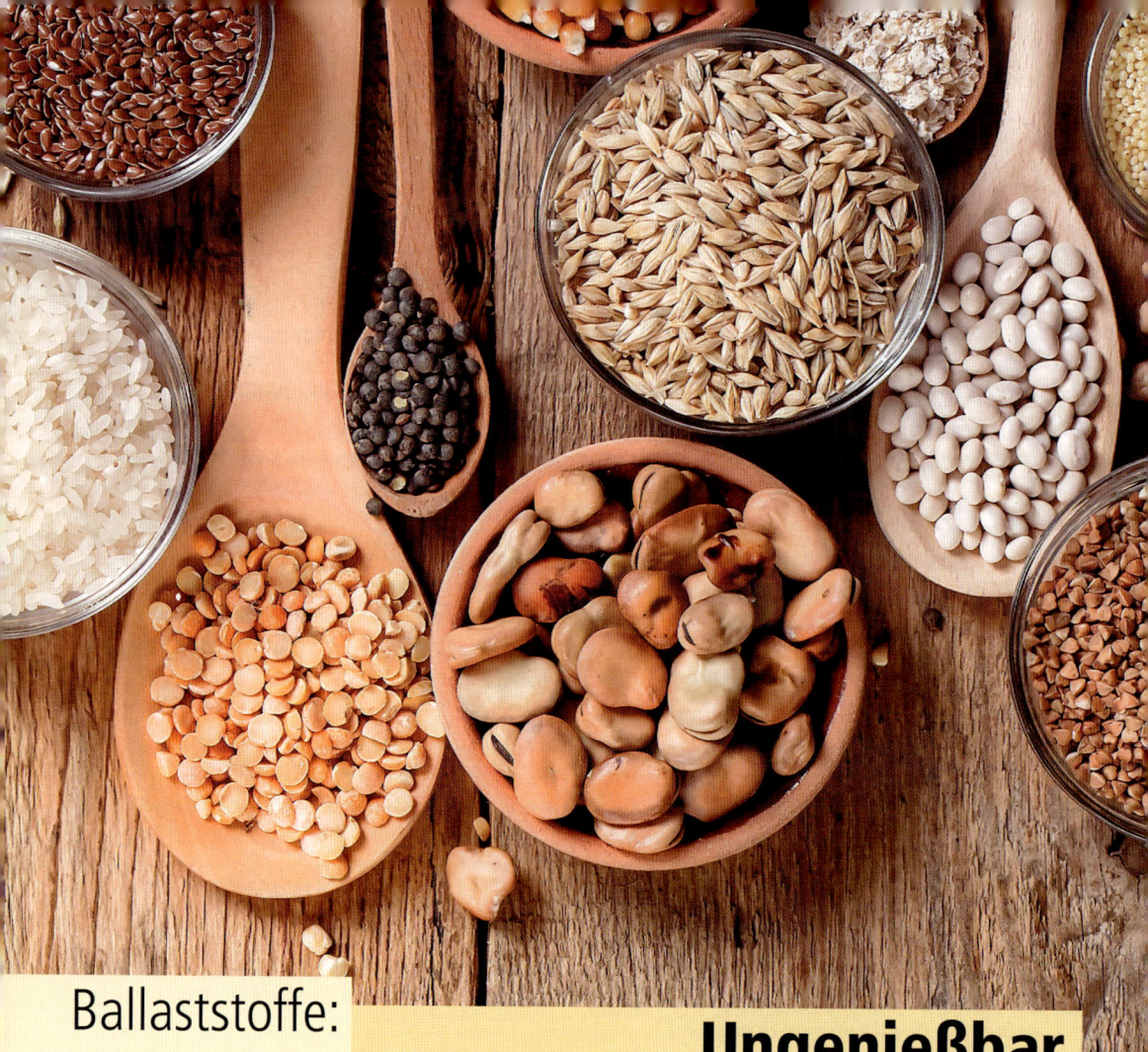

Ballaststoffe:

Ungenießbar, unverdaulich, unerlässlich

Ein Teil unserer Nahrung wandert durch unseren Körper direkt in die Toilette, ohne jemals genutzt zu werden. Welche Verschwendung! Richtig?

Falsch! So war das Denken, sogar von vielen Wissenschaftlern, bis Anfang der 1970er Jahre. Aber heute wissen wir, dass die Ballaststoffe wie ein General sind – sie steuern viele Stoffwechselprozesse unseres Körpers.

Aber was sind Ballaststoffe?

Ballaststoffe bilden das Gerüst der Pflanzen. Sie wurden lange Zeit für wertlos gehalten, weil sie den Verdauungstrakt passieren, ohne vom Blut aufgenommen zu werden. Wenn sie jedoch aus den Lebensmitteln entfernt werden, nimmt die Kaloriendichte der Nahrungsmittel zu. Außerdem steigen der Ausnutzungsgrad und die Geschwindigkeit an, mit der die Nährstoffe ins Blut gelangen. Durch die Entfernung der Ballaststoffe wird die Optik verbessert – das Getreidemehl sieht heller aus – und durch die Abtrennung des Keimlings, dessen Fette ranzig werden können, wird die Haltbarkeit erhöht.

Die verschiedenen Ballaststoffe lassen sich in zwei Gruppen einteilen: in wasserlösliche und wasserunlösliche Ballaststoffe.

Welche Wirkungen haben Ballaststoffe?

Ballaststoffe sind an vielen Verdauungs- und Stoffwechselprozessen des Körpers beteiligt:

– Wasserunlösliche Ballaststoffe saugen Wasser auf, und zwar das Vier- bis Zehnfache ihres eigenen Volumens. Dadurch erzeugen sie in Magen und Darm einen weichen, schwammartigen Speisebrei, der ein deutlich stärkeres Sättigungsgefühl hervorruft als ballaststoffarme Nahrungsmittel. Somit schützen Ballaststoffe vor Völlerei und Gewichtszunahme.

Die Ballaststoffe verhalten sich wie ein vollgesogener Schwamm, füllen den Darm vollständiger und regen ihn zu lebhafter Aktivität an, sodass es nach 24 bis 36 Stunden zur Ausscheidung der Nahrungsreste kommt. Ballaststoffarme Nahrungsmittel dagegen verbleiben meist mehrere Tage in kompakten Klumpen im Darm. Eine ballaststoffreiche Ernährung beseitigt in den meisten Fällen Verstopfung und wirkt sich günstig auf Hämorrhoiden und Divertikulose aus, besonders wenn täglich ausreichend Wasser getrunken wird. Empfohlen werden acht Gläser Wasser täglich.

– Wegen der kürzeren Verweildauer im Darm findet weniger Fäulnis der Nahrungsreste statt und Karzinogene und andere bei der Verdauung entstehende Schadstoffe haben weniger Zeit, die Darmwände zu reizen. Ballaststoffe wirken außerdem wie eine Schutzschicht und verhindern, dass schädigende Substanzen die Darmschleimhaut angreifen. Damit lässt sich teilweise erklären, warum Darmkrebs bei Menschen mit hoher Ballaststoffaufnahme seltener auftritt.

Säfte bestehen aus Obst und Gemüse, die ihrer Ballaststoffe beraubt wurden.

– Ballaststoffe verlangsamen die Geschwindigkeit, mit der Nährstoffe ins Blut aufgenommen werden. Die Nährstoffe gelangen deshalb nur nach und nach ins Blut. Dadurch werden große Schwankungen des Blutzuckerspiegels vermieden. Der Körper wird also viel gleichmäßiger mit Energie versorgt. Ein stabiler Blutzucker verhindert Unterzuckerungen und unterstützt eine gute Diabeteseinstellung.

Wasserunlösliche Ballaststoffe (Cellulose und Lignin) finden sich besonders in Getreide, Gemüse und Nüssen.

– Wasserlösliche Ballaststoffe (wie Pektin und Guar) beeinflussen den Cholesterinspiegel. Sie verbinden sich mit Cholesterin und anderen Nebenprodukten der Fettverdauung und scheiden sie aus. Fehlen diese Ballaststoffe, wird das Cholesterin zusätzlich in die Blutbahn aufgenommen und erhöht damit den sowieso schon hohen Cholesterinspiegel. Lösliche Ballaststoffe finden sich besonders häufig in Obst, Hülsenfrüchten und Hafer.

Vorsicht vor Fleisch und Käse.
Sie enthalten überhaupt keine Ballaststoffe.

Wo kommen diese wichtigen Stoffe noch vor?

Ballaststoffe finden sich im Überfluss in allen unverarbeiteten pflanzlichen Lebensmitteln. Wenn Sie eine Vielfalt von Obst, Vollkornprodukten und Hülsenfrüchten (Bohnen, Linsen, Erbsen) essen, werden Sie reichlich mit vielen Ballaststoffen versorgt.

Viele Menschen sind erstaunt, wenn sie erfahren, dass tierische Nahrungsmittel überhaupt keine Ballaststoffe enthalten. Und da Fleisch, Geflügel, Fisch, Eier und Milchprodukte mehr als 30 Prozent der Kalorien in der üblichen westlichen Ernährung ausmachen und ein Großteil darüber hinaus aus Zucker und anderen stark verarbeiteten Nahrungsmitteln stammt, wird nur die Hälfte der empfohlenen Ballaststoffmenge (mindestens 35 Gramm pro Tag) aufgenommen.

Was ist von Entsaftern zu halten?
Das ist doch eine gute Möglichkeit, um uns mit viel Gemüse und Obst zu versorgen.

Die Werbung ist sicherlich überzeugend. Große Mengen von ansprechenden, frischen Produkten werden in eine kleine Maschine gegeben und im Handumdrehen ist ein schöner Saft fertig. Im ganzen Land haben Menschen mit wenig Zeit, die an technische Wunderdinge gewöhnt sind und ein hohes Gesundheitsbewusstsein haben, in den Frucht- und Gemüse-Entsaftern eine willkommene Zeitersparnis für ein gesundes Leben gesehen.

Aber erfüllen Entsafter diese Ansprüche?
Ja und nein. Entsafter stellen einerseits zwar ein nährstoffreiches Getränk her, aber andererseits erfüllen sich die häufig gemachten Gesundheitsversprechen nicht. Denn das Getränk ist zwar nährstoffreich, aber es enthält nur wenige der wertvollen Ballaststoffe.

Ballaststoffe können Sie nicht einfach auf einen Teller mit Steak und Eiern streuen und alles ist in Ordnung.

Fünf Pfund frische Ware liefern etwa einen Liter köstlichen Saft. Aber fast alle kostbaren Ballaststoffe, die der Körper so dringend braucht, finden sich in einem Brei, der normalerweise in den Abfall wandert. Erinnert dieser Prozess nicht an die Getreidemühlen, die vor über 100 Jahren eingeführt wurden und Kleie und Keimlinge aus dem Getreide entfernt haben? Übrig blieben die ballaststoff- und nährstoffarmen Weißmehle. Bedauerlicherweise sind diese Mahlprodukte die Grundnahrungsmittel für den größten Teil der heutigen Weltbevölkerung geworden.
Für Menschen, die Schwierigkeiten haben, frische Lebensmittel zu kauen, gibt es Entsafter, die die Ballaststoffe erhalten. Das Produkt ist dick wie Pudding, kann aber mit dem Löffel gegessen, wie ein Smoothie getrunken oder wie ein Saftkonzentrat verdünnt werden.

Ist es nicht eine gute Idee die Kleie von Weizen, Hafer, Reis und anderen Getreiden unserer Nahrung zuzusetzen?
Erinnern Sie sich an die Haferkleie-Hysterie vor einigen Jahren? Haferkleie wurde als Wundermittel zur Senkung hartnäckiger Cholesterinspiegel angepriesen. Die Nahrungsmittelproduzenten machten aus dieser Chance gleich ein gutes Geschäft.

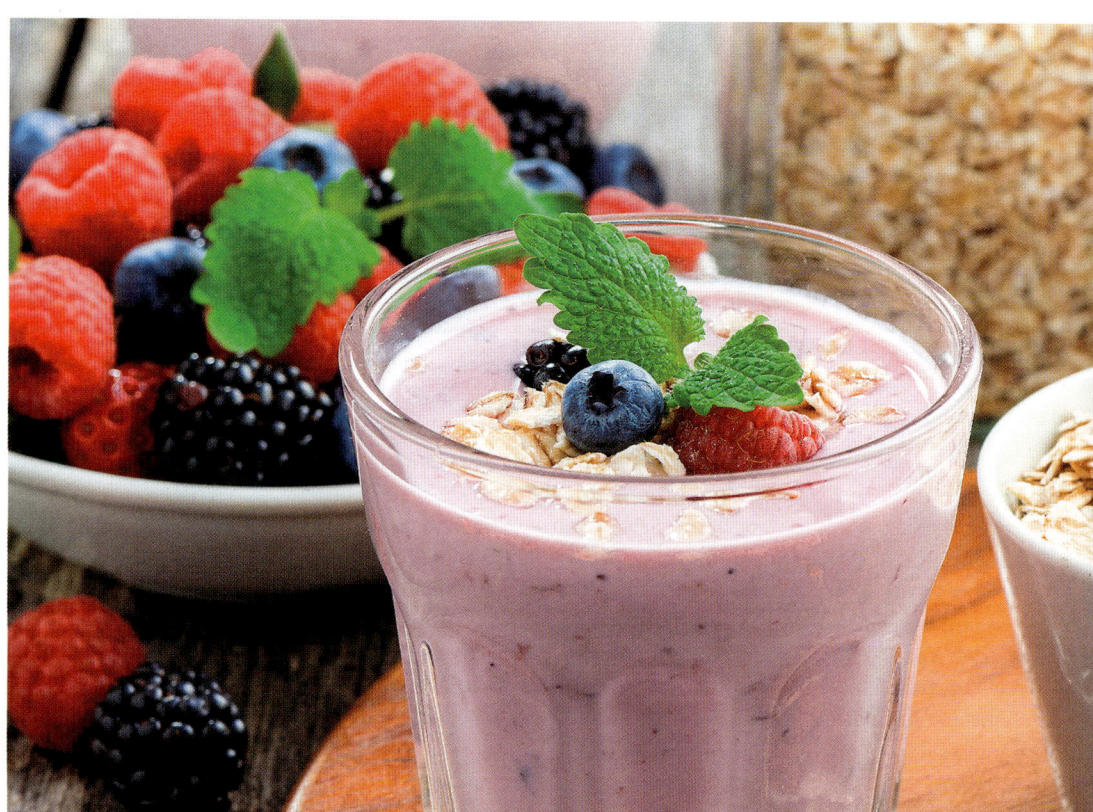

Ein Haferkrieg brach aus. Haferkleie wurde knapp, die Preise schossen in die Höhe. Dann wurden die Ergebnisse aus neuen Untersuchungen bekannt, die Zweifel an der Wirksamkeit der Haferkleie aufkommen ließen. Diese Studien haben die Wirkung der Haferkleie als ein wichtiges, cholesterinsenkendes Nahrungsmittel nicht widerlegt, aber gezeigt, dass eine große Portion eines warmen Vollkorngerichts zum Frühstück eine beträchtliche Menge Schinken, Eier, Würste und andere Nahrungsmittel, die die Cholesterinproduktion der

Die Anti-Brustkrebs-Diät

Brustkrebs ist ein durch Hormone angeregter Tumor. Östrogen ist der Treibstoff, den er zum Wachsen braucht. Die Anti-Brustkrebs-Diät enthält 30 bis 50 Gramm Ballaststoffe pro Tag, die viele Stoffwechselwege der Östrogenaktivität unterbrechen.

Leber ankurbeln, ersetzen kann. Aber die Ballaststoffe der Haferkleie haben keinen Vorteil gegenüber anderen wasserlöslichen Ballaststoffen in

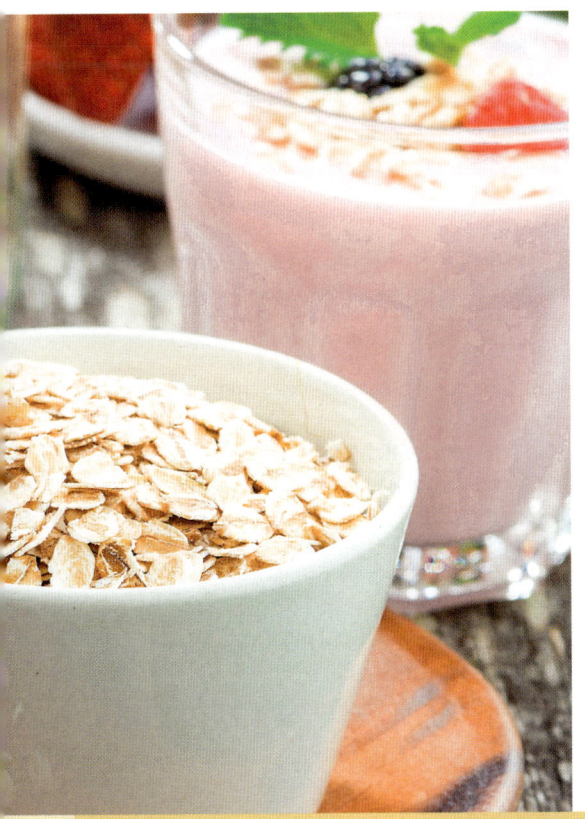

Problematische Kalorien
in Prozent der Gesamtkalorienzufuhr

Zucker *leere Kalorien*		16 %
Sichtbare *Fette und Öle*		22 %
Alkohol *Frauen & Männer*		4 – 8 %
Kalorien insgesamt		42 – 46 %

Überfüttert und unterernährt!

anderen Nahrungsmitteln wie Bohnen und Obst. Jede Ernährungsumstellung, die fettreiche, tierische Nahrungsmittel mit hohem Cholesteringehalt durch fettarme, stärkereiche, cholesterinfreie, pflanzliche Lebensmittel ersetzt, ist nachweislich in der Lage, den Cholesterinspiegel zu senken.

Sie verwirren mich. Wollen Sie sagen, dass wir diese Kleie nicht mehr essen sollen?

Nein, das nicht. Nur müssen Sie wissen, dass Getreidekleie kein Zaubermittel ist, das Sie nur zu schlucken brauchen, damit sich Ihre Gefäße erweitern.
Die meisten Menschen benötigen keine extrahierten Kleie, Ballaststoffpillen und andere teure Nahrungsergänzungsmittel. Denn um die Ballaststoffe eines Vollkorngerichts mit Erdbeeren zu ersetzen, ist eine ganze Flasche Ballaststoffpillen erforderlich. Sie können diese nicht einfach über einen Teller mit Steak und Eiern streuen und denken, dass damit alles in Ordnung ist. Menschen, die viel pflanzliche Nahrung zu sich nehmen, erhalten die benötigten löslichen und unlöslichen Ballaststoffe. Zusätzliche Weizenkleie auf dem Speiseplan kann für Menschen mit sitzender Lebensweise und eingeschränkter Ernährung manchmal sinnvoll sein.
Ballaststoffarme Nahrungsmittel gefährden Ihre Gesundheit. Lassen Sie sich nicht durch Tricks beirren, die das Wissen über die Ausgewogenheit natürlicher Lebensmittel verfälschen.
Legen Sie den Schwerpunkt Ihrer Ernährung auf Vollkorngetreide wie Vollkornbrot, frisches Gemüse und Obst sowie auf reichlich Bohnen und andere Hülsenfrüchte. Das ist der gesündeste, sicherste, billigste und beste Weg, um die Ballaststoffe zu bekommen, die Sie brauchen.

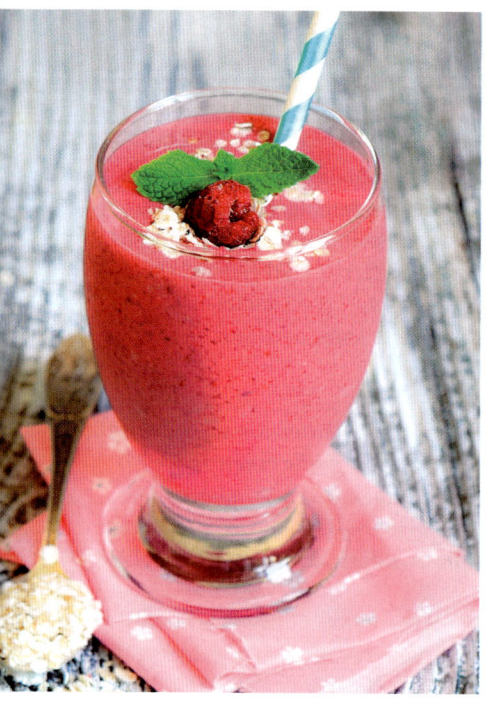

BALLASTSTOFFE

Lebensmittel (in 100 g)	Ballast-stoffe (g)
Getreide	10 – 14
Vollkornmehl	12
Weißmehl	2,7
Weizen-Vollkornbrot	7
Haferflocken	10
Apfel	2
Brokkoli, erhitzt	3
Weiße Bohnen, Erbsen; Linsen, getrocknet	17
Kichererbsen, getrocknet	16
Beerenobst	6
Steak	0
Geflügel	0
Fisch	0
Käse	0

Schwarze Bohnen auf Reis

Zutaten
275 g schwarze Bohnen
1 Liter Wasser
1 Knoblauchzehe, gehackt
½ TL Salz
225 g Zwiebeln, zerkleinert
1 grüne Paprika, zerkleinert
1 Zwiebel, geschält und mit 3 Gewürznelken
gespickt

Zubereitung
*Kochen Sie die Bohnen in einem Topf, bis sie an-
fangen, weich zu werden. Fügen Sie Knoblauch,
die mit Nelken gespickte Zwiebel und Salz hinzu
und kochen Sie das Ganze eine weitere Stunde.
Kochen Sie die Zwiebeln und grüne Paprika in
Wasser oder in einer Gemüsebrühe. Nehmen Sie
die ganze Zwiebel mit Gewürznelken aus den
Bohnen und gießen Sie das Wasser ab. Rühren
Sie die Zwiebeln und die Paprika hinein.*

Reis
*Kochen Sie ein Pfund braunen Reis. Das wird dann
ungefähr zwei Pfund gekochten Reis ergeben.*

Salsa
1 Dose mit ungesalzenen, ungeschälten Tomaten
abgießen.
160 g fein geschnittene rote Zwiebeln
2 gehackte Knoblauchzehen
1 EL Zitronensaft
120 g Petersilie, fein gehackt
*Tomaten in einer kleinen Schale mit dem Löffel
zerteilen. Die anderen Salsa-Zutaten hinzufügen,
abdecken und kühlen, damit der Geschmack sich
vermischt.
Servieren Sie die Bohnen auf gekochtem Reis und
geben Sie Salsa darüber.*

Ballaststoffe sind
kein Ballast

Ballaststoffe spielen eine entscheidende Rolle *bei Verdauung, Gewichtskontrolle und Diabetes. Außerdem schützen sie vor Darmkrebs. Um Ihren Körper mit den notwendigen Ballaststoffen zu versorgen, sollten Sie eine Vielfalt von wenig verarbeiteten, pflanzlichen Lebensmitteln zu sich nehmen.*

Addieren und Subtrahieren
Was haben Sie gestern zum Abendbrot gegessen? Schreiben Sie alles auf, was Sie gegessen haben. Dann setzen Sie ein Pluszeichen vor jedes Lebensmittel, das Vollkorn, Gemüse, Hülsenfrüchte und Obst enthielt, und ein Minuszeichen vor jedes Nahrungsmittel mit Zucker, Weißmehl, Fett, Öl, Fleisch, Milch, Butter, Käse, Eiern und stark verarbeiteten Nahrungsmitteln. Es ist in Ordnung, wenn Sie mehr als ein Plus- und Minuszeichen vor die einzelnen Positionen setzen.

Was das bedeutet
Das Prinzip ist einfach. Jedes Pluszeichen bedeutet, dass das entsprechende Lebensmittel Ihrem Körper Ballaststoffe zugeführt hat. Jedes Minuszeichen entspricht einem stark verarbeiteten Nahrungsmittel, das wenig oder gar keine Ballaststoffe enthält. Wenn Sie viele Minuszeichen auf Ihrer Liste haben, wird es Zeit für eine Ernährungsumstellung.

Die moderne Ernährung
Mit der modernen Ernährung werden meist zu wenig Ballaststoffe aufgenommen. Fleisch und andere tierische Produkte stehen im Zentrum – tierische Nahrungsmittel enthalten keine Ballaststoffe. Null.

Etwa die Hälfte aller Kalorien in der üblichen deutschen Ernährung sind problematische Kalorien (siehe Seite 153). Leere Kalorien finden sich im Zucker, der keine Vitamine, keine Mineralstoffe und keine Ballaststoffe enthält.

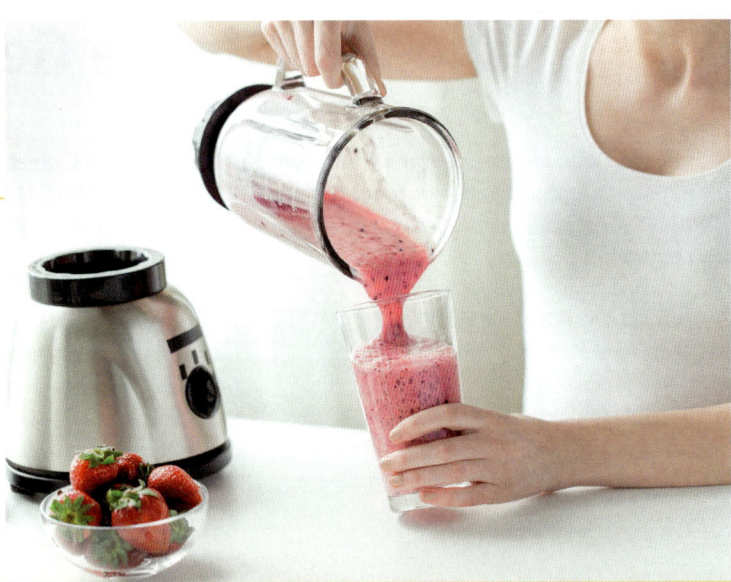

IHRE AUFGABE:
*Ersetzen Sie Nahrungsmittel ohne Ballaststoffe durch ballaststoffreiche.
Fangen Sie mit dem nebenstehenden köstlichen Gericht an.*

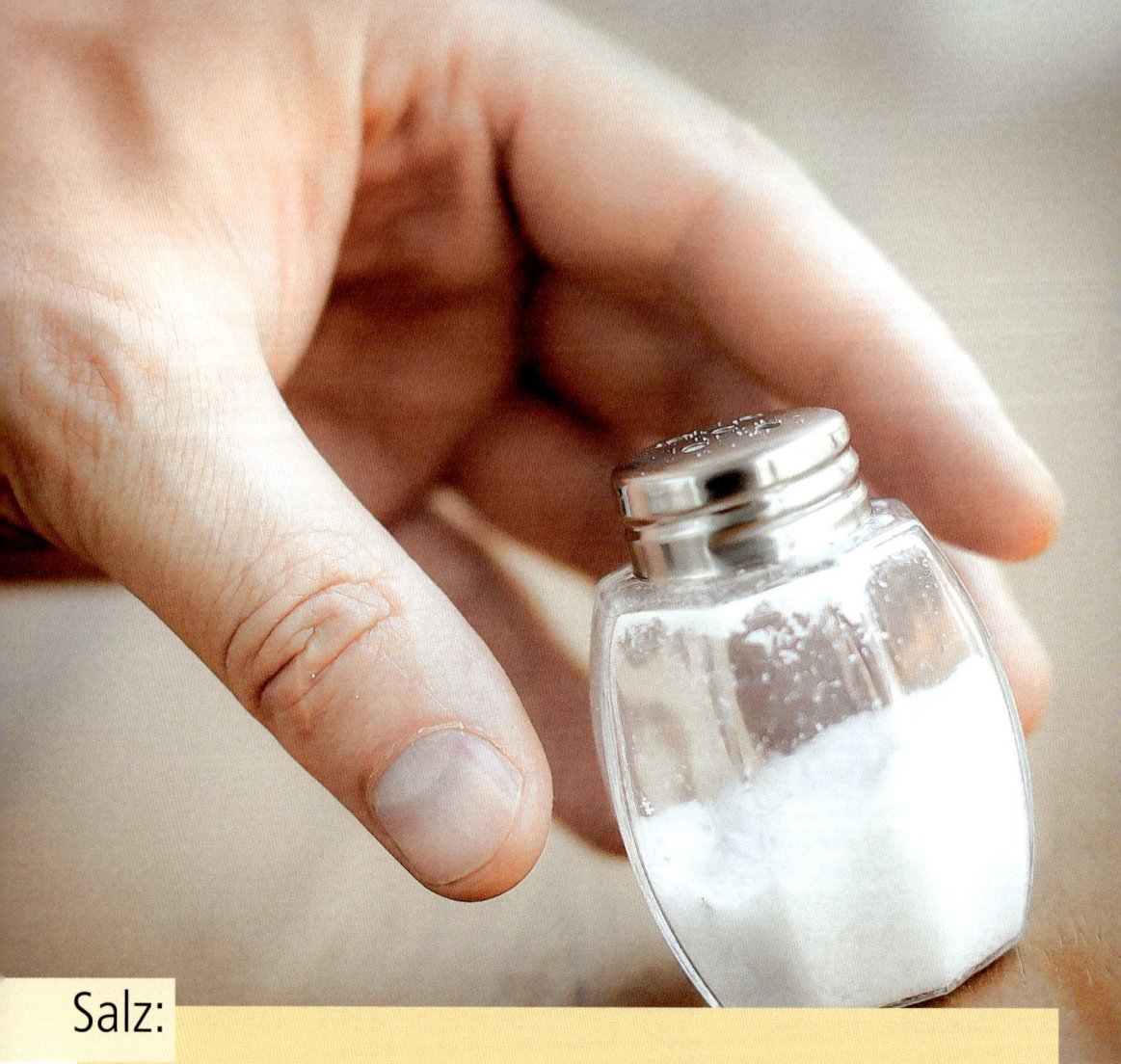

Salz:

Die versalzene Gesundheit

Männer in Deutschland nehmen im Durchschnitt etwa zehn Gramm Salz am Tag auf, Frauen neun Gramm. Das ist zehnmal mehr als der Mindestbedarf. Und wir bezahlen dafür mit Bluthochdruck, Herzinsuffizienz und anderen Problemen, die durch Flüssigkeitsansammlungen entstehen.

Aber braucht der Körper nicht Salz?

Salz enthält zwei Mineralstoffe: Natrium und Chlorid. Natrium ist das wichtigere, denn alle Körperflüssigkeiten und Zellen enthalten Natrium. Obwohl dieses Mineral für den Stoffwechsel des Körpers unerlässlich ist, kann es Probleme verursachen.

Wie erhöht Salz den Blutdruck?

Ein Überschuss an Natrium sammelt sich in den Geweben des Körpers an und führt zu vermehrter Wassereinlagerung. Dadurch entstehen Ödeme (Schwellungen), die wiederum Druck auf das große Netzwerk der Kapillaren ausüben, wodurch ein Blutdruckanstieg erzeugt wird, um das Blut gegen den erhöhten Widerstand der Gefäßkanäle zu pumpen. Der erhöhte Blutdruck wiederum erhöht die Belastung für das Herz. Jeder zweite erwachsene Deutsche leidet heute unter Bluthochdruck. In der Altersgruppe über 65 steigt die Häufigkeit sogar auf 70 Prozent an. Der durchschnittliche Salzkonsum in Japan ist noch höher als in Deutschland – entsprechend ist Bluthochdruck dort noch häufiger, genau wie der Magenkrebs.

> **Wir können nicht ohne Salz leben –** aber zu viel davon bringt eine Menge Probleme mit sich.

Der Schlaganfall als Folge des Bluthochdrucks ist die Haupttodesursache in Japan. In anderen Teilen der Welt wie im ländlichen Uganda oder im Amazonasbecken, wo nur wenig Salz konsumiert wird, ist Bluthochdruck selbst in fortgeschrittenem Alter so gut wie unbekannt.
Dr. Lot Page, ein angesehener US-amerikanischer Wissenschaftler, schrieb in einer Stellungnahme eindeutig: „Bevölkerungsgruppen mit niedrigem Salzkonsum haben niedrigen Blutdruck, während in Gesellschaften mit hohem Salzkonsum Bluthochdruck weit verbreitet ist."

Trifft das für jeden zu?
Nicht jeder Mensch ist salzempfindlich. Einige können so viel davon aufnehmen wie sie wollen, ohne krank zu werden. Bis heute gibt es aber keinen zuverlässigen Test, um diese Personen zu identifizieren. Etwa 30 Prozent der Deutschen sollen jedoch empfindlich auf Salz reagieren. Salzempfindliche Menschen lagern Natrium ein. Dadurch entstehen Ödeme (Schwellungen). Manche Menschen binden infolge des Salzüberschusses bis zu drei Liter Wasser. Wenn die Salzzufuhr verringert wird, kann der Körper den Wasserüberschuss ausscheiden.
Die meisten Menschen mit leicht erhöhtem Blutdruck könnten diesen durch Verringerung der Salzzufuhr auf unter fünf Gramm (ein Teelöffel) pro Tag normalisieren. Neben Gewichtsverlust und Blutdrucksenkung werden durch eine verringerte Salzzufuhr auch das prämenstruelle Syndrom (PMS), bestimmte Arten von Kopfschmerzen und Depressionen günstig beeinflusst. Außerdem nimmt die Wassereinlagerung bei chronischer Herzinsuffizienz mit deutlich verringerter Salzzufuhr ab (unter drei Gramm pro Tag).

Was ist von Wassertabletten zu halten?
Wassertabletten senken erfolgreich den Blutdruck durch das Ausscheiden von Salz und überschüssigem Wasser. Über einen längeren Zeitraum eingenommen, können diese Medikamente allerdings die Nieren schädigen, Gicht verursachen und Diabetes auslösen. Das überschüssige Wasser sollte daher auf natürliche Weise ausgeschieden werden. Außerdem würde es weniger kosten.

Müssen die Wassertabletten gegen Bluthochdruck nicht lebenslang eingenommen werden?
Davon ist man früher ausgegangen. Heute wissen wir, dass 80 Prozent aller Patienten mit mildem und moderatem Bluthochdruck ihre Wassertabletten absetzen können, wenn sie eine salz- und fettarme Ernährung einhalten, Gewicht abnehmen und sich täglich bewegen.

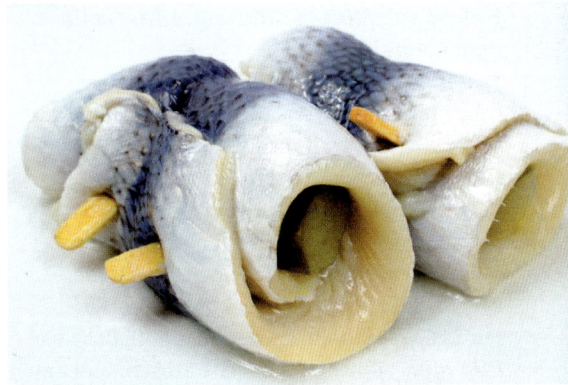

Aber ich kann salzlose Nahrung nicht ausstehen!
Unsere Vorliebe für Salz ist nicht angeboren, sondern anerzogen. Durch salzige Nahrung wird das Verlangen nach Salz immer wieder neu angeregt. Und es überdeckt das natürliche Geschmacksempfinden. Ändern Sie Ihre Gewohnheiten, indem Sie mit Kräutern und Gewürzen abschmecken.

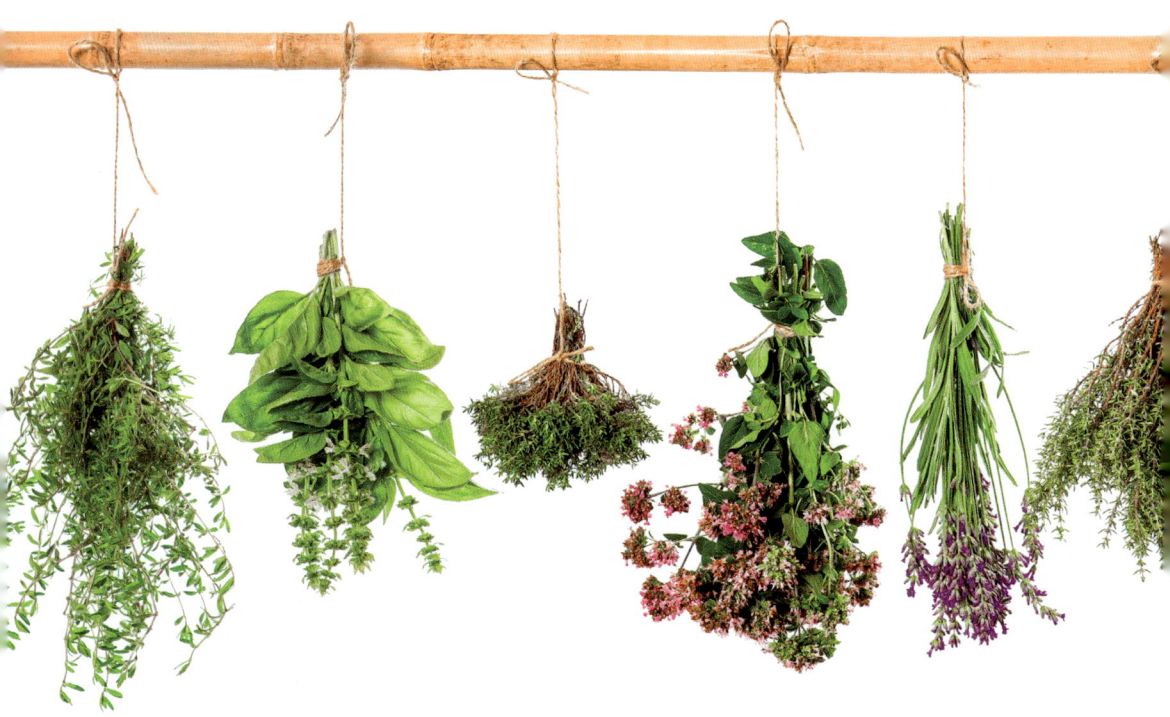

Nach drei Wochen werden dann sogar angeblich normale Nahrungsmittel als salzig empfunden. Wer sich nicht umgewöhnen kann, für den kommen Salzersatzmittel in Frage.

Welche salzreichen Nahrungsmittel sollte man vermeiden?

Passen Sie auf bei Geschmacksverstärkern (Natriumglutamat), salzigen Snacks und allen salzig eingelegten Nahrungsmitteln. Essen Sie weniger stark verarbeitete Nahrungsmittel, Backwaren, Fleisch, Käse und bestimmte gezuckerte Müsli. Insbesondere sollten Sie Gemüsekonserven meiden, es sei denn, diese sind als salzfrei gekennzeichnet.
Ein Esslöffel Erbsen aus der Dose enthält so viel Salz wie 2,5 Kilogramm frische Erbsen. Brot enthält meistens auch reichlich Salz. Da Vollkornbrot aber ein empfehlenswertes Grundnahrungsmittel ist, sollten dafür möglichst alle anderen salzhaltigen Produkte gemieden werden.

Wie viel Salz kann ich ohne Risiko aufnehmen?

Manche Menschen sind erstaunt, wie wenig Salz der Körper pro Tag wirklich benötigt, nämlich

EIN GRAMM SALZ IST ENTHALTEN IN:	
2 Scheiben Roggenmischbrot	
1 Brötchen	
½ Laugenbrezel	
Tomaten *frisch* 10 kg	⤏ Tomatenketchup 35 g
Gurken *frisch* 5 kg	⤏ Gewürzgurken 75 g
Kartoffeln *frisch* 15 kg	⤏ Kartoffelpüreepulver 250 g
Champignons *frisch* 5 kg	⤏ Champignons *Konserve* 150 g
Magerquark 1 kg	⤏ Schmelzkäse 30 g
Joghurt 1 kg	
Rindfleisch 800 g	⤏ Schinken 30 g ⤏ Salami 20 g ⤏ Mettwurst 40 g
Thunfisch *frisch* 1 kg	⤏ Thunfisch *in Öl* 150 g

durchschnittlich ein Gramm oder ein Fünftel Teelöffel. Das wäre sicherlich für die meisten eine zu drastische Umstellung. Unsere tägliche Nahrung enthält zehn Gramm Salz. Sie sollten versuchen, diese Menge zu verringern.
Beschränken Sie sich auf einen Teelöffel (fünf Gramm) pro Tag.

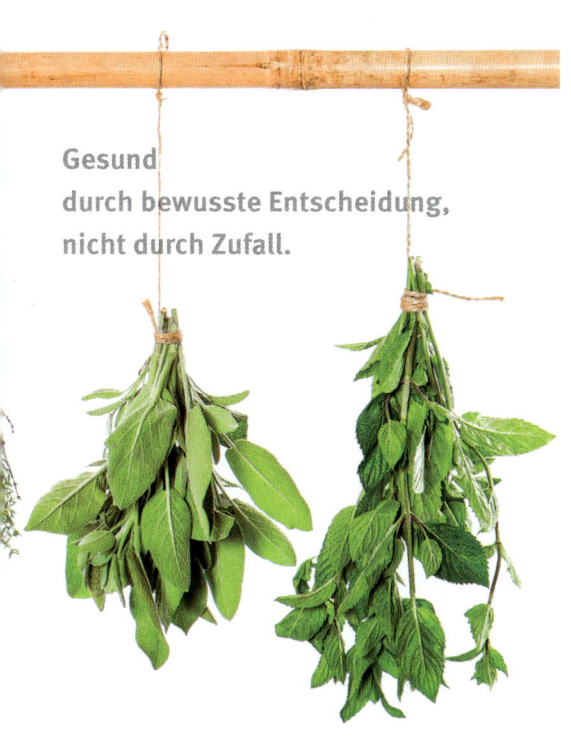

Gesund
durch bewusste Entscheidung,
nicht durch Zufall.

Zutatenlisten sind nicht einfach zu verstehen. Haben Sie Empfehlungen?

Wenn Sie den Salzgehalt verpackter Lebensmittel wissen möchten, müssen Sie nach dem Natriumgehalt schauen. Er wird per Portionsgröße der Nahrung angegeben. Eine einfache und schlaue Regel ist, die Zahl der Milligramm für Natrium der Kalorienzahl anzupassen. Wenn die Kalorien der Portion 300 betragen, versuchen Sie den Natriumgehalt zwischen 250 und 350 Milligramm zu halten. Damit liegen Sie im grünen Bereich. Wenn Sie beispielsweise 2.000 Kilokalorien am Tag zu sich nehmen, kommen Sie auf ungefähr 2.000 Milligramm Natrium, entsprechend 5.000 Milligramm oder fünf Gramm Salz. Damit haben Sie Ihr Natriumziel für diesen Tag erreicht. Der durchschnittliche Deutsche konsumiert 3,65 Kilogramm Salz im Jahr oder zehn Gramm pro Tag. Eine Verringerung der Salzzufuhr würde einen großen Schritt hin zu besserer Gesundheit bedeuten.

Allerdings müssen Sie wissen, dass über 80 Prozent der Salzzufuhr nicht aus dem Salzstreuer kommt, sondern aus verarbeiteten Nahrungsmitteln, Fast Food und Restaurant-Mahlzeiten stammt.

Hier sind einige Vorschläge, wie Sie den Salzgehalt in Ihrer Ernährung reduzieren können:

► Essen Sie viel frische, rohe Lebensmittel, sowohl Gemüse als auch Obst. Salz ist dafür nicht erforderlich. Sie erhöhen damit die Kaliumzufuhr und tragen zur Blutdrucksenkung bei.
► Wenn Sie unbedingt Snacks brauchen, entscheiden Sie sich für ungesalzene Produkte.
► Kochen Sie Gemüse nur kurz und essen Sie es noch bissfest. Sie brauchen dann weniger Salz.
► Verwenden Sie zur geschmacklichen Abrundung Ihrer Speisen statt Salz Zitronensaft, frische Kräuter wie Petersilie und Estragon sowie Knoblauch und Zwiebeln.
► Lassen Sie sich durch gute Kochbücher über salzarme Ernährung, die heute auf dem Markt sind, anregen.

SALZBOMBEN		
Würze	**Menge**	**Salz** *(g)*
Ketchup	3 Teelöffel	1,1
Italienisches Dressing	3 Teelöffel	2,5
Sojasauce	1 Teelöffel	2,5
Dill-Salzgurke	1 große	3
Knoblauchsalz	1 Teelöffel	4,5
Salz	1 Teelöffel	5

Merken Sie sich: Den weitaus größten Teil an Salz nehmen wir mit verarbeiteten Nahrungsmitteln, Fast Food und Essen im Restaurant zu uns. Der Salzstreuer spielt tatsächlich nur eine geringe Rolle.
Die Vorliebe für Salz ist uns nicht angeboren. Salzigkeit ist etwas, das wir zu mögen gelernt haben und das Essen salziger Nahrungsmittel heizt das Verlangen danach an. Das Natrium im Salz (Natriumchlorid) hat einen Effekt auf den Blutdruck. Jedes Gramm Salz enthält 0,4 Gramm Natrium. Um die Salzmenge in Natrium umzuwandeln, multiplizieren Sie Salz mit 0,4. Um die Natriummenge in Salz umzuwandeln, teilen Sie Natrium durch 0,4.

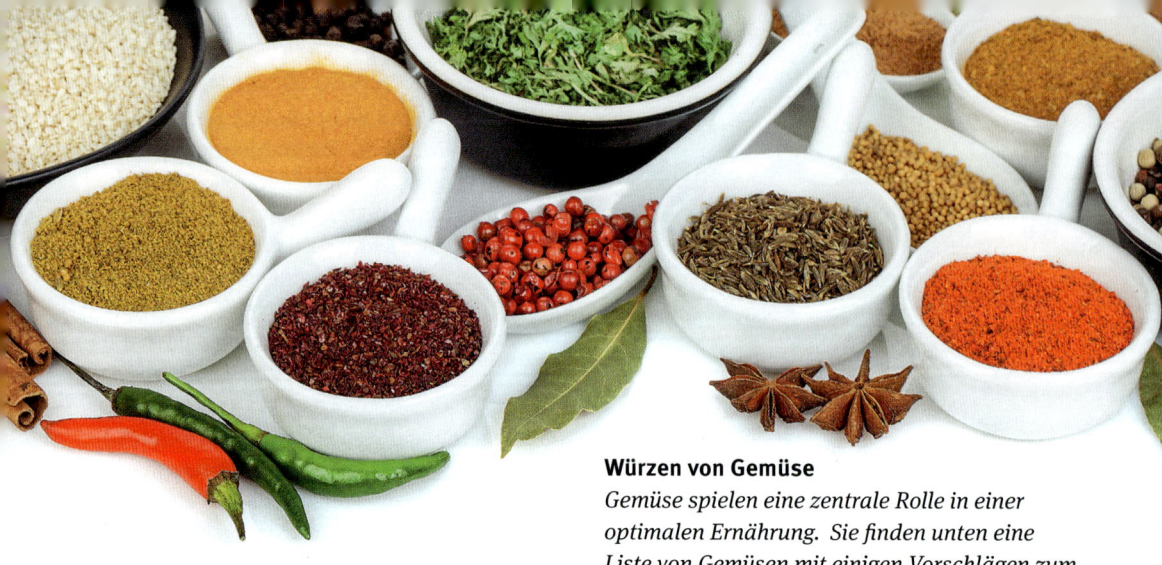

Würzen von Gemüse

Gemüse spielen eine zentrale Rolle in einer optimalen Ernährung. Sie finden unten eine Liste von Gemüsen mit einigen Vorschlägen zum Abschmecken.

Vorschläge zum Abschmecken von Gemüse

Spargel: Zitronensaft, Schnittlauch, Thymian, Estragon

Getrocknete Bohnen: Lorbeerblatt, Knoblauch, Majoran, Zwiebel, Oregano

Grüne Bohnen: Basilikum, Dill, Thymian, Zwiebeln, Estragon

Rote Bete: Zitronensaft

Brokkoli: Zitronensaft, Dill, Oregano

Kohl: Knoblauch und Zwiebeln

Blumenkohl: italienische Gewürze, Paprika, Sesam

Karotten: Petersilie, Pfefferminze, Dill

Mais: Paprika, Tomaten, Schnittlauch

Okra: Versuchen Sie es mit Grillen, um Bissfestigkeit zu erreichen.

Erbsen: frische Pilze, Perlzwiebeln, Kastanien

Kartoffeln: Petersilie, fein gehackte grüne Paprika, Zwiebeln, Schnittlauch

Spinat: Zitronensaft, Rosmarin

Kürbis: mit Apfelstücken und Zitronensaft backen

Tomaten: Basilikum; mit Pilzen, Paprika und Zwiebeln grillen

Lebensmittel-Verarbeitung › verstecktes Salz

Nahrungsmittel natürlicher Zustand	Salz (mg)	Nahrungsmittel verarbeitet	Salz (mg)
Apfel (1)	5	Apfelkuchen (1 Stück)	500
Bohnen (½ Pfund)	12	Chili + Bohnen (½ Pfund)	3.000
Reis, braun (½ Pfund)	50	Risotto (½ Pfund)	2.200
Haferflocken (½ Pfund)	28	Cornflakes (½ Pfund)	4.000
Kartoffel (1) (160g)	20	Kartoffel-Chips (170 g)	2.750
Tomate (1)	35	Tomatensoße (120 g)	1.500
Rindfleisch (100 g)	140	Corned Beef (100 g)	1.685
Milch (250 ml)	300	Käse (2 Scheiben)	1.800
Geflügel (½ Pfund)	300	3 frittierte Hähnchenteile	4.500

Praktische
Umsetzung

Die meisten Menschen *nehmen zehnmal so viel Salz auf, wie sie benötigen. Bluthochdruck, Herzinsuffizienz und Schlaganfall sind das traurige Ergebnis. Wenn wir stark gesalzene Nahrungsmittel vermeiden und uns daran gewöhnen, Mahlzeiten mit wenig oder ohne Salz zu genießen, ist das ein großer Schritt hin zu einer besseren Gesundheit.*

Was haben Sie zu verlieren?
Sie können überschüssiges Wasser ausscheiden, Ihr Gewicht und Ihren Blutdruck senken, sich vor Schlaganfall und Herzinsuffizienz schützen – und alles allein durch eine verringerte Salzzufuhr in Ihrer Nahrung. Das ist ein Schritt in die richtige Richtung. Sind Sie bereit, einen Versuch zu machen?

Salzarm kochen
Es dauert etwa einen Monat, um Ihren Geschmack an eine salzarme Ernährung zu gewöhnen. Während dieser Zeit können die Speisen ziemlich fade schmecken. Bleiben Sie trotzdem dabei und Sie werden dadurch belohnt, dass Sie den köstlichen natürlichen Geschmack der Speisen wiederentdecken.

Kräuter statt Salz
Das Würzen mit Kräutern ist für den gesundheitsbewussten Koch eine wichtige zu erlernende Fähigkeit. Hier sind einige Vorschläge, um Ihre Mahlzeiten zu würzen:

1 Verwenden Sie großzügig Kräuter, aber nicht zu viel.

2 Geben Sie Kräuter zu Suppen und Eintöpfen, die lange kochen, erst in den letzten 15 Minuten hinzu.

3 Wenn Sie Gemüse kochen oder wenn Sie Soßen und Bratensoßen machen, lassen Sie die Kräuter mitkochen.

4 Zu kalten Speisen wie Tomatensaft und Salatdressings geben Sie Kräuter einige Stunden vor dem Anrichten hinzu. Das Aufbewahren im Kühlschrank für drei bis vier Stunden verstärkt den Geschmack.

5 Vergessen Sie nicht, dass die richtige Kombination von Kräutern und Gewürzen diejenige ist, die Ihnen am besten schmeckt.

6 Verwenden Sie nicht zu viele Gewürze. Gemüse haben einen wunderbaren eigenen Geschmack.

IHRE AUFGABE:
Verwenden Sie beim Kochen Kräuter statt Salz. Probieren Sie neue Gewürze für Gemüse aus. Diese Veränderung wird den Geschmack Ihrer Speisen verbessern und Ihr Risiko für Bluthochdruck und Schlaganfall verringern.

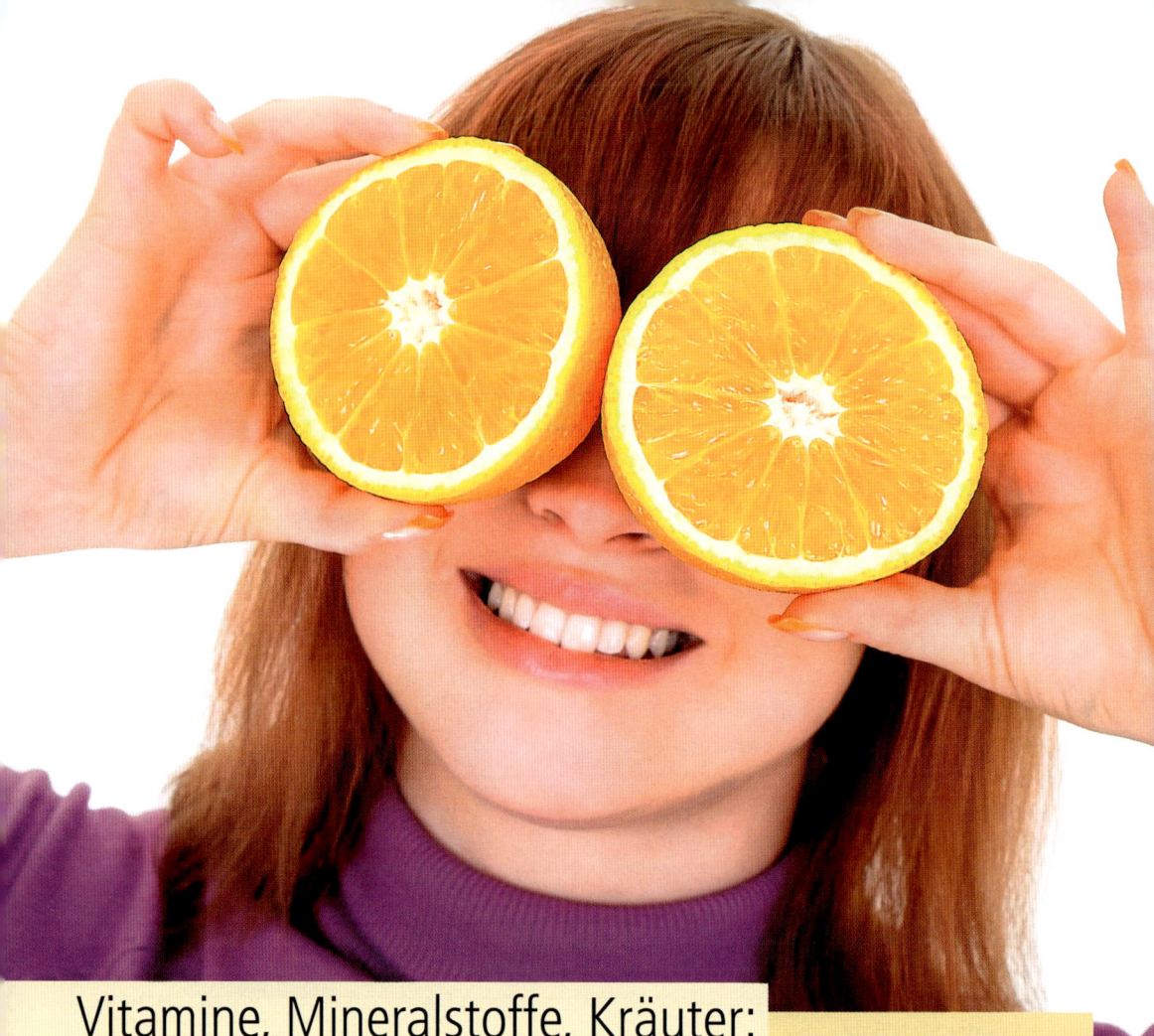

Mikronährstoffe in Megadosen

Viel hilft viel? Um gesünder zu werden, nehmen viele Menschen Vitamine und Mineralstoffe in erheblichen Mengen in Form von Nahrungsergänzungsmitteln zu sich. Das kann gefährlich werden.

Das habe ich ja noch nie gehört. Wie kann das sein?

Jahrelang wurden die Mindestmengen und die empfohlene tägliche Zufuhr für die meisten Vitamine und einige Mineralstoffe angegeben. Höchstmengen wurden dagegen nicht festgelegt. Das liegt daran, dass Vitamine und Mineralstoffe als Nahrungsergänzungsmittel und nicht als Arzneimittel eingestuft werden. Damit unterliegen sie nicht den strengen Bestimmungen und Kontrollen, die für Arzneimittel gelten.

Welche Schäden können durch die Überdosierung von Vitaminen und Mineralstoffen entstehen?

Eine Gefahr ist die irrtümliche Vorstellung, dass hohe Mengen an isolierten Nährstoffen schwere Krankheiten wie Krebs, Herzinfarkt und Osteoporose verhindern können. Aber diese hohen Mengen eines einzelnen Nährstoffes können die Aufnahme anderer Nährstoffe beeinträchtigen. So verringern beispielsweise hohe Eisenmengen die Aufnahme von Zink. Hohe Mengen von Kalzium wiederum können die Aufnahme von Magnesium beeinträchtigen.

Einige Vitamine sind *fettlöslich*. Überschüsse können nicht ausgeschieden werden, sondern werden aufgenommen und in der Leber gespeichert. Toxische Mengen von Vitamin A (dies entspricht dem zwanzigfachen der empfohlenen Dosierung) können starke Kopfschmerzen, trockene Haut mit aufgesprungenen Lippen, Gelenkschmerzen und Haarausfall verursachen. Schwangere, die Megadosen von Vitamin A einnehmen, können ihre ungeborenen Kinder gefährden.

Weitere fettlösliche Vitamine sind Vitamin D, E und K.

Die *wasserlöslichen* Vitamine (B-Vitamine und Vitamin C) wurden lange Zeit für harmlos gehalten, weil der Körper Überschüsse mit dem Urin ausscheiden kann. Aber diese Vorstellungen mussten aufgegeben werden, als nachgewiesen wurde, dass Megadosen von Vitamin B6 Störungen des Zentralnervensystems verursachen. Megadosen von Vitamin C können die Bildung von Nierensteinen fördern. Es wurde außerdem gezeigt, dass der Körper bei Überdosierungen mit diesen Substanzen verschwenderisch umgeht, das heißt sie schneller ausscheidet.

Eine andere Sorge ist, dass wir den Langzeiteffekt von Megadosen nicht kennen. Wir gehen mit der Einnahme von Nahrungsergänzungsmitteln Risiken ein. Und ihr wahlloser Gebrauch ist vergleichbar mit dem Missbrauch frei verkäuflicher Arzneimittel.

Wie kann man Vitamine und Mineralstoffe ohne Risiko aufnehmen?

Idealerweise sollten wir unsere Mikronährstoffe über unsere Nahrung erhalten. Denn natürliche Lebensmittel enthalten Vitamine und Mineralstoffe in einer Form und Menge, die dem Körper eine Aufnahme entsprechend seinem Bedarf erlaubt. Jedes Mal, wenn wir Nährstoffe von den Lebensmitteln abtrennen oder konzentrieren, gehen wir

das Risiko ein, die natürlichen Abläufe aus dem Gleichgewicht zu bringen.

Wie steht es mit Menschen, die zu wenig Nahrung zu sich nehmen oder sich nicht um ihre Ernährung kümmern?

Die tägliche Einnahme eines Multivitaminpräparates mit einigen Vitaminen und Mineralstoffen in der empfohlenen Dosierung wird von Wissenschaftlern als nicht kritisch angesehen. In bestimmten Ausnahmesituationen kann sie sogar sinnvoll sein.

Niemals zuvor wurde etwas, das wir so wenig brauchen, so teuer verkauft. In Deutschland werden etwa zwei Milliarden Euro pro Jahr für Nahrungsergänzungsmittel ausgegeben.

Veganern (Menschen, die gar keine tierischen Produkte essen) wird empfohlen, ihre Ernährung durch Vitamin B12 zu ergänzen, da die für den Menschen aktive Form nur in tierischen Lebensmitteln vorkommt. Dieses Vitamin wird auch bestimmten kommerziell erhältlichen Nahrungsmitteln wie Getreideprodukten und Sojadrinks hinzugefügt. Die Empfehlung liegt bei 5 Mikrogramm pro Tag. Um sicher zu gehen, nehmen einige Veganer einmal pro Woche 1 Tablette Vitamin B12 ein.

Aber hilft die Einnahme von Vitaminen nicht auch gegen Stress und erhöht die Leistungsfähigkeit?

Es liegen keine wissenschaftlichen Beweise dafür vor, dass Nahrungsergänzung mit Vitaminen und Mineralstoffen die Leistungsfähigkeit verbessert oder eine bessere Stressbewältigung bewirkt. Diese Mikronährstoffe können nicht zaubern. Das heißt: Ein Überschuss kann die Stoffwechselvorgänge des Organismus nicht beschleunigen. Auch ein Auto fährt nicht dadurch schneller, dass mehr Benzin in den Tank eingefüllt wird. Die Brennstoffe des Körpers (Kohlenhydrate aus Vollkornprodukten, Hülsenfrüchten und Kartoffeln sowie Fett) liefern die Energie, nicht jedoch Vitamine und Mineralstoffe.

Wir brauchen diese Mikronährstoffe, um gesund zu bleiben, aber wir benötigen sie nur in kleinsten Mengen. Den meisten Menschen ist nicht bekannt, dass ihr Monatsbedarf an Vitaminen leicht in einem Fingerhut Platz findet.

Wie sieht es mit Kräutern aus?
Eine geschickt ausgewählte Prise Kräuter kann eine Mahlzeit bereichern. Sie sollten versuchen, Ihre Speisen mit Kräutern abzuschmecken. Dadurch brauchen Sie weniger Salz oder können es sogar ganz weglassen.

Warum gibt es so viele widersprüchliche Aussagen über die Wirkung von Kräutern?
Diese Auseinandersetzungen entstehen, wenn Kräuter als Medizin verwendet werden. Menschen, die nach einer Behandlung mit weniger Nebenwirkungen suchen, versuchen es mit Kräutern. Obwohl die üblicherweise verwendeten Kräuter nicht gefährlich sind, sind einige Vorsichtsmaßnahmen sinnvoll.
Das größte Problem besteht darin, dass Kräuter nicht den strengen Kontrollverfahren von Arzneimitteln unterliegen. Ebenso wie Vitamine gelten sie als Nahrungsmittel, deshalb ist es nicht die Aufgabe der Arzneimittelbehörden, sie zu überprüfen. Das bedeutet, dass für die meisten Kräuter bisher keine Höchstdosis ermittelt wurde. Auch ihre Nebenwirkungen, ihre Toxizität, ihre Langzeitverträglichkeit und ihre Wirksamkeit sind selten wissenschaftlich untersucht.

> **Mit ihrem Hang** *zur Vitamin-C-Einnahme produzieren die US-Amerikaner wahrscheinlich den teuersten Urin der Welt. Als Faustregel gilt: Wenn das Gewebe mit wasserlöslichen Vitaminen gesättigt ist, wird jeder Überschuss ausgeschieden.*

Das heißt aber auch, dass kaum überprüft wird, welche Substanzen genau in Kräutern enthalten sind, ob sie die angegebenen Mengen oder gar nichts enthalten. Kräuter, die pharmakologisch wirksam sind, stellen ein noch größeres Risiko dar, denn die biologische Aktivität ist ein zweischneidiges Schwert. Folgende Merkmale können den Einsatz von Kräutern zu einem Risiko werden lassen:
– Die Menge des biologisch wirksamen Krautes in einem Präparat zeigt aus mehreren Gründen oft starke Schwankungen: falsche Verarbeitung, Wahl der verwendeten Pflanzenbestandteile, Unterschiede zwischen den Pflanzen, Bodenbeschaffenheit, Betrug.

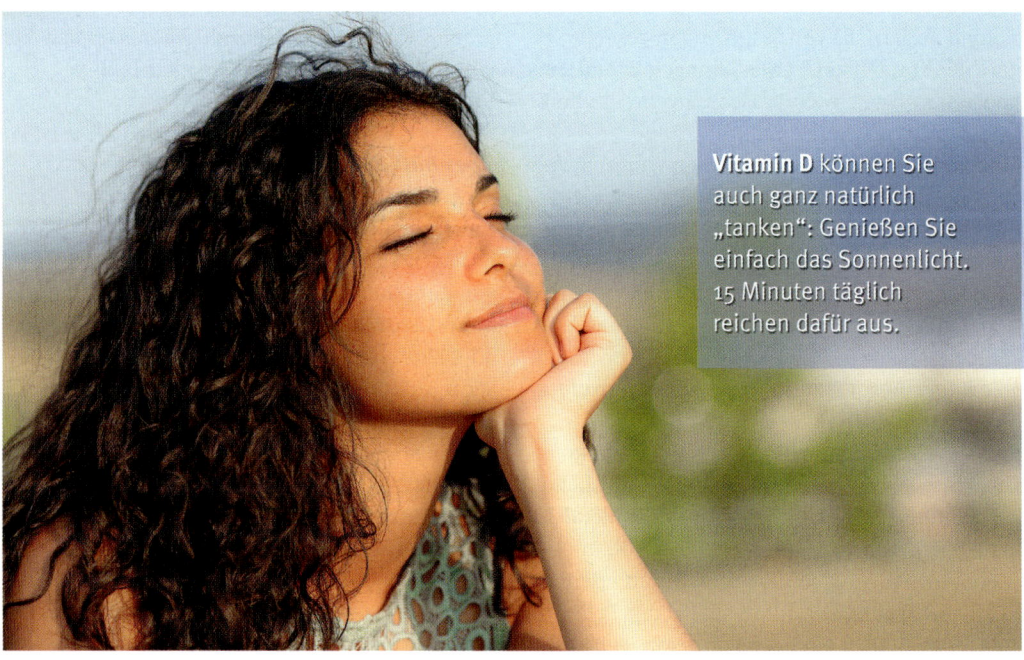

Vitamin D können Sie auch ganz natürlich „tanken": Genießen Sie einfach das Sonnenlicht. 15 Minuten täglich reichen dafür aus.

– Das Kräuterpräparat enthält nicht den Bestandteil, der zur Behandlung einer Krankheit erforderlich ist.

– Das Kräuterpräparat kann mit verschriebenen Arzneimitteln eine nachteilige Wechselwirkung aufweisen oder eigene schädliche Nebenwirkungen besitzen.

– Das Präparat kann mehr als einen wirksamen Bestandteil aufweisen sowie weitere chemische Substanzen, die von Charge zu Charge eine unterschiedliche Zusammensetzung haben können.

Das hört sich nicht gut an! Was ist zu tun?

Sie sollten vorsichtig sein. Einerseits bedeutet ‚natürlich' nicht immer auch sicher und verträglich. Andererseits sind Kräuter nur relativ selten toxisch, wohingegen ernsthafte Nebenwirkungen und Komplikationen durch herkömmliche Arzneimittel nur allzu häufig sind. Vielleicht werden die Arzneimittelbehörden zukünftig eigene Abteilungen für Naturheilmittel einrichten, wie es bereits einige Anbieter dieser Produkte machen. Dann könnten wir uns auf unsere Kräuter und Naturheilmittel besser verlassen.

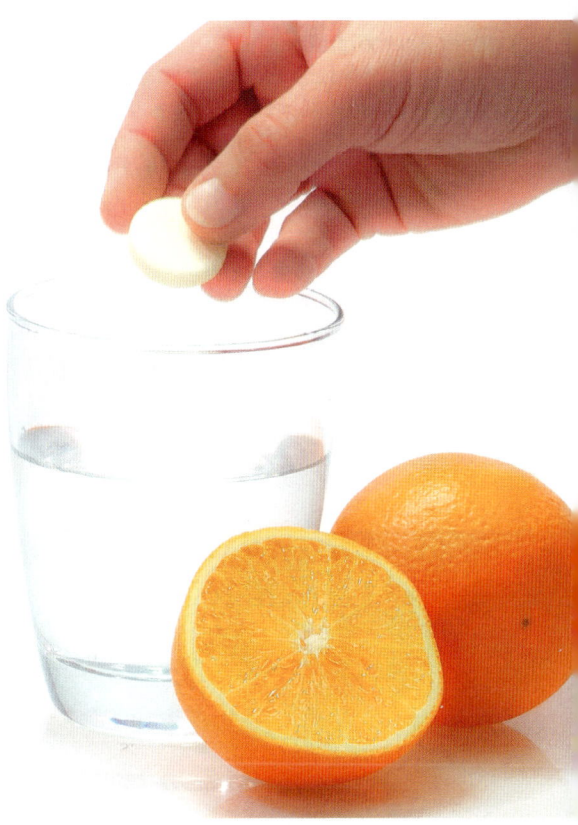

Einige Quellen für ausgewählte Nährstoffe

NÄHRSTOFF	QUELLEN
Vitamin A Retinol und Carotinoide	dunkelgrüne, gelbe und orange Gemüse und Obst, Milchprodukte
Vitamin B1 Thiamin	Vollkornprodukte, Erbsen, Bohnen, Weizenkeimlinge, Kartoffeln und Blattgemüse
Vitamin B2 Riboflavin	Blattgemüse, Vollkornprodukte, Pflaumen, Milch (fettarm)
Vitamin B3 Nikotinsäure	Vollkornprodukte: Brot und Getreide, Hülsenfrüchte, Kartoffeln und grüne Gemüse
Vitamin B12 Cobalamin	Milchprodukte (fettarm), kommerzielle Produkte, Cornflakes, Milchersatz
Vitamin C Ascorbinsäure	Melone, Zitrone, Grapefruit, Orangen, Erdbeeren, roher Kohl, Paprika, Tomaten, Kartoffeln
Vitamin D	direkte Sonneneinwirkung und angereicherte Milch
Vitamin E	Vollkornprodukte, Blattgemüse, Milchprodukte, Sonnenblumenkerne
Eisen	Hülsenfrüchte, Vollkornprodukte, getrocknetes Obst und Blattgemüse
Calcium und **Phosphor**	Senf, Grünkohl, Kohl, Rübenblätter, Brokkoli, Vollkornprodukte, Zitrusfrüchte, Tofu und Milch

Mehr über Vitamine

Große Studien haben widersprüchliche Ergebnisse erbracht. Manchmal haben die Vitamingaben eine Wirkung, und dann wieder nicht. Es scheint so, als ob viele Vitamine im Zusammenhang mit ihrem natürlichen Lebensmittel in ihrer Wirkung unterstützt werden – verstärkt durch vorhandene biologische Co-Faktoren. Wenn diese Verstärker bei der Extraktion der Vitamine entfernt oder Vitamine im Labor hergestellt werden, kann ihre Wirksamkeit vermindert sein. Eine Orange beispielsweise enthält nicht nur Vitamin C. Es wurden mehr als 50 Co-Faktoren (Phyto-Substanzen) in der Orange entdeckt, die das Vitamin C in seiner Wirkung unterstützen.

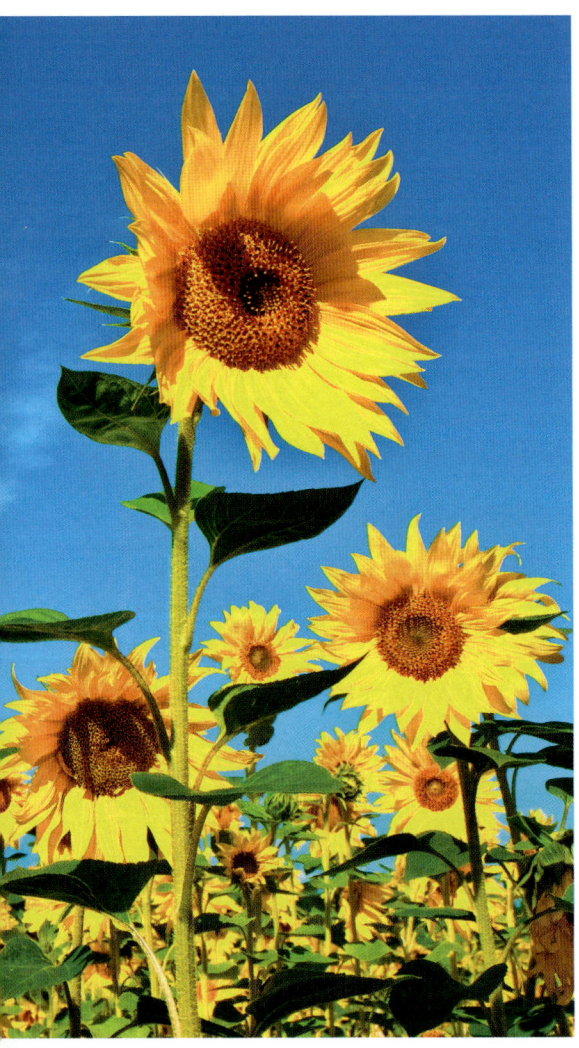

Vitamin D: *Durch täglich 15 Minuten Sonnenlicht auf Gesicht und Arme wird Ihr Tagesbedarf an Vitamin D gedeckt. Von der Deutschen Gesellschaft für Ernährung wird eine Supplementierung von täglich 800 Internationalen Einheiten Vitamin D3 empfohlen (siehe auch Seite 239).*

Wie können wir Entscheidungen treffen?

Es gibt Menschen und Firmen, die Gesundheitsinformationen für ihre Interessen manipulieren. Wie können wir unter diesen Umständen erkennen, was wir glauben können? Eine Möglichkeit ist unser gesunder Menschenverstand. Wenn Sie das Ergebnis einer Studie lesen oder Werbeversprechen hören, stellen Sie sich folgende Fragen:

Glaubwürdigkeits-Checkliste

► 1. Wer stellt die Behauptung auf? Seien Sie misstrauisch, wenn die Aussage vom Hersteller kommt.

► 2. Welchen Vorteil ziehen die Hersteller aus der Veröffentlichung der Information? Welche Motive stehen dahinter?

► 3. Stimmen andere Studien mit den Behauptungen überein oder handelt es sich um eine Ausnahme oder eine ‚neue‘ Entdeckung, die von den Medien aufgeschnappt wurde? Die Medien lieben Sensationsgeschichten. Deshalb veröffentlichen sie auch Ergebnisse von Studien, die wissenschaftlich fehlerhaft sind.

► 4. Klingen die Versprechungen zu sehr nach Wunder? Wenn es zu schön klingt, um wahr zu sein, dann ist es ziemlich sicher auch unwahr.

► 5. Wird von einem Nahrungsmittel oder einem Arzneimittel behauptet, dass es chronische Krankheiten zur Rückbildung bringt, die durch eine seit langem bestehende falsche Lebensweise entstanden sind? Seien Sie vorsichtig bei solchen Versprechungen!

► 6. Widerspricht die Behauptung den Prinzipien von Ausgewogenheit und dem gesunden Menschenverstand?

Praktische
Umsetzung

Gesunde Ernährung
braucht keine Ergänzung

Gesunde Lebensweise *und eine ausgewogene Ernährung geraten aus dem Blickfeld, wenn sich das Denken auf neue Medikamente und schnelle Erfolge konzentriert. Vitamine und Mineralstoffe erhalten Sie am besten aus frischen, vollwertigen Lebensmitteln. Diese enthalten alle Stoffe, die Ihr Körper für eine gute Gesundheit benötigt. Megadosen von Vitaminen hingegen können toxisch sein. Bringen Sie Ihren Körper nicht aus seinem natürlichen Gleichgewicht, indem Sie Zuviel des Guten einnehmen.*

Gesundheit gibt es nicht als Pille
Kein Zaubertrank und keine Pille können eine lebenslang vernachlässigte Gesundheit wiederherstellen. Trotz mancher Behauptungen der Hersteller, die vornehmlich ein kommerzielles Interesse haben, sind Vitamine und Mineralstoffe in Megadosen keine Wundermittel.

Ist das sinnvoll?
Menschen in den westlichen und westlich orientierten Industrieländern geben Milliarden für verarbeitete und aufwendig verpackte Nahrungsmittel aus, denen viele ihrer Nährstoffe entzogen wurden. Und im nächsten Augenblick zahlen Sie viel Geld für Nahrungsergänzungsmittel. Wäre es da nicht sinnvoller, das ursprüngliche, nährstoffreiche Lebensmittel zu essen?

Natürliche Lebensmittel können Sie nicht essen, ohne eine ziemlich große Menge an Vitaminen und Mineralstoffen zu sich zu nehmen. So enthalten beispielsweise 100 Gramm Brokkoli über 100 Prozent der empfohlenen Tagesmenge an Vitamin C, außerdem Niacin, Kalium, Ballaststoffe und sekundäre Pflanzenstoffe.

Entspannen und genießen
Alle frischen Obstarten, Vollkornprodukte, Gemüse und Hülsenfrüchte wie Bohnen, Linsen und Erbsen stellen reichlich Nährstoffe zur Verfügung. Wenn Sie jeden Tag verschiedene dieser Lebensmittel essen, wird Ihr Bedarf an Vitaminen, Mineralstoffen und Ballaststoffen leicht gedeckt.

IHRE AUFGABE:
Brokkoli sollte ständig auf Ihrer Einkaufsliste stehen. Eine Portion von 100 Gramm dieses grünen Gemüses liefert über 100 Prozent der empfohlenen Tagesmenge an Vitamin C, 50 Prozent an Vitamin A, 20 Prozent an Calcium, außerdem Eisen, B-Vitamine, Kalium und andere Mineralstoffe.

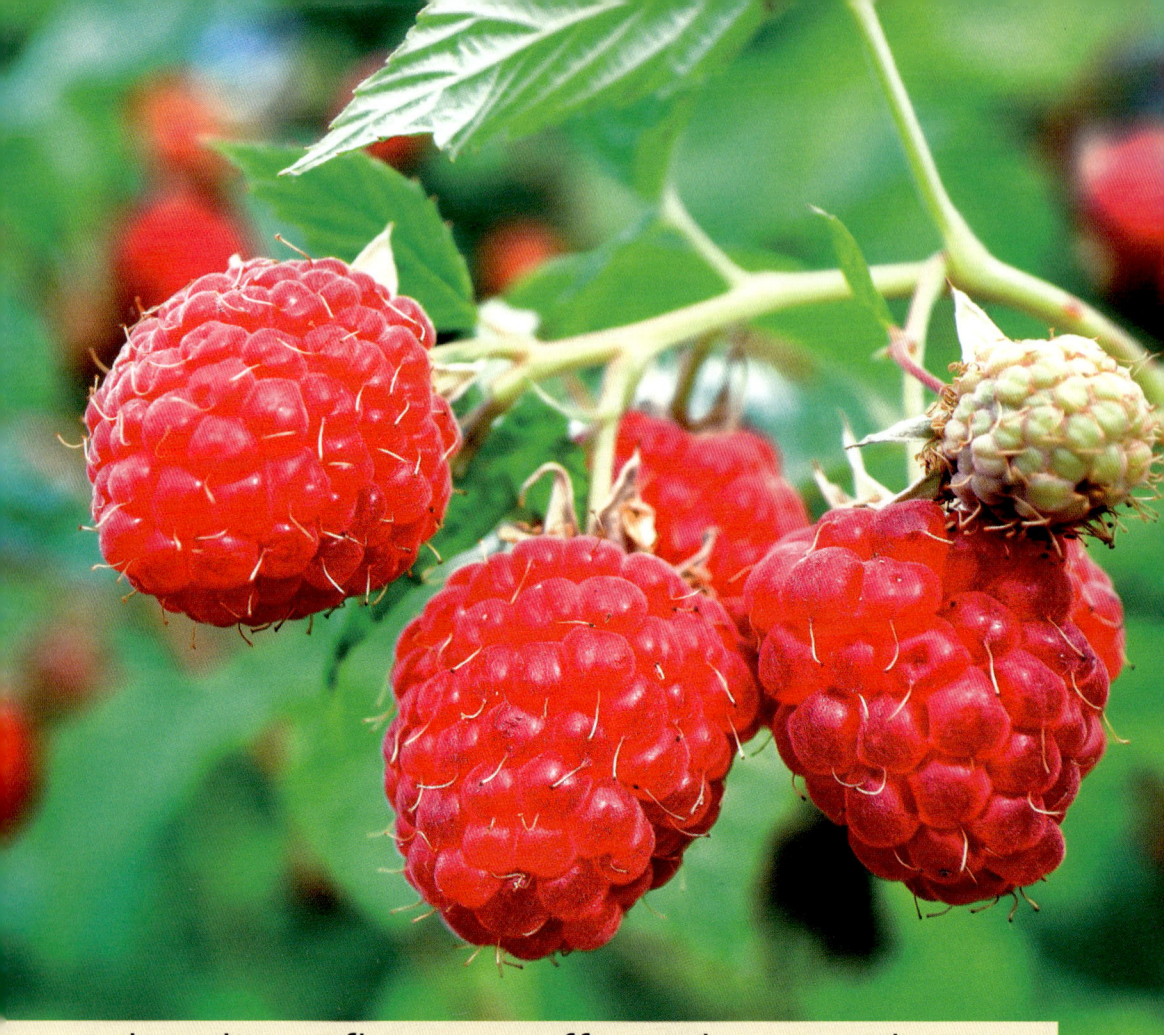

Sekundäre Pflanzenstoffe und Antioxidantien:

Krebs mag keine Himbeeren

Wer kennt nicht den Satz „Obst und Gemüse sind gesund"? Generationen von Eltern und Großeltern haben damit versucht, ihren Kindern und Enkeln das Essen von Äpfeln, Möhren oder Tomaten schmackhaft zu machen.

Im alten Ägypten wurden schon 1500 v. Chr. verschiedene Kohlarten, Linsen und Zwiebeln als heilende Pflanzen, Knoblauch sogar als heilige Pflanze angesehen.

Lange Zeit wusste man nicht, woher dieser Effekt kommt. Mittlerweile haben Wissenschaftler die Gründe entdeckt: Gemüse und Obst enthalten neben Vitaminen und Mineralstoffen sogenannte sekundäre Pflanzenstoffe und Antioxidantien. Sekundäre Pflanzenstoffe schützen die Pflanzen vor Befall oder vor den schädlichen Auswirkungen der UV-Strahlung und dienen als Farbstoff wie beispielsweise bei der Roten Bete. Außerdem wurde nachgewiesen, dass diese Stoffe im menschlichen Körper eine Vielzahl von Schutzfunktionen ausüben:

■ Sie senken das Krebsrisiko (antikanzerogene Wirkung).

■ Sie schützen vor Pilz-, Bakterien- und Virenbefall (antiinfektiöse Wirkung).

■ Sie schützen vor freien Radikalen, die die Zellen oxidativ schädigen (antioxidative Wirkung).

■ Sie stärken das Immunsystem (immunmodulierende Wirkung).

Sind sekundäre Pflanzenstoffe mit Vitaminen verwandt?

Nein, es handelt sich um natürliche Substanzen, die ausschließlich von Pflanzen gebildet werden. In Tierprodukten sind sie nur in ganz geringen Mengen vorhanden.

Wie viele sekundäre Pflanzenstoffe gibt es?

Es gibt mehr als 100.000 Substanzen, die ausschließlich von Pflanzen gebildet werden. Jede Karotte und jede Tomate enthalten Hunderte dieser Stoffe. Gemüse und Obst sind also tatsächlich gesund. Es eröffnet sich mit dieser Erkenntnis eine ganz neue Dimension für unser Verständnis der Ernährung.

Kann das Krebsrisiko durch den Verzehr von ausreichend Gemüse und Obst gesenkt werden?

Mehr als 400 wissenschaftliche Studien aus den letzten 25 Jahren haben gezeigt, dass Menschen, die viele pflanzliche Lebensmittel essen, um die Hälfte seltener an Krebs erkranken als die Menschen, die nur wenig pflanzliche Lebensmittel zu sich nehmen. Dies gilt auch für viele Herz-Kreislauf-Erkrankungen und Diabetes sowie für weitere Krankheiten, die von unserem Lebensstil abhängen.

Krebs entsteht beispielsweise dadurch, dass Giftstoffe das Erbgut der Zellen schädigen. Die Zellen können sich dadurch ungehemmt teilen und zu Tumoren heranwachsen. Diese Giftstoffe werden durch den Körper bei Stoffwechselvorgängen produziert. Aber sie kommen auch von außen, beispielsweise durch Rauchen oder zu viel Sonnenlicht. Früher dachte man, dass vor allem Schadstoffe aus der Umwelt für die hohen Zahlen an Krebserkrankungen verantwortlich sind. Heute gehen Wissenschaftler davon aus, dass

mindestens ein Drittel der Krebserkrankungen durch falsche Ernährung verursacht wird.

Weiß man, wie sekundäre Pflanzenstoffe vor Krebs schützen?

Wissenschaftler haben festgestellt, dass die sekundären Pflanzenstoffe eine hemmende bzw. eine unterdrückende Wirkung haben können. Sie wirken gegen Gift- oder Schadstoffe von außen, indem sie Substanzen im Körper hemmen, die diese Giftstoffe aktivieren und damit erst schädlich machen. Andere sekundäre Pflanzenstoffe schützen das Erbgut gegen diese Giftstoffe oder helfen dabei, gefährliche Schäden im Erbgut zu reparieren.

Nur wenige Deutsche erreichen die Empfehlung:

Fünfmal Gemüse und Obst am Tag

Weitaus die meisten Deutschen essen weniger als fünf Portionen pro Tag, einige essen sogar weder Gemüse noch Obst.

Im Jahre 2013 ergab eine Studie zur Gesundheit Erwachsener in Deutschland, dass nur 15 Prozent der Frauen und 7 Prozent der Männer fünf Portionen Gemüse und Obst am Tag verzehren.

Mindestens drei Portionen nehmen 39 Prozent der Frauen und 25 Prozent der Männer zu sich.

Eine weitere Gruppe der sekundären Pflanzenstoffe hemmt die Bildung von Hormonen, die bei der Entstehung einiger Krebsarten eine Rolle spielen. Ein Beispiel hierfür sind die Östrogene, die weiblichen Geschlechtshormone, die am Entstehen von Brustkrebs beteiligt sind. Schließlich können sekundäre Pflanzenstoffe auch direkt auf Krebszellen einwirken. Normalerweise erhalten Krebszellen keine Signale, um die unkontrollierte Zellvermehrung zu stoppen. Hier setzen die sekundären Pflanzenstoffe ein, indem sie die Verbindungskanäle zwischen den Krebszellen wiederherstellen, sodass diese wieder untereinander Informationen austauschen können und wieder ‚miteinander reden'. Allerdings gibt es auch giftige sekundäre Pflanzenstoffe wie das Solanin aus der Kartoffel. Es schädigt die Körperzellen.

Deshalb sollten grüne Stellen an Kartoffeln großzügig abgeschnitten werden.

Wissenschaftler nehmen an, dass sekundäre Pflanzenstoffe entweder eine blockierende oder eine hemmende Wirkung besitzen.

Blockierende Wirkstoffe wirken gegen die Karzinogene (krebserregende Verbindungen). Sie hindern sie daran, die Körperzellen anzugreifen:

– Indole in Kohl, Blumenkohl und Brokkoli wirken als blockierende Wirkstoffe, indem sie zu einer vermehrten Bildung von Darmenzymen führen, die Karzinogene deaktivieren können.
– Andere Wirkstoffe hemmen die Fähigkeit von Bakterien, sich an die Zelloberfläche anzuheften.

Hemmende Wirkstoffe wirken auf die eigenen Körperzellen ein, indem sie bösartige Veränderungen, die durch freie Radikale oder Karzinogene ausgelöst wurden, bekämpfen.

– Sie können das Tumorwachstum verlangsamen, indem sie die Zellvermehrung der Krebszellen hemmen.
– Sie können bestimmte Enzyme hemmen, die die Krebszellen für ihr Wachstum benötigen.

Enthalten einige Gemüse- und Obstarten mehr wirksame Stoffe gegen den Krebs als andere?

Einige scheinen tatsächlich hervorzustechen, obwohl dieser Eindruck möglicherweise dadurch entstanden ist, dass sie mehr als andere untersucht worden sind. Für Darmkrebs sind es Kohl, Blumenkohl und Brokkoli. Eine hohe Aufnahme von Obst und Karotten scheint das Risiko für Lungenkrebs signifikant zu verringern. Versuchspersonen, die eine oder zwei Zwiebeln am Tag aßen, hatten nur die Hälfte des Risikos an Magenkrebs zu erkranken wie diejenigen, die nie Zwiebeln aßen. Soja, ein neuer Star der Ernährungsszene, ist eine wahre Goldgrube für krebsschützende sekundäre Pflanzenstoffe. Studien legen nahe, dass Soja das Krebsrisiko vieler Organe wie Brust, Dickdarm, Enddarm, Lunge und Magen verringert. Trotz dieser Ergebnisse haben die meisten Wissenschaftler den Eindruck, dass das Krebsrisiko eher mit dem Genuss einer großen Vielfalt von Gemüse und Obst als durch isolierte einzelne Substanzen verringert wird.

Wie viel Gemüse und Obst brauche ich für einen positiven Gesundheitseffekt?

Die Deutsche Gesellschaft für Ernährung empfiehlt, mindestens fünf Portionen Gemüse und Obst pro Tag zu essen. Als Portion gilt ein Apfel, ein bunter Salat oder die frisch zubereitete Toma-

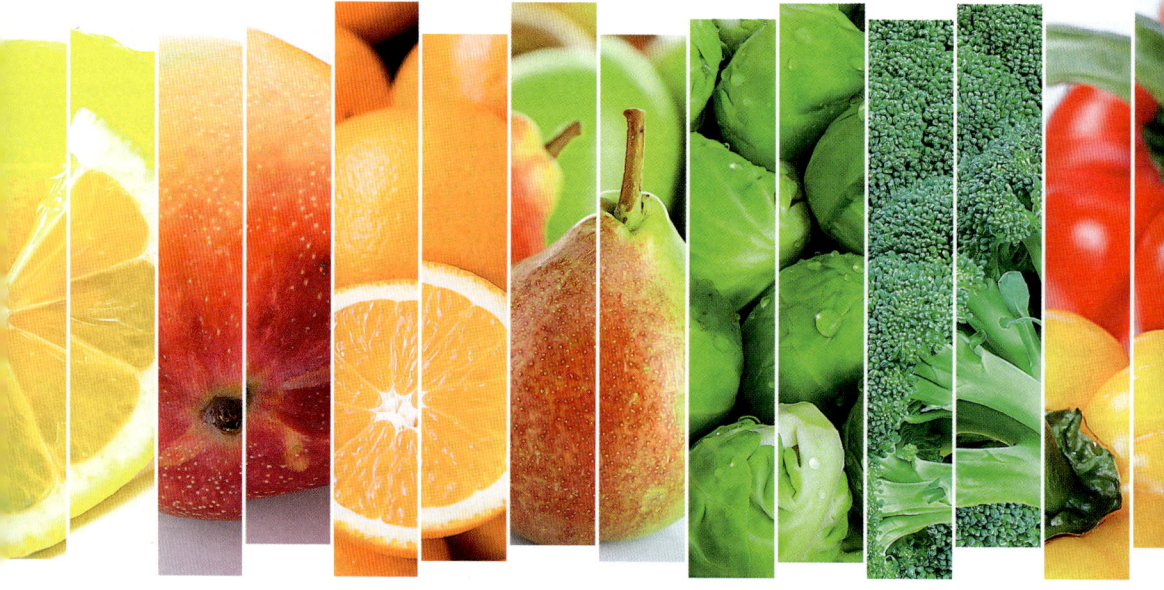

tensoße für die Spaghetti. Eine gute tägliche Gemüse- und Obstration sind: 200 Gramm Gemüse, eine Portion Salat (etwa 75 Gramm) und ein bis zwei Stück Obst. Bestimmte sekundäre Pflanzenstoffe sind fettlöslich und werden zusammen mit dem Nahrungsfett vom Körper besonders gut aufgenommen.

> **Eine starke Anti-Krebs-Wirkung** zeigen viele Kohlarten – sie verringern das Risiko von Dickdarm- und Leberkrebs.
> Karotten, Mangos, Tomaten, Kohl und Brokkoli wirken gegen Lungenkrebs.

Von Bedeutung ist die unterschiedliche Wirkung von erhitztem bzw. rohem Gemüse. Wissenschaftliche Studien zeigen, dass unerhitztes Gemüse besonders gut vor Krebs schützt. Allerdings reagieren die sekundären Pflanzenstoffe sehr unterschiedlich auf das Erhitzen. So leiden die Gruppe der Glucosinolate aus Kohlgewächsen besonders unter der Erhitzung – je nach Kochzeit werden bis zu 60 Prozent inaktiviert.

Dagegen ist eine andere Gruppe, die Flavonoide, sehr hitzestabil. Einige sekundäre Pflanzenstoffe werden durch den Kochvorgang deutlich besser verfügbar gemacht, weil sie in den Zellen fest gebunden sind. Erst wenn die Zellen durch die Hitze aufgebrochen werden, können wir mehr dieser Stoffe aufnehmen und verwerten.

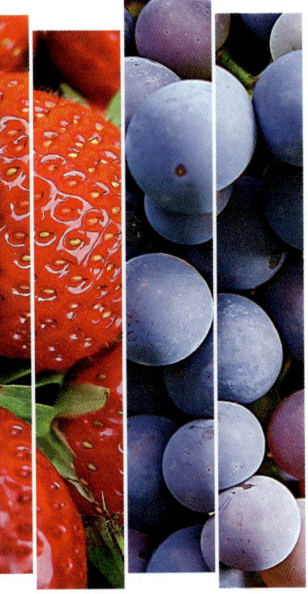

Mittlerweile ist gesichert, dass Gemüse und Obst sich besonders dann positiv auf unsere Gesundheit auswirken, wenn wir sie wenig verarbeitet essen. Dagegen kam es in Studien, in denen isoliertes Betacarotin in Form von Pillen verabreicht wurde, zu einer Erhöhung des Krebsrisikos.

Wissenschaftler vermuten, dass das Zusammenspiel unterschiedlicher sekundärer Pflanzenstoffe in Gemüse und Obst für die Schutzwirkung verantwortlich ist.

Wie unterscheiden sich die sekundären Pflanzenstoffe von den Antioxidantien?

Ähnlich wie die sekundären Pflanzenstoffe sind auch die Antioxidantien natürliche Substanzen, die in der Nahrung vorkommen. Der Begriff Antioxidantien beschreibt ihre antioxidative Funktion: Sie schützen den Körper vor freien Radikalen (aggressive Substanzen), die in den Körperzellen genetische Schäden verursachen und dadurch die Krebsentstehung und vorzeitiges Altern fördern können.

Was genau sind freie Radikale?

Alle Materie besteht aus Atomen – auch jede einzelne Zelle in unserem Körper. Normalerweise besitzt jedes Atom Elektronen, die seinen Kern umkreisen. Diese Elektronen liegen in der Regel paarweise vor, wodurch das Molekül stabilisiert wird. Wenn Atome Elektronen ohne Partner aufweisen, sind sie extrem instabil. Moleküle mit instabilen Atomen werden freie Radikale genannt. Sie versuchen, ihre Elektronen zu einem Paar zu vervollständigen, indem sie sich bei einem benachbarten Molekül ein Elektron ‚schnappen‘. Haben sie Erfolg, wird das benachbarte Molekül oxidiert. Dieses oxidierte Molekül wird jetzt selbst zum freien Radikal und oxidiert ein anderes Molekül. Das Ergebnis ist eine Kettenreaktion, bei der sich Oxidation und Schädigung von einem Molekül zum nächsten ausbreiten können, bis der Prozess gestoppt wird. Antioxidantien (auch Radikalfänger genannt) sind aufgrund ihrer chemischen Beschaffenheit in der Lage, diese Kettenreaktion zu unterbrechen.

Können wir etwas gegen die Bildung freier Radikale in unserem Körper tun?

Nicht alle freien Radikale sind schädlich. Denn Oxidationsreaktionen und freie Radikale zerstören auch Gifte in unserem Körper und spielen eine wichtige Rolle bei der wirksamen Bekämpfung von Infektionserregern durch die weißen Blutzellen, die Leukozyten.

Freie Radikale können aber auch extrem gefährlich werden und spielen bei mindestens 50 Krankheiten eine Rolle. So schädigen sie unsere DNA und stehen mit der Entstehung von Krebs in Verbindung. Da alle Lebewesen freie Radikale produzieren – wir können das nicht verhindern –, ist es wichtig, die antioxidative Abwehr unseres Körpers zu stärken.

Wir hören so viel über Vitamin A, C und E als Antioxidantien. Gibt es noch weitere Radikalfänger?
Ja. Sowohl das menschliche Hormon Melatonin als auch viele sekundäre Pflanzenstoffe zeigen antioxidative Wirkungen. Und es gibt Antioxidantien, die in Tablettenform eingenommen werden können.

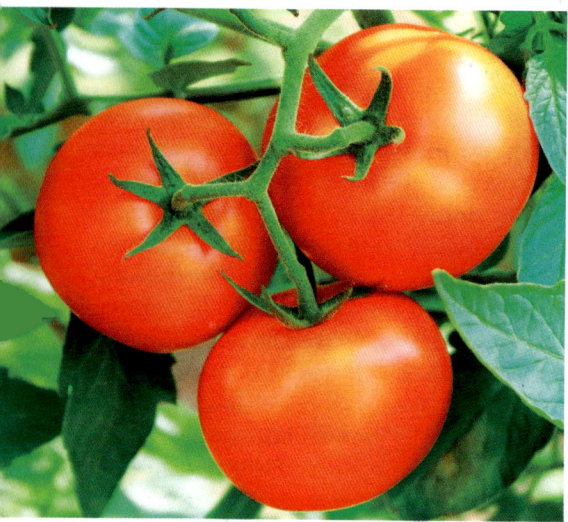

Hierbei ist Folgendes zu beachten:
● Eine zu hohe Dosis eines Antioxidans kann die Wirkung eines anderen Antioxidans unterdrücken. Beispielsweise können hohe Mengen von Betacarotin die Versorgung des Körpers mit Vitamin E beeinträchtigen.
● Wenn einige Antioxidantien in hoher Dosis alleine genommen werden, können sie zu freien Radikalen werden.
● Vitamin A ist in hohen Dosen toxisch, während Betacarotin und seine Verwandten, die Carotenoide, in Vitamin A umgewandelt werden können, wann immer der Körper es benötigt.

● Nahrungsergänzungsmittel besitzen eine schlechtere antioxidative Wirkung als natürliche Lebensmittel. So enthalten Betacarotin-Tabletten keine Karotinoide (dem Betacarotin ähnliche Substanzen), die der Körper besser aufnehmen und verwerten kann. Auch das Vitamin E in Nahrungsergänzungsmitteln entspricht nicht exakt dem Vitamin E, das der Körper für seine Bedürfnisse braucht.
● Die Forschung über Antioxidantien wird mit Nahrungsmitteln und nicht mit Nahrungsergänzungsmitteln durchgeführt.
● Da die Antioxidantien als Nahrungsmittel gelten, werden sie von den Arzneimittelbehörden nicht untersucht. Deshalb wissen wir nicht genau, wann der toxische Bereich beginnt, welche Nebenwirkungen auftreten können, wie es mit der Wirksamkeit bestellt ist, und nicht einmal ob das Nahrungsergänzungsmittel enthält, was es verspricht.

Sagen Sie, dass wir keine Nahrungsergänzungsmittel verwenden sollten?
Nein, aber wir sollten sie nur bei einem nachgewiesenen Mangel einsetzen. Wenn sie eingesetzt werden, sollten sie in mäßiger Dosis eingenommen werden. „Viel hilft viel" ist kein geeignetes Motto. Außerdem kann die Einnahme einer einzigen Substanz das Gleichgewicht des Stoffwechsels durcheinanderbringen, das aus vielen verschiedenen Komponenten mit vielen unterschiedlichen Wechselwirkungen besteht. Möglicherweise hemmen die Nahrungsergänzungsmittel die Wirkung von Verbindungen, die noch nicht entdeckt sind. Vielleicht werden die Menschen eines Tages erkennen, dass es ein großer Fehler war, Pillen zu schlucken, statt die richtigen Nahrungsmittel zu essen. Aber solange die Hoffnung besteht, dass eine spezielle Pille, die goldene Kugel, eines Tages gefunden wird, die alle Probleme lösen wird, werden wir weiterhin mit jeder neuen, x-beliebigen ‚Entdeckung' bombardiert werden. Dabei handelt es sich bei sekundären Pflanzenstoffen und Antioxidantien um ein relativ neues Forschungsfeld mit anscheinend unendlichen Herausforderungen. Wir werden weiterhin über Jahre unser Wissen über diese erstaunlichen Substanzen vermehren.

Praktische Umsetzung

Fünfmal Gemüse und Obst am Tag

Eine Ernährung auf pflanzlicher Basis *enthält Wirkstoffe, die den Körper vor Krebs und anderen Erkrankungen schützen können. Der beste Weg, davon zu profitieren: Essen Sie täglich eine Vielzahl verschiedener Gemüse-, Obst- und Getreidearten, und vergessen Sie nicht die Hülsenfrüchte und auch nicht einige Nüsse und Avocados.*

Pflanzliche Nahrung *versorgt uns mit der notwendigen Menge an Protein und Fett und enthält kein Cholesterin. Mit unserem wachsenden Verständnis des Proteinstoffwechsels hat sich eine pflanzenbasierte Ernährung als der optimale Weg zu Langlebigkeit und guter Lebensqualität herausgestellt.*

Der neue Ernährungsplan

In der folgenden Liste finden Sie Gemüse und Obst mit einem hohen Anteil an sekundären Pflanzenstoffen und Antioxidantien.
Kreuzen Sie bitte die Arten an, die Sie regelmäßig essen.

Obst	Gemüse
☐ Honigmelonen	☐ Sojabohnen
☐ Erdbeeren	☐ Knoblauch
☐ Pflaumen	☐ (Grün-)Kohl
☐ Apfelsinen	☐ Spinat
☐ Dunkle Trauben	☐ Rosenkohl
☐ Kiwis	☐ Sprossen
☐ Grapefruits	☐ Brokkoli
☐ Helle Trauben	☐ Rote Bete
☐ Bananen	☐ Paprika
☐ Äpfel	☐ Zwiebeln
☐ Kirschen	☐ Mais
☐ Aprikosen	☐ Tomaten

Notieren Sie hier *die Gemüse- und Obstarten, die Sie in dieser Woche gerne probieren würden. Fällt Ihnen dazu ein gutes Rezept ein? Schreiben Sie es auf und probieren Sie es aus.*

....

....

....

....

TIPP: *Essen Sie zunächst jeden Tag mindestens drei farblich unterschiedliche Gemüse- und Obstarten. Später sollten Sie die Zahl auf fünf am Tag erhöhen.*

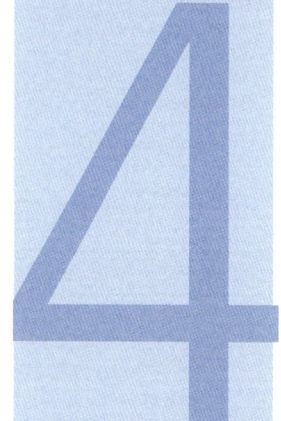

Gewichts-
kontrolle

*„Übergewicht entsteht
nicht zwischen Weihnachten und
Neujahr, sondern zwischen
Neujahr und Weihnachten."*
Claus Leitzmann

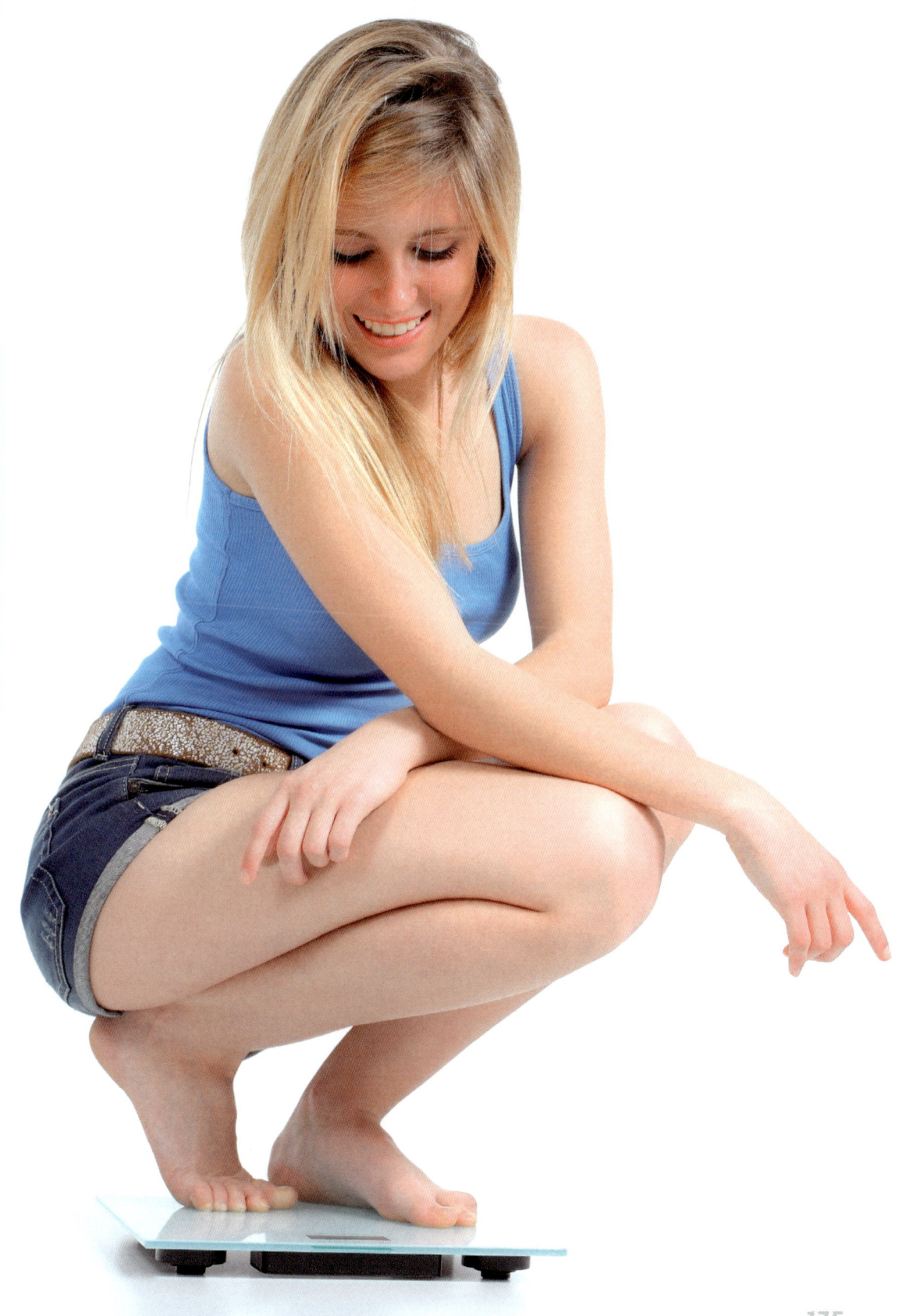

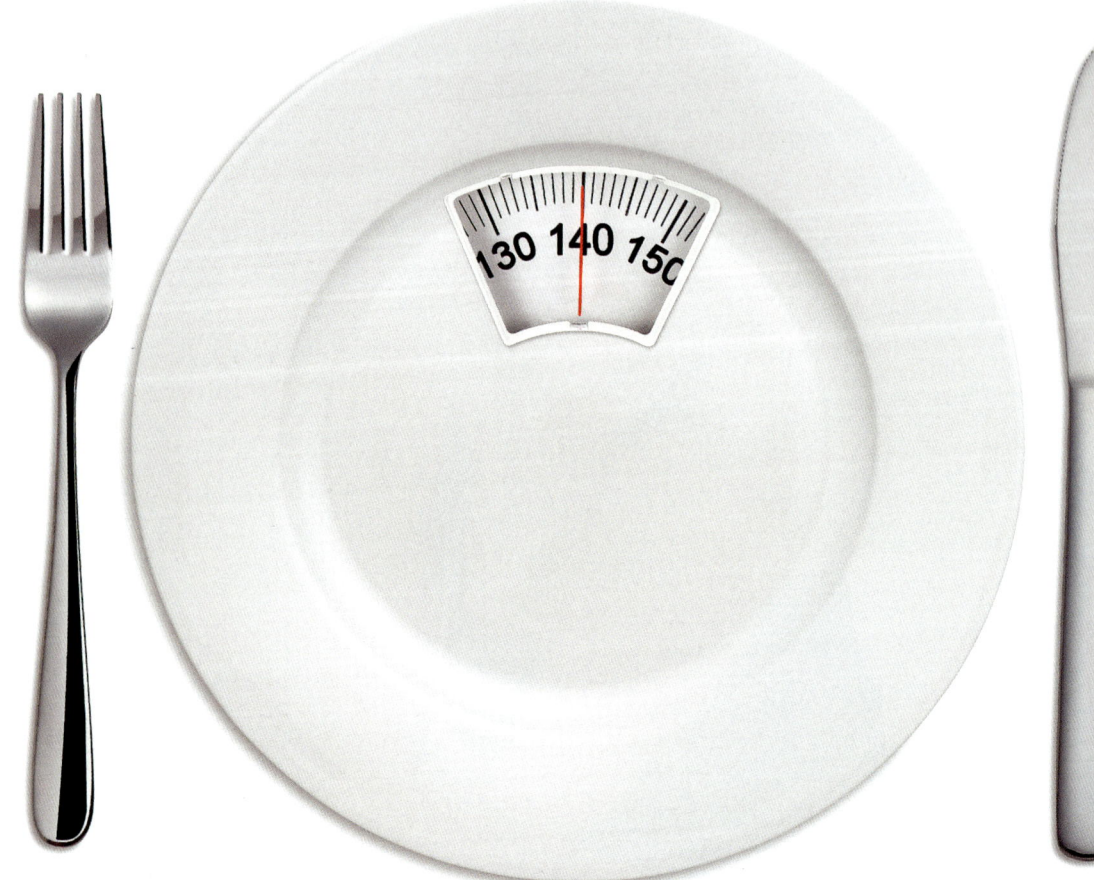

Irreführende Werbung:
Wenn der Erfolg nur eine Illusion ist

Das Angebot erscheint unwiderstehlich: „VERLIEREN SIE 10 KILOGRAMM IN 10 TAGEN mit der neuen, wissenschaftlich geprüften Formula-Diät!"

Der Mensch, der erfolglos gegen sein Übergewicht gekämpft hat und immer wieder entmutigt wurde, greift nach jedem nächsten Strohhalm. Er will an das gegebene Versprechen glauben.

Abnehmen ist Abnehmen, da spielt es doch keine Rolle, wie man das Gewicht verliert, oder?
Die meisten Menschen, die Gewicht abnehmen, glauben, dass sie Fett verlieren. In Wirklichkeit

büßen sie in erster Linie Wasser, Muskulatur und andere lebenswichtige Gewebe ein. Die Menschen wünschen sich eine Wunderdiät, mit der sie essen können, was sie wollen, aber dennoch Pfunde verlieren. Oder, noch besser: Eine Diätpille. Aber solche Präparate sind alles andere als sicher. Ihre Ergebnisse sind uneinheitlich und meist enttäuschend. Einige Diätpillen können sogar dauerhafte Gesundheitsschäden verursachen, einzelne haben sich als lebensgefährlich erwiesen. Viele Diätpläne verwenden ein Diuretikum (eine Wassertablette). Da der Körper zu etwa 60 Prozent aus Wasser besteht, ist es für eine solche Pille relativ leicht, einige Pfunde Wasser schnell zu entfernen. Auf der Waage sieht das gut aus – für wenige Tage. Aber allmählich stellt der Körper sein Gleichgewicht wieder her, indem er das Wasser ersetzt – und der Gewichtsverlust ist dahin.

Eine Überdosis an Protein bewirkt grundsätzlich dasselbe. Die Leber baut überschüssiges Protein zu Harnstoff ab, der die Nieren zwingt, vermehrt Wasser auszuscheiden. Es wird sehr viel mehr Wasser benötigt, um die Endprodukte überschüssiger Proteinzufuhr auszuscheiden, als es für die Abbauprodukte von Kohlenhydraten und Fetten notwendig ist.

Auch einige Diäten, die zu einer schnellen Gewichtsabnahme führen, nutzen die Tatsache, dass eine hohe Proteinaufnahme in kurzer Zeit zu einer eindrucksvollen Gewichtsabnahme führt. Es handelt sich jedoch um eine gefährliche Methode. Deshalb finden solche Diäten üblicherweise unter ärztlicher Überwachung statt und sind auf kurze Zeit begrenzt, normalerweise auf zwei Wochen. Die Waage zeigt erfreulich niedrige Zahlen an, aber das meiste Gewicht kehrt nach kurzer Zeit zurück, wenn der Körper das verlorene Wasser ersetzt.

Was sind Formula-Diäten? Sind sie zu empfehlen?

Formula-Diäten sind nach ernährungsphysiologischen Gesichtspunkten zusammengestellte Nährstoffkonzentrate in Form von Milchshakes oder Suppen. Sie sollen bei optimaler Nährstoffversorgung die Energiezufuhr auf täglich 700 bis 1.200 Kilokalorien beschränken. Der Hauptvorteil liegt im hohen Einsparpotenzial von bis zu 1.500 Kilokalorien pro Tag. Dadurch wird eine hohe Gewichtsabnahme von etwa sechs Kilogramm pro Monat ermöglicht.

Aber: Die erzielte Gewichtsabnahme ist meist nur von kurzer Dauer. Durch die eintönige Kost entwickeln viele Anwender ein starkes Bedürfnis nach etwas ‚Gutem‘, was häufig zu einer erhöhten Kalorienaufnahme nach der Formula-Diät führt. Der Körper nimmt schnell wieder an Gewicht zu,

weil er auch einige Zeit nach der Diät noch immer auf Sparflamme arbeitet, d. h. einen niedrigeren Grundumsatz aufweist. Wenn Sie erfolgreich und dauerhaft Gewicht abnehmen wollen, sollten Sie eine ausgewogene, vollwertige, pflanzenbasierte Ernährung einhalten.

Welche weiteren Probleme können solche Diäten auslösen?

Bei vielen Crash-Diäten darf man anstatt der normalen 1.800 bis 2.500 Kilokalorien nur noch 500 Kilokalorien am Tag zu sich nehmen – bei manchen Hungerdiäten sogar nur 300 bis 400 Kilokalorien. Der Körper interpretiert dies als akute Hungersnot und beginnt, neben Fett auch körpereigene Proteine (normalerweise Muskulatur) abzubauen, um lebenswichtige Organfunktionen aufrecht zu erhalten.

Im Durchschnitt enthält eine typisch deutsche Ernährung etwa 270.000 Fett-Kalorien pro Jahr (über 35 Prozent der Gesamtenergiezufuhr). Eine vollwertige pflanzenbasierte Ernährung würde diese Zahl auf etwa 150.000 Fett-Kalorien reduzieren. Damit könnte der deutsche Durchschnittsbürger mehr essen (an Menge, aber nicht an Kalorien) und würde trotzdem an Gewicht verlieren.

Bereits ein zusätzliches Körpergewicht von zwei bis fünf Kilogramm geht mit einem höheren Sterblichkeitsrisiko einher. Eigentlich hat jedes Übergewicht nachteilige Wirkungen auf Gesundheit und Langlebigkeit.

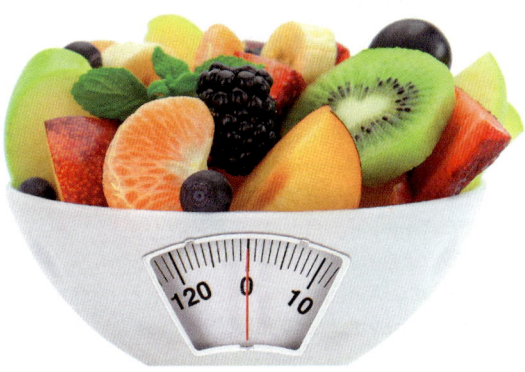

Sorgfältige Untersuchungen konnten zeigen, dass die Gewichtsabnahme bei diesen Diäten sowohl von Fett als auch von Muskelgewebe stammt. Also Vorsicht! Wenn Sie beispielsweise denken, dass Sie 14 Kilogramm Fett abgenommen haben, können es in Wirklichkeit fünf Kilogramm Fett, ein Kilogramm Muskelgewebe und acht Kilogramm Wasser sein.

Wenn Sie unbedingt mit einer Diät abnehmen wollen, achten Sie darauf, dass Sie genügend Kalorien durch Proteine und Kohlenhydrate zu sich nehmen, um zu verhindern, dass Sie Muskelgewebe verlieren. Für eine durchschnittliche Person bedeutet das eine Aufnahme von täglich 200 Kilokalorien in Form von Proteinen (etwa 50 Gramm) und mindestens 600 Kilokalorien in Form von möglichst viel komplexen Kohlenhydraten (etwa 150 Gramm).

Kann ich mit einer solchen gemäßigten Diät wirklich Gewicht abnehmen?

Leicht übergewichtige Personen verlieren mit einer gut bilanzierten Diät gewöhnlich ein Pfund in der Woche. Schwer übergewichtige Personen können etwas mehr abnehmen. Eine langsame,

Gewicht abnehmen kann lebensrettend sein. Besonders für Menschen mit Diabetes, Bluthochdruck und anderen Herz-Kreislauf-Erkrankungen.

stetige Gewichtsabnahme hat viele Vorteile gegenüber radikalen Diäten. Sie stürzt den Körper nicht in den Modus des Hungerstoffwechsels. Fressanfälle und Misserfolge sind nicht so häufig.

In den USA ist ein dreißigjähriger Kampf gegen Übergewicht gescheitert. Trotz einer Fülle von Programmen zur Gewichtsabnahme haben mehr als 90 Prozent aller Übergewichtigen nach einem Jahr ihr Ausgangsgewicht wieder erreicht. Mit Blick auf ihre Körperfülle sind die US-Amerikaner auf der ganzen Welt zum Gespött geworden. Aber die Deutschen und Bürger anderer Wohlstandsländer befinden sich auch auf dem Weg in diese Richtung. Einige Gründe:

- Riesen-Portionsgrößen,
- Donuts in der Größe von Kuchentellern,
- Monster-Muffins,
- zuckerhaltige Getränke in Zwei-Liter-Flaschen,
- Burritos, die ein halbes Kilo wiegen,
- typische Burger sind seit den 1970er Jahren immer größer geworden – heute haben sie mehr Fleisch, mehr Käse, mehr Mayonnaise, mehr Kalorien,
- die sitzende Lebensweise der US-Amerikaner (täglich 4,4 Stunden vor dem Fernseher plus Zeit, die mit Surfen im Internet verbracht wird),
- die Mahlzeiten werden nicht genossen, sie werden „geschaufelt".

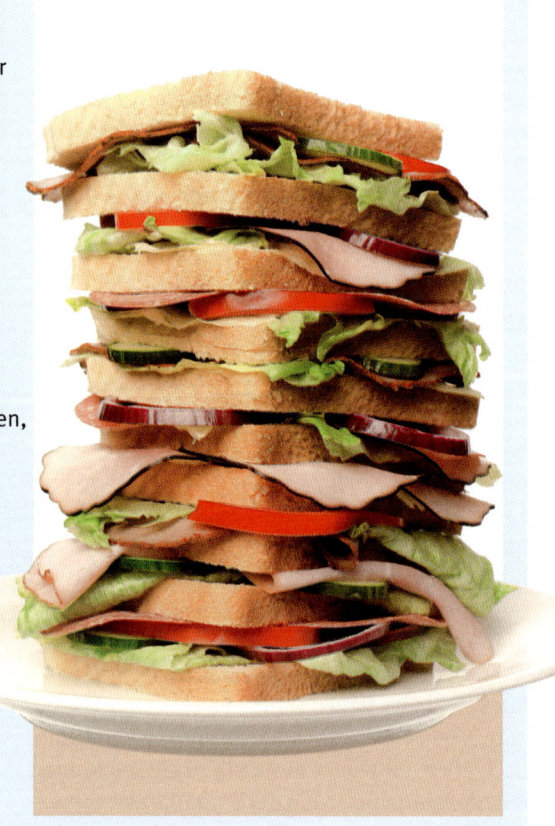

Mit Hunger lässt sich besser umgehen, und die Chancen stehen gut, dass es sich beim Gewichtsverlust um Fett handelt.

Aber wahrscheinlich der bedeutsamste Aspekt einer langsamen Gewichtsabnahme ist die Möglichkeit, neue und gesündere Essgewohnheiten zu erlernen. Es geht darum, mit einem besseren und gesünderen Lebensstil Gewicht zu verlieren, um überhaupt eine Chance auf dauerhafte Gewichtsabnahme zu haben.

Ich versuche verzweifelt Gewicht abzunehmen, ich habe aber nicht die Geduld für langsame Programme. Ist es nicht besser, schnell abzunehmen, als gar nicht?

Ständiges Ab- und wieder Zunehmen ist eines der schädlichsten Dinge, die Sie Ihrem Körper antun können. Die Wahrheit ist, dass es für Ihre Gesundheit weniger schädlich ist, übergewichtig zu bleiben, als sich dem ständigen Jo-Jo-Effekt auszusetzen. Wiederholte Gewichtsabnahme durch Crash-Diäten gefolgt von erneuter Gewichtszunahme baut nach und nach Muskelgewebe ab und ersetzt es durch Fettgewebe. Und weil das Fett im Muskelgewebe verbrannt wird, werden Sie zunehmend unfähiger, Gewicht abzunehmen.

Das Abnehmen wird mit abnehmendem Muskelgewebe und zunehmendem Fettgewebe immer schwieriger.

Aber noch wichtiger sind die psychologischen Konsequenzen. Lange Jahre von wiederholten Misserfolgen und Demütigungen verursachen emotionale Verletzungen, die oft ein Leben lang schmerzen. Verführt durch die Aussicht auf das Wunder eines schnellen Gewichtsverlustes verlieren die Menschen anfangs Pfunde, um am Ende fast unvermeidlich mehr zu wiegen als zuvor.

Das soll nicht die Tatsache verharmlosen, dass übergewichtige Personen ein erhöhtes Gesundheitsrisiko haben. Sie haben mehr Herzkrankheiten, Bluthochdruck, Diabetes, Gallenblasenkrankheiten und Krebs als normalgewichtige

Essen Sie Obst mit allen Ballaststoffen, anstatt nur den Saft zu trinken.

Personen. Sie sterben auch eher.

Machen Sie sich nicht zum Sklaven Ihrer Waage, die Ihnen täglich sofortige Ergebnisse liefern soll für Probleme, die sich über Jahre entwickelt haben. Starten Sie mit einem vernünftigen Programm und haben Sie Geduld. Es ist der lange Atem, der zählt. Illusionen haben keinen Bestand, aber Ihre Belohnung wird am Ende solide und nachhaltig sein.

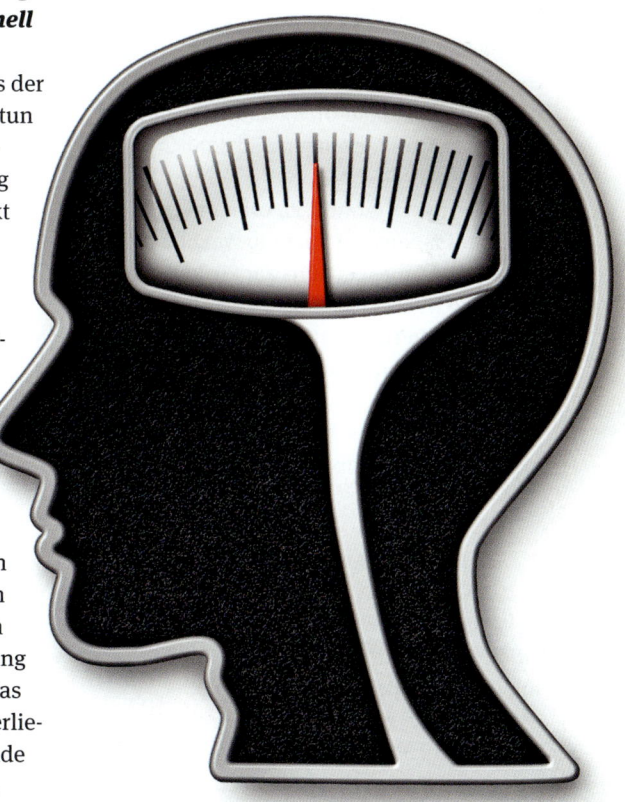

▶ **Denken Sie daran:** Abnehmen bedeutet nicht nur Verzicht, Anstrengung und Disziplin. Mit dem Verlust Ihrer unnötigen Pfunde gewinnen Sie neue Energie, Glücksgefühle, Lebensfreude, Lebensqualität, Gesundheit, Zufriedenheit und auch sexuelle Lust.

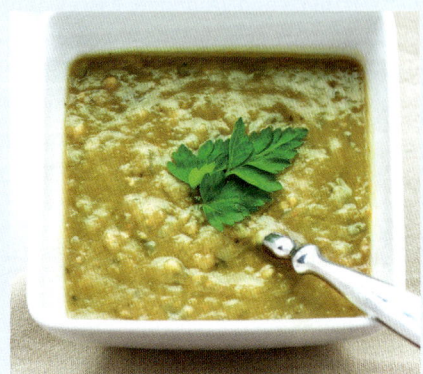

Informationen über Zellulitis

▶ Oberschenkelcremes haben keine dauerhafte Wirkung.

▶ Es gibt keine Wunderpillen gegen Zellulitis. Das einzige, was dünner wird, wenn Sie solche Mittel verwenden, ist Ihr Portemonnaie.

▶ Fettabsaugen ist teuer. Das Fett verschwindet, aber die Orangenhaut bleibt.

▶ Massagen, Packungen und ähnliches – sparen Sie Ihr Geld.

▶ Mit einer fettarmen, kalorienreduzierten Diät werden Sie ein Pfund pro Woche abnehmen und Ihre Zellulitis zur Rückbildung bringen.

▶ **Der beste Tipp:** fettarme Ernährung plus regelmäßige körperliche Bewegung.

Unterstützen Sie Ihr Bindegewebe, indem Sie es mit einer normalen Hautcreme massieren oder massieren Sie sich gegenseitig mit Ihrem Partner. So sparen Sie Geld!

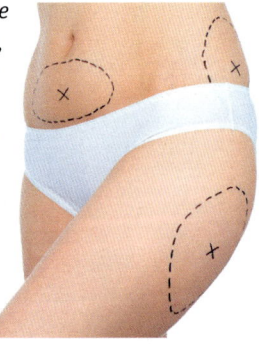

TIPP:

Erbsensuppe (6 Personen)

Zutaten
250 g Erbsen
1 ½ l Wasser
250 g Zwiebeln
60 g Gerste
1 Lorbeerblatt
½ TL Thymian
½ TL Basilikum
1 Kartoffel, klein gehackt
1 Karotte, klein gehackt
1 Stange Sellerie, klein gehackt

Zubereitung
Geben Sie Erbsen, Wasser, Zwiebeln, Gerste und Lorbeerblatt in einen Topf und kochen Sie die Mischung, bis das Gemüse fast weich ist.
Geben Sie die übrigen Zutaten dazu und lassen Sie alles 45 bis 60 Minuten köcheln.
Gießen Sie nach Bedarf Wasser hinzu.

Wenn Suppe übriggeblieben ist, können Sie diese am nächsten Tag als Topping für Ihre Pellkartoffeln verwenden.

Praktische **Umsetzung**

Ballaststoffe statt Gewichtsballast

DER FALSCHE WEG ZUM ABNEHMEN
Beantworten Sie bitte die folgende Frage: *Warum sind diese drei Strategien für das Abnehmen ungeeignet?*

1. Diuretika (Wassertabletten)

2. Extra Protein

3. Hungerdiäten

DER RICHTIGE WEG ZUM ABNEHMEN
Wenn Sie sich gesund ernähren und sich regelmäßig bewegen, können Sie ein Pfund pro Woche abnehmen. Damit sind Sie nicht pünktlich zum Sommer schlank, aber Sie gehen einen vernünftigen, gesundheitsbewussten Weg, mit dem Sie Ihr Gewicht langfristig und wirksam reduzieren.

Wie Ballaststoffe helfen
Einer der vielen Vorteile von Ballaststoffen ist, dass Sie daran gehindert werden, zu viel zu essen. So werden Sie satt, bevor Sie zu viele Kalorien zu sich genommen haben. Ballaststoffarme Nahrung hat diese Wirkung nicht. Bis Sie damit endlich satt werden, haben Sie schon zu viele Kalorien aufgenommen. Jetzt bleibt Ihnen nur Ihre Willenskraft – und wir wissen alle, was davon zu halten ist.

Nahrungsmittel mit niedrigem Ballaststoffgehalt
Allen tierischen Produkten fehlt es an Ballaststoffen. Das gilt für Fleisch (Rind, Schwein, Huhn), Wurst, Fisch, Hummer, Milch, Käse und Eier. Außerdem werden die Ballaststoffe durch Verarbeitung aus vielen Nahrungsmitteln entfernt. Zucker, Weißmehl, Öl und viele der verpackten Nahrungsmittel gehören in diese Kategorie.

Maiskeimöl ist ein gutes Beispiel für diesen Prozess. Um einen Esslöffel Maiskeimöl herzustellen, werden 14 Maiskolben benötigt. Stellen Sie sich einmal vor, Sie müssten 14 Maiskolben auf einmal essen. Unmöglich! Aber mehrere Esslöffel Öl in Form von Salatdressing und frittierten Nahrungsmitteln zu sich zu nehmen ist ganz einfach.

14 x = 1

IHRE AUFGABE:
Gemüse, Obst, Vollkornprodukte und Hülsenfrüchte enthalten viele Ballaststoffe. Essen Sie so viel davon, wie Sie wollen. Starten Sie gleich mit einem Rezept für eine fettarme und ballaststoffreiche Erbsensuppe. Servieren Sie die Suppe mit herzhaftem Vollkornbrot und einem Salat. Essen Sie davon, so viel Sie wollen. Sie werden gesättigt sein, lange bevor Sie Fett ansetzen können.

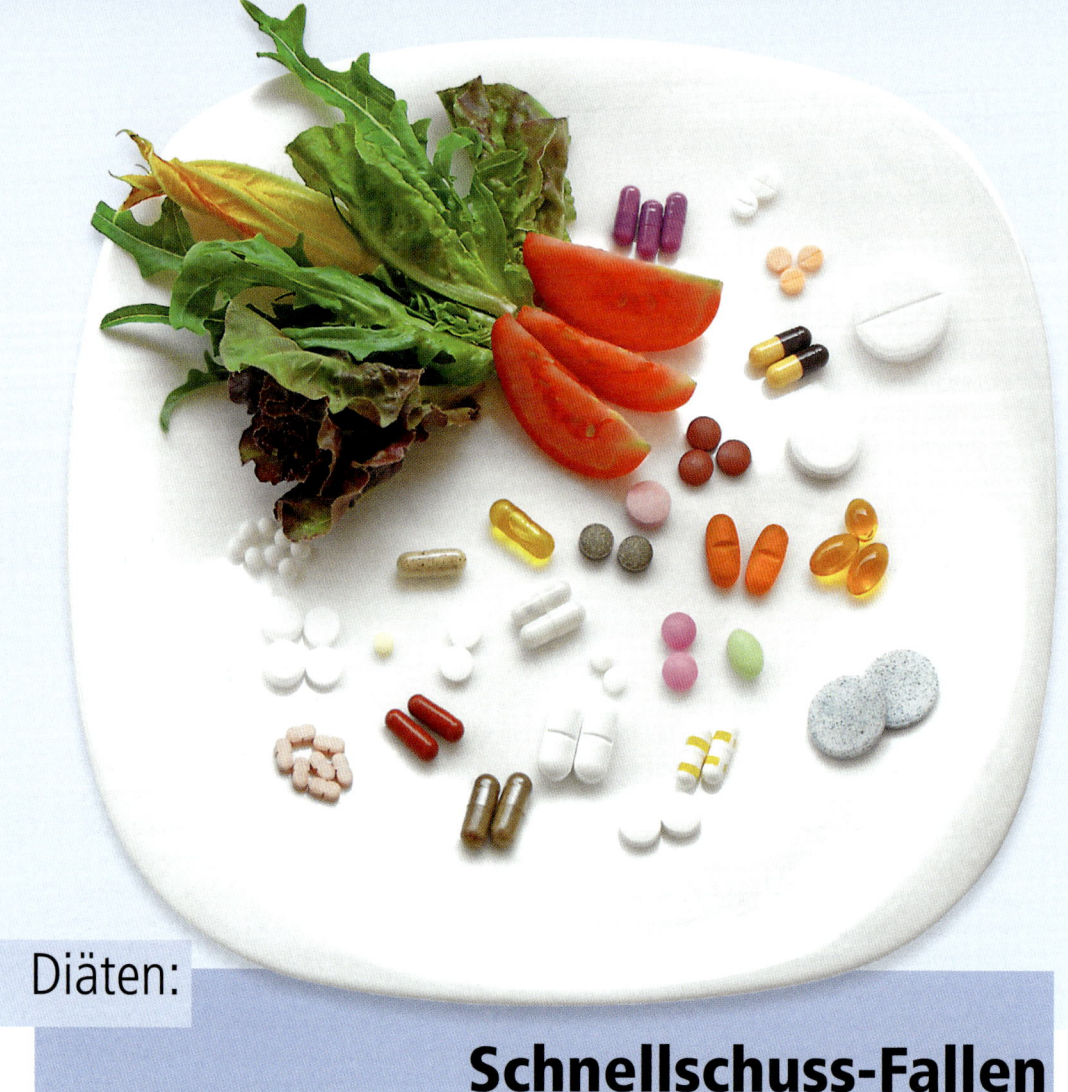

Diäten:

Schnellschuss-Fallen

Deutsche geben jedes Jahr Milliarden Euro für Abnehmpulver, Lightprodukte, Wunderpillen oder Abnehmkuren aus, doch die Resultate sind ernüchternd. Für viele ist eine erfolgreiche, dauerhafte Gewichtsabnahme schwieriger zu erreichen als Drogen, Tabak oder Alkohol zu besiegen.

Sollte man besser mit Diäten aufhören und akzeptieren, dick zu sein?

Ja, es ist für unseren Körper günstiger, fettleibig zu bleiben, als von einer Modediät zur nächsten zu springen, ein paar Kilos zu verlieren, um sie dann bald wieder zuzunehmen. Studien haben gezeigt, dass dieser Jo-Jo-Effekt allmählich wichtiges Körpergewebe wie Muskeln und Knochen abbaut. Der Körper wird dadurch geschwächt und

somit anfälliger für Krankheiten, und es wird immer schwerer, das überschüssige Fett abzubauen.

Ist es nicht gefährlich, übergewichtig zu bleiben?

Fettsein ist nicht gesund. Übergewicht schädigt die Gesundheit und verkürzt das Leben. Schon fünf bis acht zusätzliche Kilos erhöhen das Risiko für Erkrankungen wie Arthrose, Typ-2-

Diabetes und Herz-Kreislauf-Erkrankungen. Im Durchschnitt verkürzt sich je fünf Kilogramm Übergewicht die Lebenserwartung um ein Jahr.

Wie kann das Problem gelöst werden?

Menschen, die übergewichtig sind, benötigen eine grundlegende Veränderung ihres Denkens und ihrer Einstellung. Millionenfach spielt sich folgendes Szenario ab:
Ein paar Wochen auf der neuesten Wunderdiät; die Kiefer verdrahtet; eine Serie von Spritzen oder Pillen; den Magen verkleinert; einen Magen-Bypass angelegt; Aufnahme in einer Adipositas-klinik. Und schlagartig geht das Gewicht runter. Freudenfest! Neue Kleider! Aber innerhalb von Tagen nehmen die Menschen ihr früheres Essverhalten und ihren Lebensstil wieder auf. Und in wenigen Wochen oder Monaten sind ihre verlorenen Pfunde wieder zurück und oft mehr als zuvor. Gewichtsabnahmeprogramme scheitern meistens, weil sie kurzfristige Lösungen für langfristige Probleme sind. Es wird Zeit, der Tatsache ins Auge zu sehen: Die Fettsucht ist eine ernste, lebensbedrohliche Krankheit.

Sie haben mich überzeugt. Was muss ich tun?

Die Behandlung der Fettsucht ist sehr viel mehr als nur ein Ernährungsproblem. Wie Diabetes, Bluthochdruck und Rauchen erfordert die Fettsucht umfassende Lebensstilveränderungen.
Erstens: Sie müssen eine verbindliche Verpflich-tung für eine bessere Gesundheit eingehen. Eine Verpflichtung, die durch Fressanfälle und durch andere Rückfälle nicht in Frage gestellt wird. Mit dieser Art von Selbstverpflichtung können Sie wieder aufstehen, wenn Sie gefallen sind. Starten Sie erneut und bleiben Sie am Ball.
Zweitens: Sie müssen Gewohnheiten, die Sie übergewichtig gemacht haben, erkennen und Ihr Verhalten entsprechend ändern. Dies kann bedeuten, dass Sie lediglich Limonade oder Cola durch Wasser oder Tee ersetzen oder weniger Fett und Öl zum Braten verwenden müssen. Oder es kann erforderlich werden, dass Sie Ihren Lebens-stil und Ihre Essgewohnheiten komplett ändern. Lebenslange Gewohnheiten zu ändern gehört mit zu den schwersten Aufgaben, die sich einem Menschen im Leben stellen.

Für viele Menschen kann dieser Prozess auch sehr bedrohlich sein. Vertrauensvolle, regelmä-ßige Treffen mit einer Gruppe Gleichgesinnter erhöhen deutlich die Chancen auf einen Erfolg. Diese Art von Teamarbeit ist fast ein Muss für die, die mehr als 15 Kilogramm Übergewicht haben oder dieses Problem schon seit einigen Jahren mit sich herumschleppen.

> **Das wirkliche Risiko entsteht,** *wenn die Menschen das Fett reduzieren und stattdessen Süßigkeiten und andere verarbeitete Nahrungs-mittel und Snacks in großen Mengen zu sich neh-men, anstatt wirkliche Lebensmittel wie Gemüse und Obst, Kartoffeln, Reis und Bohnen zu essen.*

Drittens: Innere Haltung und Einstellungen benötigen oft radikale Veränderungen. Hierbei steht die Bereitschaft, etwas ändern zu wollen, an erster Stelle. Lesen Sie Bücher, gehen Sie zu Seminaren, machen Sie bei Fitnesskursen mit und schließen Sie Freundschaft mit gesund-heitsbewussten Menschen. Gewichtskontrolle ist kein Eitelkeitstrip. Konzentrieren Sie sich auf eine verbesserte Gesundheit, dann kommt die Gewichtsabnahme ganz von selbst.
Machen Sie sich schließlich einen Gewichtsab-nahmeplan, der mit einer lebenslangen guten Ge-sundheit übereinstimmt. Zu diesem Plan gehört eine fettreduzierte, ballaststoffreiche Ernährung, regelmäßige Bewegung und eine körperliche, mentale und psychologische Perspektive, die Ihren Bedürfnissen entspricht. Gewichtskontrolle sollte nur ein Teil eines reichen und erfüllten Lebens, nicht der Hauptinhalt sein. Solch ein Lebensplan ist umsetzbar. Viele haben damit Erfolg gehabt. Machen Sie sich mit Leidenschaft auf den Weg und bleiben Sie am Ball.

10 REGELN ZUM ABNEHMEN

1 Denken Sie langfristig. Kurzfristige Lösungen und schnelle Aktionen sind nicht von Erfolg gekrönt.

2 Tun Sie es für sich. Die Verbesserung Ihrer Gesundheit und Ihrer Energie ist eine bessere Motivation als ein bevorstehendes Klassentreffen.

3 Treffen Sie Vorbereitungen. Stürzen Sie sich nicht in eine Diät, bevor Sie nicht für langfristige Veränderungen bereit sind. Führen Sie ein Ernährungstagebuch, damit Ihnen bewusster wird, was und warum Sie essen und trinken.

4 Stellen Sie Gemüse, Obst, Getreide und Hülsenfrüchte in den Mittelpunkt. In der heute üblichen Ernährung kommt fast die Hälfte der Kalorien von Fett, Zucker und Alkohol.

5 Kontrollieren Sie Ihre Portionsgrößen. Benutzen Sie einen kleineren Teller. Servieren Sie sich selbst kleinere Portionen und stellen Sie die Reste in den Kühlschrank, bevor Sie der Versuchung erliegen, diese Reste zu verzehren. Lassen Sie sich bei einem Restaurantbesuch die Reste einpacken, statt den Teller leer zu essen.

6 Essen Sie drei Mahlzeiten pro Tag. Wenn Sie in regelmäßigen Abständen essen, vermeiden Sie, dass der Körper in einen Hungerzustand gerät, der dazu führen kann, dass Sie zu viel essen oder einen Fressanfall bekommen.

7 Bleiben Sie Ihrem persönlichen Plan treu! Wer erfolgreich Gewicht abnimmt, weiß, dass er keine vorübergehende Diät macht, sondern einen dauerhaften, neuen Lebensstil begonnen hat.

8 Bewegen Sie sich. Bewegung macht Spaß und hält Sie beweglich. Aktivität trägt jedoch nur wenig zur Gewichtsabnahme bei und ersetzt nicht die notwendige Ernährungsumstellung.

9 Übertreiben Sie es nicht. Zwingen Sie sich nicht zu Höchstleistungen. Eine Stunde zügiges Gehen am Tag ist ein hervorragendes Ziel für Ihre Gesundheit.

10 Wenn Sie an Aktivitäten denken, denken Sie an spielerische Tätigleiten. Mit dem Hund rausgehen, Gartenarbeit, im Haushalt arbeiten, Sport, Radfahren, Tanzen, mit den Kindern spielen, das sind alles positive Aktivitäten. Wie bewegen sich Kinder? Sie spielen! Auch Sie können Spaß haben.

Befragungen haben ergeben, dass 40 bis 50 Prozent der Deutschen im Alter von 35 bis 59 Jahren Diäten ausprobieren.

Auf Ihre gute Gesundheit!

Es ist der Traum vieler Menschen, vor jeder Mahlzeit eine Wunderpille zu schlucken, die alle Kalorien entfernt.

Weil es diese Pille nicht gibt, probieren wir weiterhin Dutzende von Diäten aus.

Wir lesen so viel Widersprüchliches darüber, was gut und was schlecht für uns ist, dass wir uns kein klares Bild mehr machen können. Die raffinierte Werbung verunsichert uns so sehr, dass wir nicht mehr wissen, was wir glauben dürfen. Hier ein paar Fakten, auf die Sie sich verlassen können, um eine Gewichtsabnahme auf gesunde Weise erreichen zu können:

► **Frühstücken Sie** jeden Tag. Wenn Sie es eilig haben, essen Sie ein Vollkornbrötchen oder eine dicke Scheibe Vollkornbrot.

► **Nehmen Sie** Ihr Mittagessen mit, um Fast Food zu vermeiden.

► **Machen Sie** während der Mittagspause einen zügigen Spaziergang. Werden Sie Mitglied in einem Fitnessstudio.

► **Probieren Sie** neue fettarme, einfach zu kochende Rezepte für Ihr Abendbrot.

► **Essen Sie** zu Hause einen Salat, bevor Sie zu einer Party gehen, wo Gefahren durch ungesunde Ernährung lauern.

► **Suchen Sie sich** einen Partner zur Unterstützung, um gemeinsam Ihre Gewichts- und Bewegungsziele zu erreichen.

Beginnen Sie frühzeitig im Leben Ihres Kindes, eine gesunde Einstellung zur Nahrung entstehen zu lassen. Benutzen Sie nicht das Lieblingsessen als Belohnung und bestrafen Sie nicht durch seinen Entzug. Wenn das Essen mit Verhalten verknüpft wird, bekommt es im Leben Ihres Kindes eine viel größere Bedeutung als ihm zukommt.

Praktische Umsetzung

Neue Gewohnheiten statt neuer Diäten

Diäten sind kurzfristige Fallen, *die keine langfristigen Lösungen bieten. Viele Menschen stürzen sich von einer Diät in die nächste, verlieren jetzt Gewicht, um später wieder zuzunehmen. Dieses Hin und Her ist entmutigend, selbstzerstörerisch und oft auch gefährlich. Eine lebenslange verbindliche Entscheidung für ein gesundes Leben ist der einzig sichere Weg zu dauerhafter Gewichtskontrolle.*

Gehen Sie die Sache langfristig an

Es ist praktisch unmöglich, abzunehmen und das neu gewonnene Gewicht zu halten, ohne seine Lebensgewohnheiten zu verändern. Diäten bieten nur kurzfristige Lösungen für ein langfristiges Problem. Deshalb nehmen die meisten Menschen, die eine Diät machen, das verlorene Gewicht innerhalb eines Jahres wieder zu.

Machen Sie das Essen der richtigen Nahrungsmittel zu einem dauerhaften Teil Ihres Lebens. Dies ist die Lösung für Ihre Gewichtsprobleme. Sie können das Bauchfett besiegen und ein zufriedenes und gesünderes Leben führen. Hier zeigen wir Ihnen den Weg zum Erfolg.

Grundlegende Regeln für gutes Essen

Gehen Sie zur Zusammenfassung auf Seite 294 ff. Sie können auch Spaß haben.
Lesen Sie jede Empfehlung sorgfältig durch und überlegen Sie, wie Sie diese Tipps in Ihr tägliches Leben übernehmen können.

Können Sie eine verbindliche Entscheidung treffen?

Halten Sie einen Moment inne. Können Sie eine langfristige verbindliche Entscheidung für diese Art zu essen treffen? Sind Sie bereit, dem verführerischen Angebot der Diäten, die angeblich Pfunde wegschmelzen lassen, zu widerstehen, und sich stattdessen eine gute Gesundheit als Ziel zu setzen?
Nehmen Sie sich einige Minuten, um darüber nachzudenken. Dann beantworten Sie die folgende Frage:
„Wie fühle ich mich, wenn ich für immer auf diesen Weg zu essen übergehe?"

Seien Sie ehrlich mit sich selbst. Geben Sie der Stimme in sich selbst, die nur Schokolade essen will, genauso viel Gewicht wie der Stimme, die verspricht, nie mehr etwas ‚Schlechtes' zu essen. Erkennen Sie, dass jede Stimme ein Extrem darstellt, das in jedem von uns existiert. Dauerhafte Veränderung passiert etwa in der Mitte und sie geschieht nicht über Nacht. Es handelt sich um einen Veränderungsprozess, in dem neue Verhaltensweisen und Wertvorstellungen die alten ersetzen.
Nun gehen Sie zurück zur Frage und geben Sie die Antwort. Benutzen Sie, falls notwendig, ein zusätzliches Blatt Papier.

....

....

....

Sie brauchen keine neue Diät –
Sie brauchen neue Ernährungsgewohnheiten.

IHRE AUFGABE:
Lesen Sie die Ausführungen zur optimalen Ernährung auf den Seiten 294–295. Lesen Sie die zehn Regeln so oft, bis Sie sie verinnerlicht haben. Setzen Sie die Regeln in die Praxis um. Der Lohn ist jede Mühe wert.

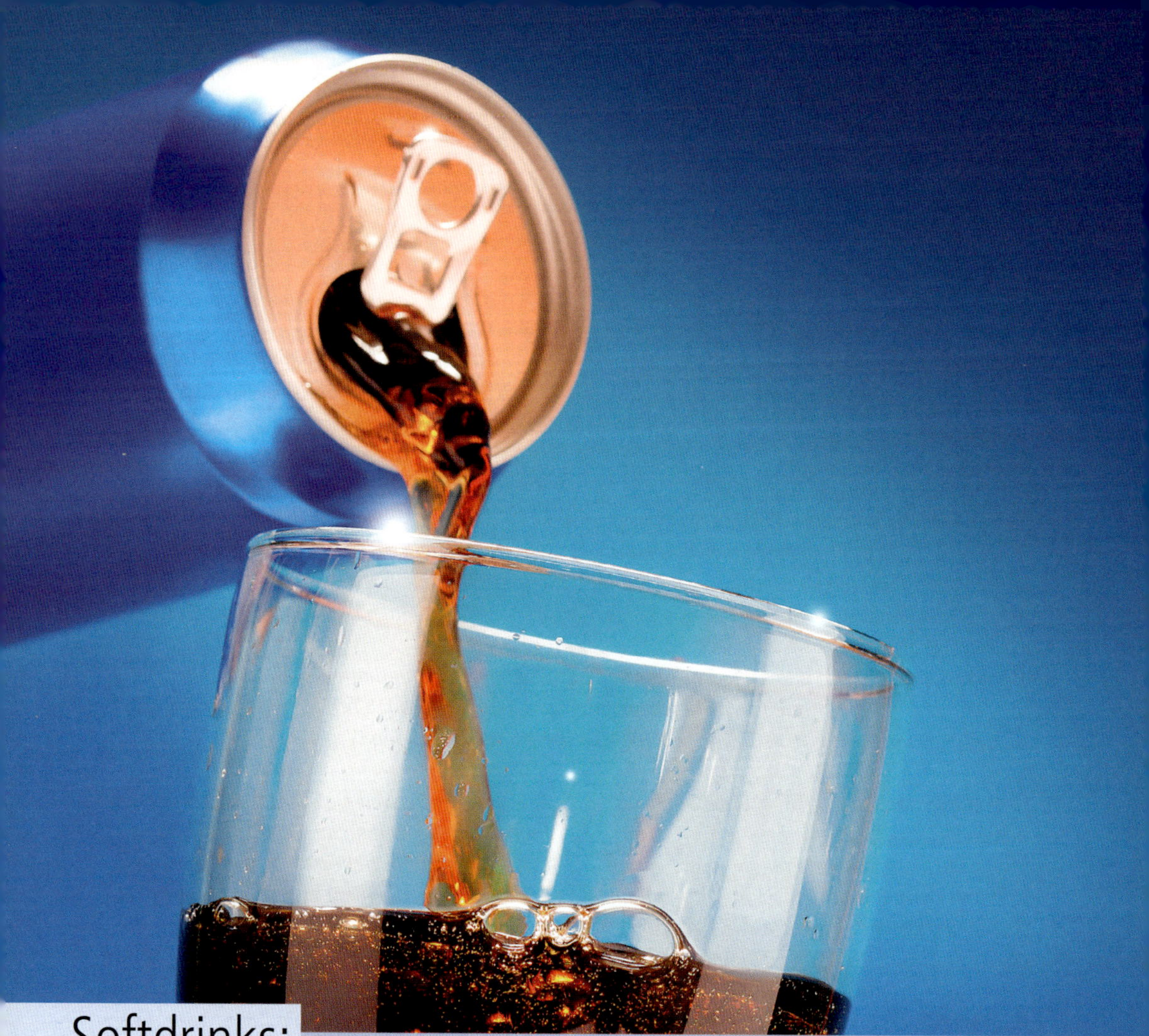

Softdrinks:

Die spritzige Generation

US-Amerikaner trinken heute doppelt so viel Cola und Limonade wie noch vor 25 Jahren – eine Gewohnheit, die zu Fettleibigkeit, Karies und dem Verlust von Knochenmasse beiträgt. Im Durchschnitt trinkt jeder Mann, jede Frau und jedes Kind jeden Tag zwei Dosen Limonade.

In Europa ist Deutschland mit einem Pro-Kopf-Verbrauch von fast 300 Litern im Jahr Spitzenreiter im Softdrink-Konsum.
Zu den Softdrinks zählen alkoholfreie Getränke wie Limonaden und Cola.

Sorgen Softdrinks nicht dafür, dass die Menschen mehr trinken?

Nehmen Sie ein Glas Wasser, fügen Sie zwölf Teelöffel Zucker hinzu und noch einen Chemikalienmix – fertig ist der Softdrink. Der zusätzliche Zucker, den wir durch die Softdrinks zu uns nehmen, hat mindestens fünf unerwünschte Nebenwirkungen:

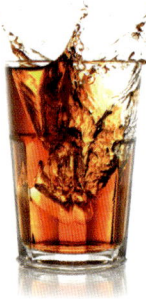

1 **Unausgewogene Ernährung.** Die meisten Softdrinks enthalten 120 bis 180 Kilokalorien in Form von Zucker, aber keine der notwendigen Nährstoffe. Eine typische Frau mit sitzender Lebensweise benötigt nur etwa 1.200 bis 1.600 Kilokalorien für ein optimales Gewicht und eine gute Gesundheit.

Zwei oder drei Softdrinks am Tag verringern beträchtlich die Nahrungsmenge und damit auch ihre Nährstoffversorgung. Mit der Zeit kann es zu einer Mangelversorgung kommen. Dasselbe gilt für einen Mann mit sitzender Lebensweise, der etwa 1.800 bis 2.400 Kilokalorien benötigt.

2 **Zusätzliche Fettansammlung.** Wenn die Kalorien der Softdrinks zu den Nahrungskalorien hinzukommen, wird der Überschuss als Fett gespeichert.

3 **Blutzuckerschwankungen.** Kalorien von Zucker sowie von Weißmehl in Kuchen, Gebäck, Nudeln und Weißbrot enthalten kaum Ballaststoffe, gelangen deshalb sehr schnell ins Blut, erhöhen den Blutzucker und sorgen für einen vorübergehenden Energieschub. Wenn der Blutzucker ansteigt, wird Insulin ins Blut abgegeben, um den erhöhten Blutzucker zu senken. Dadurch kommt es zu einem Energieabfall, der das Verlangen nach einem weiteren Softdrink oder zuckerhaltigen Snack auslöst – und noch einem und noch einem. Diese Abfolge löst somit einen wahren Teufelskreis aus.

4 **Verzögerte Verdauung.** Wenn ein zuckerhaltiges Getränk im Magen ankommt, der gerade andere Nahrung verarbeitet, verlangsamt sich die Verdauung, bis die neuen Kalorien verarbeitet werden können. Ein gelegentliches Getränk ist wahrscheinlich unproblematisch, aber wenn es mehrere Male am Tag getrunken wird, kann die Verdauung verlängert und der Magen belastet werden.

5 **Säureanstieg.** Die meisten Getränke, einschließlich Softdrinks, erhöhen die Magensäureproduktion. Dieser Anstieg erfolgt meistens, nachdem das Getränk den Magen verlassen hat, und kann zu schmerzhaftem Sodbrennen führen.

Kein Wunder, dass Diätgetränke so beliebt geworden sind. Ist das eine gute Lösung?

Diätgetränke lösen das Zuckerproblem, aber das ist nicht die ganze Wahrheit. Die meisten Getränke, gezuckert oder nicht, enthalten Konservierungsstoffe, Aromastoffe, Farbstoffe und andere Chemikalien. Einige von diesen Substanzen müssen vom Körper entgiftet und ausgeschieden werden. Andere können empfindliche Magenschleimhäute reizen.

Die größte Menge an reinem Zucker *in der Ernährung stammt aus Softdrinks, die für etwa ein Drittel der Zuckerzufuhr verantwortlich sind. Beispiel USA: Hier nehmen Jungen im Teenageralter ein Drittel ihrer 30 Teelöffel Zucker am Tag durch Softdrinks zu sich. Bei Mädchen ist es ein Drittel ihrer 24 Teelöffel.*

Viele Softdrinks, ob Diätgetränke oder nicht, enthalten Phosphorsäure, eine stark wirksame chemische Substanz, die beispielsweise zum Ätzen von Glas verwendet wird. Es wird bereits zu viel Phosphor aufgenommen, den der Körper durch Verbindung mit Calcium ausscheidet. Dieses Calcium kann dem Knochen entzogen werden und erhöht damit das Risiko für Osteoporose.

Außerdem enthalten Diätgetränke in der Regel Süßstoffe, die zwar kalorienfrei sind, aber trotzdem die Bauchspeicheldrüse anregen, Insulin auszuschütten. Insulin transportiert den im Blut vorhandenen Zucker in die Zellen, sodass der erniedrigte Zuckerspiegel im Blut Hungergefühle auslöst, die wiederum zum Essen anregen. So wird genau das Gegenteil von dem erreicht, was die Süßstoffe bezwecken sollen, nämlich eine geringere Kalorienzufuhr und damit eine Gewichtsabnahme.

Was ist der sicherste Weg, den Bedarf an Flüssigkeit zu decken?

Wasser ist das perfekte Getränk. Es enthält keine Kalorien, muss nicht verdaut werden, reizt die Magenschleimhäute nicht und ist genau das, was der Körper braucht, um die Lebensprozesse optimal ablaufen zu lassen.

Wie viel Wasser sollten wir am Tag trinken?

Wir sollten so viel trinken, dass der Urin hell bleibt. Dazu sind durchschnittlich sechs bis acht Gläser mit 225 ml Wasser pro Tag erforderlich.

Müde? Trinken Sie mehr Wasser!

Die meisten Menschen wissen, dass sie jeden Tag sechs bis acht Gläser Wasser trinken sollten. Die meisten kommen auf diese Flüssigkeitsmenge durch Wasser, Milch und Säfte. Aber in einer Umfrage des Cornell Medical Centers wurde festgestellt, dass die meisten Menschen zusätzlich täglich etwa fünf Gläser koffein- oder alkoholhaltige Getränke zu sich nehmen. Koffein und Alkohol entziehen aber dem Körper Wasser. Dadurch kommt es zu Müdigkeit, trockener Haut, Magenverstimmung und Kopfschmerzen. Die Lösung? Trinken Sie für jedes alkoholische Getränk und jede Tasse Kaffee oder Cola ein zusätzliches Glas Wasser.

> **Frisch gepresster Orangensaft** *mag gesund sein, aber er ist nicht so gut wie die ganze Orange selbst. Orangensaft ist die Orange ohne Ballaststoffe. Im Vergleich zum Saft erfordert die ganze Frucht weniger Insulin, senkt das Cholesterin wirksamer, sorgt für eine bessere Verdauung mit längerem Sättigungsgefühl und enthält weniger Kalorien.*

Größere Mengen steigern den Verbrauch.

In den 1950er Jahren wurde Coca-Cola in 0,18-Liter-Flaschen verkauft, die zu einer 0,33-Liter-Dose heranwuchs und bald darauf auf 0,5- und 1-Liter-Flaschen vergrößert wurde.
Heute, nach der Einführung von Kunststoffflaschen, erhalten wir sogar Flaschen mit zwei Litern Inhalt – der „Doppelschluck" mit 600 Kalorien – der „Kugelbauch Spezial".

Flaschengrößen Coca-Cola

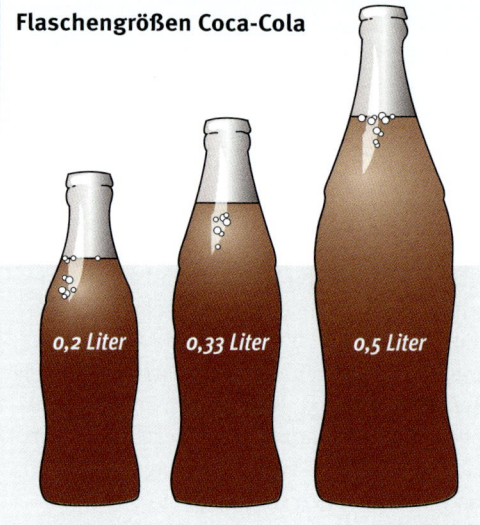

0,2 Liter   0,33 Liter   0,5 Liter

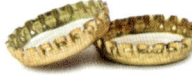

Wie viele **Kalorien** trinken Sie **pro Tag**?

Getränk	Portionsgröße	Kalorien	Anzahl Portionen	Gesamtkalorien
Kaffee, Sahne, Zucker	225 ml	75		
Orangensaft	225 ml	110		
Softdrinks, Saft, Punsch	0,33 Liter	140		
Diätsoftdrinks	0,33 Liter	0		
Fettarme Milch	225 ml	90		
Vollmilch	225 ml	160		
Milchshake	0,33 Liter	420		
Bier	0,33 Liter	150		
Cocktail	1	150		
Mineralwasser/Wasser	0,33 Liter	0		
			Ihre persönliche Gesamtmenge:	

Praktische Umsetzung

Wasser ist das beste Getränk

Im Durchschnitt *trinken die Deutschen mehr Softdrinks als Wasser. Das bedeutet, dass sie damit eine Menge Kalorien, aber nicht viele Nährstoffe zu sich nehmen. Kalorienreiche Getränke sind ein sicheres Rezept für Gewichtszunahme. Gehen Sie zu Wasser über – es ist das Getränk der Wahl für schlanke Menschen.*

Bestandsaufnahme *Was trinken Sie? Das herauszufinden kann Ihnen die Augen öffnen.*

Wie viele von den in der nebenstehenden Tabelle aufgeführten Getränken trinken Sie an einem typischen Tag? Dann multiplizieren Sie die Anzahl für jede Art von Getränk mit der entsprechenden Kalorienzahl. Schreiben Sie diese Summe in die Spalte der Gesamtkalorien. Wenn Sie fertig sind, addieren Sie alle Gesamtkalorien und Sie erhalten Ihre Tagesmenge an Getränkekalorien.

Ihr Körper benötigt sechs bis acht Gläser Wasser neben anderen Getränken. Da Koffein zu vermehrter Wasserausscheidung führt, müssen Sie jedes Mal, wenn Sie ein koffeinhaltiges Getränk zu sich nehmen, zusätzlich Wasser trinken. Versorgen Sie Ihren Körper gut mit Wasser und verjagen Sie damit das Gefühl von Müdigkeit.

Wie lange benötigen Sie, um sich ein Extrapfund anzutrinken?

Sie brauchen einen Überschuss an 3.500 Kilokalorien, um ein Pfund Fett anzusetzen. Nehmen wir an, Sie essen genug, um Ihr Gewicht zu halten, wie viele Tage würde es dauern, um sich ein zusätzliches Pfund anzutrinken?

Das können Sie berechnen, indem Sie 3.500 Kilokalorien durch die Anzahl der Kalorien teilen, die Sie aus Getränken aufnehmen. Wenn Sie beispielsweise ein Bier und zwei Tassen Kaffee trinken würden, wäre die Rechnung folgendermaßen:

Gesamtanzahl der Kalorien für ein Bier und zwei Kaffee = 300.

3.500 : 300 = 11,6 Tage

Mit anderen Worten: Es würde weniger als zwölf Tage dauern, um ein Extrapfund Fett anzusetzen. Auf diese Weise könnten Sie 30 Pfund in einem Jahr zunehmen, und zwar nur durch das, was Sie trinken: Ein Bier und zwei Tassen Kaffee pro Tag.

Jetzt sind Sie dran. Nehmen Sie Ihre Tagesmenge an Kalorien, die Sie aus Getränken erhalten, und teilen Sie 3.500 durch diese Zahl, um zu sehen, wie lange es bei Ihnen dauert, um sich ein Extrapfund anzutrinken.

> *Anzahl von Tagen, um 3.500 Kalorien zu trinken*
> *3.500 : Anzahl der Kalorien, die Sie trinken*
> *_____ = _____ Tage*

Wasser ist die beste Wahl

Wenn Sie ernsthaft Gewicht abnehmen wollen, ist es sinnvoll, Getränke mit versteckten flüssigen Kalorien wegzulassen. Trinken Sie keine Softdrinks, trinken Sie keine alkoholischen Getränke, lassen Sie die Milchshakes weg. Ihr Körper braucht und verlangt nach Wasser.

IHRE AUFGABE:

Verringern Sie Ihre tägliche Kalorienzufuhr, indem Sie mehr Wasser und weniger kalorienreiche Getränke trinken. Wenn Ihnen Leitungswasser nicht schmeckt, fügen Sie etwas Zitrone hinzu oder kaufen Sie Wasser in Flaschen. Je mehr Wasser Sie trinken, umso weniger werden Sie nach anderen Getränken greifen. Das allein wird die Zahl der Kalorien verringern und Ihr Gewicht stabilisieren.

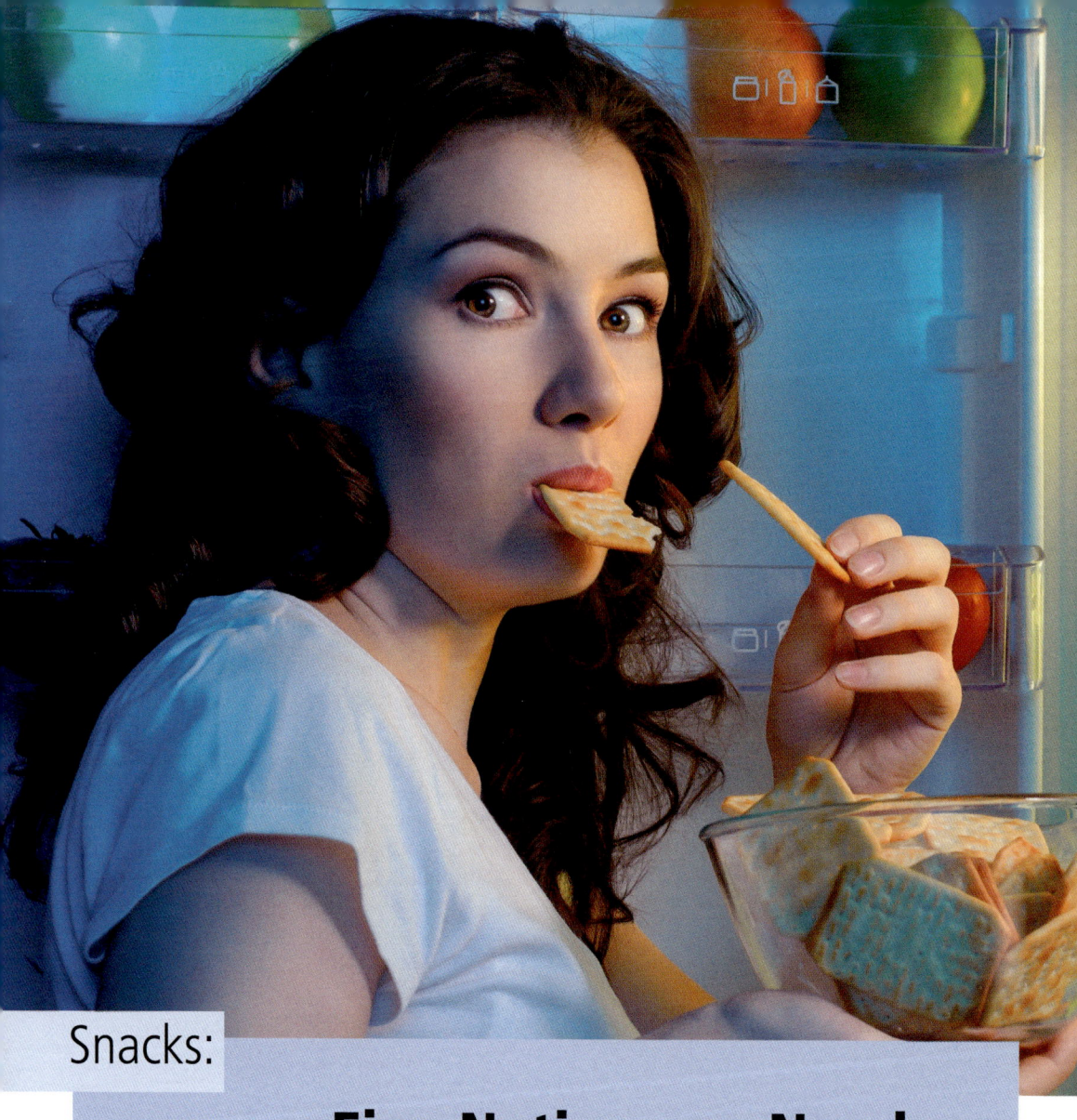

Snacks:

Eine Nation von Naschern

Wir geben jährlich viele Millionen für salzige Snacks wie Kartoffelchips, Popcorn, Erdnüsse und ähnliches aus – und mindestens genauso viel für süße Snacks.

Aber brauchen wir nicht Snacks? Ich habe gelesen, dass es schwierig ist, alle notwendigen Nährstoffe ohne Snacks zu erhalten.
Diese Weisheit stammt aus einer Studie, die an Kindern durchgeführt wurde. Sie ist nur dann gültig, wenn die Kinder keine nahrhaften, vollwertigen Mahlzeiten erhalten, oder wenn sie zu

den Mahlzeiten nicht hungrig genug sind, um die nötigen Kalorien aufzunehmen. Die meisten deutschen Kinder und Erwachsenen kennen kaum noch ein Hungergefühl. Von Geburt an werden die Kinder fast ständig gefüttert. Diese Gewohnheit setzt sich bis ins Erwachsenenalter fort. Wir sind eine Nation von Naschern geworden.

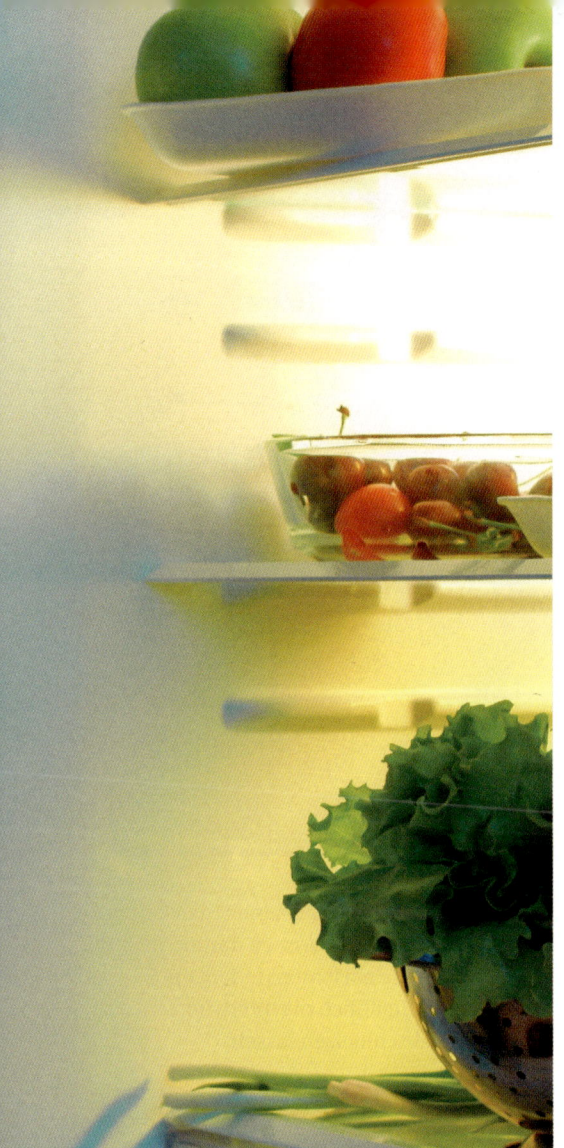

eine Cola. Am späten Nachmittag trinken Sie eine Tasse Kaffee mit Zucker und essen dazu drei Kekse. Als krönenden Abschluss des Tages essen Sie abends beim Fernsehen zehn Kartoffelchips und fünf Käsestangen, dazu einen Softdrink. Wenn Ihnen das bekannt vorkommt, sollten Sie besser aufpassen – alle diese Snacks summieren sich zu etwa 1.500 Kilokalorien pro Tag.

Nun verstehen Sie, warum der alte Ausspruch immer noch zutrifft: Je größer die Snacks, desto größer die Slacks (Hosen)!

Viele Menschen könnten ihr Gewicht allein dadurch kontrollieren, dass sie alle Snacks streichen.

Die Werbung macht uns glauben, *dass wir einen Energieschub zwischen den Mahlzeiten benötigen. Doch die meisten Snacks sind Junk Food: Cola, Softdrinks, Popcorn, Kekse, Salami, Milchschokolade, Schokoriegel, Chips, Kräcker, Krapfen.*

Aber viele Menschen halten nicht den ganzen Tag durch ohne Snacks!

Das kommt daher, weil sie stark verarbeitete, ballaststoffarme, zuckerreiche Mahlzeiten ohne genügend komplexe Kohlenhydrate und Ballaststoffe zu sich nehmen.

Ein Frühstück mit gesüßten Getreideflocken und Orangensaft beispielsweise ist schnell verdaut. Der Zucker schießt ins Blut, treibt den Blutzucker in die Höhe und sorgt für ein vorübergehendes Leistungshoch. Aber das hält nicht lange an, und wenn der Blutzucker sinkt, tritt das Gefühl von

Aber ist Naschen nicht eine gute Möglichkeit, um abzunehmen? Man isst über den Tag hinweg jede Stunde ein bisschen. So wird man nicht hungrig und isst nicht zu viel.

In Wirklichkeit können sich die Kalorien von Snacks und Getränken manchmal so summieren, dass sie den täglichen Kalorienbedarf decken oder gar übersteigen.

Nehmen wir an, dass Sie zum zweiten Frühstück Kaffee mit Sahne und Zucker und dazu ein Croissant zu sich nehmen. Außerdem essen Sie am Nachmittag einen Schokoriegel und trinken

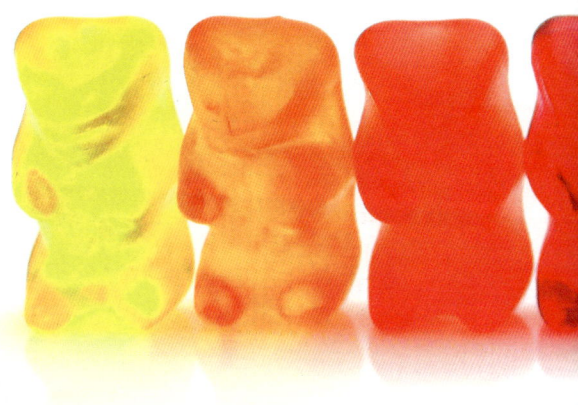

Schwäche, Heißhunger oder gar Zittrigkeit auf, das nach Abhilfe durch ein Getränk oder einen Snack ruft. Und der Zyklus beginnt von vorne. Ein Frühstück aus gekochtem Vollkorngetreide, Vollkornbrot und frischem Obst dagegen sorgt den ganzen Morgen für anhaltende Energie. Eine Mittagsmahlzeit mit einer Suppe, Kartoffeln, Bohnen und einem großen Salat bewirkt dasselbe für den Nachmittag.

Wollen Sie damit sagen, dass wir keine Snacks brauchen?

Snacks zu essen ist eine schlechte Angewohnheit. Mit regelmäßigen, vollwertigen Mahlzeiten sinkt das Verlangen nach Snacks.
Außerdem treten weniger Verdauungsprobleme auf, wenn einfache, ballaststoffreiche Mahlzeiten eingenommen werden. Gönnen Sie danach Ihrem Magen eine Pause. Idealerweise sollte zwischen den Mahlzeiten ein Abstand von vier bis fünf Stunden liegen. Wenn Sie unter Magenverstimmung, Sodbrennen, Reizbarkeit, Schlaflosigkeit, geistiger Unbeweglichkeit, Blähungen oder unter Gewichtszunahme leiden, könnte es an den Snacks zwischen den Mahlzeiten liegen.
Ein Tagesablauf mit drei Mahlzeiten und ohne Snacks kann viele dieser Probleme lösen.

Was kann man bei einem ‚Snack-Anfall' tun?

Trinken Sie ein Glas Wasser (225 ml). Es enthält keine Kalorien und erfordert keine Verdauung. Es fließt direkt durch den Magen-Darm-Kanal und spült alles gut durch. Wenn Sie mehr brauchen, essen Sie ein Stück frisches Obst oder etwas rohes Gemüse wie Karotten oder Kohlrabi.

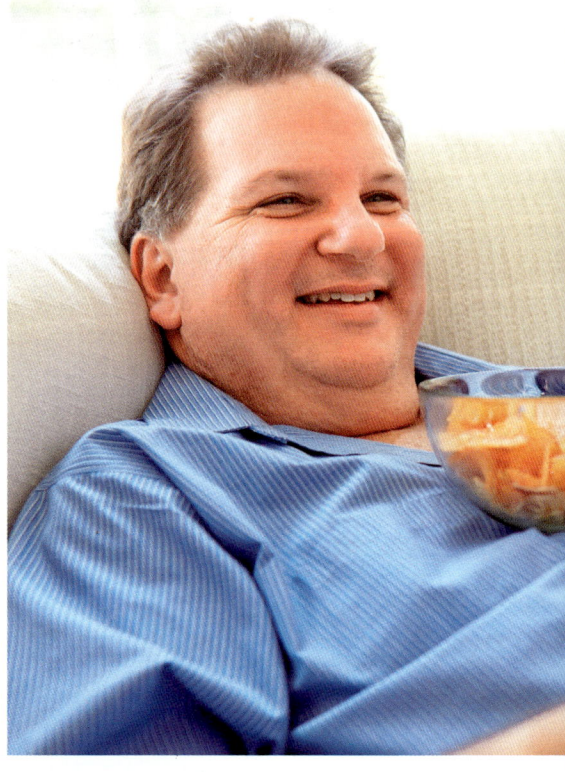

Der beste Weg jedoch, um einen Snack-Anfall zu bekämpfen, ist das Wissen darum, dass die Kalorien, die Sie einsparen, indem Sie Snacks vermeiden, allmählich die unerwünschten Fettpolster abschmelzen lassen.

Eine Snack-Studie

Eine Gruppe von Studenten erhielt ein Frühstück aus Getreideflocken, Brot, Obst und einem Ei. Innerhalb von vier Stunden waren ihre Mägen leer. Ein paar Tage später bekamen dieselben Studenten das gleiche Frühstück, erhielten aber zwei Stunden später entweder ein Erdnussbutter-Sandwich oder ein Stück Kuchen mit einem Glas Milch. Sechs bis neun Stunden später war immer noch ein Teil des Frühstücks in ihren Mägen. Eine Person erhielt zweimal am Vormittag und zweimal am Nachmittag etwas Schokolade. Dreizehn Stunden später lag noch mehr als die Hälfte des Frühstücks im Magen.

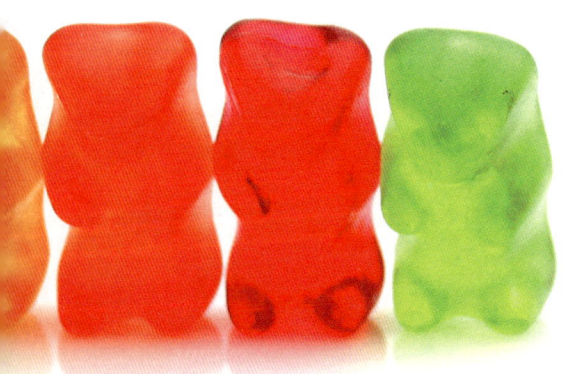

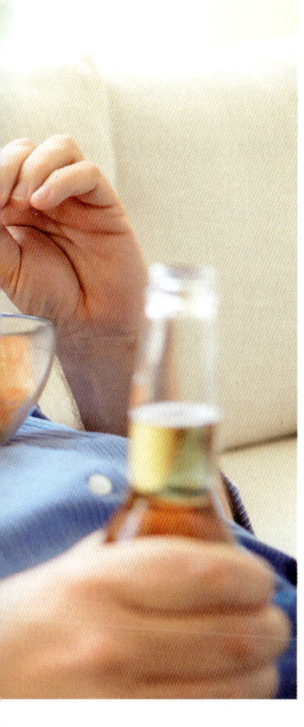

Entwickeln Sie ein anderes Verhalten

Wie können Sie einen Snack-Anfall bekämpfen? Indem Sie andere Dinge tun, um das übliche Muster zu durchkreuzen.

Wenn Sie bei der Arbeit nicht weiterkommen und eine Stärkung benötigen, machen Sie einen zügigen Spaziergang bis zur nächsten Ecke und zurück. Trinken Sie ein Glas Wasser statt des üblichen Softdrinks. Wenn Sie etwas essen müssen, versuchen Sie es mit einem Stück Obst oder etwas rohem Gemüse.

Während nicht immer zutrifft: „Was einmal im Mund macht für immer kugelrund", gibt es keinen Zweifel mehr daran, dass je größer die Snacks, desto größer die Slacks (Hosen)!

Kaloriengehalt von Snacks und süßen Getränken

Morgens:	Kaffee mit Zucker und Sahne	75
	Krapfen mit Marmelade	225
Vormittags:	Softdrink	140
	Schokoriegel	295
Nachmittags:	Kaffee mit Zucker und Sahne	75
	Kekse (3)	350
TV-Snack: (abends)	Softdrink	140
	Kartoffelchips	125
	Käsestangen	90
	Insgesamt:	**1.515**

weitere Snacks	kcal
Gummibären (50 g)	170
2 Pakete MAOAM (25 g)	200
2 Hanuta (22 g)	230
1 Duplo (18,2 g)	100
1 PiCK UP (28 g)	143
1 Becher Fruchtjoghurt 3,8 % (250 g)	250
1 Becher Actimel Natur (100 g)	73
1 Flasche Müllermilch Schoko (400 ml)	304
Erdnussflips (50 g)	250
Kartoffelchips (180 g)	1.080
Amerikaner	220
Nussecke	245
Magnum Classic	255
Milchspeiseeis (79 g)	239

Zur Erinnerung

Jedes Pfund Übergewicht verkürzt Ihre Lebensdauer um einen Monat. Sechzig Pfund Übergewicht können Sie fünf Jahre Ihres Lebens kosten.

Eine Studie mit zehnjährigen Kindern zeigte, dass 70 Prozent aller zugeführten Kalorien von Snacks stammen.

Beginnen Sie den Tag mit einem guten Frühstück

Ein herzhaftes Frühstück ist der erste Schritt, um die Snack-Gewohnheit zu besiegen. Es sollte mit vielen komplexen Kohlenhydraten und Ballaststoffen aus wenig verarbeiteten Lebensmitteln für lang anhaltende Energie sorgen.
Machen Sie Vollkornprodukte, die viel von diesen komplexen Kohlenhydraten enthalten, zum Herzstück Ihres Frühstücks.

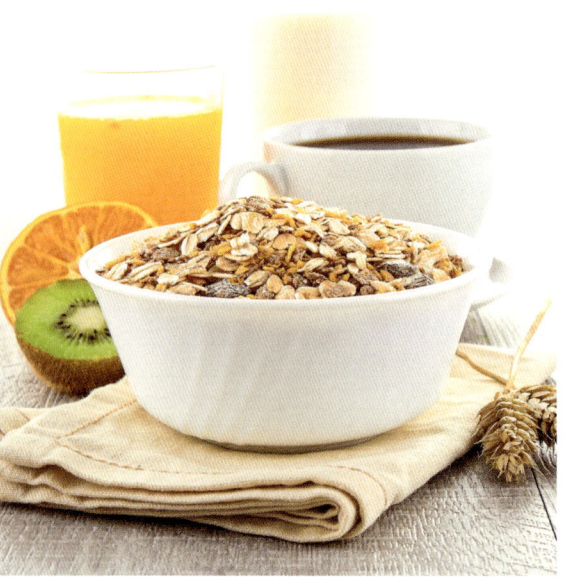

Stellen Sie sich ein herzhaftes Frühstück zusammen, beispielsweise:

Getreide	*gekochte Haferflocken, Waffeln, Müsli bedeckt mit Pfirsichen und Beerenfrüchten plus Reis-, Mandel- oder Sojadrink*
Frisches Obst	*alle Arten, besonders Zitrusfrüchte und Melone*
Weiteres Obst	*Obst der Saison*
Brot	*Vollkornbrot mit Mandelmus und Bananenscheiben*
Protein	*Tofu, Hülsenfrüchte, Nüsse*

ACHTEN SIE AUF SNACK-AUSLÖSER:

Viele Gewohnheiten, Snacks gehören dazu, sind mit Signalen aus der Umgebung verbunden. Beispielsweise können Sie den Drang nach einem Schokoriegel immer dann verspüren, wenn Sie auf dem Weg zur Arbeit an einem Automaten vorbeikommen.

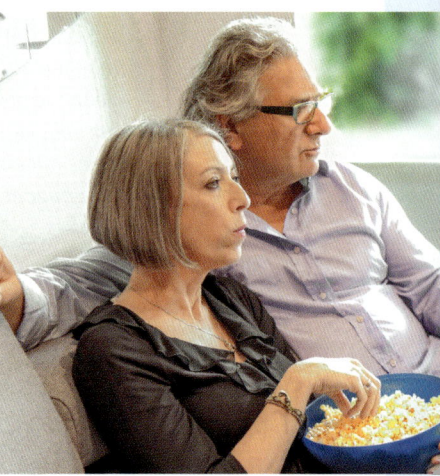

Oder es kann ein bestimmter Werbespot sein, der in Ihnen den Wunsch aufsteigen lässt, eine Tüte Chips zu öffnen. Was löst Ihren Drang nach Snacks aus?

....

....

....

....

....

Vollwertige Mahlzeiten statt Snacks

Die Kalorienzahlen durch Snacks *können sich zu einer Extra-Mahlzeit addieren, und zwar zu einer großen. Viele Menschen können ihr Gewicht kontrollieren, indem sie lediglich die Snacks streichen. Das können Sie auch, indem Sie vollwertige Mahlzeiten mit reichlich komplexen Kohlenhydraten und Ballaststoffen aus wenig verarbeiteten Lebensmitteln zu sich nehmen. Diese Mahlzeiten versorgen Sie mit stetiger Energie, die Sie für die Zeit bis zur nächsten Mahlzeit brauchen.*

Snack ist nicht gleich Snack

Halten Sie einen Moment inne und denken darüber nach, welche Nahrungsmittel Sie als Snacks essen. Entscheiden Sie sich für einen saftigen Apfel oder bevorzugen Sie einen Schokoriegel? Genießen Sie rohes Gemüse oder reißen Sie eine Tüte Chips auf? Die meisten Menschen entscheiden sich für zucker-, fett- und salzhaltige Snacks, um von einer Mahlzeit bis zur nächsten durchzuhalten. Die Extrapfunde, die sie mit sich herumtragen, legen von ihrer Neigung Zeugnis ab. Wenn Sie Gewicht abnehmen wollen, müssen Sie lernen, mit Ihrer Snack-Gewohnheit umzugehen. Hier sind ein paar Hinweise, um Ihnen bei der Veränderung zu helfen.

Verwenden Sie Snacks nicht aus falschen Gründen

Außer Hunger gibt es noch viele andere Gründe für Snacks. Einige essen Snacks gegen Stress. Andere haben ein schlechtes Gewissen, wenn sie eine Pause machen. Wenn sie etwas essen, rechtfertigen sie damit eine nötige Erholungszeit.

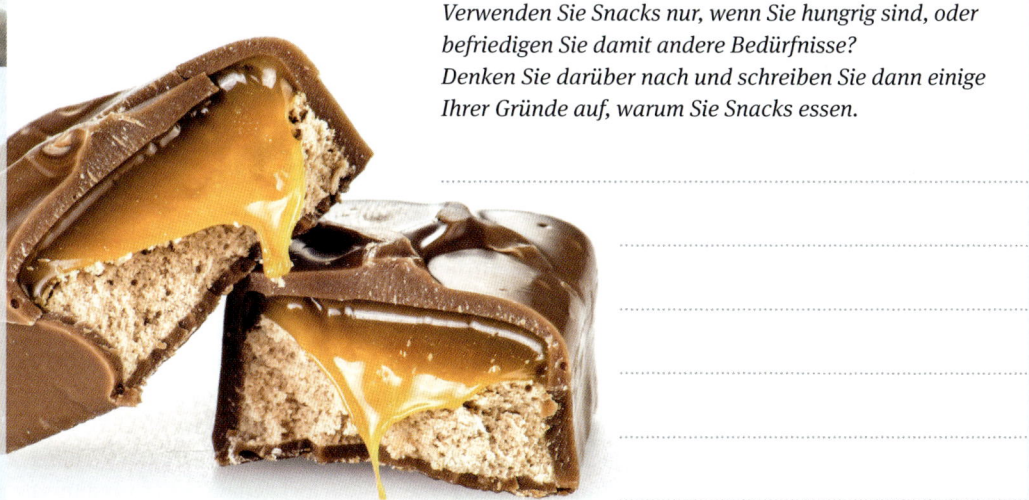

Verwenden Sie Snacks nur, wenn Sie hungrig sind, oder befriedigen Sie damit andere Bedürfnisse?
Denken Sie darüber nach und schreiben Sie dann einige Ihrer Gründe auf, warum Sie Snacks essen.

....

....

....

....

IHRE AUFGABE:
Starten Sie mit einem herzhaften Frühstück in den Tag und lassen Sie die Süßigkeiten am Vormittag weg. Diese Veränderungen werden dazu führen, dass Sie abnehmen und sich besser fühlen.

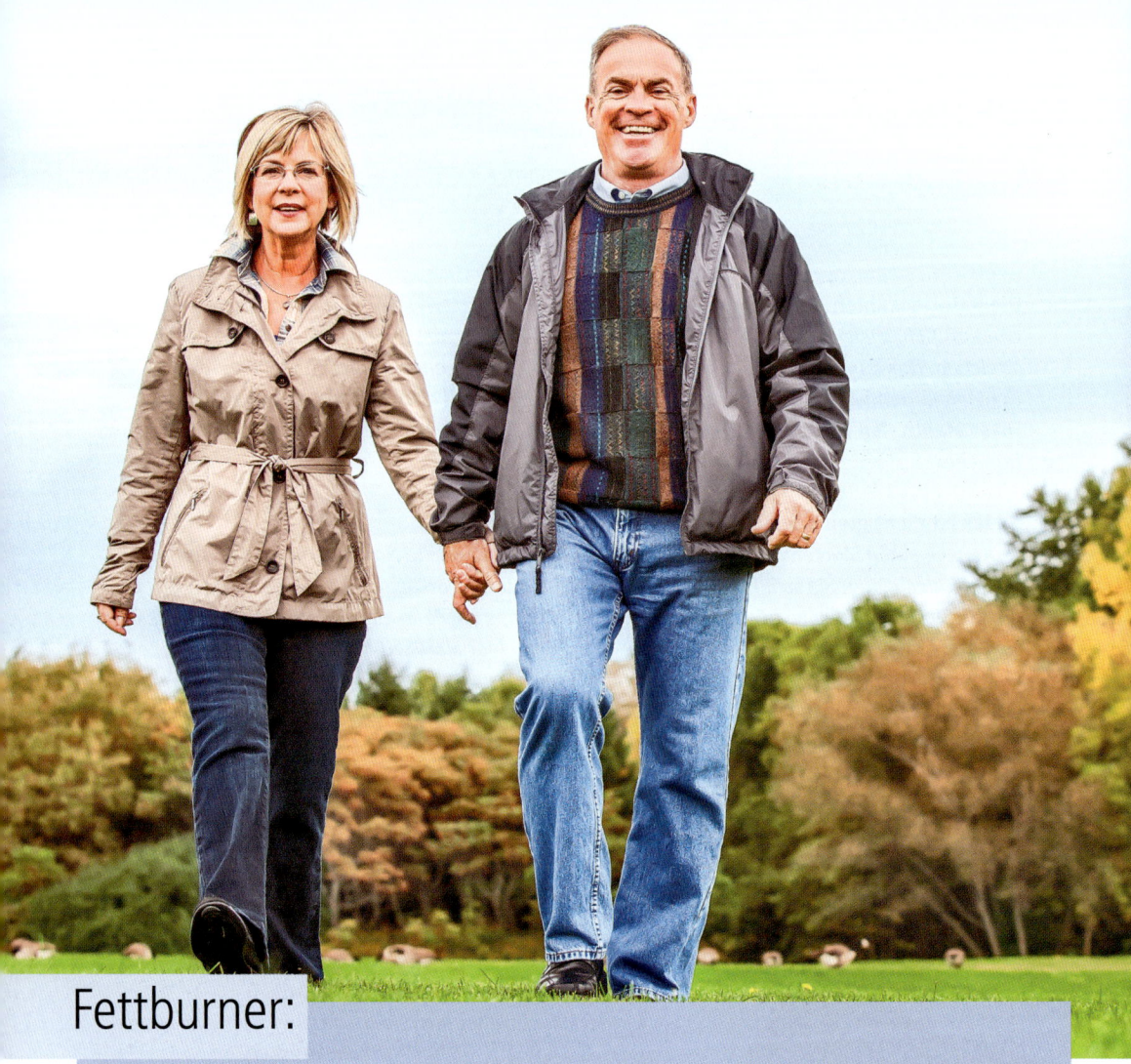

Fettburner:

Laufen Sie der Fettsucht davon

In Deutschland ist heutzutage Fitness ‚in'. Die Mehrheit der Deutschen sind jedoch beklagenswert unfit und merken, dass sie aus dem Gleichgewicht geraten sind.

Stimmt es, dass man 15 Kilometer laufen muss, um einen Eisbecher abzuarbeiten? Das kommt mir unwahrscheinlich vor.

Das stimmt, aber es gibt noch andere Möglichkeiten. Sie können die Kalorien durch 15 Stunden Schlaf oder durch zwölf Stunden Fernsehen verbrauchen. Das Problem ist nur, dass der Tag nicht genug Stunden hat, um den Eisbecher zusammen mit den anderen Mahlzeiten, die Sie zu sich genommen haben, zu verbrennen. Deshalb ist Bewegung so wichtig. Sie hilft Ihrem Körper, Kalorien schneller zu verbrennen. Der Körper ist ein Motor, der die ganze Zeit läuft. Die Leistung des Körpermotors im Leerlauf wird Grundumsatz genannt. Je schneller der Motor läuft, desto mehr Brennstoff wird verbraucht. Wenn jedoch die Brennstoffversorgung eingeschränkt wird, indem weniger Kalorien aufgenommen werden, wird durch einen inneren Mechanismus die Leerlaufgeschwindigkeit des Körpers verringert. Der zur Verfügung stehende Brennstoff wird langsamer verbrannt. Diese Funktion ist im Hungerzustand lebensrettend, aber macht es jemandem, der abnehmen will, schwerer, sein Ziel zu erreichen.

Kann diese Reaktion verhindert werden?
Körperliche Aktivität kurbelt den Stoffwechsel des Körpers an. Nicht nur während, sondern noch Stunden nach der körperlichen Betätigung werden vermehrt Kalorien verbrannt. Deshalb haben die meisten Menschen, wenn sie sich bewegen, auch mehr Energie. Das spiegelt sich auch im Grundumsatz des Körpers wider. Ein regelmäßiges Bewegungsprogramm begünstigt den Gewichtsverlust, indem es den Stoffwechsel ankurbelt und mehr Kalorien verbrannt.

Wie viele Kalorien benötige ich pro Tag?
Wenn Sie Ihr Normalgewicht (in Kilogramm) mit 20 multiplizieren, erhalten Sie etwa die Kalorienzahl, die Sie täglich benötigen, um Ihren Grundumsatz zu decken. Die meisten Menschen verbrauchen weitere 30 Prozent dieser Kalorienzahl für körperliche Aktivität. Beides zusammengerechnet ergibt die Anzahl an Kalorien, die Sie täglich benötigen, um Ihr Gewicht zu halten.

Erinnern Sie sich an die Zeit, als Sport noch Spaß gemacht hat?

Wenn Sie eine überwiegend sitzende Lebensweise haben, beträgt Ihr Grundumsatz bei 75 Kilogramm Körpergewicht 20x75 = 1.500 Kilokalorien. Hinzu kämen 450 Kilokalorien für körperliche Aktivität. Zusammengerechnet würden Sie also mit einer täglichen Kalorienzufuhr von etwa 2.000 Kilokalorien Ihr Gewicht halten.

Wenn Sie abnehmen wollen, müssen Sie entweder die Kalorienzahl reduzieren (also weniger essen) oder Ihren Kalorienverbrauch erhöhen (also sich körperlich mehr bewegen). Wenn Sie Ihre Energiezufuhr verringern, zwingen Sie Ihren Körper, seinen Reservetreibstoff zu verbrennen – das Fett.

Wird mit zunehmendem Alter Muskulatur nicht in Fett umgewandelt?

Muskelgewebe verwandelt sich nicht in Fett. Physiologisch gesehen ist das unmöglich. Wenn man sich allerdings weniger bewegt, schrumpfen die Muskeln und ihr Grundumsatz verlangsamt sich. Oft werden die Essgewohnheiten dabei nicht der verminderten körperlichen Aktivität angepasst.

> 99 Wir können es uns nicht länger leisten, selbstzufrieden über die Fettsucht-Epidemie in den USA hinwegzusehen. Übergewicht tötet. Es tötet in erster Linie, indem es Herzinfarkt, Schlaganfall und viele Krebsarten begünstigt. Ausgeprägte Fettsucht erhöht bei Erwachsenen das Risiko, an Typ-2-Diabetes zu erkranken, um ein Vielfaches und trägt in hohem Maße zu chronischer Krankheit und Behinderung bei. 66
> – Harvard University Nurses' Health Study

Die überschüssigen Kalorien werden in Form von Fettgewebe gespeichert, das an zahlreichen Orten, unter anderem rund um die Muskelfasern, abgelagert wird. Je mehr Muskelgewebe vorhanden ist, desto schneller und effizienter verbrennt das Fett. Bewegungsmangel und Hungerdiäten bewirken jedoch, dass der Körper an Muskelmasse verliert. Wenn diese Situation über einen langen Zeitraum anhält, kann es fast unmöglich werden, weiter an Gewicht abzunehmen.

Sind 30 Minuten Sport dreimal die Woche genug?
Das beste Bewegungsprogramm besteht aus täglich einer halben Stunde körperlicher Aktivität und wechselt zwischen aerober Aktivität (Ausdauertraining) und Krafttraining (Gewichte, Gymnastik) ab. Wenn Sie jedoch abnehmen müssen, sollten Sie sich höhere Ziele setzen. Eine Stunde pro Tag ist dann angemessen.

Wann ist die beste Zeit für Bewegung?
Jederzeit. Wann immer es Ihre Zeit erlaubt. Oder besser: machen Sie Bewegung zu einem festen Bestandteil Ihres Tagesablaufes.
Einige Menschen bevorzugen es, Ihr Bewegungsprogramm gleich früh am Morgen zu absolvieren. Dann ist es erledigt. Sie fühlen sich gut.

Sie werden wahrscheinlich weniger essen und Sie stimulieren Ihren Stoffwechsel, der dadurch mehr Kalorien verbrennt.

Welche Bewegungsform ist die beste?

Die sicherste und beste Bewegung ist zügiges Gehen. Setzen Sie sich 10.000 Schritte am Tag zum Ziel. Menschen, die einen höheren Fitness-Level anstreben, können sich für anstrengendere Sportarten entscheiden. Fangen Sie langsam an. Auf die Schnelligkeit kommt es nicht an. Was zählt ist die insgesamt zurückgelegte Distanz und die Dauer der Aktivität. Einige Menschen müssen mit nur fünf Minuten starten, und das mehrfach am Tag. Eine Person, die fünf Minuten geht und 50 Pfund Übergewicht hat, wird auf derselben Distanz mehr Kalorien verbrennen als eine Person, die nur 20 Pfund Übergewicht aufweist. Wenn Sie in Form kommen wollen, beginnen Sie mit dem ersten Schritt. Machen Sie sich auf den Weg, um sich aus der Fettsucht zu befreien und bleiben Sie Ihr Leben lang in Bewegung.

Übergewichtige Kinder

Viele übergewichtige Kinder haben bereits erhöhten Blutdruck, höhere Insulin-, Fett- und Cholesterinwerte, die sie anfälliger für Krankheiten machen. Das hat auch mit einem Mangel an körperlicher Bewegung zu tun. In den 1930er Jahren fuhren nur wenige Kinder mit dem Bus zur Schule. Heutzutage sind es mehr als die Hälfte, ein Teil wird von Mama und Papa mit dem Auto chauffiert.

Zügiges Gehen hat im Vergleich zu anderen Sportarten viele Vorteile:

- geringe Verletzungsgefahr,
- Sie brauchen keine spezielle Sportausrüstung wie Handgelenkschützer, Schutzbrillen, Knieschützer, Helme oder Handschuhe und Sportgeräte,
- minimale Kosten – nur das Geld für ein gutes Paar Laufschuhe.

Bewegung und Menopause

Körperlich aktive Frauen sind weniger von Wechseljahrbeschwerden wie Hitzewallungen, Angstzuständen, Depressionen und Schlafstörungen geplagt.

Nur was quält zählt?

Möglicherweise haben Sie Trainer und andere ‚Bewegungsexperten' sagen hören: „Nur was quält zählt." Vergessen Sie diesen Rat. Walking kann für die körperliche Aktivität sorgen, die Sie benötigen, und Ihren Stoffwechsel stärken. Bewegung muss nicht wehtun, um Ihnen gut zu tun.

Gemeinsam geht es besser

Das Gute am Walking ist, dass Sie es nicht alleine machen müssen. Walking mit Anderen fördert die Kommunikation. Viele Paare finden, dass es Ihrer Beziehung gut tut, und Freunde freuen sich über die Begleitung, die die Zeit wie im Fluge vergehen lässt.

IHRE AUFGABE:

Machen Sie Walking zu einem festen Bestandteil eines jeden Tages.
Setzen Sie sich 10.000 Schritte zum Ziel. Fangen Sie mit zehn Minuten täglich an und steigern Sie die Zeit nach und nach. Mit einer gesunden Ernährung kombiniert ist Walking ein geeigneter Weg, Ihr Gewicht zu kontrollieren.
Zusätzlich können Sie an einem Trainingsprogramm eines Fitnessstudios in der Nähe teilnehmen, um Ihre Kraft und Beweglichkeit zu verbessern und damit Ihre allgemeine Fitness abzurunden. Menschen, die täglich zwei bis vier Kilometer gehen, haben weniger Herzkrankheiten, weniger Krebs, weniger Diabetes, weniger Fettsucht und weniger Erkältungskrankheiten.
Übrigens: Die notwendige Bewegung können Sie nicht nur durch Sport erlangen. Handwerkliche Tätigkeiten und Gartenarbeit, Tanzen und Fahrradfahren erfüllen den gleichen Zweck und machen Freude.

Praktische Umsetzung

Ein regelmäßiges Bewegungsprogramm *unterstützt Sie beim Abnehmen. Ihr Stoffwechsel wird angekurbelt und die Muskeln werden gekräftigt. Bewegung erhöht außerdem Ihre Energie und Ihre Ausdauer und weckt Ihre Lebensgeister. Bewegung ist eine außerordentlich lohnende Investition.*

Wichtige Informationen

Bitte lesen Sie dieses Kapitel noch einmal durch. Danach beantworten Sie bitte die folgenden Fragen:

1. *Wie viele Stunden pro Tag sollte jemand, der Übergewicht hat, trainieren?*

....

2. *Welches ist die sicherste und beste Bewegungsform?*

....

Die Antworten auf diese Fragen sind wichtig, denn neben einer gesunden Ernährung ist regelmäßige körperliche Aktivität ein wichtiger Teil eines effektiven Programmes zur Gewichtsabnahme und zur verbesserten Fitness. Erfreulicherweise ist es nicht notwendig, schwere Gewichte zu stemmen oder Marathon zu laufen. Setzen Sie sich zum Ziel, jeden Tag 10.000 Schritte zu gehen. Ziehen Sie sich ein Paar bequeme Laufschuhe an, gehen Sie aus der Haustür – und Sie sind auf dem besten Weg, Ihr Gewicht und Ihre Gesundheit besser in den Griff zu bekommen.

Keine Zeit für Bewegung

Heutzutage hat fast jeder zu viel zu tun. Selbst Kinder und Rentner haben einen vollen Terminkalender. Zusätzlich eine halbe Stunde Bewegung in den Tag aufzunehmen, kann wie ein unerfüllbarer Traum erscheinen.

Viele stark beschäftigte Menschen stehen einfach früher auf. Manche laufen während der Mittagspause. Wenn die Sonne scheint, reichen 15 Minuten für eine Dosis Vitamin D (siehe Seite 239). Andere entspannen sich durch Walking am Abend. Planen Sie Zeit für körperliche Aktivität ein und überlassen Sie es nicht dem Zufall. Wenn Sie kreativ sind, werden Sie feststellen, dass sich immer die Zeit für eine Aktivität mit höchster Wichtigkeit wie Bewegung finden lässt.

Es gibt Tage, da … *Natürlich wird es auch Tage geben, an denen Sie Ihr übliches Bewegungspensum nicht schaffen. Wenn das passiert, verkürzen Sie die Strecke. Ein Gang die Straße hinunter oder um den Block ist besser als gar keine Bewegung. Setzen Sie sich nicht Perfektion zum Ziel, um dann aufzugeben, wenn Sie Ihren Anspruch nicht erfüllen. Beständigkeit ist wertvoller als Perfektion, wenn es darum geht, einen gesunden Lebensstil zu entwickeln.*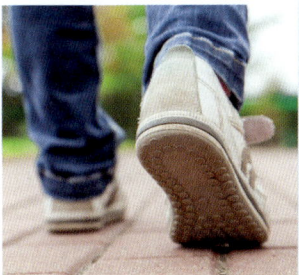
Wie können Sie zügiges Gehen in Ihren Tagesablauf aufnehmen? Notieren Sie Ihre Ideen auf den folgenden Zeilen:

....

....

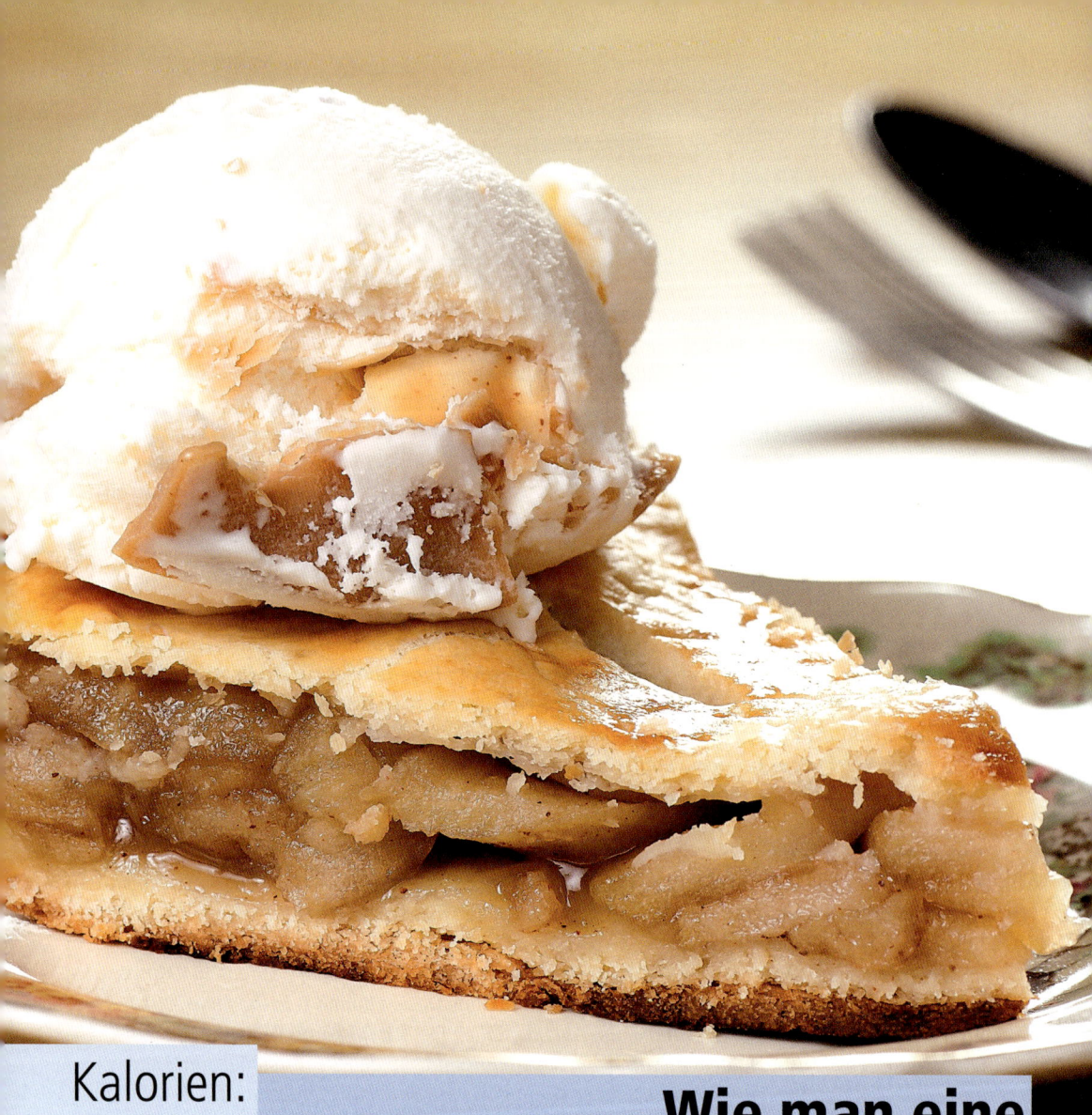

Kalorien:

Wie man eine Kalorienbombe bastelt

Wir nehmen oft gesunde, nährstoffreiche Lebensmittel und verwandeln sie in eine Kalorienbombe. Das ist einfach. Und es ist heimtückisch. Und wir machen es, ohne darüber nachzudenken.

Nehmen wir beispielsweise einen Apfel. Er enthält Vitamine, Mineralstoffe und Ballaststoffe und enthält nur 70 Kilokalorien.
Wenn wir Äpfel direkt vom Baum essen würden, hätten wir keine Probleme. Aber wir kochen und zuckern sie, machen daraus Apfelmus und verdoppeln dadurch die Kalorienzahl. Oder wir pressen den Saft aus, entfernen die Ballaststoffe und konzentrieren die Kalorien.

Noch verhängnisvoller ist Omas Apfelkuchen: In einem einzigen Stück Apfelkuchen mit Sahne sind über 500 Kilokalorien versteckt!

Ich könnte dann also für jedes Stück eine Menge Äpfel essen!

Genau das ist der Punkt. Sie müssten mindestens sieben Äpfel essen, um die gleiche Kalorienzahl zu erreichen. Und Sie wissen, dass Sie das nicht schaffen werden, denn bereits nach zwei oder drei Äpfeln wären Sie gesättigt.

Geschmackliche Vorlieben für Nahrungsmittel sind nicht angeboren. Sie werden erlernt und kultiviert.

Oder nehmen Sie die Kartoffel. Für sich allein ist die tolle Knolle ein wunderbares nahrhaftes Lebensmittel. Wie gut sie ist? Vor einigen Jahren hat ein Wissenschaftler ein Experiment durchgeführt. Er aß ein Jahr lang ausschließlich Kartoffeln.

Überraschenderweise blieb er bei guter Gesundheit und hatte viel Energie. Aber schauen Sie sich an, wie wir die Kartoffel heute essen. Eine große Kartoffel von 200 Gramm enthält etwa 120 Kilokalorien. Aber wer isst schon eine Kartoffel allein? Die Tabelle zeigt Ihnen, was wir der Kartoffel antun.

Aber das ist nur die Spitze des Eisbergs. Frische Salate werden mit öligen Dressings übergossen. Die meisten unserer Früchte werden zu Säften oder in Kuchen verarbeitet oder in Dosen mit viel Zucker konserviert. Sogar wenn wir frische Gemüse kochen, fügen wir üblicherweise Butter oder eine Soße hinzu. Dadurch verdoppeln oder verdreifachen wir die Kalorienzahl. Kein Wunder, dass die Menschen Gewichtsprobleme haben.

Wie können wir diesen Trend rückgängig machen?

Die Lösung ist relativ einfach. Die Vorliebe für bestimmte Nahrungsmittel ist nicht angeboren. Sie wird erlernt und kultiviert. Sie kann auch geändert werden. Eine neue, gute Gewohnheit kann an die Stelle der alten treten und durch ständige Wiederholung mit Ausdauer und Entschlossenheit zu einem festen Bestandteil Ihres Lebens werden.

Sie können damit anfangen, mehr natürliche Nahrungsmittel zu essen, die einfach zubereitet sind. Dazu gehören Vollkornprodukte wie Vollkornbrot, Getreideflocken, Reis und Nudeln. Auch frische Gemüse gehören dazu. Knollen wie Kartoffeln und Süßkartoffeln, Hülsenfrüchte wie Bohnen, Erbsen und Linsen sind eine ausgezeichnete Wahl. Verwöhnen Sie sich mit Früchten. Wann immer möglich essen Sie frische, ganze Früchte ohne Zucker.

Das Geliebte und Gewohnte aufzugeben erfordert verbindliche Entscheidungen und Willensstärke.

Wenn Sie eine Apfelsine schälen und essen anstatt Orangensaft zu trinken, erhalten Sie mehr Nähr- und Ballaststoffe und werden mit weniger Kalorien belastet. Wenn Nahrungsmittel so gegessen werden wie sie in der Natur vorkommen, sind sie voller Ballaststoffe und enthalten nur relativ wenige Kalorien. Wenn Sie sich vor Kalorienbomben in Acht nehmen, wenigstens die meiste Zeit, können Sie sogar eine größere Menge essen. Sie können sich gesättigt und zufrieden fühlen und dennoch Gewicht abnehmen.

Die Verarbeitung von Nahrungsmitteln konzentriert die Kalorien, sie erhöht die Kaloriendichte:

Pellkartoffeln	Kilokalorien
pur	**120**
mit Quark und Butter	390
als Bratkartoffeln	450
als Pommes frites	460
als Kartoffelchips	1.000

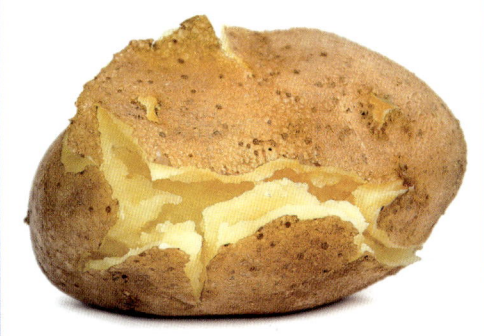

Es wird Zeit, eine gesunde Entscheidung zu treffen

Sie können dies *oder* das essen!
Der Kaloriengehalt ist derselbe – die Menge ist es nicht!

3 Pfund Äpfel	=	100 g Schokolade
5 Pellkartoffeln	=	150 g Steak
5 Maiskolben	=	0,33 l Milchshake
25 mittelgroße Möhren	=	1 kleiner Schokokuchen

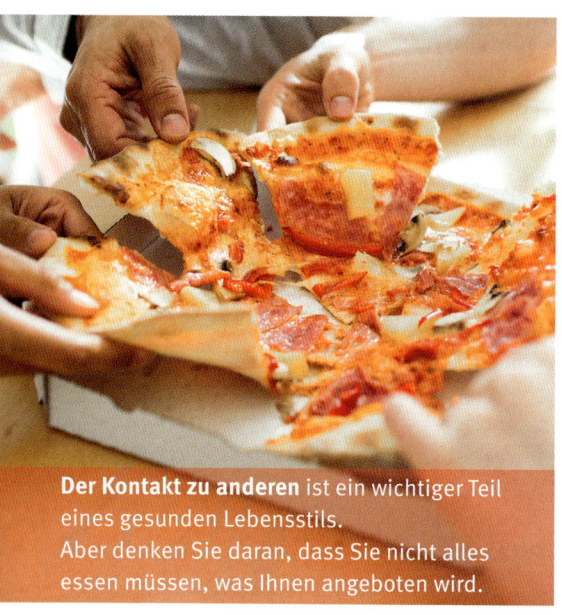

Der Kontakt zu anderen ist ein wichtiger Teil eines gesunden Lebensstils.
Aber denken Sie daran, dass Sie nicht alles essen müssen, was Ihnen angeboten wird.

Jedes Jahr erleiden mehr als 200.000 Menschen in Deutschland einen Herzinfarkt.
Herzkrankheiten, Bluthochdruck, Fettsucht und Diabetes sind in Deutschland sowie in den anderen industrialisierten Ländern weit verbreitet, weil die Menschen sich dort eine Ernährung leisten können, die viel Fleisch, Fisch, Milchprodukte und Eier enthält. Hinzu kommen stark verarbeitete Nahrungsmittel, die mit Zucker, Fett und Salz überladen sind.

DAS KALORIENBOMBEN-DESASTER
Wenn Sie sich optimal ernähren, ist es schwer, Ihr Kalorienlimit zu überschreiten, denn vollwertige, pflanzenbasierte Nahrung ist ballaststoffreich und fettarm.
Wenn Sie allerdings Fett dazugeben, ist Vorsicht geboten!
Schauen Sie sich einmal an, was dann mit dem Essen passiert ⚓

Nahrungsmittel	Kalorien		Zusätzliches Fett	Kalorien	Gesamt
Blattsalat mit Tomaten	40	+	Roquefort-Dressing	160	200
Vollkornbrot	65	+	Butter	70	135
Brokkoli	35	+	Käsesauce	130	165
Vegetarische Hauptspeise oder Bratfisch 180 g	220	+	Tartar-Sauce	100	320
Pellkartoffeln mit Salsa	135	+	Butter, Quark	180	315
Entrahmte Milch	90		*oder* Vollmilch	160	160
Gebackener Apfel mit Datteln und Walnüssen	100		*oder* Apfelkuchen (1 Stück)	480	480
Gesamtkalorien	**685**			**Gesamtkalorien**	**1.775**

Praktische Umsetzung

Pflanzen sind ballaststoffreich und zumeist fettarm

Wir werden nicht mit Vorlieben *für bestimmte Nahrungsmittel geboren. Es handelt sich vielmehr um Gewohnheiten, die wir entwickeln. Wenn wir uns umerziehen und Kalorienbomben vermeiden und mehr natürliche, fettarme Speisen bevorzugen, können wir mehr essen, gesättigt sein und dennoch Gewicht abnehmen.*

Wie viele Kalorien brauchen Sie?

Wie viele Kalorien können Sie aufnehmen, bevor Ihr Körper den Überschuss als Fett einlagert? Um das herauszufinden, rechnen Sie zuerst einmal aus, wie viele Kalorien Ihr Körper braucht, um Sie 24 Stunden bedarfsgerecht mit Energie zu versorgen.

Ihr Grundumsatz ist die Energie, die Ihr Körper verbrennt, wenn Sie den ganzen Tag im Bett bleiben. Die dafür nötigen Kalorien können Sie berechnen, indem Sie Ihr Normalgewicht mit zwanzig multiplizieren.

> **Grundumsatz an Kalorien pro Tag:**
> *Normalgewicht (in kg) _____ x 20 = _____ Kalorien*

Wenn Sie kein Bewegungsprogramm absolvieren oder kein Schwerstarbeiter sind, brauchen Sie weitere 30 Prozent Ihres Grundbedarfs an Kalorien für körperliche Aktivitäten. Wenn Ihr Grundbedarf beispielsweise bei 1.500 Kalorien liegt, benötigen Sie weitere 450 Kalorien, um Ihre körperliche Aktivität abzudecken. Berechnen Sie Ihre Aktivitäts-Kalorien, indem Sie Ihren Grundumsatz mit 0,3 multiplizieren.

> **Tägliche Aktivitäts-Kalorien:**
> *Grundumsatz an Kalorien _____ x 0,3 = _____ Kalorien-Grundbedarf*

Schließlich addieren Sie die Kalorien für Ihren Grundumsatz und Ihre Aktivitäts-Kalorien, um die Anzahl an Kalorien zu erhalten, die Sie täglich verbrennen. Wenn Sie mehr essen als die berechnete Kalorienzahl vorgibt, speichert Ihr Körper den Überschuss an Kalorien als Fett. Wenn Sie weniger essen, verbraucht Ihr Körper die angelegten Fettreserven und Sie nehmen ab.

> **Kalorien, die Sie täglich verbrennen können:**
> *Grundbedarf an Kalorien _____ + Aktivitäts-Kalorien _____ = _____ Kalorien*

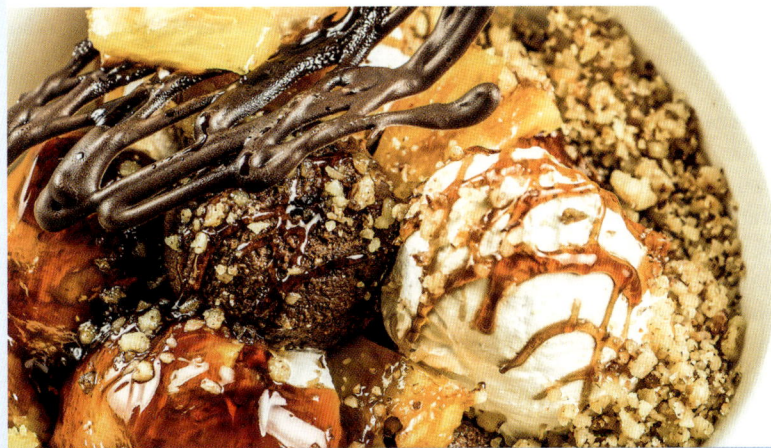

IHRE AUFGABE: *Vermeiden Sie Kalorienbomben. Reduzieren Sie Öle, Butter, Dressings und Soßen. Es wird Zeit, dass sich die Waage zu Ihren Gunsten neigt.*

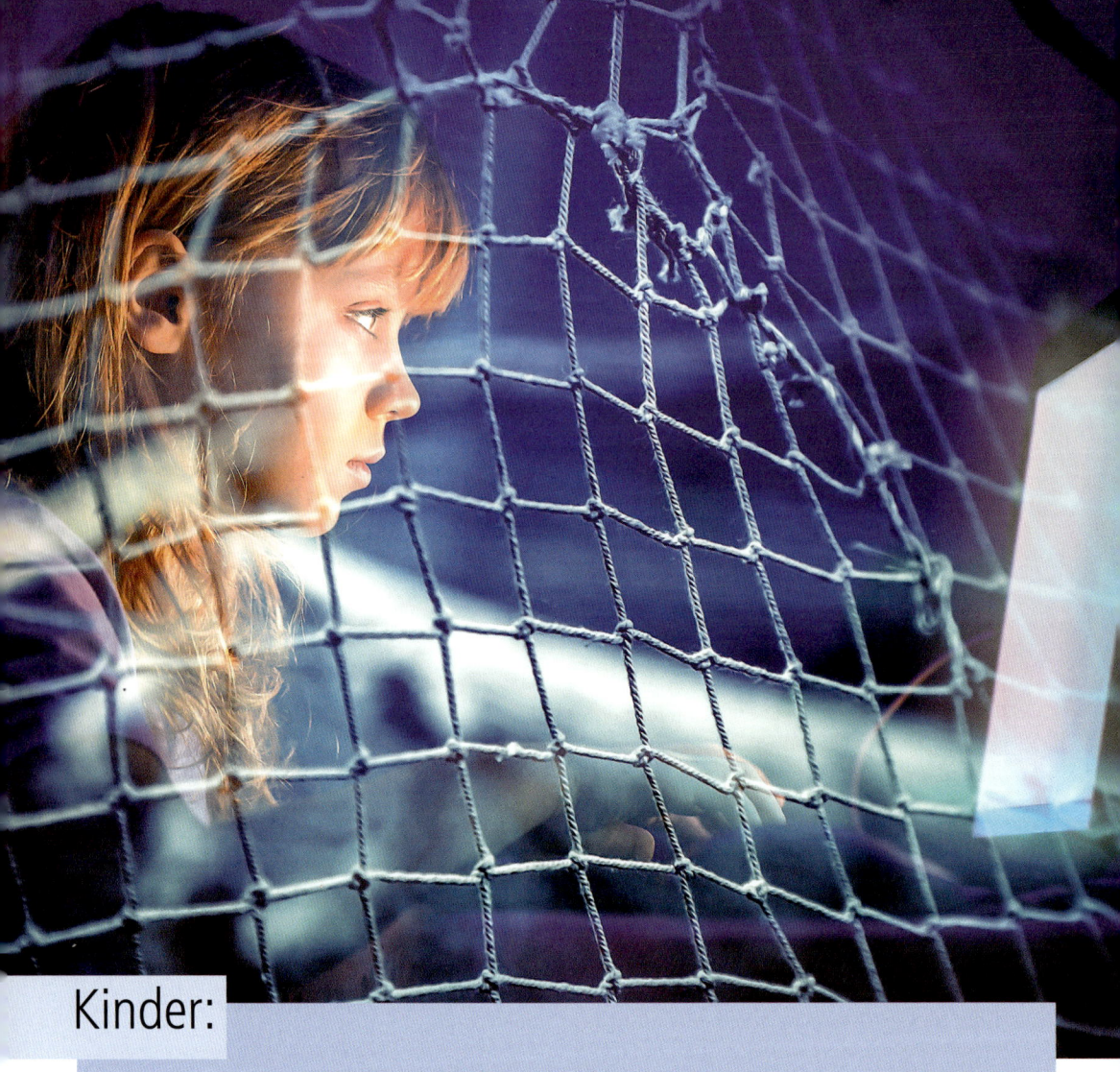

Kinder:

Immer schneller immer dicker

Heute werden deutsche Kinder schneller dicker als jemals zuvor. Etwa zwei Millionen Kinder und Jugendliche sind übergewichtig. Das ist jedes fünfte Kind.

Innerhalb von 30 Jahren ist es zu einem Anstieg um 50 Prozent gekommen. Die Zahl der adipösen Kinder hat sich in den letzten 25 Jahren verdreifacht. Wenn sich dieser Trend fortsetzt, wird 2030 jedes dritte Kind fettsüchtig sein.

Das ist schwer zu glauben. Ist unsere Gesellschaft heute nicht gesundheitsbewusster? Erleben die Fitnesscenter nicht einen Boom?

Körperliche Fitness ist ein Trend unter Erwachsenen, nicht unter Kindern. Es sind die Erwachsenen, die laufen/joggen, zügig gehen, sich Fitnessclubs anschließen und an Aerobic-Kursen teilnehmen. Es sind die älteren Menschen, überwiegend Frauen, die in Scharen zu Gesundheitsvorträgen kommen und die Speisekarten in den Restaurants nach gesunden und fettärmeren Speisen durchsuchen.

Aber bieten Schulen nicht Gesundheitskurse, Sportunterricht und weitere sportliche Aktivitäten an?

Ja, aber wegen Einsparungen, zu großen Klassen und Lehrermangel mussten viele Schulen diese Angebote in den letzten Jahren einschränken. In einigen Fällen wurden Sportstunden sogar komplett gestrichen. Gesundheitskurse sind bei den Schülern oft unbeliebt und relativ wenige qualifizieren sich für Schulsportmannschaften. Das sollte sich ändern, denn gerade Sport in der Gemeinschaft motiviert zu mehr Bewegung.

Ist die Fettsucht im Kindesalter nicht in erster Linie genetisch bedingt?

Die Gene können für das Gewicht einer Person eine Rolle spielen. Eine größere Bedeutung jedoch kommt der Umwelt, den jeweiligen Verhältnissen zu. Dies zeigt sich an dem Prozentanteil der fettsüchtigen Deutschen, der sich in den letzten 40 Jahren stetig und stark erhöht hat. Unsere Gene können sich nicht so schnell verändert haben! Gen-Veränderungen brauchen eine lange Zeit. Wir haben jetzt eine Lebensweise, die Fettleibigkeit fördert. Früher rannten die Kinder von der Schule nach Hause, zogen sich um und gingen nach draußen, um zu spielen. Sie kletterten auf Bäume, fuhren Fahrrad und spielten Fußball oder andere Spiele. Heute sitzen Kinder im Durchschnitt fünf bis acht Stunden am Tag vor dem Fernseher oder beschäftigen sich mit Computerspielen und Handys. Unsere gesamte Lebensweise fördert Bewegungsarmut und vermehrtes Essen.

Wie hoch ist das Risiko für ein dickes Kind, auch ein dicker Erwachsener zu werden?

Etwa 80 Prozent der übergewichtigen Teenager werden auch als Erwachsene übergewichtig bleiben. Der deutliche Anstieg fettsüchtiger Jugendlicher führt in Zukunft zu schwerwiegenden Konsequenzen. Und Diäten sind nicht die Lösung. Etwa die Hälfte aller deutschen Mädchen ab einem Alter von 13 Jahren haben schon mit einer oder mehreren Diäten experimentiert.

Verursacht Fettsucht im Kindesalter Krankheiten?

Übergewicht bei Kindern begünstigt Herzkrankheiten, Gallensteine, Typ-2-Diabetes, Bluthochdruck, Krebs und ausgeprägte Fettsucht im späteren Leben. Fettsüchtige Kinder haben mehr orthopädische Probleme und Atemwegsinfekte. Darüber hinaus leiden sie häufig unter sozialen und psychologischen Störungen.

Die starke Zunahme von ernsten Depressionen, Essstörungen, Drogenabhängigkeit, Selbstmord und Gewalt unter Teenagern ist beängstigend.

Was kann gegen dieses zunehmende Problem getan werden?

Die Hauptursachen der Fettsucht bei Kindern sind dieselben wie bei Erwachsenen: Eine sitzende Lebensweise, Fernsehen, Snacks, Softdrinks und die Beliebtheit und Verfügbarkeit von stark verarbeiteten und konzentrierten Nahrungsmitteln. Viele Einrichtungen im Gesundheitswesen bieten Programme für Kinder mit Gewichtsproblemen an, die die gesamte Familie mit einbeziehen. Denn richtiges Essen und gesunde Lebensgewohnheiten betreffen die ganze Familie und ein Kind benötigt in besonderem Maße die Unterstützung der Familie. Auch wenn die übrige Familie nicht übergewichtig ist, profitiert jeder von einer gesünderen Lebensweise.

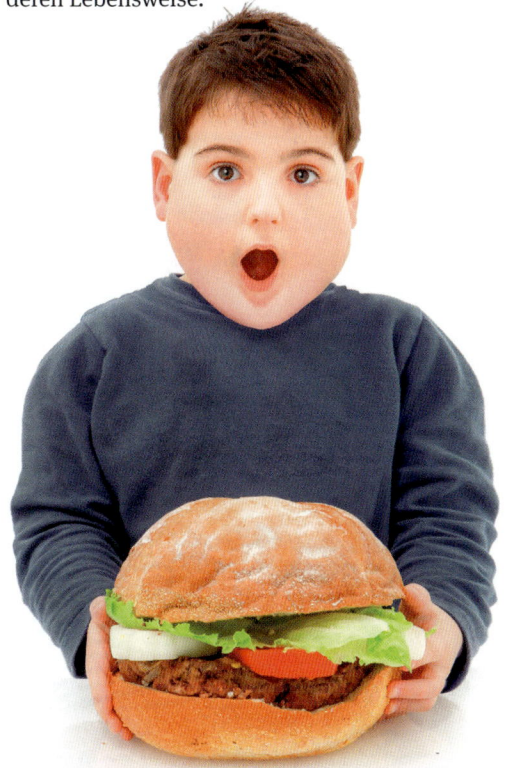

Der Gewichtstrend bei Kindern und Jugendlichen geht in die falsche Richtung!

Immer mehr Kinder und Jugendliche werden übergewichtig und fettsüchtig. Viele Eltern erkennen das Problem nicht und mehr als 80 Prozent glauben, dass ihr Kind körperlich fit ist.

Tausende von Schulkindern haben ernsthafte Gewichtsprobleme, die ihre Gesundheit beeinträchtigen, ihre körperliche Leistungsfähigkeit einschränken und ihre Akzeptanz in der Gruppe Gleichaltriger herabsetzt.

Für diese Kinder und ihre Familien ist die Fettsucht ein Fluch. Nichts dagegen zu unternehmen bedeutet, die Kinder zu einem Leben mit sozialer Benachteiligung, Ablehnung und Zurückweisung zu verurteilen und sie einem deutlich höheren Risiko auszusetzen, früh ernsthafte gesundheitliche und emotionale Probleme zu entwickeln.

Nehmen Sie das gefühlsmäßige Erleben Ihres Kindes wahr.

Einige Kinder essen, wenn sie sich nervös und unglücklich fühlen, andere wenn sie allein oder vernachlässigt sind. Probleme können während einer Scheidung beginnen. Kümmern Sie sich um unerfüllte emotionale Bedürfnisse.
UND VOR ALLEM – lieben Sie Ihr Kind bedingungslos.

Ist Ihr Kind in einer Krise?
Ihr Kind zu retten kann die ganze Familie retten.

Zunehmend tritt der Typ-2-Diabetes im Kindesalter auf und Gesundheitsexperten fürchten eine bedrohliche Gesundheitskrise. Alle Studien weisen auf die Fettsucht als Hauptursache hin.

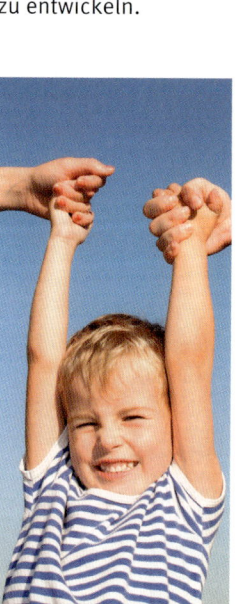

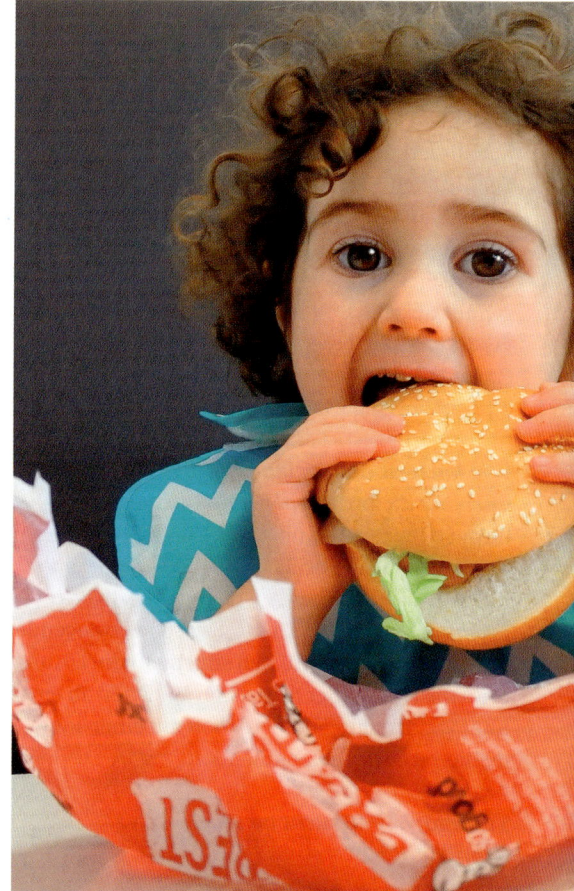

Fettsüchtige Vorschulkinder werden wahrscheinlich auch als Jugendliche und Erwachsene fettsüchtig bleiben.

Kardiovaskuläre Risikofaktoren wie erhöhte Werte für Cholesterin, Triglyceride, Insulin und Blutdruck wurden bei 60 Prozent der fettsüchtigen Kinder im Alter von fünf bis sieben Jahren nachgewiesen.

Die gesundheitsbezogene Lebensqualität von fettsüchtigen Kindern ist so schlecht wie von Kindern, die an Krebs erkrankt sind.

Teenager verbringen heute durchschnittlich fünf bis acht Stunden am Tag mit Fernsehen, Computerspielen und Handys.

Unsere ganze Lebensweise fördert Bewegungsarmut und vermehrtes Essen.

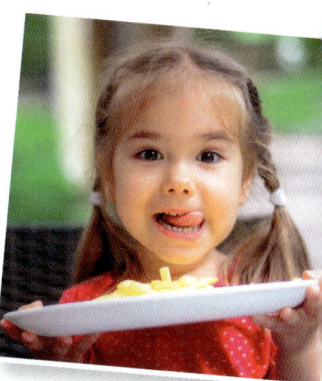

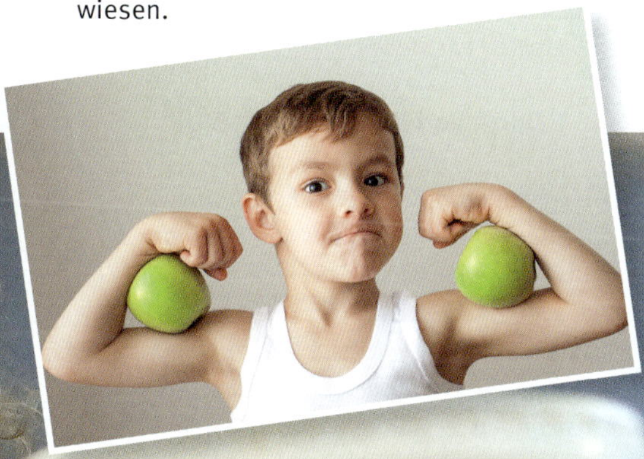

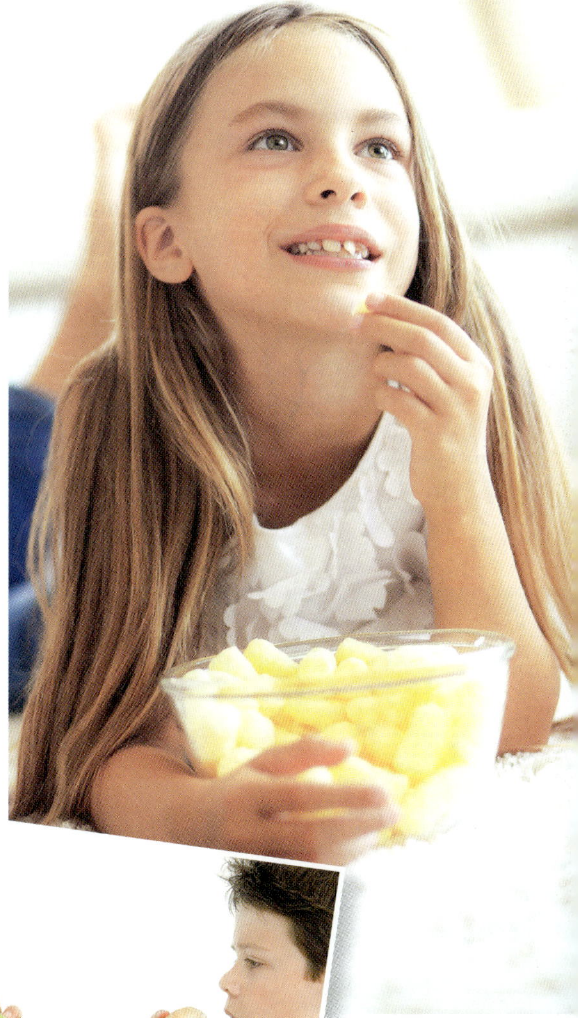

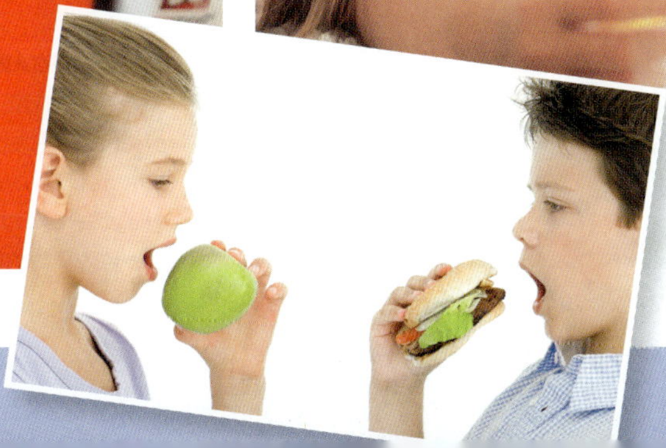

Sieben Maßnahmen, um Ihr Kind vor Übergewicht zu schützen

Klinische Psychologen und Kinderärzte sind der Meinung, dass Fettsucht im Kindesalter in fast allen Fällen verhindert werden könnte, wenn die Kinder die folgenden vernünftigen Gewohnheiten erlernen würden, bevor sie freien Zugang zu Nahrungsmitteln erhalten und bevor sie fernsehsüchtig werden:

1 **Drei Mahlzeiten am Tag** zu festen Zeiten mit viel Vollkornprodukten, Hülsenfrüchten, Gemüse und frischem Obst.

2 **Kontrolle des Küchenschranks.** Weg mit ungesunden Lebensmitteln, die in Versuchung führen könnten. Gemüse und frisches Obst als Snack anbieten.

3 **Viel Wasser.** Begrenzen von Softdrinks und Säften.

4 **Mindestens eine Stunde** körperlicher Bewegung täglich, möglichst an der frischen Luft und in der Sonne.

5 **Festgelegte stille Zeiten** zum Lernen und zum Lesen ohne Fernsehen, Computerspiele und Handy.

6 **Genügend Ruhezeiten.** Viele Kinder sind chronisch übermüdet. Bringen Sie die Kinder früh genug ins Bett, sodass sie von selbst aufwachen, mit ausreichender Zeit für ein gesundes Frühstück.

7 **Breites kulturelles Angebot.** Büchereibesuche, Musikunterricht, Kunst und handwerkliches Gestalten, Familienausflüge.

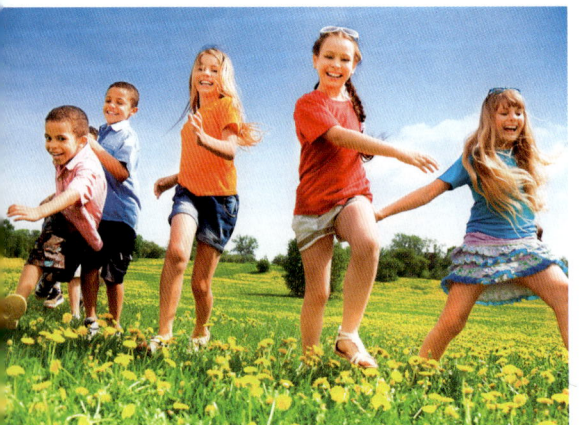

Janniks Geschichte

Jannik ist elf Jahre alt und übergewichtig. Als dickster Junge in seiner Klasse wird er oft von den anderen Kindern gehänselt. Weil er sich selbst als langsam und ungeschickt sieht, weigert er sich, am Sportunterricht oder an sportlichen Aktivitäten nach der Schule teilzunehmen. Stattdessen verbringt Jannik seine Nachmittage Zuhause mit Fernsehen und Computerspielen und er isst Snacks wie Popcorn, Chips und Süßigkeiten. Janniks Eltern lernen, wie sich der Lebensstil auf Gesundheit und Wohlbefinden auswirkt. Sie bemühen sich, ihren eigenen Lebensstil zu verändern und möchten ihrem Sohn helfen.
Nach einigen Diskussionen haben sie drei Strategien entwickelt:

■ **1. Durch Vorbild führen**

Weil Kinder am Beispiel lernen, haben sich die Eltern entschieden, bessere Vorbilder zu sein. Das bedeutete für sie, sich regelmäßig zu bewegen und keine Snacks mehr zu kaufen. Können Sie für Ihre Kinder und andere Familienmitglieder ein besseres Vorbild sein? Was können Sie konkret tun?

....

....

....

....

IHRE AUFGABE:
Setzen Sie die Ideen um, die Sie in diesem Kapitel entwickelt haben, damit Ihr Zuhause zu einem Ort wird, an dem gute Essgewohnheiten gedeihen können. Beziehen Sie Ihre Familie in die Veränderungen mit ein.

Praktische **Umsetzung**

Gesunde Ernährung für unsere Kinder

Stunden vor dem Fernseher, *Computerspiele, im Internet surfen und die leichte Verfügbarkeit von Snacks lassen eine Generation von adipösen Kindern heranwachsen. Ihre Fettsucht begünstigt eine Vielzahl von Krankheiten, die durch den Lebensstil verursacht werden, und ist mit ernsten psychologischen Problemen verbunden. Familien können diesen Kindern helfen, indem sie einen gesunden Ernährungs- und Lebensstil erlernen. Eine gute Gesundheit ist eine Familienangelegenheit.*

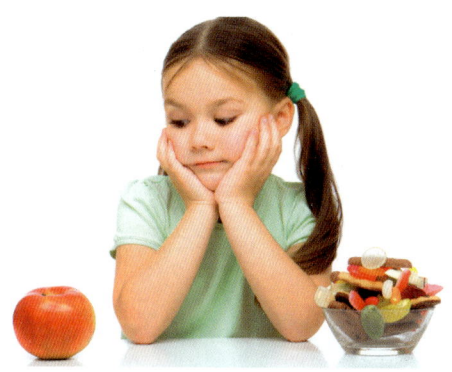

■ 2. Eine unterstützende Umgebung schaffen

Um Jannik zu helfen, keine Snacks mehr zu essen, kaufen seine Eltern keine Softdrinks, Chips und Kekse mehr. Sie ersetzen diese kalorienhaltigen Verführungen durch Obst, wie früher üblich. Fernsehen und Computerspiele werden zeitlich begrenzt.

Neben dem Verhalten sind es die Verhältnisse die unsere Essgewohnheiten beeinflussen. Unsere Umgebung beeinflusst in starkem Maße, was wir essen und wie wir leben. Hilft Ihnen Ihre häusliche Umgebung Ihre Lebensstil-Ziele zu erreichen? Was können Sie tun, um Ihre Situation Zuhause zu verbessern?

....

....

....

■ 3. Familienmitglieder einbeziehen

Jannik hat es nicht stillschweigend hingenommen, dass sein Leben neu geordnet wurde. Aber sein Protestgeheul wurde dadurch gemildert, dass er in den Veränderungsprozess mit einbezogen wurde. Zusammen probierten die drei neue Kochrezepte aus. Am Abend fuhr Jannik Rad, während seine Eltern walkten oder joggten. Am Anfang waren die Veränderungen schwierig, aber nach einiger Zeit wurde daraus Routine, und schließlich machte es Ihnen wirklich Spaß.

Menschen neigen dazu, Widerstand zu leisten, wenn sich nahe Angehörige verändern. Wenn Sie erklären, warum Sie Veränderungen vornehmen und die Hilfe von anderen erbitten, kann sich Widerstand oft in Unterstützung verwandeln. Wie können Sie Ihre Kinder in Ihre Lebensstil-Veränderungen einbeziehen?

....

....

....

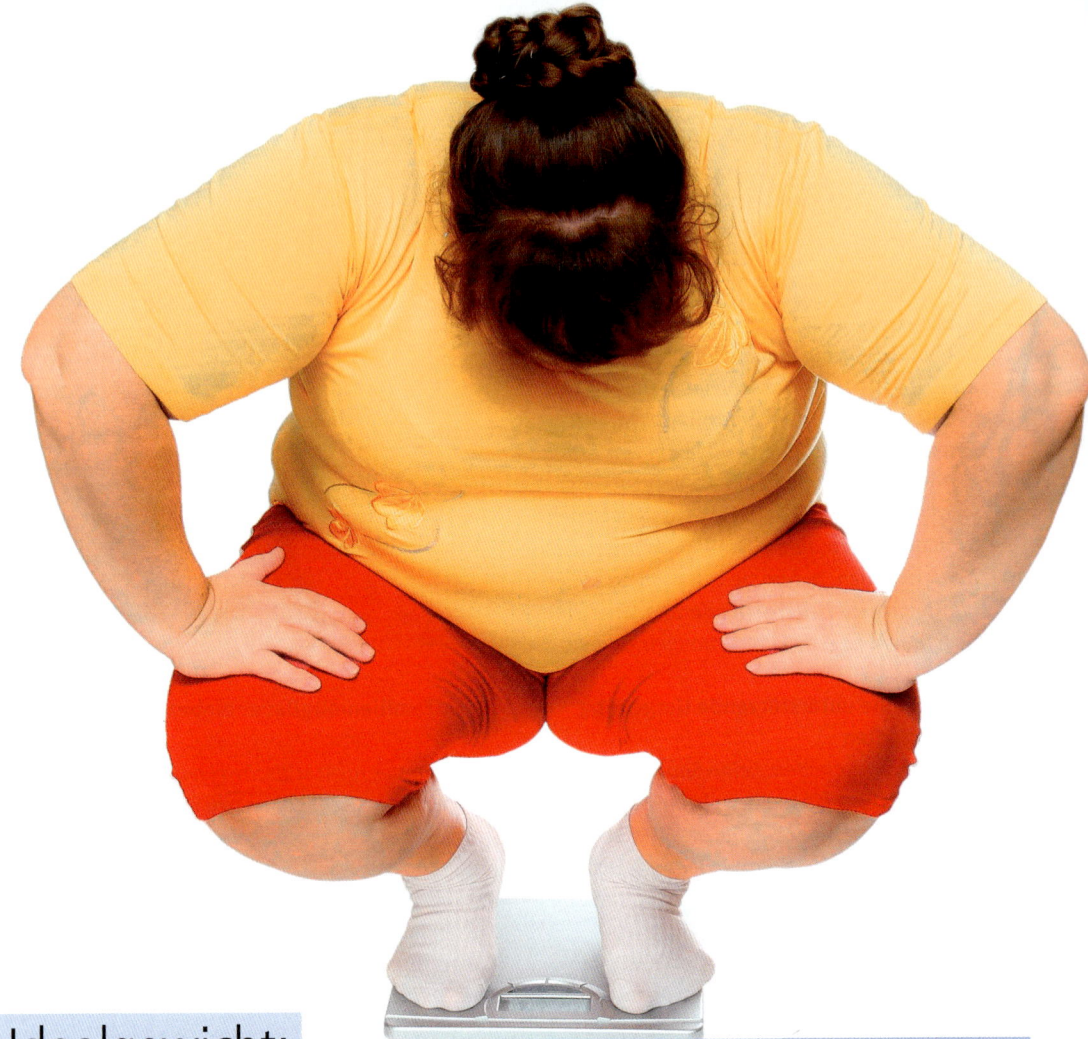

Idealgewicht:
Eine Frage der richtigen Maße

„Ich bin nicht dick", sagte ein Komiker, „ich bin nur zu klein für mein Gewicht!" Ob zu klein oder zu groß, nur wenige Menschen sind mit ihrem Gewicht zufrieden.

Woher weiß ich, ob ich FETT oder FIT bin?
Eine Formel, um Ihr Normalgewicht zu berechnen, ist der Body-Mass-Index (BMI).
Der BMI ist geschlechtsunabhängig und kann für Erwachsene von 18 bis 65 Jahren verwendet werden.
Ihren persönlichen BMI berechnen Sie so:
Sie nehmen Ihr Körpergewicht [kg] und dividieren es durch das Quadrat Ihrer Körpergröße [m²].

$$\frac{Gewicht\ in\ Kilogramm}{(Körpergröße\ in\ Meter)^2}$$

Das bedeutet:
Wenn Sie eine Körpergröße von zwei Meter und ein Körpergewicht von 100 Kilogramm haben, dann haben Sie einen BMI von 25.

Wenn Sie 1,75 Meter groß und 65 Kilogramm schwer sind, haben Sie einen BMI von 21,2.

Berechnung: 100 kg : 2^2 m = 25
65 kg : $(1,75 \text{ m})^2$ = 21,2

BMI-Klassifikation
nach WHO (Weltgesundheitsorganisation)

Klassifikation	
Untergewicht	unter 18,5
Normalgewicht	18,5 – 24,9
Übergewicht	25 – 29,9
Adipositas Grad I	30 – 34,9
Adipositas Grad II	35 – 39,9
Adipositas Grad III	über 40

Bei sehr muskulösen Menschen (Bodybuildern) kann es bei der Anwendung des BMI zu einer Fehleinschätzung kommen. Footballspieler haben beispielsweise mehr Muskeln und eine größere Muskeldichte als eine durchschnittliche Person. Gleichzeitig haben sie nur wenig Fett. Deshalb ist die genaueste Methode, um das Körperfett zu bestimmen, hydrostatisches (unter Wasser) Wiegen. Fett schwimmt und wiegt weniger als Wasser. Aus der Differenz zwischen dem Gewicht über Wasser und unter Wasser lässt sich berechnen, zu wie viel Prozent der Körper eines Menschen aus Fett besteht.
Ein Footballspieler lag mit seinem Gewicht durchweg über dem empfohlenen Gewicht, konnte aber kein Gewicht verlieren. Er wurde schließlich unter Wasser gewogen. Dabei wurde festgestellt, dass sein Körperfettanteil nur fünf Prozent betrug.
Ein Anteil von zehn bis 15 Prozent des Körpergewichtes als Fett sind ein hervorragender Wert für Männer, bei Frauen sind es 15 bis 20 Prozent.

Wo kann ich mich unter Wasser wiegen lassen?
Suchen Sie nach Einrichtungen, die Vorsorgeuntersuchungen anbieten.
Einige haben einen Wassertank für diesen Zweck. Aber es handelt sich um einen unbequemen und komplizierten Vorgang. Ein Test, der einfacher und praktischer ist, ist der Kneiftest.

Ausgebildete Gesundheitsexperten verwenden Calipers (Fettzangen), um die Hautfaltendicke an verschiedenen Stellen des Körpers zu messen. Mit geeigneten Tabellen können sie dann den Prozentsatz des Körperfettes mit ausreichender Genauigkeit bestimmen. Einen vereinfachten Kneiftest können Sie auch selbst durchführen. Greifen Sie auf Ihre linke Seite direkt unter die letzte Rippe und ziehen Sie die Haut und das Fett vom darunter liegenden Muskel ab. Halten Sie die Falte zwischen Ihrem Daumen und Ihrem Zeigefinger und drücken Sie diese zusammen. Wenn der Abstand zwischen Ihrem Daumen und Ihrem Zeigefinger mehr als zwei Zentimeter beträgt, dann haben Sie ein Problem.
Die Bestimmung des Taillenumfanges ist ein Maß für die Fettmasse im Bauchraum, die mit einem erhöhten Risiko für Stoffwechselkrankheiten sowie Herz- und Gefäßkrankheiten verbunden ist.

	Erhöhtes Risiko	deutlich erhöhtes Risiko
Männer	> 94 cm	> 102 cm
Frauen	> 80 cm	> 88 cm

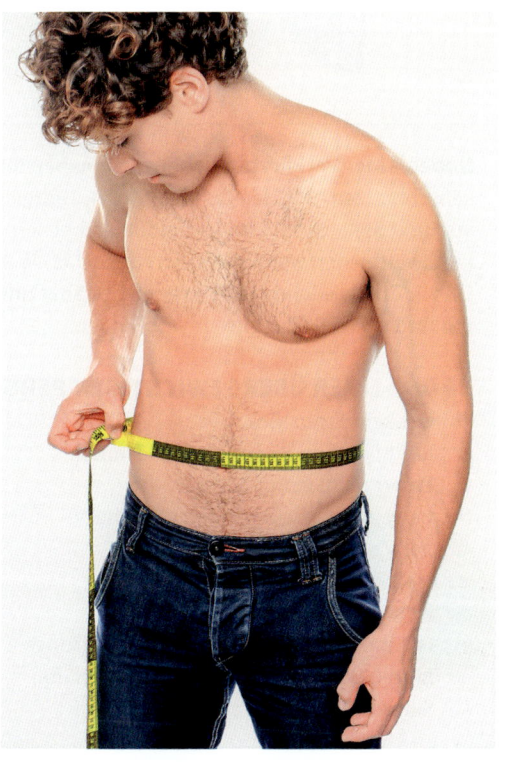

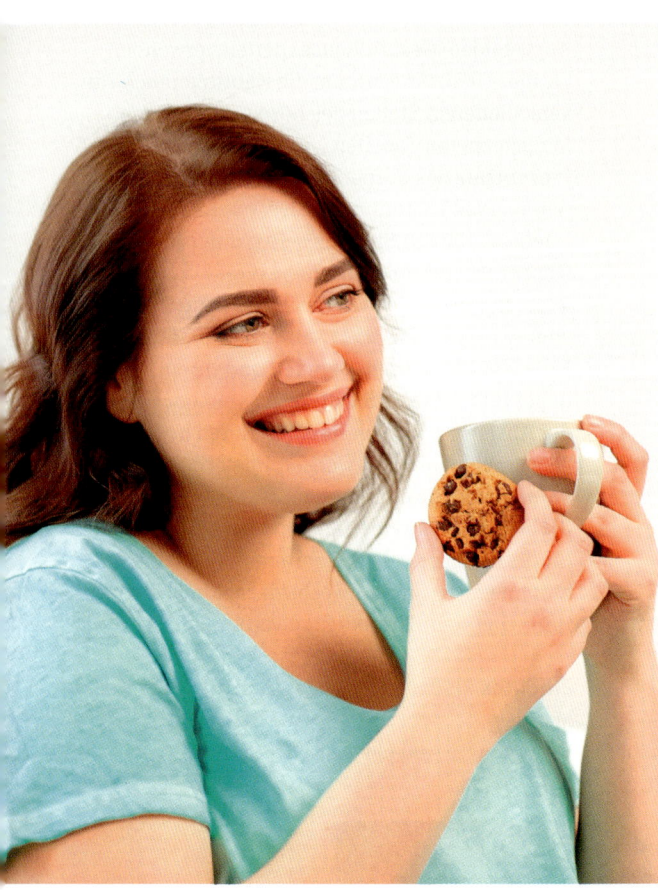

Gibt es noch weitere Messmethoden?

Am weitesten verbreitet ist die Bioelektrische Impedanz-Analyse (BIA), die auf der physikalischen Eigenschaft der Körperbestandteile beruht, Strom in unterschiedlichem Ausmaß zu leiten. Während Körperflüssigkeiten und der hohe Wasseranteil der fettfreien Masse Strom gut leiten, leitet das Körperfett nur sehr schlecht. Aus den gemessenen Teilwiderständen kann mit Hilfe von Algorithmen der Anteil an Gesamtkörperwasser, Fettmasse, fettfreier Körpermasse und Körperzellmasse berechnet werden.

Fettsucht kann gefährlich sein. Krankheit, Behinderung und vorzeitiger Tod kann die Folge sein. Neben der Senkung Ihres Cholesterinspiegels und dem Aufgeben des Rauchens ist das Erreichen und Beibehalten des Normalgewichtes der größte Gefallen, den Sie sich selbst tun können.

Neben einer verkürzten Lebenszeit haben fettsüchtige Menschen ein erhöhtes Risiko für Fersenschmerzen, Schenkelhalsfrakturen, Hüftgelenksarthrose und Kniegelenksarthrose.
Tod und Steuern sind unvermeidlich, aber sein Leben als Schwerbehinderter zu beenden, das kann vermieden werden. Verlieren Sie das Übergewicht jetzt!
Ob wir übergewichtig sind oder nicht hängt immer noch davon ab, wie viele Kalorien wir zuführen und wie viel Energie wir verbrennen.

PROFIL EINER ÜBERGEWICHTIGEN PERSON:

- Isst kein Frühstück.
- Isst in großen Bissen und zu schnell.
- Trinkt nicht genug Wasser.
- Bewegt sich wenig, wenn überhaupt.
- Verwendet großzügig Salz.
- Mag koffeinhaltige Getränke.
- Ist ständig am Essen.
- Isst hauptsächlich verarbeitete Nahrungsmittel, wie Weißbrot, weißen Reis, Säfte, Süßigkeiten, Eiscreme etc.

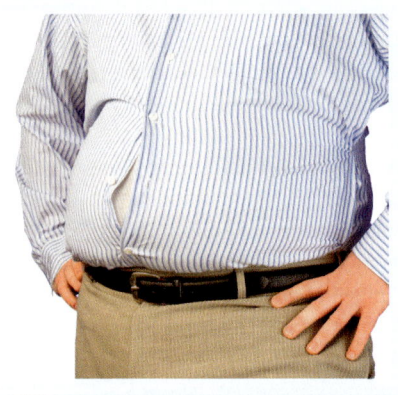

Praktische Umsetzung

Täglich 500 kcal einsparen, wöchentlich ein Pfund abnehmen

Es ist wichtig, dass Sie Ihr Normalgewicht kennen. *Studien zeigen, dass Menschen länger und gesünder leben, die in der Nähe ihres Normalgewichtes bleiben. Finden Sie heraus, wie nah Sie Ihrem Normalgewicht sind – oder wie weit Sie davon entfernt sind.*

Die Sage der Waage

Die Badezimmerwaage erzählt die Geschichte unserer Essens- und Bewegungsgewohnheiten. Sie kann auch, im Guten wie im Schlechten, unsere Gesundheit in den kommenden Jahren voraussagen.

Wie werden Sie eingestuft? Vervollständigen Sie diese leichte Rechenaufgabe, um das herauszufinden. Bevor Sie beginnen, müssen Sie Ihr Gewicht und Ihre Körpergröße messen. Auch ein Rechner auf dem Handy sollte Ihnen zur Verfügung stehen.

So berechnen Sie Ihren BMI: *BMI = Körpergewicht (in Kilogramm) geteilt durch Ihre Körpergröße in Metern im Quadrat. Das Ergebnis ermitteln Sie mit Ihrem Handyrechner.*

■ Normalgewicht

Sie haben einen BMI zwischen 18,5 und 24,9 – weiter so! *Wenn Ihr Gewicht in diesem Bereich bleibt, sind Sie auf der sicheren Seite. Regelmäßige Bewegung und eine gesunde Ernährung werden Ihre Energie und Ausdauer erhöhen und gleichzeitig Ihr Gewicht stabil halten.*

■ Übergewicht

Wenn Ihr BMI zwischen 25 und 29,9 liegt, sind Sie übergewichtig. *Ihr Gewicht hat den Punkt erreicht, an dem Ihre Gesundheit und Ihr Selbstbild beeinträchtigt werden können.*

Jetzt wird es Zeit zu handeln, um Ihr Gewicht unter Kontrolle zu bekommen. Sorgen Sie für optimale Ernährung und tägliche Bewegung.

■ Fettsucht

Wenn Ihr BMI jenseits von 30 liegt, dann ist Ihre Gesundheit in Gefahr – *Sie sollten sofort etwas unternehmen. Lassen Sie sich durch nichts und niemanden von Ihrem täglichen Pensum an Bewegung abhalten. Lernen Sie, gesund zu kochen, und wenden Sie die Prinzipien an, die Sie in den vorausgegangenen Kapiteln gelernt haben. Wenn Sie Ihren Lebensstil jetzt verändern, werden Sie sich schon bald um Jahre jünger fühlen, und Sie können sich an einem längeren und gesünderen Leben erfreuen.*

IHRE AUFGABE:

Ein Netzwerk von Unterstützern kann Ihnen helfen, durchzuhalten, wenn Sie in Gefahr sind, aufzugeben. Suchen Sie jemanden, der auch daran interessiert ist, abzunehmen. Gemeinsam lassen sich die gesteckten Ziele doppelt so leicht erreichen – und es macht doppelt so viel Spaß. Auch sollten Sie Ihr Gewicht in regelmäßigen Abständen protokollieren und das Ergebnis bekannt machen, um sich weiter zu motivieren.

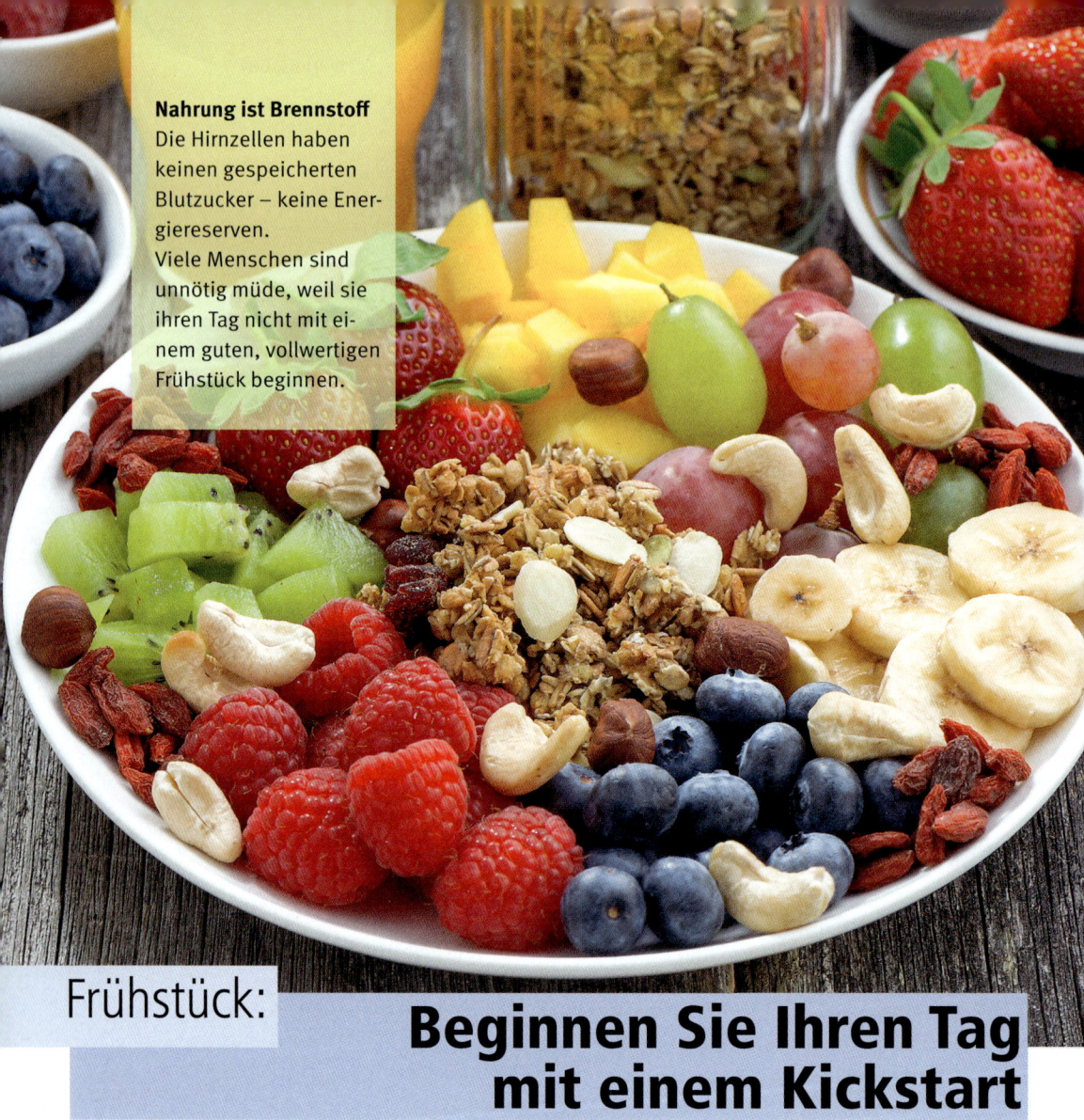

Frühstück:

Beginnen Sie Ihren Tag mit einem Kickstart

Viele Menschen können morgens kein Essen sehen, wenn sie es aus dem Bett geschafft haben. Ein Coffee-to-go ist zum Standard-Frühstück der Erwachsenen geworden. Mehr und mehr Kinder gehen mit leerem Magen in die Schule.

Warum sich mit Frühstück abgeben?

Zehn Jahre lang untersuchte eine Gruppe von Wissenschaftlern die Wirkung verschiedener Arten von Frühstück im Vergleich zu keinem Frühstück an Menschen verschiedenen Alters. Sie kamen zu dem Schluss, dass ein gutes Frühstück sowohl Kindern als auch Erwachsenen hilft, weniger nervös zu sein, effizienter zu arbeiten und

mehr Energie zu haben. Kinder, die gefrühstückt hatten, schnitten besser bei Klassenarbeiten ab, die vor der Mittagspause geschrieben wurden. Die ständige Zufuhr von Energie stabilisiert offensichtlich die Glukosewerte im Gehirn und verbessert so die geistige Leistungsfähigkeit und die Aufmerksamkeitsspanne.
Weitere Studien haben sogar einen Zusammen-

hang zwischen einem gesunden Frühstück und einer geringeren Anfälligkeit für chronische Krankheiten, einer höheren Lebenserwartung und besseren Gesundheit festgestellt.

Ein gutes Frühstück sollte übrigens für mindestens ein Drittel der gesamten Tageskalorien sorgen. Beginnen Sie Ihren Tag deshalb mit Vollkornflocken, Vollkornbrot und verschiedenen frischen Obstarten inklusive Beeren – Ihre Energie wird den ganzen Vormittag über anhalten.

Was ist falsch an Orangensaft und Streuselschnecke?

Sie brauchen Lebensmittel mit mehr Ballaststoffen. Obwohl Ballaststoffe vom Körper nicht verdaut werden, absorbieren sie Wasser, während sie durch den Magen und den Darm transportiert werden. Die entstehende schwammartige Masse wirkt als eine leichte Barriere für die darin gelösten Nahrungspartikel, sodass sie nicht so schnell resorbiert werden.

Nahrungsmittel ohne Ballaststoffe hingegen, insbesondere gezuckerte Nahrungsmittel und Getränke, gelangen schnell ins Blut und lassen den Blutzucker schnell ansteigen und schnell wieder abfallen. Kein Wunder, wenn Energie und Effizienz am späten Morgen abfallen: Nahrungsmittel mit wenig oder ganz ohne Ballaststoffe wurden zum Frühstück gegessen.

Aber ich bin erst am späten Vormittag hungrig!

Der wahrscheinlich wichtigste Grund dafür ist, dass Sie abends eine große Mahlzeit eingenommen haben. Oder Sie haben noch kurz vor dem Zubettgehen Ihre TV-Snacks zu sich genommen. Wenn Sie schlafen gehen, ist Ihr Magen immer noch damit beschäftigt, all die Nahrung zu verdauen. Da die Verdauung sich während des Schlafes verlangsamt, ist manchmal am Morgen noch Nahrung im Magen. Aber auch der Magen braucht eine Pause. Ein erschöpfter Magen ist nicht dazu aufge-

legt, ein umfangreiches Frühstück aufzunehmen. Die Lösung:

– Essen Sie mindestens vier Stunden, bevor Sie ins Bett gehen, ein leichtes Abendessen, oder lassen Sie das Abendessen ab und zu ausfallen.

– Essen oder trinken Sie zwischen Abendessen und Schlafenszeit nichts außer Obst und Wasser.

Wenn Sie diese beiden Dinge tun, werden Sie am Morgen sicherlich nach einem Frühstück verlangen, um das Fasten nach einer langen Nacht abzubrechen (breakfast = break the fasting = das Fasten abbrechen = Frühstück).

Kann es mir nicht beim Abnehmen helfen, wenn ich das Frühstück weglasse?

Überraschenderweise nicht: Studien haben gezeigt, dass es bei der Gewichtsabnahme keinen Vorteil bringt, das Frühstück ausfallen zu lassen, weil diejenigen, die das Frühstück weglassen,

> 99 *Ich habe bis jetzt keine übergewichtige Person getroffen, die nicht das Frühstück weglässt und abends Snacks verzehrt.* 66
> – Pat Harper, Ernährungsberaterin

mehr Hunger bekommen und während des restlichen Tages mehr Snacks und andere Nahrungsmittel zu sich nehmen, um den Mangel auszugleichen. Außerdem leiden sie unter einem deutlichen Effizienzverlust am späten Vormittag.

Aber ich habe keine Zeit zum Frühstücken!

Viele Menschen haben die Gewohnheit, abends lange aufzubleiben, um dann am Morgen so lange wie möglich zu schlafen. Obwohl einige wenige Menschen nachts effizienter arbeiten, ist dieser Zeitablauf für die meisten nicht geeignet. Versuchen Sie, abends so früh schlafen zu gehen, dass Sie sich am nächsten Morgen erfrischt fühlen und genug Zeit zum Frühstücken haben. Beginnen Sie den Tag mit einem oder zwei Gläsern Wasser, um Ihren Magen durchzuspülen und zu erfrischen. Ziehen Sie Ihre Sportsachen an und bewegen Sie sich, beispielsweise durch zügiges Gehen. Duschen Sie anschließend und ziehen sich für den Tag an. Und nehmen Sie sich dann Zeit für ein warmes Frühstück.

Das funktioniert auch bei Kindern. Bringen Sie Ihre Kinder früh genug ins Bett, sodass sie rechtzeitig wach werden, um mit der Familie zu frühstücken.

Ein gutes Frühstück gibt Ihnen mehr Energie, erhöht Ihre Aufmerksamkeitsspanne und steigert Ihr Wohlbefinden. Sie werden weniger anfällig für Snacks sein. Und Sie werden Ihre Gefühle besser kontrollieren können. Kann man seinen Tag besser beginnen?

Wie wähle ich Frühstücksflocken aus?

Es ist heutzutage nicht leicht, die richtigen Frühstücksflocken zu finden. Richten Sie sich nach dem Anteil an Ballaststoffen, oder nach dem geringsten Gehalt an Fett und Zucker? Nach Vollkorn oder mehr nach Vitaminen? Oder danach, was die Kinder haben wollen?

Viele Frühstücksflocken kosten so viel oder sogar mehr als dieselbe Menge Käse, Hähnchenbrust oder Filetsteak. Das hängt damit zusammen, dass über 50 Prozent des Preises auf Marketing und Gewinn entfallen – doppelt so viel wie im Durchschnitt für andere Nahrungsmittel.

● Seien Sie auf der Hut gegenüber Produktnamen und Werbeslogans. Sie können Angaben über Nährstoffe, geringen Fett- und hohen Ballaststoffgehalt glauben. Aber es ist besser, die Zutatenliste zu lesen. Wenn weniger Getreide als Zucker enthalten ist, lassen Sie besser die Finger von diesem Produkt.

● Achten Sie auf Vollkorn. Überprüfen Sie die Zutaten, um sicher zu gehen, dass Weizen, Hafer oder Reis Vollkornprodukte sind.

● Überprüfen Sie den Ballaststoffgehalt. Krebsexperten empfehlen mindestens 35 Gramm pro Tag (die meisten Deutschen nehmen weniger als 20 Gramm zu sich). Das bedeutet:

● Essen Sie reichlich Vollkornprodukte sowie Gemüse und Obst. Achten Sie darauf, dass Sie mindestens zehn Gramm Ballaststoffe je Mahlzeit zu sich nehmen und 15 Gramm, wenn Sie unter Verstopfung leiden.

● Minimieren Sie den Konsum von Zucker. Es macht keinen Unterschied, ob es sich um Honig, braunen Zucker, Maissirup oder Fruchtsaft handelt. Suchen Sie Frühstücksflocken aus, die pro Portion nicht mehr als fünf Gramm zugefügten Zucker enthalten.

● Begrenzen Sie die Salzaufnahme. Suchen Sie nach dem niedrigsten Salzgehalt.

● Vorsicht vor Fettfallen. Die meisten Frühstücksflocken haben einen niedrigen Fettgehalt. Doch es gibt Ausnahmen. Der Fettgehalt sollte unter drei Gramm pro Portion liegen. Sie können die Haferflocken morgens mit einer Pflanzenmilch kochen. Geben Sie frisches Obst, Rosinen oder Datteln sowie einige Walnüsse oder einen Esslöffel gemahlene Leinsamen dazu. Und Sie beginnen Ihren Tag richtig.

Jetzt kann es losgehen!

Sugar in the Morning?

Und ob. Millionen beginnen den Tag mit einem Dessert, seien es gezuckerte Snacks, Schokoladenjoghurt oder ein Croissant. Danach verbringen sie die nächsten 14 Stunden damit, noch mehr Süßigkeiten zu vertilgen, von der Streuselschnecke am Vormittag über den Vanilleshake nach dem Mittagessen bis zu den Keksen nach dem Abendbrot. Und immer begleitet von einer Flut von Softdrinks: Im Durchschnitt trinkt jeder Mann, jede Frau und jedes Kind fast 200 Liter Softdrinks pro Jahr!

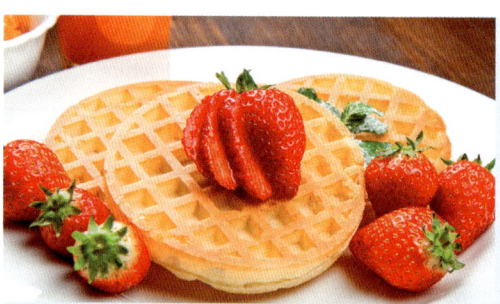

Cashew-Hafer-Waffel

Mixen Sie die folgenden Zutaten zusammen, bis sie weich sind. Anschließend in einem vorgeheizten Waffeleisen 10-12 Minuten backen.

225–300 g Haferflocken, ½ Liter Wasser, 75 g Cashewnüsse oder Mandelsplitter, ½ Teelöffel Salz. Darüber zerdrückte Banane, frische oder gefrorene Beeren, Apfelmus oder Ananasstückchen.

Praktische Umsetzung

Frühstücken
wie ein Kaiser

Ein gutes Frühstück erhöht Ihre Energie, *vergrößert Ihre Aufmerksamkeitsspanne und steigert Ihr Wohlbefinden. In Studien wurde ein Zusammenhang zwischen einem gesunden Frühstück und weniger chronischen Krankheiten, einem längeren Leben und besserer Gesundheit festgestellt.*

Machen Sie das Beste aus Ihrem Tag

Viele Studien haben die Bedeutung eines Frühstücks betont und belegt, wie wichtig es ist, zu frühstücken. Wenn Sie das Beste aus Ihrem Tag machen wollen, füllen Sie morgens den richtigen Treibstoff in den Tank.
Die folgenden Fragen werden Ihnen helfen, Ihre morgendlichen Ernährungsgewohnheiten zu überprüfen.

Das Frühstücksquiz

1. *Lassen Sie das Frühstück oft ausfallen? Mama hatte recht: Das Frühstück ist wirklich die wichtigste Mahlzeit des Tages. Wenn Sie das Frühstück ausfallen lassen, beginnen Sie den Tag mit einem Handicap.*

2. *Stehen Sie früh genug auf, um zu frühstücken? Wenn nicht, wie könnten Sie Ihre Routine ändern, um Zeit für eine nahrhafte Morgenmahlzeit zu gewinnen?*

3. *Sind Sie morgens hungrig, oder wacht Ihr Appetit erst spät auf? Auf den vorherigen Seiten wurden Ihnen zwei mögliche Lösungen für dieses Problem genannt. Welche sind es?*

4. *Ist Ihr Frühstück reich an Ballaststoffen aus Obst und Vollkornprodukten? Ballaststoffe und komplexe Kohlenhydrate aus vollwertigen Lebensmitteln sorgen für eine stetige Freisetzung von Energie. Dadurch erhalten Sie Kraft für den ganzen Morgen. Ein Frühstück aus stark verarbeiteten Nahrungsmitteln kann das nicht leisten.*

5. *Ist Ihr Frühstück reich an Fett und Cholesterin? Ein traditionelles Frühstück mit Eiern und Wurst kann die ‚tödlichste' Mahlzeit des Tages sein. Wurstwaren enthalten viel Fett, Cholesterin und Salz. Eigelb kann Ihr Cholesterin in die Höhe treiben. Das Wurst-Ei-Frühstück sollte den Weg der Dinosaurier nehmen, wenn Sie nicht selbst frühzeitig ausgelöscht werden wollen.*
Wie können Sie die Qualität Ihres Frühstücks verbessern? Setzen Sie um, was Sie gelernt haben.

IHRE AUFGABE:
Geben Sie einem gesunden Frühstück Vorrang. Beobachten Sie, wie sich Ihre Energie und Ihre Produktivität verändern. Auf der linken Seite finden Sie ein Rezept als Starthilfe.

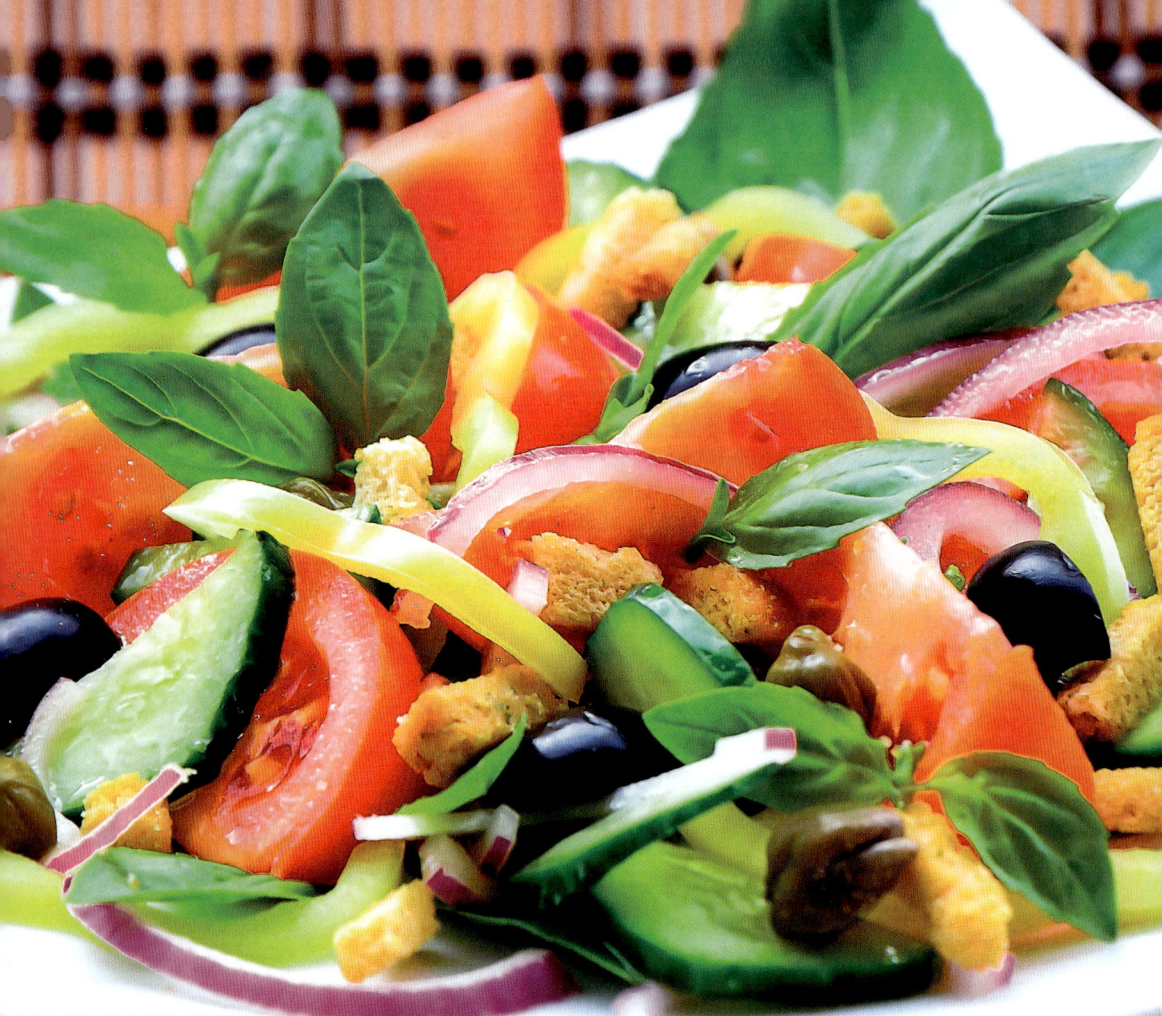

Eine erfolgreiche Formel zum Abnehmen:

Mehr essen, weniger wiegen!

In Deutschland sind 50 Prozent der Frauen und 60 Prozent der Männer übergewichtig. Nach 20 Jahren mit immer ausgefeilteren Diäten wiegt eine durchschnittliche Person heute acht Kilogramm mehr als früher.

Das hört sich ziemlich bitter an … Gibt es auch eine andere, positivere Sicht der Dinge?
Tatsächlich stecken in jedem von uns ein Herr oder eine Frau Normalgewicht. Sie können unter Schichten von Entmutigung, einem Übermaß an Genusssucht und Bergen von falschen Vorstellungen und Fett verborgen sein. Es gilt, diesen besonderen Menschen in uns zu entdecken, um die

Gesundheit, die Energie und das Selbstvertrauen wiederherzustellen, die viel zu lange verschüttet waren.

Wie können wir das erreichen?
Durch einen Lebensstil, der die Gesundheit erhält, die Energie erhöht, das Krankheitsrisiko verringert, die Ausgaben für Nahrungsmittel re-

duziert und gleichzeitig den Menschen erlaubt, so-
viel zu essen wie sie wollen und dennoch Gewicht
zu verlieren, ohne unter Hunger zu leiden.

Das ist bestimmt ein unmöglicher Traum.

Nicht wirklich. Zu Übergewicht kommt es meistens
nur, wenn die Kalorien, die über die Nahrung
aufgenommen werden, die Kalorien übersteigen,
die der Organismus für seine körperliche Aktivität
und die Aufrechterhaltung seiner Funktionen
benötigt.

**Achtung:
Stark verarbeitete
Nahrungsmittel
können für Ihre
Gesundheit
gefährlich sein!**

Diese überschüssigen
Kalorien werden als Fett
gespeichert. Wenn sich
mit der Zeit 3.500 Kilo-
kalorien angesammelt
haben, wird ein Pfund
Fett eingelagert.
Zwei gestrichene Teelöf-
fel Butter (100 Kiloka-
lorien) zu der täglichen
Ernährung hinzugefügt,
summieren sich in

einem Jahr auf bis zu zehn Pfund Körperfett.
Andererseits führt das Weglassen des Desserts
(je 500 Kilokalorien) innerhalb von sieben Tagen
zu einem Verlust von einem Pfund Körperfett
(7 Tage x 500 kcal = 3.500 kcal). Das Geheimnis
des Erfolges besteht darin, die Kalorienzahl,
aber nicht die Nahrungsmenge zu verringern:
Mehr essen, weniger wiegen!

Das hört sich widersprüchlich an!

Die heutige Welt ist voller Widersprüche. Hoch-
glanzmagazine und Fernsehen sind voller
schöner, schlanker Menschen und voller bunter Werbung für kalorienreiche, fettmachende
Nahrungsmittel. Supermärkte bieten über 50.000
glänzend verpackte, kaloriendichte Produkte an
und gleichzeitig Magazine, die die neueste Crash-
Diät anpreisen. Fast-Food-Restaurants locken von
fast jeder Straßenecke mit Bringdiensten – aber
die wichtigen Nährstoffe bringen sie nicht mit.

Viele Salate *haben so viele Kalorien
wie ein Esslöffel der meisten Salatdressings.*

Die moderne Nahrungsmitteltechnologie verwandelt billige, kalorienarme Lebensmittel mit einem
großen Volumen in teure, kalorienreiche Kalorienbomben mit kleinem Volumen.
Dadurch ist es jetzt möglich, die Kalorien einer
ganzen Mahlzeit mit nur wenigen Bissen zu sich
zu nehmen. Kein Wunder, dass sich die Menschen
hungrig, unbefriedigt und gleichzeitig übersättigt
fühlen.

Wie geschieht das?

Durch die Verarbeitung werden sieben Kilogramm
Zuckerrüben von ihrem Wasser, ihren Ballaststoffen und allen Nährstoffen außer Zucker getrennt,
und übrig bleibt ein Kilogramm reiner Zucker. Zucker und andere raffinierte Süßungsmittel machen
etwa 16 Prozent unserer täglichen Kalorienzufuhr
aus. Die Lebensmitteltechnologie extrahiert aus
14 Maiskolben einen Esslöffel Maiskeimöl, das
zusammen mit seinen 100 Kilokalorien mit einem
Schluck verschwindet. Extrahierte Fette und Öle
machen weitere 20 Prozent unserer Kalorienzufuhr aus. Getreide, das seiner Ballaststoffe und
wichtiger Nährstoffe beraubt ist, kann zu Alkohol
vergoren werden und ist für bis zu 8 Prozent der
Kalorien verantwortlich, die viele Erwachsene
jeden Tag konsumieren. Somit bestehen 40 bis
50 Prozent der modernen westlichen Ernährung
aus verarbeiteten und konzentrierten Kalorien mit
geringen Mengen an lebenswichtigen Nährstoffen
und fast ohne wertvolle Ballaststoffe – eine Garan-
tie für Übergewicht.

Also, was muss ich machen, um Gewicht abzu-nehmen?

Wenn Sie gerne essen, aber dennoch Gewicht verlieren wollen, dann – ja, dann essen Sie mehr:
- frisches und gedünstetes Gemüse,
  aber Vorsicht vor Soßen und Salatdressings,
- frisches Obst, besonders Beeren,
- Vollkornprodukte wie gekochte Getreideflocken, Vollkornreis, Vollkornbrot, Vollkornnudeln,
- Knollen und anderes Gemüse, Kartoffeln, Süßkartoffeln, Kürbis und alle Arten von Bohnen,
  Linsen und Erbsen.

Diese wenig verarbeiteten Lebensmittel sind sättigend, nahrhaft, preisgünstig und kalorienarm.

Essen Sie weniger:

– stark verarbeitete und konzentrierte Nahrungsmittel. Sie sind reich an Kalorien und teuer und niedrig an Nähr- und Ballaststoffen.
– Geflügel, Wurst, Fleisch und fetthaltige Milchprodukte. Diese Nahrungsmittel enthalten keine Ballaststoffe und haben einen sehr hohen Fett- und Kaloriengehalt. Die Kalorien von Geflügel, Wurst, Fleisch und Käse stammen zu 45 bis 80 Prozent aus Fett.
– Fast Food.

Gibt es noch weitere Empfehlungen?

▶ *Trinken Sie viel Wasser* – mindestens sechs bis acht Gläser pro Tag. Probieren Sie Kräutertees, Mineralwasser oder einfach ganz normales Wasser. Sparen Sie sich süße Getränke für besondere Anlässe auf.

▶ *Gehen Sie jeden Tag in zügigem Tempo.* Machen Sie so lange weiter, bis Sie etwa eine halbe Stunde lang gehen können, ohne zu ermüden oder außer Atem zu kommen. Setzen Sie sich 10.000 Schritte pro Tag zum Ziel.

▶ *Seien Sie vor schwachen Momenten auf der Hut:*
▪ Wenn ein Keks zu einem Dutzend führt, dann essen Sie den ersten gar nicht erst.
▪ Kaufen Sie keine problematischen Nahrungsmittel. Wenn diese nicht im Haus sind, können Sie nicht in Versuchung geführt werden.
▪ Wenn Ihnen langweilig ist, Sie frustriert sind oder sich allein fühlen, machen Sie einen Spaziergang, trinken Sie ein Glas Wasser, lesen Sie ein Buch oder rufen Sie einen Freund an. Sie können auch in natürlichen Lebensmittel schwelgen, wie Trauben, saftigen Melonen, exotischen Mangos oder knackigen Karotten.
▪ Finden Sie Zugang zu Ihren spirituellen Quellen. Von Natur aus ist Ihr Körper auf Gesundheit und Wohlergehen angelegt.

Extrapfunde: Die Hauptübeltäter

1 Chips Sie sind für etwa 8,5 Pfund Übergewicht bei Erwachsenen in den vergangenen 20 Jahren verantwortlich.

2 Softdrinks Sie haben im selben Zeitraum etwa fünf Pfund Übergewicht bei Erwachsenen verursacht.

3 Fast-Food-Restaurants locken an fast jeder Straßenecke mit Bringdiensten – aber was sie nicht bringen sind die ursprünglich in den Lebensmitteln vorhandenen, wichtigen Nährstoffe.

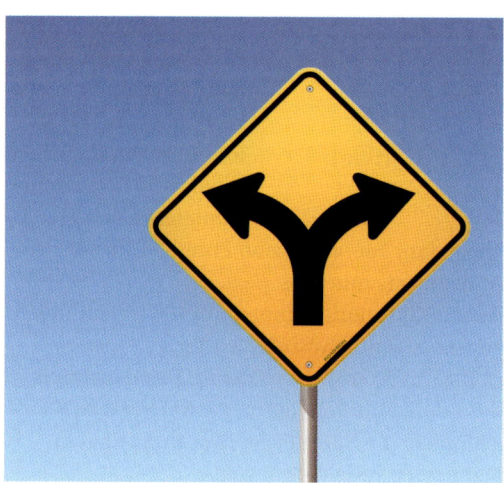

Nun ist der Zeitpunkt gekommen mit den unausgewogenen Hungerdiäten Schluss zu machen, die Sie frustriert und unzufrieden zurücklassen und ein unbeherrschbares Verlangen nach Essen hervorrufen. Beginnen Sie einen Lebensstil, der Ihre Gewohnheiten hin zu einer lebenslang besseren Gesundheit verändert. Wenn Sie modische Trends meiden und die richtigen Lebensmittel essen, dann können Sie mehr essen und trotzdem ein Pfund Übergewicht pro Woche verlieren.

Rückblick:

Dies ist das letzte von zehn Kapiteln zum Thema Gewichtskontrolle. Beim Durcharbeiten haben wir Ihnen viele Anregungen gegeben, neue Verhaltensweisen auszuprobieren. Nachdem Sie Gelegenheit hatten, damit zu experimentieren, hoffen wir, dass Sie diese Verhaltensweisen dauerhaft zu einem Teil Ihres täglichen Lebens machen.

Praktische **Umsetzung**

Statt FdH lieber FdR (R = das Richtige)

Es ist möglich, so viel zu essen, wie Sie wollen, *und trotzdem Gewicht zu verlieren. Das Geheimnis ist zu wissen, welche Nahrungsmittel man essen kann und welche man meiden sollte. Vollwertige, pflanzliche Lebensmittel fördern nicht nur Ihre Gesundheit und schützen Sie vor Krankheiten, sondern sind auch ideal für die Gewichtsabnahme und für das Halten Ihres Gewichtes – ein für alle Mal.*

Essen Sie, so viel Sie wollen, von den folgenden Lebensmitteln:

1. **Obst:** alle frischen Obstarten (Avocados und Oliven sparsam)
2. **Gemüse:** alle Gemüsearten, Blattgemüse, Wurzelgemüse, Kräuter, Kürbis
3. **Hülsenfrüchte:** Bohnen, Erbsen, Linsen, Kichererbsen
4. **Knollen:** Kartoffeln, Süßkartoffeln
5. **Vollkornprodukte:** alle Getreide, Brot, Nudeln
6. **Nüsse:** in mäßigen Mengen essen

Gewichtsabnahme: Eine Einstellungsfrage

Konzentrieren Sie sich auf die Vielfalt von Nahrungsmitteln, die Sie essen dürfen, und nicht auf die, die Sie nicht essen sollten. Seien Sie tolerant mit sich selbst. Es braucht Zeit, um sich an eine neue Ernährungs- und Lebensweise zu gewöhnen. Seien Sie geduldig und geben Sie nicht auf, wenn Sie einen Fehler machen oder in alte Gewohnheiten zurückfallen. Sie nehmen eine langfristige Investition in sich selbst vor. Setzen Sie Ihren Weg weiter fort.

Auswahl der Nahrungsmittel

Für die meisten von uns erfordert die Kontrolle über unseren ausufernden Bauchumfang eine drastische Veränderung unserer Ernährungsgewohnheiten. Die Prinzipien der Nahrungsmittelauswahl, die in diesem Buch dargestellt werden, sind hier noch einmal zusammengefasst.

Acht Schritte zur dauerhaften Gewichtskontrolle:

1. ► *Vergessen Sie Crash-Diäten. Halten Sie sich an die optimale Ernährung (siehe Seite 294–295).*
2. ► *Richten Sie Ihre Ernährung auf Gemüse, Obst, Vollkornprodukte, Hülsenfrüchte und andere natürliche Lebensmittel aus.*
3. ► *Reduzieren Sie Öle, Butter, Dressings und andere Fette.*
4. ► *Lesen Sie die Zutatenliste mit Angaben zu Zutaten und Inhaltsstoffen sorgfältig. Wählen Sie Nahrungsmittel mit einem sehr geringen Gehalt an Fett, Zucker und Salz.*
5. ► *Machen Sie Wasser zum Getränk Ihrer Wahl. Vermeiden Sie hochkalorische Getränke.*
6. ► *Machen Sie Schluss mit Snacks. Beginnen Sie jeden Tag mit einem herzhaften Frühstück – das macht den Snack am Vormittag überflüssig.*
7. ► *Machen Sie körperliche Bewegung zum Teil Ihrer täglichen Routine. Gehen Sie regelmäßig zügig. Setzen Sie sich 10.000 Schritte täglich zum Ziel.*
8. ► *Bauen Sie ein unterstützendes Netzwerk mit anderen auf, die Ihr Interesse an einer positiven Lebensstilveränderung teilen.*

IHRE AUFGABE:

Beginnen Sie damit, alle für Sie hilfreichen Tipps der letzten zehn Lektionen in Ihr Leben zu integrieren. Geben Sie Ihrem ‚schlanken Ich' Raum und Zeit und genießen Sie ein zufriedeneres und gesünderes Leben.

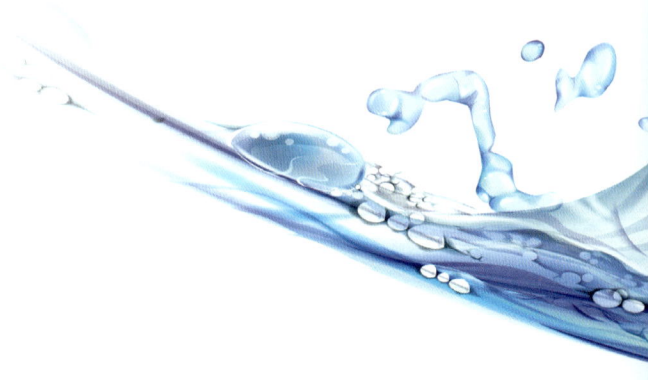

5

Natürliche
Heilmittel

„ *Lange übersehen, haben unser Lebensstil und unsere Kultur wahrscheinlich den größten Einfluss auf die Qualität und Quantität unseres Lebens.* "
Dr. Denis P. Burkitt

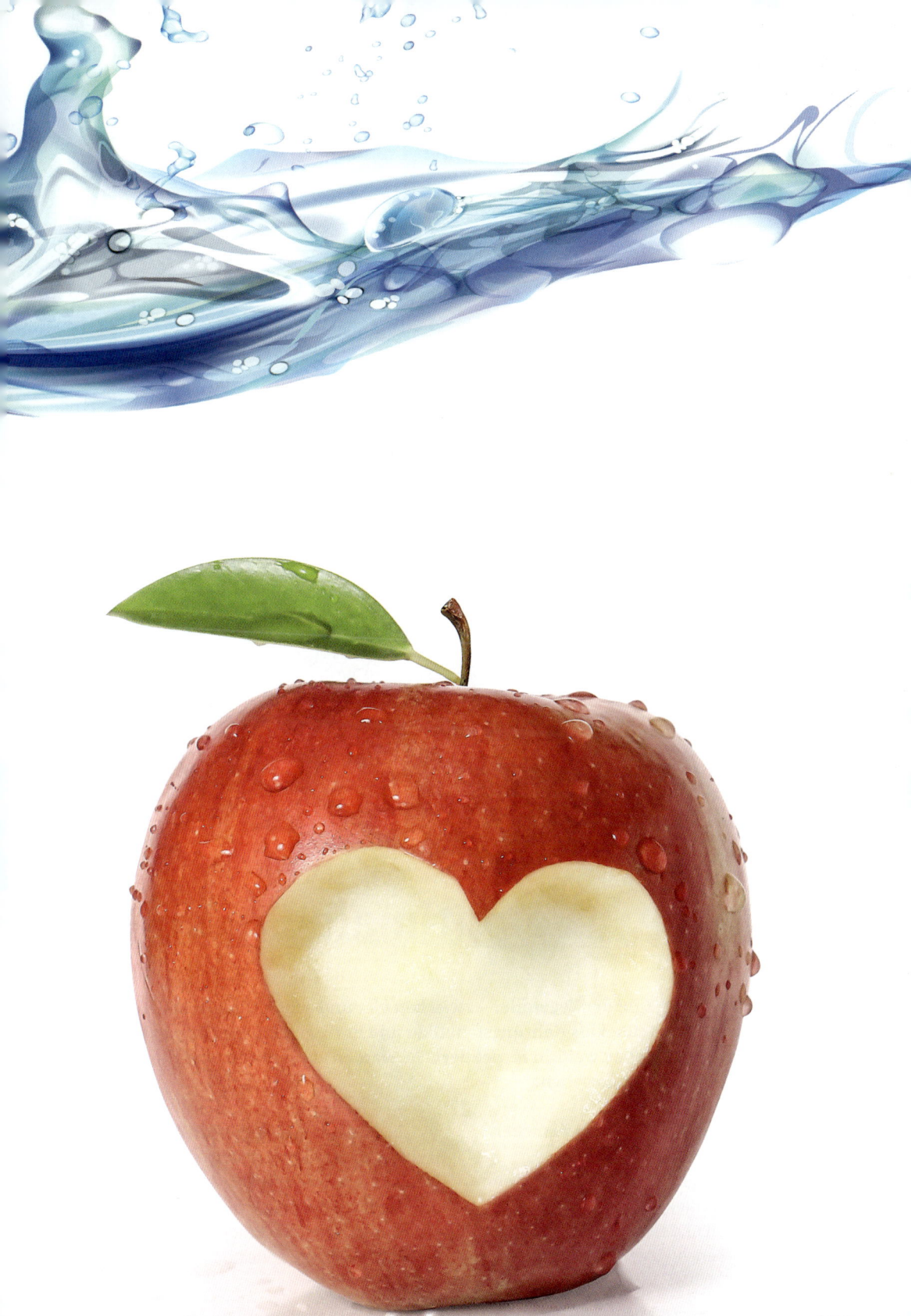

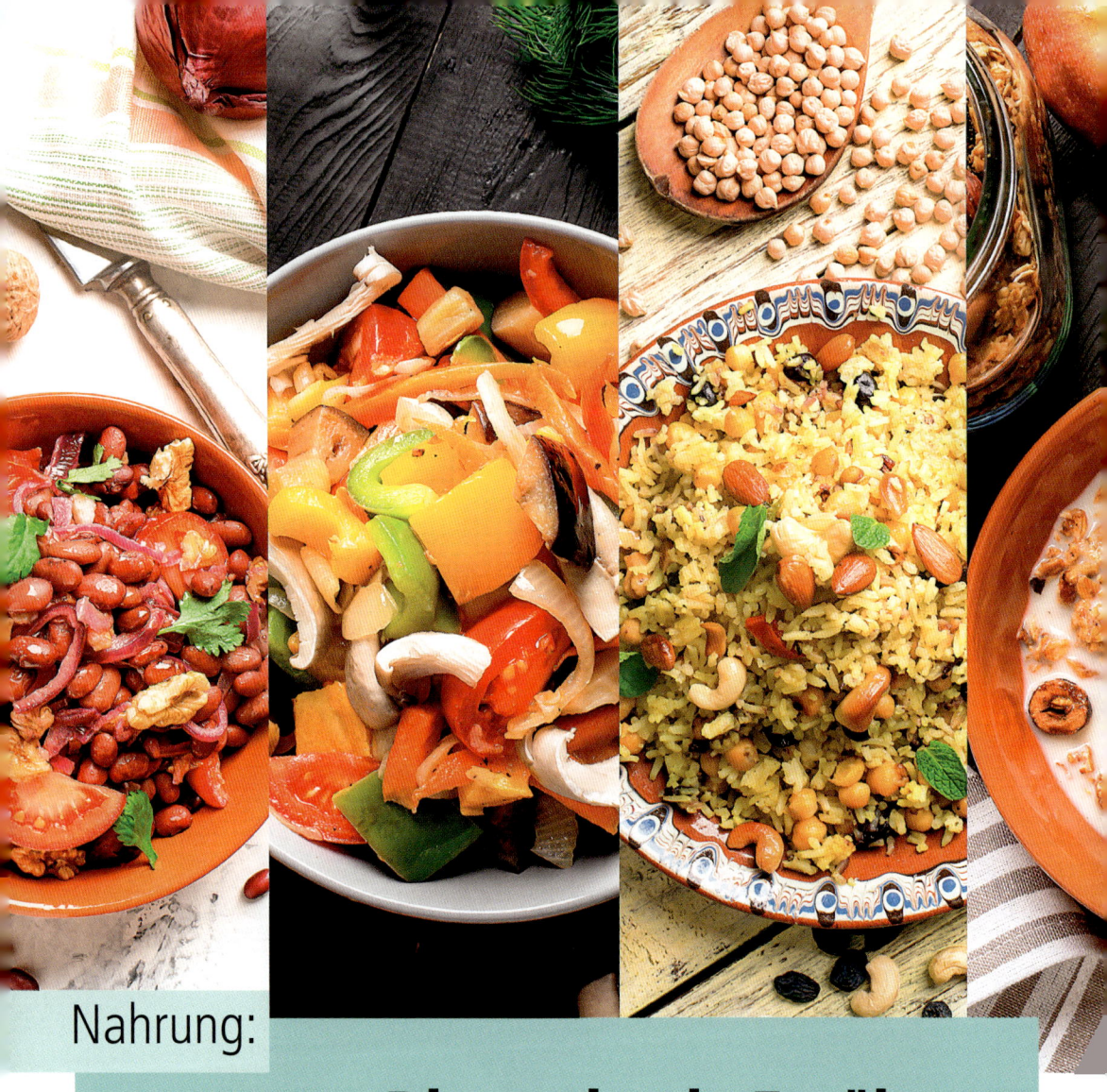

Nahrung:

Die optimale Ernährung

Weltweit wächst die Zahl der Vegetarier – zwischen vier und acht Millionen sollen es in Deutschland sein. Früher als Nahrungsfanatiker und übrig gebliebene Hippies diffamiert, werden Vegetarier inzwischen weithin respektiert. Sie werden als gesünder und ihre Ernährung als umweltbewusster angesehen.

Warum soll man sich den Umstand machen und Vegetarier werden?

Sechs von zehn Deutschen leiden und sterben vorzeitig an vier Erkrankungen: Herzinfarkt, Krebs, Schlaganfall und Diabetes. Aus umfassenden Gesundheitsberichten geht eindeutig hervor, dass die Ernährung in der westlichen Welt der Hauptgrund für diese Krankheiten ist. Die im Übermaß verzehrten gesättigten Fettsäuren und Cholesterin sind als die Hauptübeltäter identifiziert worden. Tierische Produkte sind die größte Quelle für gesättigte Fettsäuren und die einzige

Quelle für Cholesterin. Und diese tierischen Nahrungsmittel werden im Allgemeinen auf Kosten pflanzlicher Lebensmittel wie Gemüse, Obst, Hülsenfrüchte und Getreide gegessen.

Das Durchschnittsrisiko für eine koronare Herzkrankheit beträgt für einen Mann, der täglich Fleisch, Eier und Milchprodukte isst, 30 Prozent. Das Risiko für einen Vegetarier, der kein Fleisch isst, aber Eier und Milchprodukte, liegt bei 15 Prozent. Das Risiko für einen Menschen, der sich rein pflanzlich ernährt, sinkt auf nur vier Prozent.

> „ *Eine pflanzenbasierte Ernährung kann bis zu 90 Prozent unserer Schlaganfälle und 97 Prozent unserer Herzinfarkte verhindern.* "
>
> – Journal of the American Medical Association

Dr. Dean Ornish (University of California) und Dr. Caldwell Esselstyn (Cleveland Clinic) gingen über Prävention hinaus und veröffentlichten Studien, die ohne den Hauch eines Zweifels belegten, dass durch eine sehr fettarme, pflanzliche Ernährung bei Patienten, die für eine Bypass-Operation vorgesehen waren, eine Rückbildung der koronaren Herzkrankheit erreicht werden konnte.

Das Risiko, an Prostatakrebs, Brust- oder Darmkrebs zu erkranken, ist drei- bis viermal höher für Menschen, die täglich Fleisch, Eier und Milchprodukte verzehren, verglichen mit denjenigen, die diese Nahrungsmittel sparsam oder gar nicht essen. Zusätzlich haben von pflanzlicher Ernährung lebende Frauen festere Knochen und weniger Frakturen und verlieren mit zunehmendem Alter weniger Knochenmasse.

Studien mit Menschen, die sich pflanzenbasiert ernähren und die auch im hohen Alter gesund und aktiv sind, stehen in starkem Gegensatz zur erhöhten Krankheitsbelastung der Inuit, die in erster Linie davon leben, was sie aus dem Meer fangen.

Ergeben sich bedeutsame Effekte für die Umwelt?

Der Übergang zu einer pflanzlichen Lebensweise würde die Umweltbelastung unserer jetzigen fleischzentrierten Ernährung stark verringern. Ein Bericht der Vereinten Nationen hat kürzlich festgestellt, dass die Umweltbelastung durch die Tierhaltung größer ist als durch alle anderen menschlichen und industriellen Aktivitäten zusammen. Überweidung und die intensive Bearbeitung der Böden zur Produktion von Tierfutter trägt wesentlich zur massiven Erosion und dem unwiederbringlichen Verlust von wertvollem Mutterboden bei – in Höhe von fünf Milliarden Tonnen jährlich in den USA. Aber die Konsequenzen einer fleischzentrierten Ernährung gehen über Nordamerika hinaus.

In den 1970er Jahren kam es beispielsweise in Zentralamerika zu einem nicht wiedergutzumachenden Schaden mit globaler Auswirkung durch das tägliche Ernährungsverhalten. Die US-Amerikaner aßen damals jedes Jahr mehr als 100 Millionen Kilogramm Rindfleisch aus Zentralamerika. Mächtige Landbesitzer in Zentralamerika zerstörten fast die Hälfte des Regenwaldes, um Weideland für Rinder zu schaffen und die immer weiter expandierenden Hamburger-Ketten mit Fleisch zu versorgen.

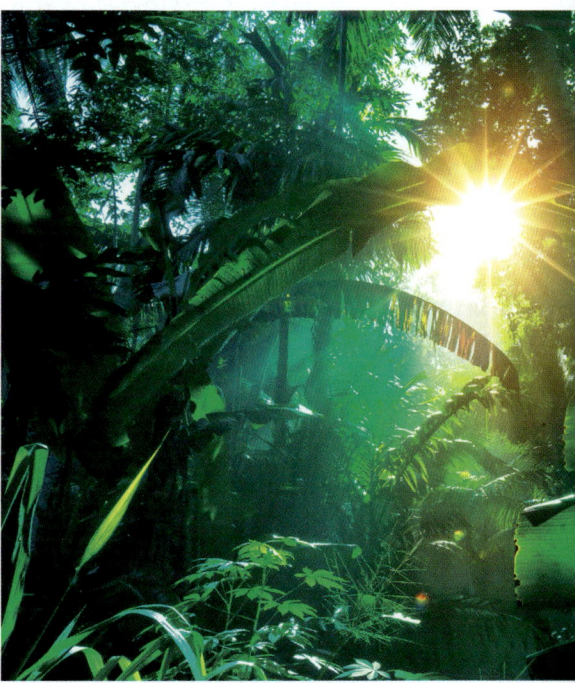

Um einen Hamburger zu erzeugen, werden sechs Quadratmeter Regenwald verbraucht. Leider wiederholt sich diese tragische Geschichte heute in Brasilien, wo die Hälfte des Regenwaldes im Amazonasgebiet – die grüne Lunge des Planeten Erde – abgeholzt wird, um Weideland und Futter für Rinder zu schaffen.

Beeinflusst das nicht die weltweite Versorgung mit Nahrung?

Wenn wir uns von einer fleischzentrierten Ernährung verabschieden, könnten wir unser Getreide und unsere Hülsenfrüchte dafür nutzen, die hungernden Menschen weltweit zu ernähren – anstatt damit die Rinder und das Geflügel zu mästen. Die Landfläche, die benötigt wird, um eine Person mit Fleisch zu versorgen, könnte 20 Menschen, die sich pflanzlich ernähren, versorgen.

Auf einem Hektar Land können nur 200 Kilogramm Rindfleisch, aber 22.000 Kilogramm Kartoffeln erzeugt werden.

Um ein Kilogramm essbares Fleisch eines Mastochsen zu produzieren, sind zehn Kilogramm Getreide und Sojabohnen erforderlich. Das ist ein Umwandlungssystem, das nur eine Effizienz von zehn Prozent erreicht.

Erhalten Menschen, die sich pflanzenbasiert ernähren, alle notwendigen Nährstoffe?

Die empfohlene Tagesmenge für Proteine liegt bei Erwachsenen zwischen 50 bis 70 Gramm. Das entspricht etwa zehn Prozent der täglichen Kalorienmenge. Ein Rindersteak stellt ungefähr 25 Prozent seiner Kalorien als verwertbares Protein zur Verfügung. Der Proteingehalt von Getreide beträgt zwischen 7,5 Prozent (Reis) und 14 Prozent (Hafer) seiner Kalorienzahl.

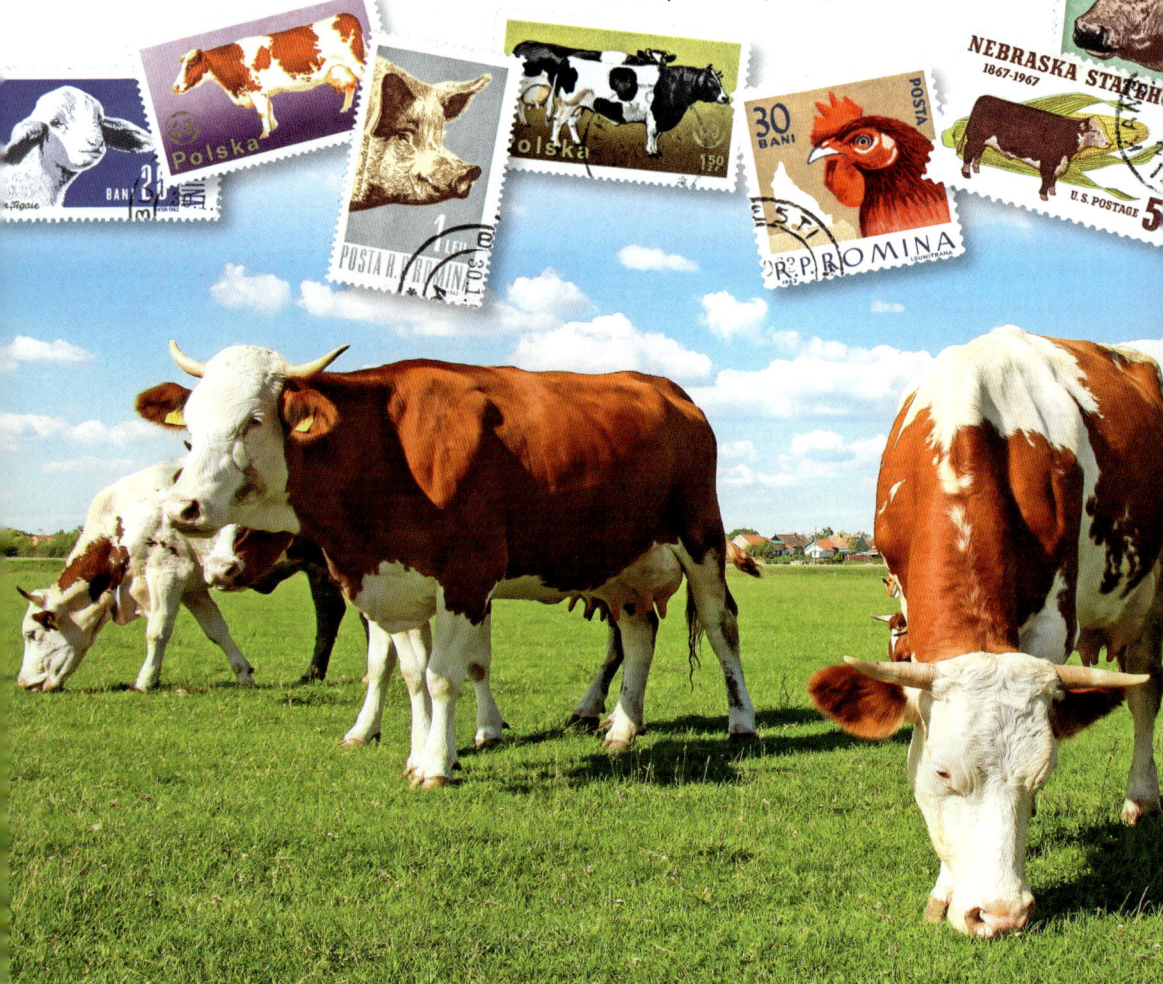

Die Getreide-ähnlichen Körnerfrüchte Mais, Buchweizen, Hirse, Amaranth, Quinoa und Teff liegen zwischen 10 und 15 Prozent.
Getrocknete Bohnen, Linsen und Erbsen bringen zwischen 20 und 23 Prozent ihrer Kalorien als verwertbares Protein mit, Sojabohnen sogar 37 Prozent. Auch Gemüse enthält zwischen einem und vier Prozent seiner Kalorien als Protein. In pflanzlichen Nahrungsmitteln ist also reichlich Protein enthalten. Gleichzeitig sind sie überwiegend fettarm, reich an Ballaststoffen und cholesterinfrei.

Studien zeigen, dass eine zusätzliche Versorgung mit Proteinen, Eisen und Calcium bei Menschen, die eine Vielfalt von pflanzlichen Nahrungsmitteln essen, nicht erforderlich ist. Sie benötigen allerdings Vitamin B12 als Nahrungsergänzung.

Wird sich eine pflanzliche Ernährung auf mein Gewicht auswirken?

Wenn Sie Fleisch zukünftig durch Chips, Pommes frites und andere hochfettige, stark zuckerhaltige Nahrungsmittel ersetzen, dann werden Sie wahrscheinlich zunehmen.
Wenn Sie sich jedoch dafür entscheiden, einfach zubereitete Lebensmittel, wie sie in der Natur vorkommen, zur Grundlage Ihrer Ernährung zu machen, dann ist es leicht, Ihr Gewicht in den Griff zu bekommen und auf einem gesünderen Niveau zu stabilisieren.

Haben Sie Vorschläge für den Übergang zu einer pflanzenbasierten Ernährung?

Manche Menschen können von einem Tag auf den anderen in einer Art kalten Entzug auf eine pflanzliche Ernährung übergehen. Andere gehen schrittweise vor, indem sie zuerst das rote Fleisch weglassen, danach Geflügel, Fisch und schließlich alle Milchprodukte.
Eine andere Möglichkeit besteht darin, mit einem oder mehreren fleischfreien Tagen zu beginnen. Wenn Sie anfangen, mit pflanzlichen Speisen zu experimentieren, können Sie allmählich die Anzahl der fleischfreien Mahlzeiten erhöhen.
Der Übergang auf eine weniger fleischzentrierte Ernährung ist in Wirklichkeit keine so schwierige Sache. Wir essen bereits Gerichte mit Bohnen, Nudeln und andere fleischlose Speisen.

Lassen Sie Ihrer Fantasie freien Lauf. Genießen Sie eine Vielfalt von Geschmacksrichtungen. Sparen Sie Geld und erreichen Sie einen neuen, besseren Gesundheitszustand.

Die Dallas ... Veggieboys

Vor wenigen Jahren wurden die Dallas Cowboys, die den Super Bowl gewannen, von der Vereinigung der professionellen Footballtrainer als das Team mit der besten Gesundheit eingestuft. Wie haben sie das geschafft? Die Spieler aßen sechs Portionen Obst und Gemüse am Tag sowie reichlich fettarme Vollkornprodukte wie Brot und Spaghetti. Vorbei sind die Zeiten, in denen muskulöse Sportler der Meinung waren, ständig rotes Fleisch essen zu müssen.

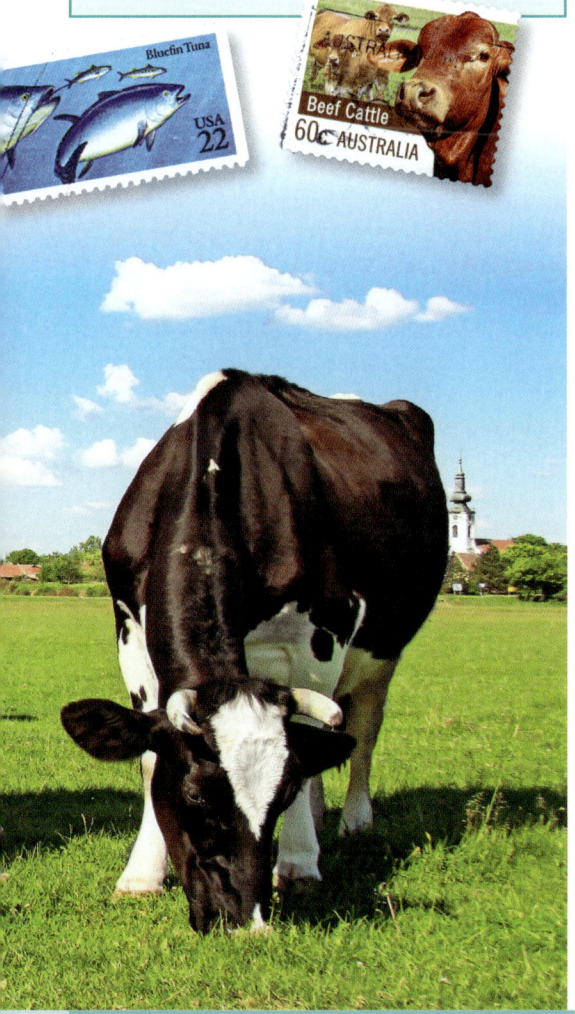

Behandeln Sie sich selbst
mit gesunder Nahrung anstatt mit Pillen.

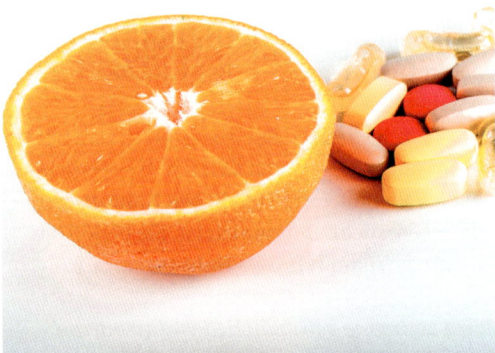

Das Beweismaterial gegen Fleisch nimmt immer mehr zu – so wie früher gegen Zigaretten. Die pflanzenbasierte Ernährung ist nachweislich die bestmögliche Ernährung. Sie maximiert die Gesundheit, verhindert und heilt Krankheiten, könnte den Hunger aus der Welt schaffen und den Planeten bewahren. Zunehmend wird sie als klug, gesund, mitfühlend, wirtschaftlich vernünftig und verantwortungsvoll angesehen.

Wird es nicht Zeit für die Deutschen, den jährlichen Verzehr von 1,1 Milliarden Tieren und das Töten von Millionen Meerestieren für die Ernährung zu beenden?

■ **Getreide und Brot:** Das sind Lebensmittel mit einem hohen Anteil an komplexen Kohlenhydraten: Vollkornbrot, Müsli, Nudeln und Naturreis.

■ **Gemüse und Obst:** Das sind die Lebensmittelgruppen mit einem hohen Gehalt an sekundären Pflanzenstoffen und Antioxidantien, Vitaminen und Mineralstoffen:
Für Vitamin A: Essen Sie dunkelgrünes, oranges und gelbes Gemüse.
Für Vitamin C: Verzehren Sie Äpfel, Zitrusfrüchte, Erdbeeren, Kiwis, Tomaten und Kartoffeln.

■ **Hülsenfrüchte:** Hülsenfrüchte wie Bohnen, Erbsen, Linsen und Sojabohnen enthalten einen hohen Anteil an löslichen Ballaststoffen. Außerdem enthalten sie sehr viel Proteine, sekundäre Pflanzenstoffe, Antioxidantien und die pflanzlichen Hormone, die Phytoöstrogene.

Inzwischen empfehlen fast alle Institutionen,
die sich mit Ernährung befassen, den Verzehr von mindestens
▶ **fünf Portionen Gemüse und Obst pro Tag.**
Um die Heilkraft von Gemüse und Obst zu nutzen, müssen Sie täglich wenigstens fünf Portionen verzehren. Eine aktuelle Empfehlung des Nationalen Krebs-Instituts der USA (US National Cancer Institute) sieht sogar neun Portionen Gemüse und Obst pro Tag vor.

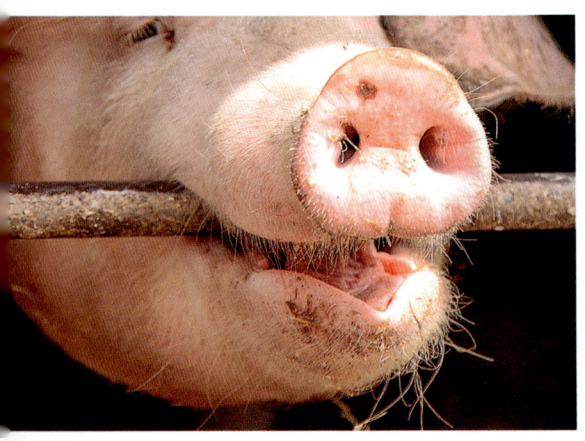

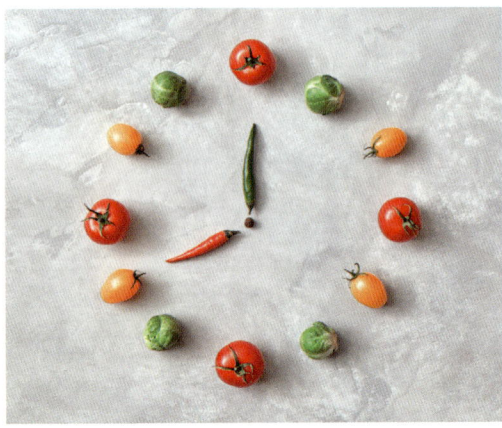

Vegetarier *werden nicht mehr länger als Nahrungsfanatiker und Sonderlinge angesehen. Wissenschaftliche Studien bestätigen, dass die meisten Vegetarier länger und gesünder leben und einen „sanfteren Fußabdruck" auf unserem Planeten Erde hinterlassen.*
Das trifft besonders auf Menschen zu, die weder Fleisch noch Eier noch Milchprodukte essen.
Der Übergang auf eine fleischfreie Ernährung kann ein herausforderndes Abenteuer sein, das zu einem neuen Zustand von guter Gesundheit und Wohlbefinden führt.

Die optimale Ernährung

Bis hierher wurden Sie mehrmals mit der optimalen Ernährung konfrontiert. Hier ein paar Fragen, um zu sehen, wie viel Sie erinnern:

1. *Sind tierische Lebensmittel für eine gesunde Ernährung und für Ihre Gesundheit nötig?*
   - Ja
   - Nein

2. *Wie hoch ist das durchschnittliche Risiko für Herzkrankheiten für einen Mann, der täglich Fleisch, Eier und Milchprodukte isst?*
   - 15 Prozent
   - 30 Prozent
   - 45 Prozent
   - 75 Prozent

3. *Im Durchschnitt sind Vegetarier:*
   - dicker als Fleischesser
   - schlanker als Fleischesser
   - wiegen genauso viel wie Fleischesser.

4. *Woher kommen die meisten Kalorien im Fleisch?*
   - Fett
   - Protein
   - Kohlenhydrate

5. *Wo findet man Cholesterin?*
   - In allen Nahrungsmitteln
   - Erdnussbutter
   - Nur in Tierprodukten
   - In pflanzlicher Kost

6. *Fleischreiche Ernährung steht in Zusammenhang mit*
   - Herzkrankheiten
   - Schlaganfall
   - Krebs
   - allen genannten Krankheiten

Lösung: 1. *Nein* | 2. *30 Prozent* | 3. *Schlanker als Fleischesser* | 4. *Fett* | 5. *Nur in Tierprodukten* | 6. *Alle genannten Krankheiten*

Mittagessen to go

Für vielbeschäftigte Menschen ist das Mittagessen oft eine schwierige Mahlzeit. Sie sind in Versuchung, etwas auf die Schnelle zu essen. Allerdings muss schnell nicht ein Burger von einem Fast-Food-Restaurant bedeuten. Mit etwas Vorausplanung können Sie ein gesundes Mittagessen überall finden und einnehmen.

IHRE AUFGABE:

Fleisch kann Ihre Gesundheit gefährden.
Fangen Sie damit an, Fleisch aus Ihrem Speiseplan zu entfernen, indem Sie sich ein köstliches Mittag- oder Abendessen selbst zubereiten.

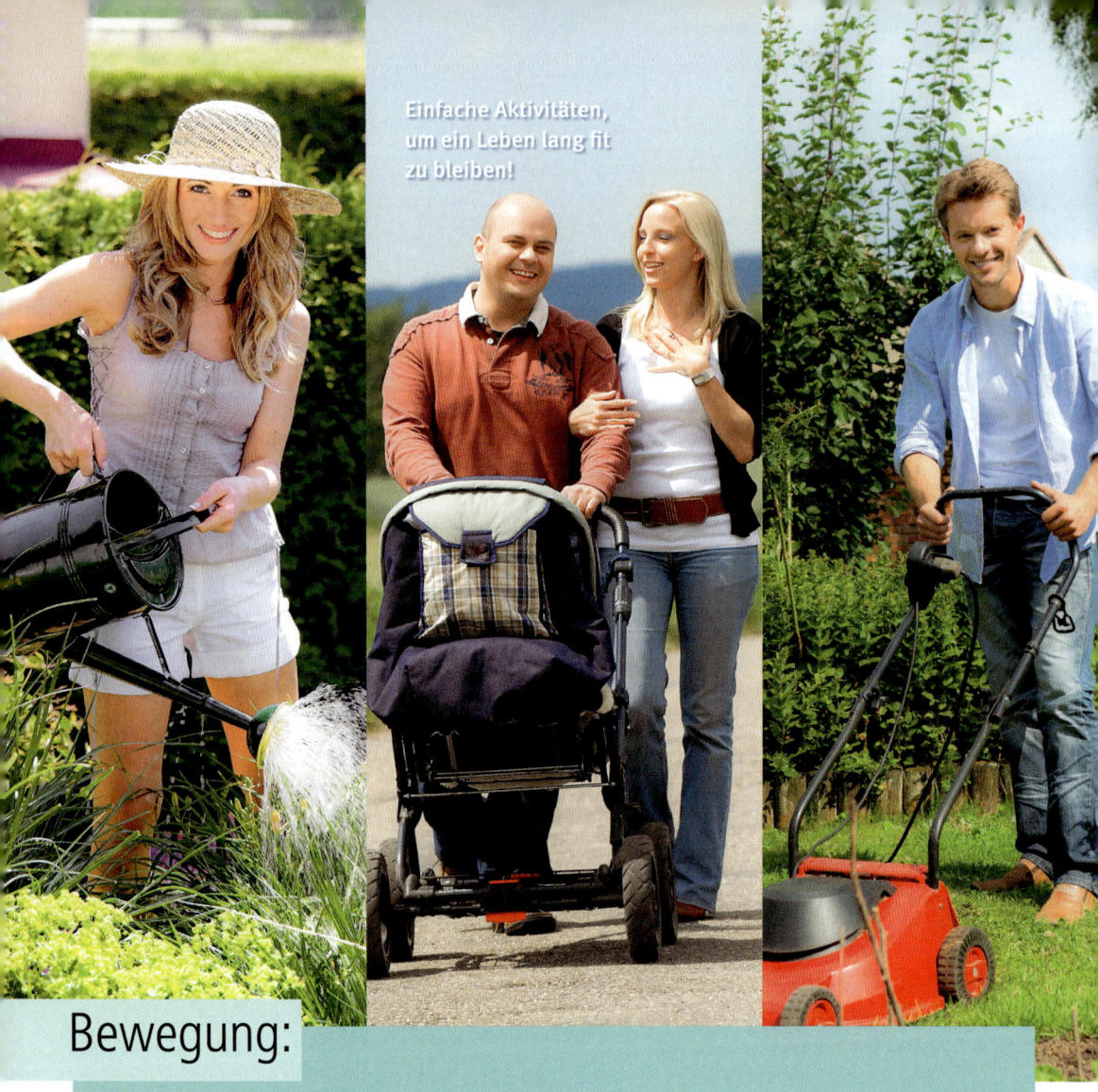

Einfache Aktivitäten, um ein Leben lang fit zu bleiben!

Bewegung:
Der moderne Jungbrunnen

Der sagenhafte Jungbrunnen verlockte in früheren Zeiten Abenteurer zu einer lebenslangen, vergeblichen Suche. Mit der Zeit wurde er ein Symbol für einen unmöglichen Traum. Das war gestern. Heute scheint die Wissenschaft in der Lage zu sein, wenigstens einen Teil dieses Traumes für fast alle von uns erreichbar zu machen.

Was meinen Sie damit?
Zu der Zeit, zu der Forscher nach einem geheimen Brunnen der ewigen Jugend suchten, sind viele Säuglinge und Kinder an Infektionskrankheiten gestorben. Heute sind diese Krankheiten fast vollständig durch bessere sanitäre Einrichtungen und Hygiene sowie durch Antibiotika und Impfstoffe eingedämmt worden. Der Kampf hat sich jetzt auf die chronischen Wohlstandskrankheiten verlagert. Das sind die Krankheiten, die uns unsere Energie rauben, zu vorzeitiger Behinderung führen und uns langsam umbringen.

Die gute Nachricht ist, dass wir durch regelmäßige, intensive körperliche Aktivität eine größere Vitalität, bessere Gesundheit und ein längeres Leben erreichen können.

Meinen Sie körperliche Bewegung? Kann die wirklich all das bewirken?

Schauen Sie sich die Fakten an. Das Sprichwort „Wer rastet, der rostet" trifft nicht nur auf Muskeln und Knochen zu, sondern auch auf Herz, Lunge, Gehirn, Gelenke und auf jeden anderen Teil unseres Körpers. Eine sitzende Lebensweise ist ein direkter Weg zu einem frühen Grab. Inaktivität ist tödlich – wortwörtlich.

> **Ein gesunder Lebensstil kann den Alterungsprozess um bis zu 30 Jahre verzögern.**

Nur schlank und ‚hip' zu sein reicht nicht mehr aus. Um heute schön zu sein, müssen Sie gesund und fit sein, und um gesund und fit zu sein, müssen Sie sich körperlich bewegen. Eine gute genetische Veranlagung hilft manchen Menschen, unglaubliche Risiken zu überleben. Aber nur länger zu leben, ist heute nicht mehr das einzige Ziel.

Neben einer verlängerten Lebensspanne sind die Menschen auch darauf bedacht, Energie, gute Gesundheit, Leistungsfähigkeit und Lebensqualität zu erreichen.

Aber wie kann körperliche Bewegung uns helfen, länger und besser zu leben?

Hier sind einige Begründungen:

▨ Bewegung hilft, uns gut zu fühlen! Das Leben macht mehr Spaß und dem Hochgefühl, das durch körperliche Bewegung ausgelöst wird, folgt kein Tief. Überdies haben sich die Hormone, die das Hochgefühl bewirken, auch als gesundheitsförderlich herausgestellt.

▨ Bewegung stärkt das Herz. Das ist wichtig in einer Gesellschaft, in der jeder Dritte an Herz- und Gefäßkrankheiten stirbt. Durch Bewegung werden der Blutdruck und der Puls gesenkt. Dadurch werden Herz und Gefäße geschont.

▨ Bewegung senkt den LDL-Cholesterinspiegel, erhöht oft das HDL-Cholesterin und senkt dadurch das Herz- und Gefäßrisiko.

▨ Bewegung stärkt die Knochen durch Einlagerung von Calcium und anderen Mineralstoffen.

▨ Bewegung hebt die Stimmung bei Depression. Bewegung an der frischen Luft ist eines der wertvollsten Mittel, um diese häufige und behindernde Erkrankung zu lindern und zu behandeln.

▨ Bewegung verringert Angst und Stress. In unserer gehetzten und unter Druck stehenden Gesellschaft hat sich körperliche Aktivität als ein wirksames Gegenmittel erwiesen.

▨ Bewegung erhöht die gesamte Energie und Effizienz in allen Lebensbereichen.

▨ Bewegung hilft, das Wunschgewicht zu erhalten. Sie bildet Muskeln aus und verbrennt Fett. Moderate Bewegung zügelt den Appetit durch vorübergehende Erhöhung des Blutzuckerspiegels

▨ Bewegung verbessert die Blutzirkulation. Das führt zu klarerem Denken, besserem Schlaf und zur schnelleren Heilung von geschädigtem Gewebe.

Gesundheitsnotiz

Frauen, die sich mindestens vier Stunden pro Woche bewegen, verringern ihr Brustkrebsrisiko um mehr als ein Drittel. Aktive Menschen sind nur halb so gefährdet, Darmkrebs zu bekommen, wie inaktive. Bewegung bringt mehr Freude in unser Leben!

Über welche Art von körperlicher Bewegung reden Sie? Nicht jeder kann joggen oder gar Marathon laufen.

Jeder dieser genannten Vorteile kann durch einfaches, zügiges Gehen erreicht werden. Gehen ist die ideale Bewegung.

Es ist billig. Es ist ungefährlich. Fast jeder kann es. Und es macht Spaß! Sie können Ihre eigene Geschwindigkeit wählen und aufhören, wann Sie wollen. In dem Maße, in dem sich Ihre Fitness verbessert, können Sie allmählich Dauer und Schnelligkeit erhöhen. Weitere gut geeignete Aktivitäten sind Schwimmen, Fahrradfahren, Gartenarbeit, Tanzen und Golf – wenn Sie den Golfwagen stehen lassen. Für kühnere Seelen sind Joggen, Treppensteigen, Klettern, Seilspringen und Skifahren herausfordernde Möglichkeiten. Bei schlechtem Wetter können Sie auch stationäres Radfahren,

Trampolin springen und Rudermaschinen versuchen, oder Sie gehen oder laufen auf der Stelle. Um effektiv zu sein, sollte die aktive (aerobe) Bewegung zügig sein und mindestens 20 Minuten dauern. Die meisten Menschen können dieses Ziel erreichen.

Ein tägliches Pensum von 30 bis 40 Minuten körperlicher Bewegung wird Ihnen den höchsten Nutzen bringen. Wenn Sie Gewicht abnehmen wollen, sollten Sie die Zeit auf eine Stunde erhöhen. Wenn Sie wollen, können Sie diese Stunde auf zwei oder drei Einheiten aufteilen. Für den Diabetiker ist es wichtig, neben den 30 bis 60 Minuten täglichen „Wanderns" sofort nach jeder Mahlzeit mindestens fünf Minuten zügig zu gehen, um den ansteigenden Blutzucker zu senken.

Ist es wahr, dass es notwendig ist, eine bestimmte Pulsfrequenz zu erreichen, damit die Bewegung effektiv ist?
Es gibt Bewegungsprogramme für spezielle Zwecke. Das Konzept des Herzfrequenztrainings ist besonders geeignet, um das Herz zu stärken. Krafttraining und Dehnung hat sich auch als wertvoll erwiesen. Aber bedenken Sie: Auch moderate Aktivität wie zügiges Gehen wird Ihren Fitnessgrad verbessern.
Jeder Schritt macht fit! Empfehlenswert sind

täglich 10.000 Schritte oder insgesamt acht Kilometer.

Aber ich hasse es, mich zu bewegen. Es ist langweilig! Wie kann ich das ändern?
Wir tun alle jeden Tag viele langweilige Dinge: Zähneputzen, Haus putzen, Auto waschen, Rasenmähen, Geschirr abwaschen, zur Arbeit gehen. Aber wir tun diese Dinge, weil wir die Belohnung mögen: schöne Zähne, ein gepflegtes Haus, ein sauberes Auto, ein regelmäßiges Gehalt.
Nach einiger Zeit werden diese Aufgaben Routine, ein akzeptierter Teil unseres täglichen Lebens. Betrachten Sie Bewegung in derselben Weise. Die positiven Effekte sind viel größer als bei einem sauberen Haus, denn sie halten ein ganzes Leben an. Aber sie müssen täglich durchgeführt werden.

> „ Sie sollten jeden Tag Ihren Hund ausführen – auch wenn sie keinen Hund besitzen. "
> – Claus Leitzmann

In der heutigen Welt bedeutet Schweiß Status und Fitness Erfolg. Immer mehr Manager versuchen, eine erstklassige körperliche Kondition zu erreichen.

Hoffnung für ‚Couchpotatoes'

Jede dieser Aktivitäten an mindestens drei Tagen in der Woche – zusätzlich zu den täglichen 30 bis 60 Minuten zügigem Gehen – wird die Gesundheit von Menschen mit sitzender Lebensweise deutlich verbessern.

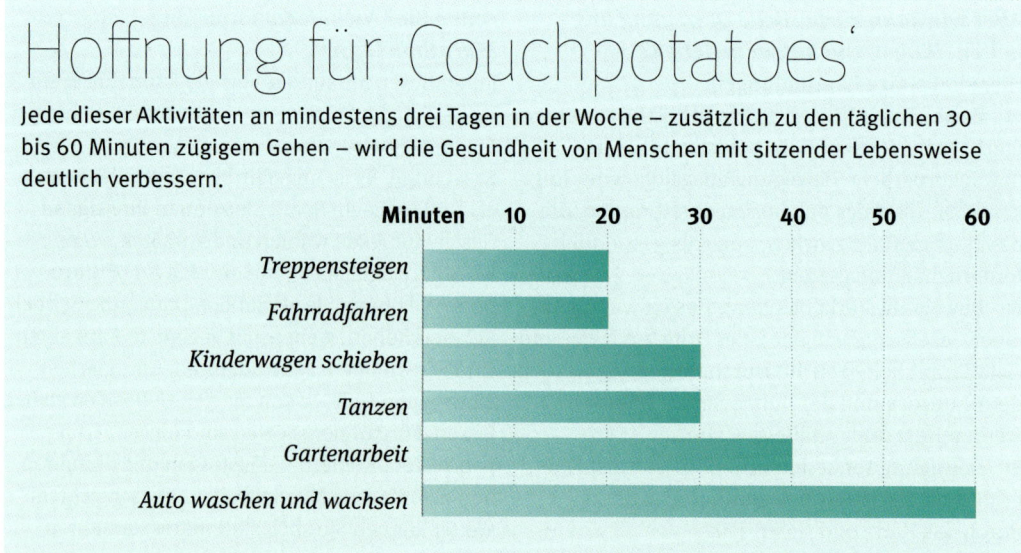

Aktivität	Minuten
Treppensteigen	20
Fahrradfahren	20
Kinderwagen schieben	30
Tanzen	30
Gartenarbeit	40
Auto waschen und wachsen	60

Praktische
Umsetzung

Wer rastet, der rostet

Bewegung verlangsamt den Alterungsprozess. *Sie stärkt das Herz, senkt den Blutdruck, verringert den Stress, erhält die Muskelkraft und hilft, das gewünschte Gewicht zu erreichen. Sie brauchen dafür keine teure Sportausrüstung und Sie müssen auch keinem Fitnessclub beitreten. Zügiges Gehen hat alle diese positiven Auswirkungen und noch viele mehr.*

Das Zehn-Schritte-Bewegungsprogramm

Haben Sie schon mal eine Sportart begonnen und gemerkt, dass Sie nicht dabei bleiben konnten? Wenn ja, dann sollten Sie das einfachste Bewegungssystem der Welt versuchen. Es wird das Zehn-Schritte-Programm genannt. Alles, was Sie machen müssen, ist eine bewusste Entscheidung zu treffen für die ersten zehn Schritte des täglichen Gehtrainings. Das ist alles. Sie gehen nach draußen und machen jeden Tag diese zehn Schritte. Wenn Sie diese Schritte gemacht haben, können Sie sich umdrehen und nach Hause gehen, wenn Sie wollen.
Das System funktioniert, weil es Ihnen erleichtert, diese ersten schwierigen Schritte zu tun. Es setzt Sie in Bewegung. Und wenn Sie wie die meisten Menschen sind, werden Sie, wenn Sie sich einmal in Bewegung gesetzt haben, auch die ganze Strecke zurücklegen.

> *Auch der längste Weg fängt mit dem ersten Schritt an.* (aus China)

Das Zehn-Schritte-Programm sorgt dafür, dass Sie die Gewohnheit, sich zu bewegen, beibehalten, auch wenn Sie Ihre komplette Routine nicht absolvieren können. Sie können krank sein oder verreisen. Dennoch können Sie in fast jeder Situation Ihre zehn Schritte tun. Planen Sie im Voraus!

Es ist sinnvoll, Ihre körperlichen Bewegungseinheiten im Voraus zu planen. Wenn Sie Frühaufsteher sind, versuchen Sie sich vor dem Frühstück zu bewegen. Wenn Ihr Morgen zu gedrängt ist, machen Sie Ihren Gang während Ihrer Mittagspause oder am Abend. Das Wichtigste ist, dass Sie eine für Sie geeignete Zeit finden.

Bewegung zusammen mit anderen macht noch mehr Spaß
Viele Personen beschweren sich, dass Bewegung langweilig ist. Um Ihre Bewegungseinheiten zu beleben, beziehen Sie Freunde und Familienmitglieder in Ihre Bewegungsaktivitäten ein. Wenn sie nicht mitkommen wollen, nehmen Sie Ihren Hund mit. Bewegung kann Freude machen, wenn Sie eine Einstellung von Spaß und Kreativität mitbringen.

Ein neues Konzept für Fitnessempfehlungen:

- Aerobe Bewegung 30 Minuten dreimal die Woche
- im Wechsel mit 30 Minuten Kraft- und Dehnübungen dreimal die Woche.

IHRE AUFGABE:
Planen Sie Ihre Bewegungseinheiten im Voraus und benutzen Sie das Zehn-Schritte-Programm, um sich in Bewegung zu setzen. Regelmäßige Bewegung ist genauso wichtig wie frische Luft, Wasser und vollwertige Lebensmittel.
Verbringen Sie keinen Tag mehr ohne Bewegung.

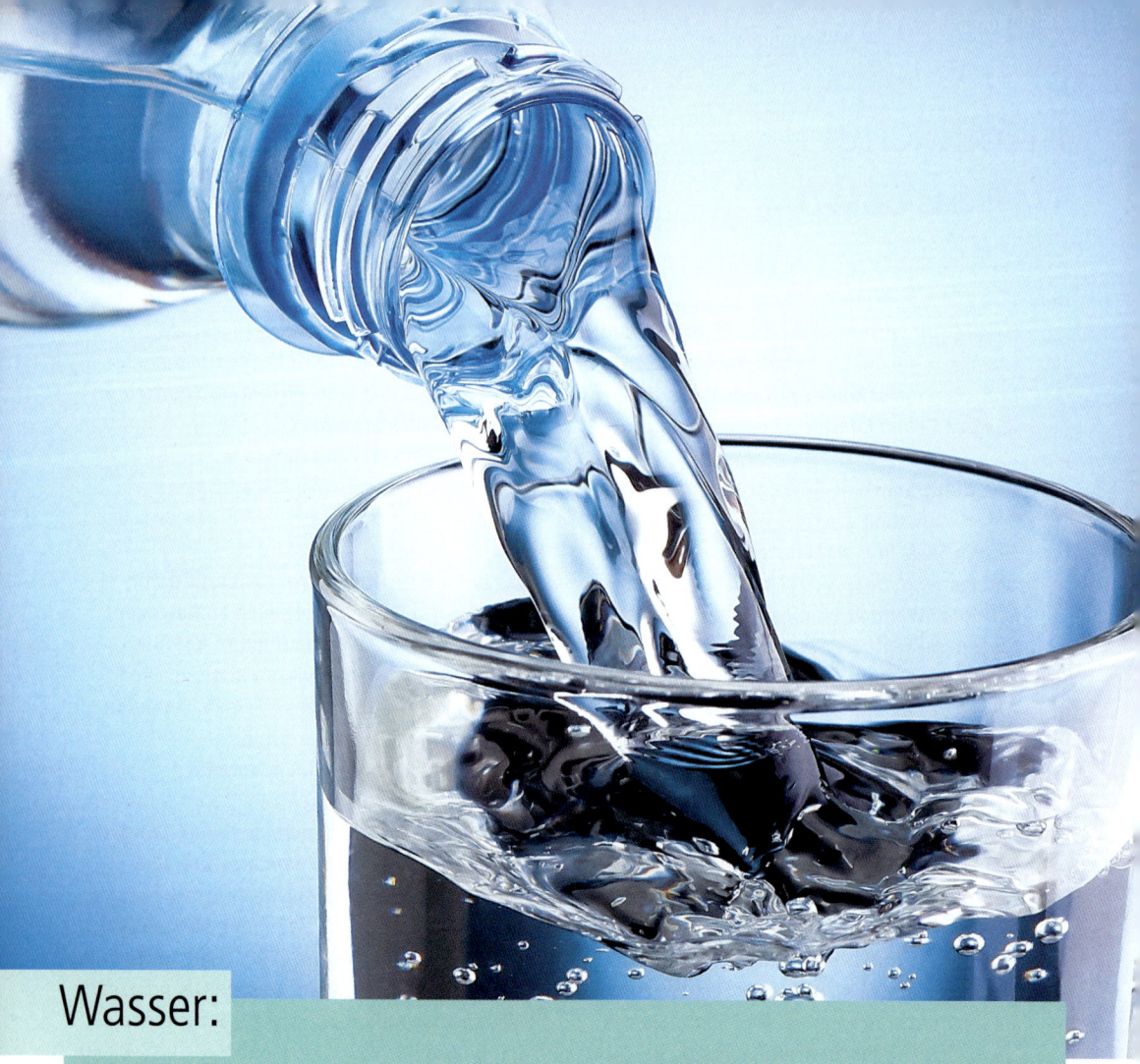

Wasser:

Das kalorienfreie Wunder

Wenn Sie Ihren Körper zwingen, mit einer geringen Menge Flüssigkeit auszukommen, ist das so, als ob Sie Ihr Geschirr mit einer Tasse Wasser abwaschen wollten. Wenn Sie nicht genug Wasser trinken, muss der Körper die Abfallprodukte in sehr viel konzentrierterer Form ausscheiden. Dadurch entsteht Körpergeruch, schlechter Atem und ein unangenehm riechender Urin.

Trinken denn nicht die meisten Menschen so viel Wasser, wie sie brauchen?

Es wird behauptet, dass die Franzosen kein Wasser, sondern nur Wein trinken. Wir lächeln darüber, aber das ist in Deutschland zur Realität geworden. Unsere Kinder werden in Softdrinks ertränkt – Limonade ist ihr Hauptgetränk geworden. Der durchschnittliche Teenager stürzt zwei bis drei Gläser am Tag herunter, einige sogar mehr. Viele Erwachsene trinken mehr Bier als Wasser. Außerdem werden viel Tee, Kaffee und andere Getränke konsumiert. Wie viele Glas Wasser trinkt der durchschnittliche Deutsche heute? Die Wahrheit für viele lautet – vielleicht eins.

Spielt es eine Rolle, welches Getränk ich trinke? Sie enthalten doch alle Wasser, nicht wahr?

Der Körper gesunder Erwachsener besteht zu etwa 60 Prozent aus Wasser und unsere Nieren verarbeiten mehr als 180 Liter im Laufe eines Tages. Ohne Wasser wären wir total runzelig. Aber warum ist diese farblose, geschmacklose, kalorien- und salzfreie Substanz so lebenswichtig? Die Antwort liegt in der Arbeitsweise unseres Körpers.

Wasser ist für den Körper, was das Öl für den Motor ist. Es ist das magische Schmiermittel, das dafür sorgt, dass alles funktioniert. Wasser ist genau das, was der Körper braucht, um alle Lebensprozesse problemlos ablaufen zu lassen. Andere Getränke als Wasser bringen spezielle Probleme mit sich. Viele enthalten Kalorien, die wie Nahrungsmittel verdaut werden müssen. Diese Kalorien sind für Fettansammlungen, Blutzuckerschwankungen und verlangsamte Verdauung verantwortlich. Viele Getränke erhöhen die Säureproduktion des Magens.

> **Wasser ist das perfekte Getränk und ein wahres Lebenselixier.**

Außerdem enthalten einige dieser beliebten Getränke Phosphorsäure, welche die Calciumvorräte des Körpers angreifen und damit zu brüchigen Knochen führen kann. Zucker in Getränken erfordert zusätzliches Wasser für die Verstoffwechselung.

Neuere Studien haben gezeigt, dass Koffein und Alkohol zu Wasserverlusten des Körpers führen, weil sie wie Wassertabletten wirken. Das kann zu Müdigkeit, trockener Haut, Verdauungsstörungen und Kopfschmerzen führen. Die Lösung? Sorgen Sie dafür, dass Sie für jedes alkoholische Getränk, für jede Tasse Kaffee, für jede Cola ein zusätzliches Glas Wasser trinken.

Lösen die nicht zuckerhaltigen Lightgetränke diese Probleme?

Lightgetränke enthalten zwar keinen Zucker, aber sie sind in anderer Hinsicht bedenklich. Fast alle Getränke, ob sie gezuckert sind oder nicht, enthalten Chemikalien, um sie farblich und geschmacklich zu verbessern oder haltbarer zu machen. Einige dieser Zusätze können empfindliche Magenschleimhäute reizen, andere müssen von der Leber und den Nieren entgiftet und ausgeschieden werden.

Wenn Sie Wasser trinken, entfallen all diese Probleme. Wasser enthält keine zusätzlichen Kalorien, die Ihre Verdauung verlangsamen oder ungewolltes Fett produzieren. Es enthält keine Substanzen, die die empfindliche Schleimhaut des Magen-Darm-Kanales irritieren, weniger Chemikalien, die die fein abgestimmte Körpermaschinerie beeinträchtigen, und kein Koffein. Es ist überall verfügbar und es ist billig.

> **Unser Körper** besteht zu etwa 60 Prozent aus Wasser und unsere Nieren filtern etwa 1.700 Liter Blut am Tag und produzieren täglich 170 Liter Primärharn, der auf 1,5 Liter Urin konzentriert wird.

Wie viel Wasser sollte ich trinken?

Trinken Sie so viel, dass der Urin hell bleibt. Der Körper verliert am Tag ungefähr 2,5 bis drei Liter Wasser über die Haut, die Lungen, den Urin und den Stuhl.

Die feste Nahrung enthält 0,5 bis 1,0 Liter Wasser, sodass die tägliche Trinkmenge zwei Liter Wasser oder etwa acht Gläser (je 225 ml) betragen sollte. Gewöhnen Sie sich an, reichlich Wasser zu trinken. Trinken Sie Wasser nach dem Aufstehen, am Vormittag und am Nachmittag. Ein Glas Wasser ist wie eine innere Dusche. Es spült den Magen durch und bereitet ihn auf seine Aufgaben vor. Beginnen Sie den Tag richtig.

Wenn Sie möchten, geben Sie dem früh-morgendlichen Glas Wasser etwas Geschmack, indem Sie einen Spritzer Zitrone hinzufügen. Trinken Sie auch während der Pausen am Vormittag und am Nachmittag ein Glas Wasser und erhöhen dadurch das Wohlbefinden Ihres Körpers.

Und wenn Sie durch Snacks in Versuchung geführt werden? Trinken Sie stattdessen ein Glas Wasser. Es wirkt Wunder. Wasser ist das perfekte Getränk und ein wahres Lebenselixier. Wenn Sie das nächste Mal gefragt werden: „Was möchten Sie trinken?", können Sie sagen: „Ja, ein Glas Wasser wäre das Richtige. Ja, es ist das Beste."

Wasser aus der Flasche oder aus dem Hahn?

Nach all den Berichten über Belastung durch Schwermetalle, Radioaktivität, Düngemittel, Pestizide, Herbizide, Medikamentenrückstände und auslaufende Treibstoffe haben viele Menschen Bedenken, das Wasser direkt aus dem Hahn zu trinken.

Koffeingehalt von Getränken

Kaffee	*Tasse 150 ml*	120 mg Koffein
Eistee	*Tasse 150 ml*	70 mg Koffein
Kakao	*Tasse 150 ml*	6 mg Koffein
Coca Cola/Pepsi	*330 ml*	33 mg Koffein
Red Bull	*330 ml*	100 mg Koffein

Würden Sie nicht sagen, dass da etwas Wahres dran ist?

Viele Menschen in Deutschland denken so. Im Jahr 2015 tranken die Bundesbürger im Schnitt 147 Liter Mineralwasser, 1970 waren es noch 12,5 Liter. Aber bekommen sie dafür einen Gegenwert?
Die staatlichen Kontrollen sind für Leitungswasser strenger als für Mineralwasser. Da die städtischen Wasserwerke das Wasser täglich überprüfen, ist das Wasser, das aus Ihrem Wasserhahn kommt, wahrscheinlich sicherer als Mineralwasser. Und es ist unvergleichlich billiger.

Was kann ich tun, wenn mein Leitungswasser mir nicht sicher vorkommt?

Eine Möglichkeit besteht darin, sich durch eine eigene Filteranlage zu schützen.
Ein guter Kohlefilter entfernt die meisten Verunreinigungen und verbessert den Geschmack Ihres Wassers.

Aber abgefülltes Wasser schmeckt einfach besser, richtig?

Manchmal stimmt das, aber nicht immer. Wenn Sie bereit sind, dafür zu zahlen, gibt es viele Alternativen.
Paradoxerweise sind die meisten einem höheren Gesundheitsrisiko eher durch eine zu geringe Trinkmenge als durch mögliche Verunreinigungen ausgesetzt.

Einige Alternativen zu Leitungswasser

- **Natürliches Mineralwasser** hat seinen Ursprung in einem unterirdischen, vor Verunreinigungen geschützten Wasservorkommen. Es wird direkt an der Quelle abgefüllt. Es enthält gelöste Mineralstoffe – manchmal natürlichen Ursprungs, manchmal als Zusatz.
- **Heilwasser** stammt auch aus unterirdischen Quellen und muss direkt am Quellort abgefüllt werden. Wegen seines besonderen Gehaltes an besonderen Mineralstoffen soll es eine heilende Wirkung auf den Organismus ausüben.
- **Quellwasser** kommt ebenfalls aus unterirdischen Vorkommen. Es wird aber keine ursprüngliche Reinheit verlangt.
- **Tafelwasser** wird aus verschiedenen Wasserarten gemischt. Es dürfen Zusätze hinzugefügt werden, die auf dem Etikett genannt werden müssen.
- **Destilliertes Wasser** ist am reinsten: Es ist frei von jeglichen Mineralstoffen durch Destillation oder Osmose. Es schmeckt relativ fade. Die Härte des Wassers hängt vom Gehalt an Mineralstoffen ab, sie geben jedem Wasser seinen typischen Geschmack.

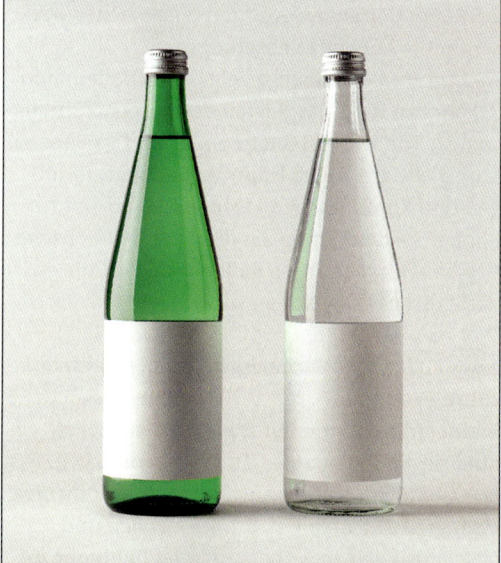

Praktische Umsetzung

Wasser ist das perfekte Getränk

Heutzutage *werden in Deutschland mehr Softdrinks und alkoholische Getränke getrunken als Wasser. Dieser problematische Ersatz zwingt den Körper, sich mit zusätzlichen Kalorien und Chemikalien auseinanderzusetzen. Der Körper benötigt Wasser, um richtig zu funktionieren. Wenn Sie eine Erfrischung brauchen, trinken Sie das Richtige: Wasser.*

Die meisten Menschen sollten mehr trinken

Wasser ist wirklich das gesündeste Getränk. Ohne Wasser können wir nur wenige Tage leben. Zwar bekommen wir alle genug Wasser, um uns am Leben zu erhalten, aber für eine optimale Funktion unseres Körpers trinken die meisten nicht genug.

Wir nippen genug Wasser, um zu überleben, aber wir blühen erst auf, wenn wir mehr Wasser trinken. Zu wenig Wasser bedeutet unnötigen Stress für das Entgiftungssystem und andere Körperfunktionen.

Fangen Sie früh an

Um sicher zu gehen, dass Sie Ihre tägliche Trinkmenge erreichen, können Sie gleich morgens nach dem Aufwachen zwei Gläser Wasser trinken, bevor Sie von Ihren täglichen Aufgaben in Anspruch genommen werden. Damit brauchen Sie nur noch sechs weitere Gläser während des restlichen Tages zu trinken. Und das kann jeder schaffen. Wenn Sie warten, bis Sie durstig sind, werden Sie wahrscheinlich nicht genug trinken.

Angst vor Schadstoffen?

Meistens sind die Gesundheitsrisiken, wenn wir nicht genug Wasser trinken, größer als die Risiken durch mögliche Schadstoffe im Leitungswasser. Wenn Sie in Sorge sind, fragen Sie Ihr Wasserwerk oder bauen Sie einen guten Kohlefilter ein. Durch den Filter wird Ihr Wasser gereinigt und der Geschmack verbessert.

Treffen Sie die richtigen Entscheidungen

Was macht mehr Sinn, Gemüse und Obst zu essen, die für eine gute Gesundheit benötigt werden, oder sie zu vermeiden, weil sie eventuell Rückstände von Pestiziden enthalten könnten?

Und was ist vernünftiger, acht Gläser Wasser zu trinken, die Ihr Körper für die Entgiftung benötigt, oder Leitungswasser zu vermeiden aus Furcht, dass es etwas Gefährliches enthalten könnte? Tun Sie sich etwas Gutes: Genießen Sie die Superflüssigkeit der Natur ab sofort!

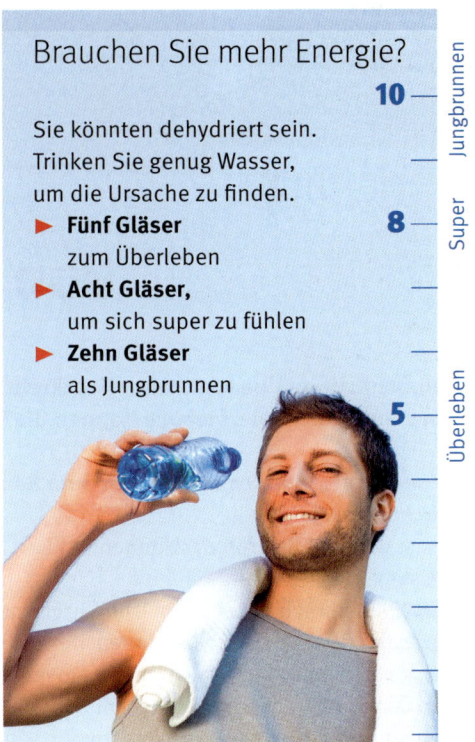

Brauchen Sie mehr Energie?

Sie könnten dehydriert sein. Trinken Sie genug Wasser, um die Ursache zu finden.

- ▶ **Fünf Gläser** zum Überleben
- ▶ **Acht Gläser,** um sich super zu fühlen
- ▶ **Zehn Gläser** als Jungbrunnen

10 — Jungbrunnen

8 — Super

5 — Überleben

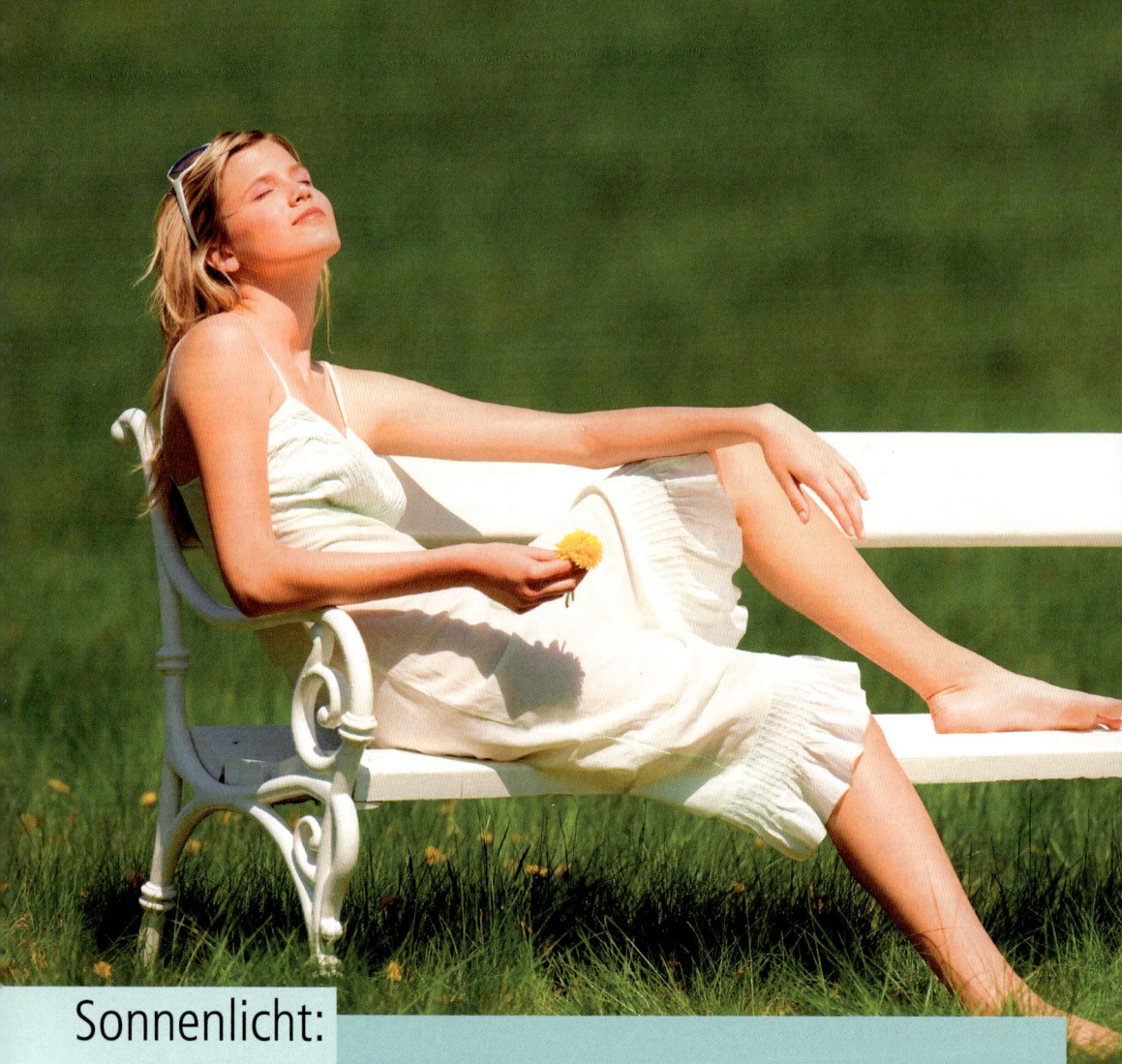

Von der Sonne geküsst

Sonnenlicht im Übermaß kann Hautkrebs, vorzeitige Faltenbildung und Hautalterung verursachen. Wohldosiert jedoch können die Sonnenstrahlen gut für Ihre Gesundheit sein.

Was bedeutet „wohldosiert"? Kann man Sonnenlicht messen?

Ja. Es ist wichtig, die Kraft des Sonnenlichtes zu verstehen. Die meisten werden beobachtet haben, wie schwach selbst die hellste Glühbirne im Tageslicht erscheint. Die Lichtintensität wird in Lux gemessen. So kann das Licht an einem hellen Sonnentag 3.000 Lux erreichen.
In hell erleuchteten geschlossenen Räumen werden dagegen nur 400 Lux erreicht, weniger als 15 Prozent der Helligkeit des Tageslichtes.
In vergangenen Jahren wurde entdeckt, dass Melatonin, ein körpereigenes Hormon, den Schlaf fördert. Der Melatoninspiegel erreicht im Kindesalter einen Gipfel und fällt dann langsam und stetig während des Erwachsenenlebens ab. Das kann erklären, warum Kinder so viel besser schlafen als ältere Menschen.

Der Körper reguliert die Melatoninproduktion sorgfältig. Dabei spielt der Tag-Nacht-Rhythmus eine entscheidende Rolle. Eine optimale Melatoninproduktion findet nur nachts in einer dunklen Umgebung statt. Die Zirbeldrüse, die im Zentrum des Gehirns lokalisiert ist, ist die innere Uhr, die diese Vorgänge zur richtigen Zeit ablaufen lässt. Melatonin wird nicht im Körper gespeichert. Wir benötigen jeden Abend eine ausreichende Menge, um gut zu schlafen. Studien zeigen, dass die Melatoninproduktion verstärkt wird, wenn wir uns täglich dem natürlichen Sonnenlicht aussetzen. Künstliches Licht ist da ein genauso schlechter Ersatz wie Melatoninpräparate.

Hat Sonnenlicht neben der Verbesserung des Schlafes noch weitere Vorteile?

Sonnenlicht vernichtet wirksam Krankheitserreger. Deshalb ist es wichtig, Decken, Bettzeug und andere Sachen, die nicht regelmäßig gewaschen und in einem Trockner getrocknet werden, der Sonne und der Luft auszusetzen. Aus diesem Grund sollten Sie Ihr Bettzeug regelmäßig im Freien auslüften und von der Sonne bestrahlen lassen. Wohldosierter Sonnenschein gibt der Haut einen gesunden Schimmer und macht sie weich und geschmeidig. Eine leicht gebräunte Haut ist gegenüber Infektionen und Sonnenbrand widerstandsfähiger als ungebräunte Haut.

Außerdem hebt Sonnenlicht die Stimmung der meisten Menschen und lässt ein Gefühl von Wohlbefinden entstehen. Aber bleiben Sie nicht zu lange in der Sonne, damit Sie keinen Sonnenbrand bekommen.

In Kombination mit körperlicher Bewegung ist Sonnenlicht ein wichtiges Heilmittel, um akute und chronische Depressionen zu behandeln. Wenn Sie während kalter Winter und trüber Monate deprimiert sind, sollten Sie versuchen, jeden möglichen Sonnenstrahl einzufangen. Zudem ist der Körper in der Lage, durch Sonneneinstrahlung in der Haut Vitamin D zu bilden. Es wird deshalb auch das Sonnenschein-Vitamin genannt. Nur 15 Minuten Sonneneinstrahlung auf Gesicht und Arme sorgen für einen Vorrat von 20.000 Internationalen Einheiten (I.E.) Vitamin D.

Das ist viel mehr als die von der Deutschen Gesellschaft für Ernährung empfohlenen täglichen 800 I.E. Vitamin D3. Vitamin D sorgt dafür, dass Calcium aus dem Darm aufgenommen wird, um gesunde Knochen zu bilden.

Es verhindert in Kindheit und Erwachsenenalter Rachitis und beugt Osteoporose vor.

Sonnenlicht sorgt außerdem dafür,
–   dass das Immunsystem gestärkt wird.
–   dass der Schmerz infolge geschwollener und entzündeter Gelenke gelindert wird.
–   dass bestimmte Symptome des prämenstruellen Syndroms gemildert werden.
–   dass der Cholesterinspiegel gesenkt wird.

Seit tausenden von Jahren ist das Sonnenlicht als Mittler des Lebens bekannt. Aber wir wissen heute, dass Sonnenlicht heilsam oder zerstörerisch sein kann. Es kann der Kuss des Lebens oder der Kuss des Todes sein: je nachdem, wie stark wir uns dem Licht aussetzen.

Hat das Sonnenlicht auch eine dunkle Seite?

Sonnenlicht ist ein Hauptrisikofaktor für Hautkrebs, besonders bei hellhäutigen Menschen. Zu viel Sonnenlicht kann für sie besonders schädlich sein. Sie sollten auch wissen, dass ein Sonnenbrand für jeden extrem schädlich ist. Jeder Sonnenbrand zerstört gesundes, lebendes Gewebe. Wiederholter Sonnenbrand verursacht unwiderrufliche Schäden und kann Hautkrebs auslösen. Und wenn all dies nicht schon schlimm genug wäre, zerstört wiederholter Sonnenbrand und sogar wiederholte tiefe Bräunung allmählich die Elastizität und die Talgdrüsen der Haut und fördert dadurch Faltenbildung und vorzeitige Hautalterung. Einige Studien legen nahe, dass eine fettreiche Ernährung verbunden mit übermäßiger Sonneneinstrahlung Hautkrebs fördern kann.

Gibt es ein paar Richtlinien für einen sicheren, gesunden Umgang mit Sonnenlicht?

Leichte Bräunung hat eine Schutzwirkung, als ob Sie Ihrer Haut eine Sonnenbrille aufsetzen würden. Aber Sie sollten Ihre Empfindlichkeit gegenüber Sonnenlicht kennen. Hellhäutige und rothaarige Menschen sollten mit fünfminütigen Sonnenbädern am Tag anfangen, dunklere Hauttypen mit zehn bis 15 Minuten. Bis zu 30 Minuten Sonnenschein pro Tag ist für die meisten Menschen ein realistisches Ziel. Dabei sollten Sie so viel Haut wie möglich der Sonne aussetzen.

> ### Die Erde lebt von Sonnenenergie.
> *98 Prozent ihrer Wärme erhält sie durch die Sonne (der Rest stammt aus Erdwärme). Die Sonne lässt Regenwolken entstehen, treibt die Winde an und ermöglicht die Photosynthese der Pflanzen, die alle anderen Lebewesen ernähren.*

– Vermeiden Sie Sonnenbrand um jeden Preis! Am Malignen Melanom, der tödlichsten Form des Hautkrebses, sterben in Deutschland jedes Jahr 2.000 Menschen. An Plattenepithel-Carcinom sterben jährlich 1.000. Sonnenbrand erhöht das Risiko für beide Krebsarten. Eine israelische Studie ergab, dass orthodoxe Juden, die ganzjährig Mäntel und Hüte bzw. Tücher tragen, weniger anfällig für Melanome waren als Israelis, die regelmäßig ihre Haut der Sonne aussetzen.

– Tragen Sie schützende Kleidung. Setzen Sie eine Sonnenbrille auf und benutzen Sie einen Sonnenschirm, falls nötig. Im Schnee, am Wasser und an bewölkten Tagen sollten Sie besonders vorsichtig sein.

– Wenn Sie einen Ausflug oder Urlaub vor sich haben, sollten Sie Ihre Haut vorbereiten, indem Sie in den Tagen zuvor langsam die Sonnenexposition steigern bis zu dem Punkt, an dem Ihre Haut sich leicht rosa färbt.

Sonnenlicht hebt die Stimmung der meisten Menschen und lässt ein Gefühl des Wohlbefindens entstehen. Kombiniert mit körperlicher Bewegung ist Sonnenschein ein wichtiges Heilmittel für akute und chronische Depressionen.

Die NASA setzt ihre Astronauten hellem Licht aus, um ihren Biorhythmus nach Einsätzen in Raumfähren (und Flugzeugen) wiederherzustellen.

– Fünfzehn Minuten Sonnenlicht am Tag auf Gesicht und Hände genügen, um mehr Vitamin D zu bilden, als Sie täglich benötigen.

– Lassen Sie jeden Morgen die Sonne in Ihr Haus oder Ihre Wohnung. Das fördert Ihre Gesundheit und hebt Ihre Stimmung.

– Denken Sie daran, dass künstliches Licht nur ein sehr unzureichender Ersatz für echtes Sonnenlicht ist. Wenn möglich, sollten Sie sich jeden Tag die Zeit nehmen, um etwas Tageslicht zu tanken.

> ### Wussten Sie ...?
> ▪ Eine Extrastunde Sonnenlicht am Tag kann Ihre Lebensgeister wecken und Ihre Energie, Ihren Schlaf, Ihre Fruchtbarkeit und das prämenstruelle Syndrom positiv beeinflussen.
> ▪ Saisonale Unterschiede der Tageshelligkeit können eine tiefgreifende Auswirkung auf die seelische Gesundheit haben. Das wird besonders deutlich bei Menschen, die an einer saisonalen Depression leiden, die erfolgreich mit Licht therapiert wird.
> ▪ Menschen, die mehr Sonnenlicht bekommen, haben ein geringeres Risiko für Brust-, Darm- und Prostatakrebs.

Öffnen Sie Ihre Fenster und lassen Sie den Sonnenschein herein. Er tötet Keime, hebt Ihre Stimmung und stärkt Ihre Gesundheit.

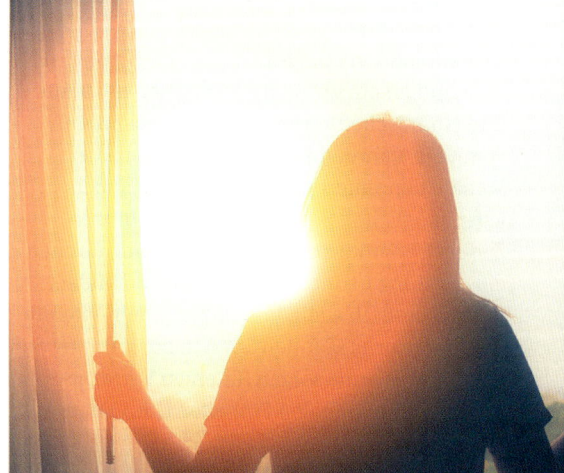

Praktische Umsetzung

Die Sonne lacht

Sonnenschein kann gut für uns sein. *Er tötet Keime ab, hebt die Stimmung und ermöglicht dem Körper, Vitamin D zu bilden. Während wohldosiertes Sonnenlicht gut ist, kann ein Zuviel die Elastizität der Haut zerstören und das Risiko für Hautkrebs erhöhen. Freuen Sie sich am Sonnenlicht und an Bewegung im Freien, aber schützen Sie sich vor einem Übermaß an Sonne.*

Freund oder Feind?

Im Laufe der letzten Jahre haben Berichte über die Wirkung von Sonnenlicht und die Gefahren von Hautkrebs viele Menschen in den Schatten flüchten lassen. Das ist nicht ganz falsch. Sicherlich ist Vorsicht angebracht, um einen Sonnenbrand zu vermeiden. Aber wenn Sie die Sonne ganz und gar meiden, nehmen Sie sich eines der größten Heilmittel der Natur. Es ist gut, wenigstens einige Minuten jeden Tag in der Sonne zu verbringen. Studien haben gezeigt, dass fehlende Sonnenexposition bei manchen Menschen Depressionen verursachen kann.

Wenn Sie Gesicht und Arme nur für 15 Minuten der Sonne aussetzen, wird in der Haut mehr als die täglich empfohlene Menge Vitamin D gebildet.

Gleichzeitig wirkt die Sonne als Desinfektionsmittel, indem sie Bakterien auf Haut und Kleidung abtötet.

Während des Sommers

- [ ] *Brutzeln Sie in der Sonne und holen sich einen Sonnenbrand?*
- [ ] *Versuchen Sie eine tiefe, dunkle Bräunung zu erreichen?*
- [ ] *Werden Sie leicht braun?*
- [ ] *Versuchen Sie, die Sonne komplett zu vermeiden?*

Wenn Sie in der Sonne brutzeln, sich einen Sonnenbrand holen oder eine tiefe Bräunung erreichen wollen, müssen Sie aufpassen. Sie setzen sich dem Risiko für Hautkrebs aus und schädigen die Elastizität Ihrer Haut.

Eine leicht gebräunte Haut hingegen bietet Schutz vor Sonnenbrand und Infektionen. Gehen Sie nach draußen an die frische Luft. Tanken Sie jeden Tag etwas Sonnenschein. Nur übertreiben Sie es nicht.

Fragen Sie sich selbst

Wie oft verbringe ich Zeit in der Sonne?
- [ ] *jeden Tag, wenn es das Wetter erlaubt*
- [ ] *die meisten Tage*
- [ ] *einige Male in der Woche*
- [ ] *selten*

Vorschläge zum Umgang mit der Sonne

1 **Schlafen Sie nicht** *in der Sonne ein. Das ist ein Rezept für einen schweren Sonnenbrand.*

2 **Schützen Sie sich** *mit Sonnenbrille und Sonnencreme, Lichtschutzfaktor 10, damit die Haut noch Vitamin D bilden kann. Wenn Sie im Freien arbeiten, sollten Sie Ihr Gesicht mit einem Hut abschirmen.*

3 **Seien Sie** *am Wasser und im Schnee besonders vorsichtig. Die Reflektion von diesen Oberflächen kann die Strahlenexposition deutlich erhöhen und schnell einen Sonnenbrand verursachen.*

4 **Denken Sie daran,** *nach dem Baden erneut Sonnencreme aufzutragen. Noch besser ist ein wasserfester Sonnenschutz.*

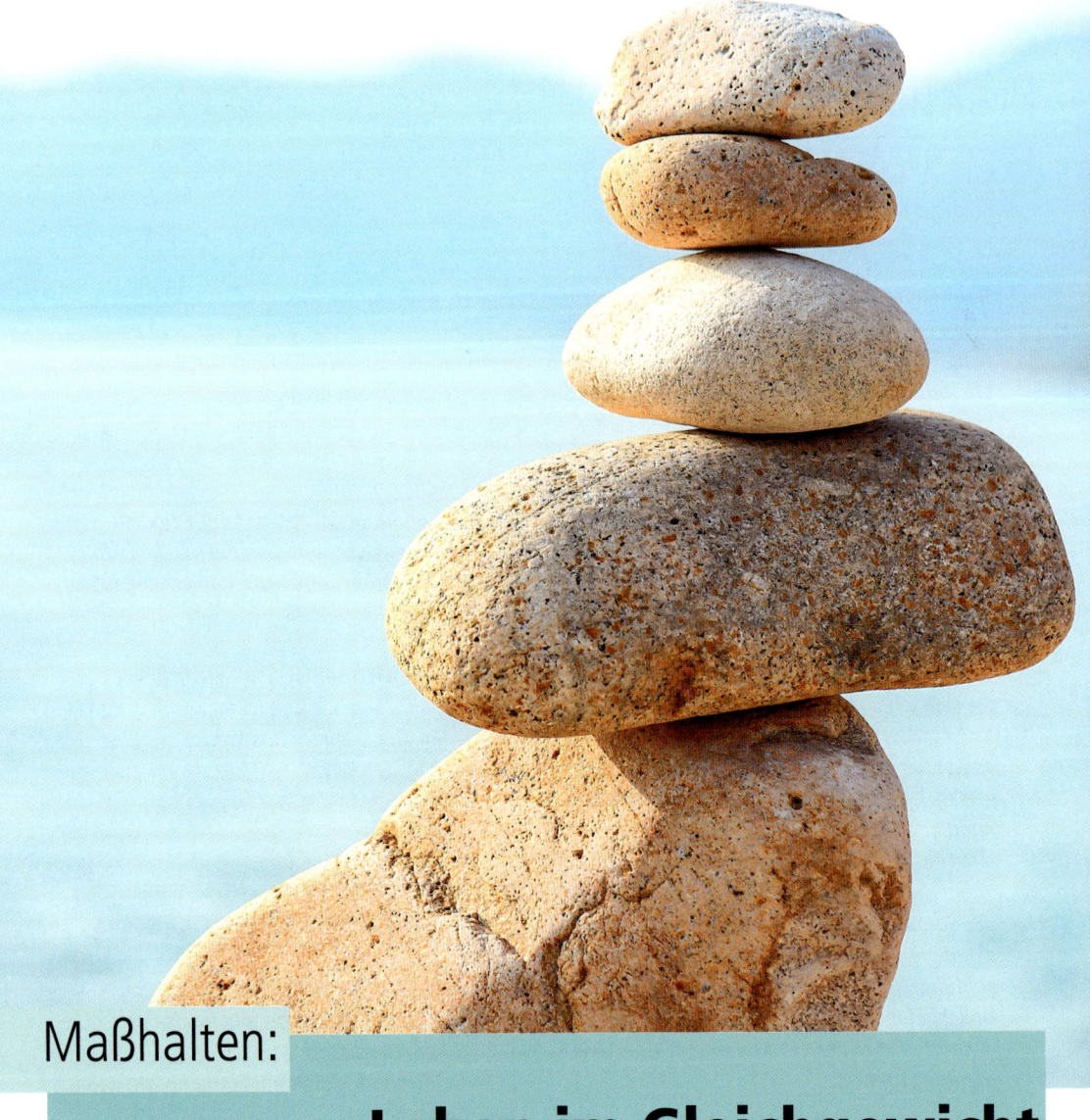

Leben im Gleichgewicht

Das machte Schlagzeilen: Karotten können Krebs im Bereich von Kopf und Hals verhindern. Wissenschaftliche Studien legten nahe, dass der Verzehr von täglich fünf bis sechs dieser knackigen Wurzeln die Rückbildung von Leukoplakien förderte – einer Krebsvorstufe im Mund- und Rachenraum.

Meine Bekannte Karin hat sich daraufhin gleich einen Entsafter gekauft. „Wie viel Saft erhältst du aus fünf Karotten?", fragte ich sie eines Tages. Ihre Augen blitzten. „Oh, damit halte ich mich nicht auf. Mit dieser Maschine kann ich jeden Tag fünf bis sechs Pfund Karotten trinken!"

War das eine gute Idee?
Es ist wahr, dass Gemüse ein wichtiger Bestandteil einer gesunden Ernährung ist. Es ist auch wahr, dass Gemüse zunehmend als Mittel der Vorbeugung von Krankheiten anerkannt wird.

Aber fünf Pfund von einer Gemüseart jeden Tag?

Karins Körper rebellierte schließlich. Ihre Haut nahm eine krankhafte gelbliche Farbe an. Aus Angst vor Hepatitis eilte sie zu ihrem Arzt. Er erklärte ihr, dass Karotten den orangegelben Farbstoff Betacarotin enthalten. Der Körper ist in der Lage, vernünftige Mengen dieser Substanz zu verarbeiten, aber übergroße Mengen werden in der Leber, der Haut und den Schleimhäuten abgelagert und geben ihnen die Farbe von Karotten.

Hat sie aus diesen Erfahrungen gelernt?

Für den Moment ja. Aber wir Menschen sind schon seltsame Wesen.

Als Sensation dargestellte Entdeckungen und schnelle Lösungen für komplexe Gesundheitsprobleme erscheinen fast unwiderstehlich. Vor dem Karottenhype wurde Karin von dem Hype über Haferkleie erfasst. Nach Monaten mit Brei und Muffins war sie reif für einen Wechsel.

Schützen uns Karotten wirklich vor Krebs?

Karotten und anderes gelbes Gemüse und Obst sind reich an Betacarotin, die Substanz, die Karins Hautfarbe zu verändern begann. Betacarotin, das unser Körper in Vitamin A umwandelt, scheint das Risiko für bestimmte Krebsarten zu senken.

Vitamine lassen sich in zwei große Gruppen einteilen: in wasserlösliche und in fettlösliche. Wasserlösliche Vitamine (B-Vitamine und Vitamin C) sind unproblematisch, da eine überhöhte Zufuhr über die Nieren ausgeschieden wird. Die fettlöslichen Vitamine hingegen (Vitamin A, D, E und K) können bei einer überhöhten Zufuhr nicht ausgeschieden werden. Sie sammeln sich in der Leber an. Vitamin A wirkt in überhöhten Mengen wie ein Gift (Toxin) und kann Kopfschmerzen, Gelenkschmerzen, Hautschäden und Haarausfall verursachen. Wegen ihrer potenziellen Giftigkeit wird die Menge an Vitamin A und anderen fettlöslichen Vitaminen in Nahrungsergänzungsmitteln jetzt gesetzlich begrenzt. Für Betacarotin gibt es solche Begrenzungen nicht. Wenn der Körper Betacarotin aufnimmt, kann er daraus so viel Vitamin A herstellen, wie er benötigt, und den Rest auf andere Weise verwenden.

Deshalb geht der Trend heute dahin, Vitamin A in Kapseln und Tablettenform durch Betacarotin zu ersetzen.

An diesem Beispiel zeigt sich, wie unser Körper die Nährstoffe einsetzt. Vitamine, Mineralstoffe und andere Nährstoffe kommen in natürlichen Lebensmitteln in genau der Form vor, die der Körper benötigt. Er kann aufnehmen und auswählen, was er braucht. Aber wenn wir ein Nahrungsmittel oder einen Nährstoff in übermäßigen Mengen konsumieren oder wenn wir die Zusammensetzung der Nahrungsmittel technisch verändern, kann das Gleichgewicht verloren gehen.

Eine ausgewogene, gesunde Lebensweise wird kaum Schlagzeilen machen und keine profitablen Märkte erobern, aber sie bewirkt eine dauerhafte bessere Gesundheit.

Gibt es eine Karotten-Überdosierung?

Wenn Sie viele Karotten verzehren, dann führen Sie Ihrem Körper viel Betacarotin, also eine Vorstufe des Vitamins A, zu. Ihr Körper produziert aus Betacarotin dann so viel Vitamin A, wie er gerade für bestimmte Stoffwechselvorgänge benötigt. Sie können sich also mit einer erhöhten Zufuhr an Vitamin A überdosieren, nicht aber mit der Zufuhr an Betacarotin, wenn sie in Form von Lebensmitteln zugeführt werden. Trotzdem ist Vorsicht geboten, denn höhere Mengen von Betacarotin können das Krebsrisiko erhöhen, wie großangelegte Studien in Finnland zeigten.

Betacarotin ist also gut, aber eine große Menge ist nicht notwendigerweise besser.

Das ist für unsere heutige Zeit eine harte Botschaft. Die Menschen tun fast alles im Übermaß – sie essen zu viel, trinken zu viel, rauchen zu viel, geben zu viel Geld aus, feiern zu viel. Maßhalten ist ein Konzept, das ungefähr so populär ist wie Ganzheitlichkeit.

Darüber hinaus leben wir in einer Instant-Gesellschaft mit einer Mentalität für schnelle Lösungen. Deshalb ist es schwer zu akzeptieren, dass eine gute Gesundheit nicht schnell zu haben ist. Jedes Mal, wenn eine neue Modetorheit in den Medien Furore macht, fehlt es nicht an Menschen, die darauf hereinfallen.

Als Gesundheitsberater erhalten wir eine Menge Anfragen von Journalisten. Sie versuchen oft, uns zu veranlassen, Dinge zu sagen wie: „Ja, ein Pfund Alfalfa-Sprossen jeden Tag stärkt das Herz" oder „Einige Kapseln eines Algenpräparates garantieren einen guten Nachtschlaf".

Die Menschen tun fast alles im Übermaß –
sie essen zu viel, trinken zu viel, rauchen zu viel, geben zu viel Geld aus, feiern zu viel. Maßhalten ist ein Konzept, das ungefähr so populär ist wie Ganzheitlichkeit.

Nur wenige Menschen wollen unsere Botschaft über eine sinnvolle, ausgewogene Ernährung hören, die unser Körper wirklich braucht. Wir haben ihnen alle richtigen Informationen zukommen lassen, mussten aber gleichzeitig erkennen, dass ein gesunder, maßvoller Lebensstil keine Schlagzeilen macht, keine Zeitungen, nicht einmal Gesundheitsmagazine, zu höheren Auflagen führt oder profitable, neue Märkte für Nahrungsmittel erschließt.

Balance ist der Schlüssel

,, *Mir ist nie ein Mensch begegnet, der gestorben wäre, weil er zu alt ist. Ich bin der Auffassung, dass niemand aus Altersgründen stirbt. Am Alter zu sterben würde bedeuten, dass alle Organe des Körpers in gleicher Weise verbraucht sind, einfach weil sie zu lange gearbeitet haben. Das passiert aber nicht. Wir sterben ausnahmslos, weil ein lebenswichtiger Teil unserer Körper im Vergleich zum Rest zu früh verbraucht ist.*
Immer ist es ein Teil, das zuerst verbraucht wird und dadurch die gesamte menschliche Maschinerie zum Stillstand bringt, einfach weil die anderen Teile nicht ohne es funktionieren können.
Die Lektion, die sich daraus lernen lässt, scheint zu sein, dass der Mensch, soweit er sein Leben durch bewusste Handlungen steuern kann, versuchen sollte, seinen Stress während seines ganzen Lebens abzubauen.
Der menschliche Körper – wie die Reifen eines Autos oder der Teppich auf dem Fußboden – hält am längsten, wenn er gleichmäßig beansprucht wird. ,,
– Dr. Hans Selye, Arzt, Ungarn/Kanada, 1907–1982

In einer Umfrage unter über 90-jährigen US-Amerikanern sagten 95 Prozent, dass sie nicht rauchen, und 88 Prozent gaben an, dass sie keinen Alkohol trinken.

Der menschliche Körper ist in der Lage, ein Übermaß in der einen oder der anderen Hinsicht eine lange Zeit zu ertragen – sogar sechs Pfund Karotten am Tag! Im Endeffekt aber ist das Gleichgewicht, die Harmonie, nicht nur in der Ernährung, sondern auch in unserer gesamten Lebensweise der Schlüssel zu dauerhafter Gesundheit und Zufriedenheit.

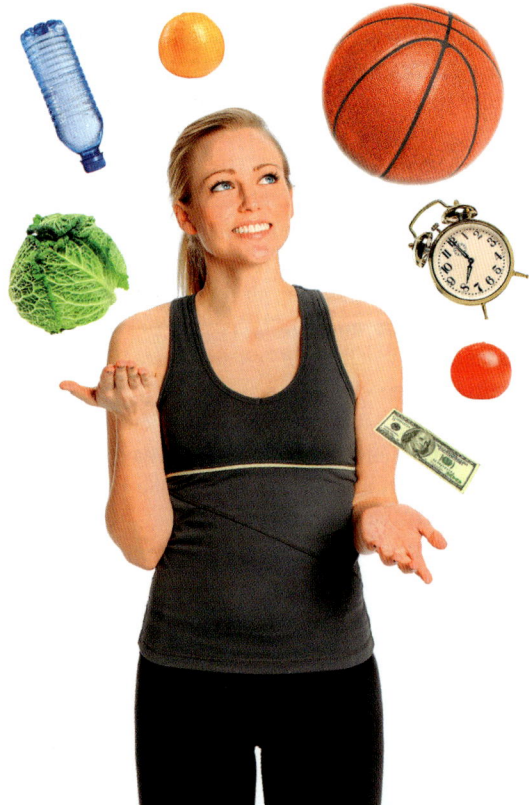

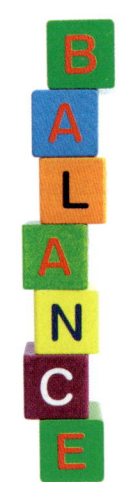

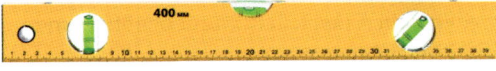

Zu viel des Guten ist schädlich, *wenn es um Ihre Gesundheit geht. Gesunder Menschenverstand und Maßhalten bewirken mehr als irgendeine Gesundheitsmasche oder Wunderkur. Maßhalten ist der Schlüssel für eine gute Gesundheit. Wenden Sie dieses Prinzip in allen Bereichen Ihres Lebens an.*

Der Fall des gestressten Verkaufsmanagers

Carlo ist Verkaufsmanager einer Telekommunikationsgesellschaft. Bei der Arbeit ist er unablässig beschäftigt, spricht mit Kunden, motiviert sein Verkaufsteam oder schreibt Berichte für seinen anspruchsvollen Chef. Der Druck lässt nie nach. Wenn er mit Kunden zum Mittagessen geht, bestellt er sich meist ein Steak mit Salat. Sonst holt er sich aus dem Fast-Food-Restaurant in der Nähe einen doppelten Cheeseburger mit Pommes frites. Manchmal hat er gar keine Zeit zum Mittagessen. Wenn er spätabends nach Hause kommt, ist er erschöpft und schlecht gelaunt.
„Ich fühle mich wie ein Wrack", gibt er zu. „Nach der Arbeit will ich nur noch vor dem Fernseher entspannen. Ich weiß, dass ich etwas ändern sollte, aber ich bin mir nicht sicher, wo ich anfangen soll."

Maßhalten ist gesunder Menschenverstand in Aktion

Stellen Sie sich vor, Carlo käme zu Ihnen, um sich Rat zu holen. Welche Veränderungen würden Sie ihm, dem gesunden Menschenverstand folgend, vorschlagen, um das Prinzip des Maßhaltens in seinem Leben umzusetzen?

Carlos Lösung

Carlo hat ein paar einfache Veränderungen an seinen täglichen Gewohnheiten vorgenommen.
Erstens *bringt er sein Mittagessen zur Arbeit mit anstatt jeden Mittag auswärts zu essen. Das Lunchpaket erleichtert es ihm, mehr Gemüse, Obst und Vollkornprodukte zu essen, und hilft ihm, die fett- und kalorienreiche Restaurantkost einzuschränken.*
Zweitens: *Wenn Carlo jetzt abends nach Hause kommt, macht er mit seiner Frau Amelie einen zügigen Spaziergang.*
Wenn er gefragt wird, ob sich diese Veränderungen gelohnt haben, lächelt Carlo.
„Ich fühle mich entspannter und habe mehr Energie. Ich habe Gewicht verloren und Amelie und ich freuen uns jeden Tag auf das gemeinsame zügige Gehen.
Es ist kaum zu glauben, welche dramatischen Auswirkungen diese Veränderungen für mein Leben mit sich gebracht haben."

WIE STEHT ES MIT IHNEN? *Was könnten Sie heute schon tun, um eine bessere Balance in Ihrem Leben zu erreichen? Schreiben Sie Ihre Ideen auf:*

....

....

....

....

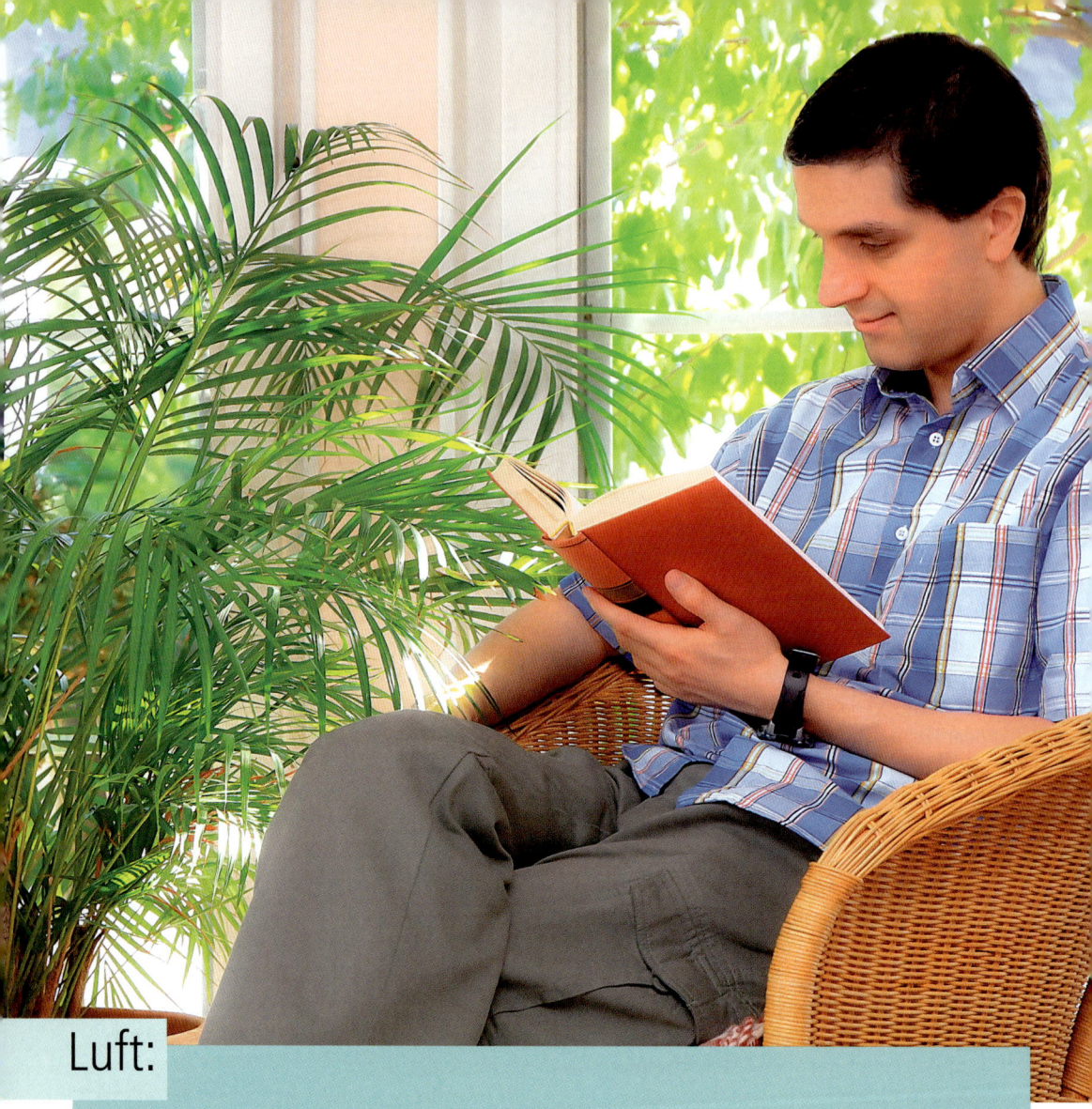

Luft:

Vergiften Sie Ihre Wohnung nicht

Zimmerpflanzen verschönern nicht nur das äußere Erscheinungsbild unserer Wohnungen und unserer Büros. Sie reichern die Luft mit Sauerstoff an, nehmen Kohlendioxid auf und einige entfernen sogar Schadstoffe aus der Luft, die wir atmen.

Meinen Sie, dass sich Schadstoffe in den Räumen ansammeln?

In zunehmendem Maße. Viele moderne Wohnungen und Bürogebäude sind stark gedämmt, um Energiekosten zu sparen. Aber dieser Vorteil geht zu Lasten der Belüftung und bewirkt eine Ansammlung von Schadstoffen in der Raumluft. Tabakrauch ist natürlich der gefährlichste Schadstoff, aber es gibt noch weitere.

Formaldehyd beispielsweise wird von bestimmten Holzprodukten ausgedünstet, andere chemische Ausdünstungen stammen von Teppichen,

Kopierern, Polstern, Reinigungsmitteln und Kleidung, die in der chemischen Reinigung gewesen ist.

Kohlenmonoxid und Stickstoffdioxid, zwei giftige Gase, können von Gas-, Öl- und Kohleheizungen, Gasherden und Kaminen stammen. Weitere Probleme stammen von Staub, Hausstaubmilben, Schimmelpilzen, Ozon, Blei, Asbest, Pestizidrückständen und in manchen Gegenden Radon.

Wie wirken sich diese Schadstoffe auf den Menschen aus?

Die Symptome reichen von Augenbrennen, Halsschmerzen, Husten, Juckreiz, Kopfschmerzen, Trägheit, Übelkeit, Schwindel, Erschöpfung bis zur Depression. Dieser Symptomkomplex wird manchmal auch als „Sick Building Syndrom" bezeichnet.

Was können Menschen tun, um sich zu schützen?

Es gibt zwei grundlegende Möglichkeiten, sich zu schützen. Sie bieten keinen hundertprozentigen Schutz, helfen aber in beträchtlichem Maße: Erstens können wir die Schadstoffbelastung beeinflussen:

► Unterlassen Sie das Rauchen in Innenräumen. Tabakrauch enthält Hunderte schädlicher Chemikalien, die auch Passivraucher belasten.

► Stellen Sie sicher, dass die Abluft aller Gas-, Öl- und Kohleheizungen sowie der Haushaltsgeräte wie Gasherd und Wäschetrockner richtig nach außen abgeleitet wird.

► Lassen Sie Ihre Heizung und Klimaanlage regelmäßig warten und reinigen Sie Luftabzüge und Filter regelmäßig.

► Lassen Sie Schornsteine regelmäßig fegen.

► Benutzen Sie Luftreiniger, Mottenkugeln etc. sparsam.

► Lassen Sie in der Garage und in der Nähe eines offenen Fensters nicht den Motor Ihres Autos laufen.

Zweitens können wir die Lüftung verbessern. Die offensichtlichste Lösung für die Schadstoffbelastung der Luft in geschlossenen Räumen ist, die Fenster zu öffnen und für guten Durchzug zu sorgen.

Die frische Luft reduziert nicht nur eingeschlossene Ausdünstungen und verringert damit ihre gesundheitliche Belastung, sondern ersetzt auch abgestandene Luft.

Die Menschen merken oft nicht, dass in geschlossenen Räumen die Luft immer wieder ein- und ausgeatmet wird. Der Sauerstoffgehalt verringert sich, das Kohlendioxid und andere Stoffwechselprodukte nehmen zu und verursachen Schläfrigkeit, Trägheit und Kopfschmerzen.

Die Luft ist unser Lebensatem.
Wir sind vollständig von der Luft abhängig, denn mit dem Sauerstoff arbeiten die Kraftwerke unserer Zellen. Diese Kraftwerke, die Mitochondrien, sind die Grundlage aller Aktivitäten, die sich in unserem Körper abspielen.

Hier sind ein paar Vorschläge:

► Stellen Sie Klimaanlagen und Heizungen so ein, dass sie 25 bis 30 Prozent (oder mehr) Frischluft in die Räume bringen. Die Energiekosten werden dadurch etwas höher, aber die positive Wirkung auf Ihre Gesundheit wird dies mehr als ausgleichen.

► Lüften Sie Ihr Zuhause mindestens einmal am Tag richtig durch. An smogreichen Tagen sollten Sie spätabends oder frühmorgens lüften. In den meisten Gegenden sinkt der Schadstoffgehalt der Luft nach Sonnenuntergang deutlich ab.

► Schlafen Sie bei offenem Fenster. Wenn möglich nehmen Sie eine Querlüftung Ihres Schlafraumes vor. Sie werden morgens erfrischt aufwachen.

Luft bringt Leben, Vitalität und elektrisierende Energie für jede Zelle des Körpers.

Was ist von Luftreinigern zu halten?

Diese Geräte können teuer, kompliziert und unhygienisch sein, und die meisten haben nur eine begrenzte Leistungsfähigkeit. Menschen mit Allergien und bestimmten Lungenerkrankungen finden Sie jedoch oft hilfreich. Wir empfehlen sie für jeden, der Zuhause oder bei der Arbeit mit Tabakrauch belastete Luft atmen muss.

Wie hängen Luft und persönliche Gesundheit zusammen?

Luft besteht aus etwa 20 Prozent Sauerstoff, der Rest ist Stickstoff und eine sehr geringe Menge anderer Gase. Da der menschliche Körper mit Sauerstoff arbeitet, benötigt jede seiner 60 Billionen Zellen eine ständig frische Zufuhr, anderenfalls sind sie zum Tode verurteilt. Sauerstoff wird in der Lunge aus der Atemluft aufgenommen und

> **Hier ist eine Wohlfühltechnik:**
> *Mehrfach am Tag innezuhalten, wo immer Sie auch sind, und mehrfach langsam tief ein- und ausatmen. Das führt Ihrem Körper eine Extraportion Sauerstoff zu und hilft, Kohlendioxid auszuatmen.*

durch die roten Blutkörperchen im ganzen Körper verteilt. Gut mit Sauerstoff versorgte Zellen sind gesund und tragen zum allgemeinen Wohlbefinden bei. Alles, was die Sauerstoffversorgung durch die Lunge oder seinen Transport zu den Zellen des Körpers verringert, ist schädlich.

Luftmoleküle können positiv oder negativ geladen sein. Mit Schadstoffen belastete Luft enthält im Allgemeinen viele positive Ionen. Sie finden sich auf Autobahnen, auf Flughäfen und in geschlossenen, schlecht belüfteten Räumlichkeiten. Luft, die negative Ionen im Überfluss enthält, findet sich an Seen, in Wäldern, in der Nähe von Flüssen und Wasserfällen, am Meer und nach Sturm und Regen. Diese Luft ist erfrischend und hebt die Stimmung.

→ **Bekommen Sie** genug Vitamin O2?

Eine andere Methode, um sich wohl zu fühlen, ist, mehrfach am Tag innezuhalten und langsam tief ein- und auszuatmen. Dadurch wird vermehrt Sauerstoff aufgenommen und Kohlendioxid ausgeatmet.

Eine weitere Methode, Ihren Körper reichlich mit Sauerstoff zu versorgen, ist körperliche Bewegung. Dadurch werden Blutgefäße geöffnet und die Geschwindigkeit der mit Sauerstoff beladenen roten Blutkörperchen auf ihrem Kreislauf durch den Körper beschleunigt.

Und dann sind da noch die Zimmerpflanzen. Experten empfehlen, mindestens eine Pflanze pro zehn Quadratmeter Wohnraum aufzustellen. Pflanzen nehmen nicht nur viele Luftschadstoffe auf und reichern die Luft mit Sauerstoff an, sie geben wahrscheinlich auch zusätzlich negative Ionen ab.

> **Das Herz** pumpt das Blut durch den Körper. Es ist voller roter Blutkörperchen, deren Hämoglobin in den Lungen frischen Sauerstoff aufnimmt und ihn an jede Zelle des Körpers abgibt.
> Sauerstoff ist für jede einzelne der 60 Billionen Zellen Ihres Körpers lebensnotwendig. Durch eine ungünstige Atemtechnik oder schlechte Atemluft wird dieses für den Körper vitale Element reduziert. Schlechte Luft und schlechte Atemtechnik fördern negative Emotionen wie Depression und Gereiztheit. Auch Kopfschmerzen und ein chronisches Gefühl von Müdigkeit und Erschöpfung können die Folge sein.

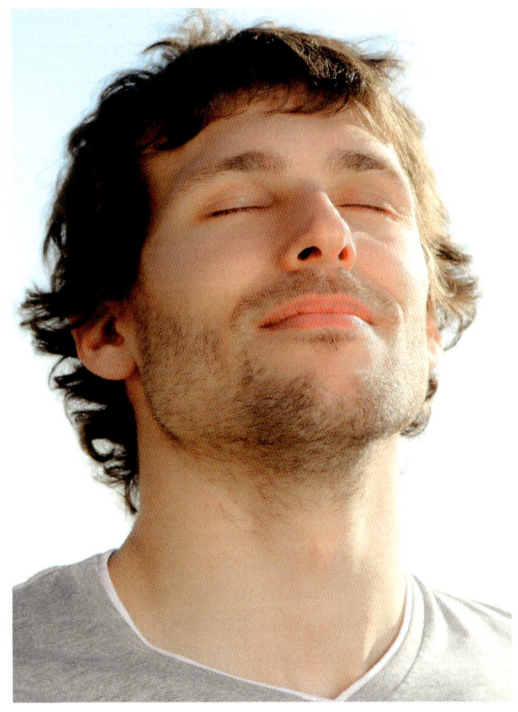

Praktische Umsetzung

Luft bringt Leben

Sauerstoff ist lebenswichtig. *Sorgen Sie dafür, dass Ihr Körper mit genügend Sauerstoff versorgt wird: durch körperliche Aktivität, durch gute Belüftung Ihrer Wohnräume und durch häufige Pausen für langsame, tiefe Atemzüge.*

Übung:

Legen Sie eine Hand auf Ihre Brust und die andere auf Ihren Bauch. Atmen Sie für ein paar Minuten ganz bewusst durch die Nase ein und durch den leicht geöffneten Mund wieder aus. Während Sie atmen, achten Sie auf die Bewegung Ihrer Hände. Welche Hand bewegt sich stärker? Wenn es die auf Ihrem Bauch ist, können Sie sich auf die Schulter klopfen. Sie haben eine ausgezeichnete Atemtechnik. Aber wenn es die Hand auf Ihrem Brustkorb ist, sollten Sie besser einen tiefen Atemzug nehmen – obwohl Sie es wahrscheinlich nicht können. Sie atmen falsch.

Bestandsaufnahme Luft

Versuchen Sie, ohne Ihre Sitzhaltung oder Atemtechnik zu ändern, folgende Fragen zu beantworten:

1. *Wie sitzen Sie im Moment? Sitzen Sie gerade oder gebeugt? Sind Ihre Schultern nach vorne gezogen?*
2. *Beobachten Sie Ihre Atmung für ein paar Minuten. Ist sie flach oder tief?*
3. *Behindern Ihre Kleidung oder der Stuhl, auf dem Sie sitzen, Ihre Atmung?*
4. *Ist das Zimmer, in dem Sie sich befinden, gut mit frischer Luft gelüftet oder ist es geschlossen und stickig?*
5. *Haben Sie heute schon Sport gemacht oder werden Sie es noch tun?*
6. *Haben Sie heute eine sehr fettreiche Mahlzeit eingenommen? (Fette Nahrung erschwert die Sauerstoffaufnahme ins Blut.)*
7. *Wann sind Sie das letzte Mal aufgestanden und haben sich bewegt? Haben Sie eine Pause gemacht oder in den letzten Stunden ein paar tiefe Atemzüge genommen?*

Tief durchatmen

Nehmen Sie sich einen Moment Zeit und probieren Sie diese einfache Atemübung. Sie wird Ihnen Energie geben und Sie erfrischen. Stellen oder setzen Sie sich mit geradem Rücken hin. Atmen Sie tief durch den Mund aus. Nun ziehen Sie Luft durch die Nase in Ihre Lungen. Stellen Sie sich vor, dass die Luft direkt in Ihren Bauch geht und ihn füllt. Fühlen Sie, wie Ihr Bauch sich hebt, während Sie einatmen. Wenn Ihre Lungen voll sind, beginnen Sie langsam auszuatmen. Spannen Sie Ihre Bauchmuskeln an, während Sie langsam den letzten Rest der Luft ausatmen. Wiederholen Sie diese Übung langsam fünf- bis sechsmal. Machen Sie diese Übung morgens, wenn Sie aufwachen, und mehrmals während des Tages. Wann immer es Ihnen möglich ist, gehen Sie an die frische Luft. Erfrischen Sie Ihren Körper und Ihren Geist durch einen koffeinfreien Energieschub.

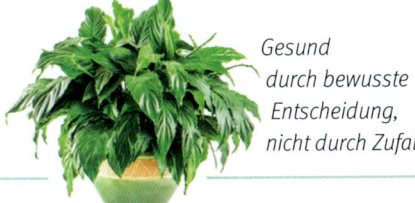

Gesund durch bewusste Entscheidung, nicht durch Zufall!

IHRE AUFGABE:
Praktizieren Sie häufig tiefes Atmen und experimentieren Sie mit anderen Tipps dieses Kapitels.

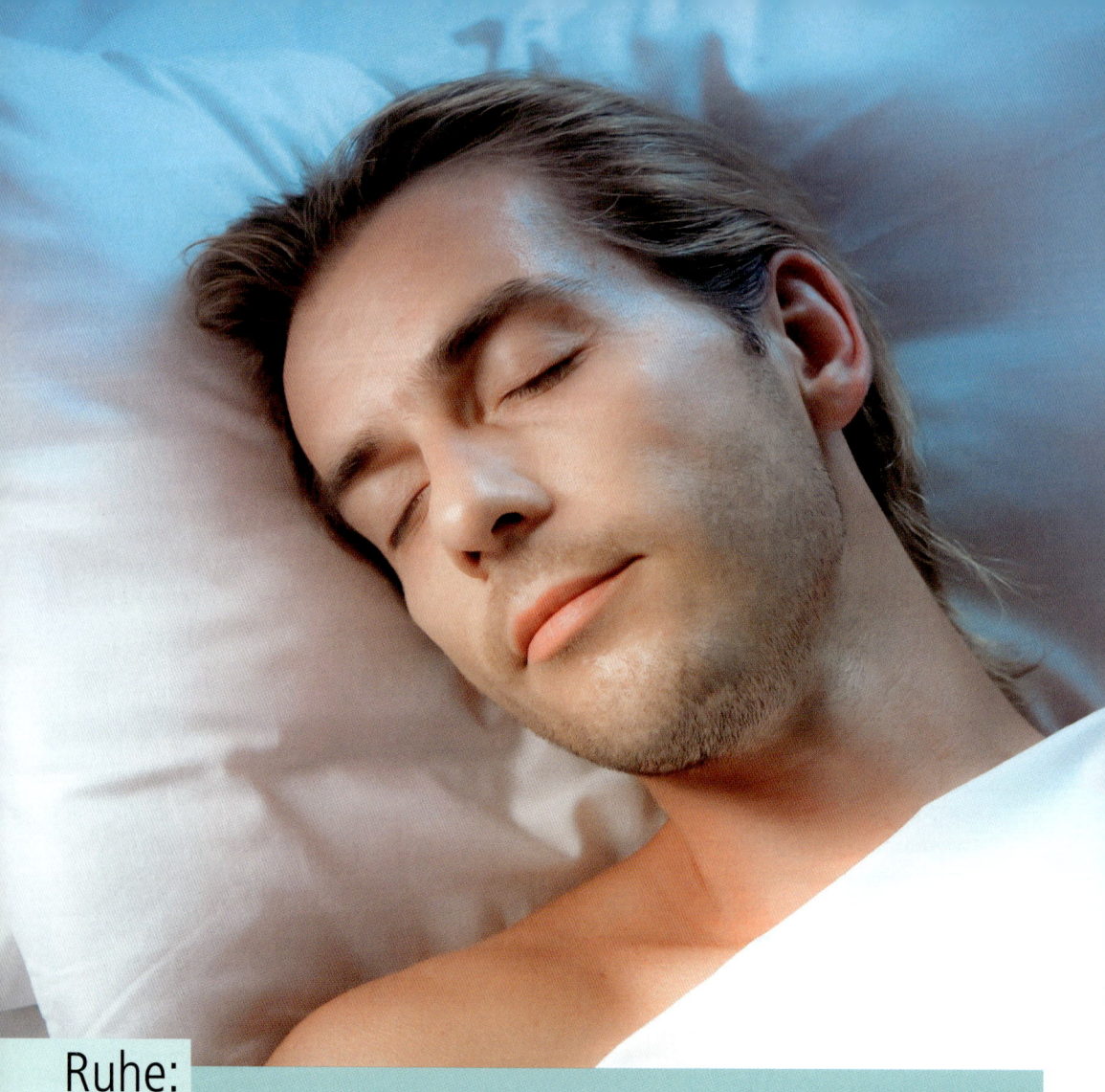

Ruhe:
Wie viel ist notwendig?

Das Leben in der heutigen Zeit ist voller Hektik, Aufregung und Stress. Schlaflosigkeit ist weit verbreitet. Die Menschen schlucken Millionen von Schlaf- und Beruhigungsmitteln in der verzweifelten Suche nach Ruhe, die ihre Energie wiederherstellen soll.

Warum bin ich immer müde?

Sie können eine Krankheit haben wie eine Erkältung oder eine Grippe, die Ihnen Ihre Energie nimmt. Oder Sie können deprimiert sein. Viele ansonsten gesunde Menschen jedoch sind an einen sitzenden Job gefesselt mit Termindruck und emotional belastenden Problemen. Diese Menschen werden sich wahrscheinlich nicht erholt fühlen, wenn sie am Morgen aufstehen. Außerdem gibt es nur wenige Menschen, die den Tag ohne Kaffee, Tee oder Cola überstehen.

Koffein ist ein zentral-nervöses Stimulans und eine häufige Ursache für Schlaflosigkeit.

Was ist mit chronischer Müdigkeit?

Neben Müdigkeit und einem Mangel an Energie besteht hier auch eine erhöhte Gereiztheit. Die Beherrschung geht schnell verloren und von Geduld ist keine Spur mehr. Alles erfordert mehr Anstrengung, bis schließlich die einfachsten Aufgaben als Überforderung erscheinen. Die Müdigkeit sabotiert die Kreativität, das Urteilsvermögen leidet und die Effizienz schwindet. Ohne Besserung kann Müdigkeit in Erschöpfung und eine voll ausgebildete Depression übergehen.

Wie steht Ruhe mit diesen Problemen im Zusammenhang?

1 Ruhe ermöglicht Ihrem Körper, sich zu regenerieren. Abfallprodukte werden ausgeschieden, Reparaturen werden durchgeführt, Enzyme werden wieder ergänzt, Energie wird wiederhergestellt.

2 Ruhe hilft beim Heilen von körperlichen Verletzungen und Infektionskrankheiten sowie gegen andere Angriffe auf Ihren Körper wie Stress und seelische Verletzungen.

3 Ruhe stärkt Ihr Immunsystem und schützt Sie so vor Krankheiten.

4 Geeignete Ruhephasen können Ihr Leben verlängern. In einer großen Bevölkerungsstudie über gesunde Verhaltensweisen wurde festgestellt, dass eine regelmäßige Schlafzeit von 7-8 Stunden mit einer längeren Lebenserwartung verbunden war als eine kürzere oder längere Nachtruhe.

Wie viel Ruhe brauche ich?

Die Menschen benötigen verschiedene Arten von Ruhe und ein entspannter Nachtschlaf ist ein guter Anfang. Neugeborene Babys schlafen 16 bis 20 Stunden, während junge Kinder zehn bis zwölf Stunden Schlaf brauchen. Das Schlafbedürfnis von Erwachsenen variiert stark, aber die meisten benötigen sieben bis acht Stunden pro Nacht. Die Menschen brauchen auch einen Tempowechsel. Während des Zweiten Weltkrieges führte Großbritannien eine 74-Stundenwoche ein. Aber bald stellte sich heraus, dass die Menschen die

zusätzliche Belastung nicht durchhalten konnten. Durch Experimentieren wurde festgestellt, dass mit einer 48-Stundenwoche mit regelmäßigen Pausen und einem Ruhetag in der Woche die maximale Effizienz erreicht wurde. Man hat auch mit der Zeit den Wert von anderen wiederkehrenden Arbeitsunterbrechungen erkannt.

Das verlängerte Wochenende und regelmäßiger Urlaub sind jetzt ein fester Bestandteil des Arbeitslebens in Deutschland geworden.

Wie sieht es mit Schlafmitteln aus? Sind sie hilfreich?

Während des normalen Schlafes wechselt der Körper hin und her zwischen Phasen von oberflächlichem und tiefem Schlaf. Während des oberflächlichen Schlafes finden die Traumphasen statt. Dabei handelt es sich offensichtlich um einen natürlichen Vorgang, um den Druck

> „ Der moderne Mensch wird in einem Tätigkeitstaumel gehalten, damit er nicht zum Nachdenken über den Sinn seines Lebens und der Welt kommt. “
>
> – Albert Schweitzer, Arzt, Philosoph, Theologe, Organist, Pazifist, Deutschland, 1875–1965

und die Spannungen des Tages abzubauen. Der durch Schlafmittel erzeugte Schlaf unterdrückt die Traumphasen. Und obwohl die Menschen glauben, dass sie einen gesunden Schlaf gehabt haben, fühlen Sie sich am nächsten Tag nicht erholt und energiegeladen. In starken Belastungssituationen können Schlafmittel hilfreich sein, aber wenn sie ständig eingenommen werden, tragen sie zu chronischer Müdigkeit bei. Andere trinken Alkohol, um zu entspannen und Schlaf zu finden. Aber der durch Alkohol herbeigeführte Schlaf ist nicht so erholsam wie der natürliche Schlaf.

Wie kann ich besser schlafen?

► Machen Sie häufige Pausen während des Arbeitstages, wenn es Ihr Arbeitsplatz erlaubt. Gehen Sie einige Schritte, trinken Sie Wasser und nehmen Sie ein paar tiefe Atemzüge.

► Führen Sie Ihr Bewegungsprogramm von 30 bis 60 Minuten täglich regelmäßig durch.

Körperliche Bewegung entspannt, bringt neue Energie, verjagt Depressionen und bekämpft nervöse Anspannungen.

► Halten Sie so weit als möglich regelmäßige, feste Zeiten ein, um ins Bett zu gehen, aufzustehen, zu essen und sich zu bewegen. Der Körper blüht durch einen regelmäßigen Tagesrhythmus regelrecht auf.

► Essen Sie das Abendbrot mindestens vier Stunden, bevor Sie schlafen gehen. Ein leerer, ruhender Magen ist für eine gute Nachtruhe förderlich.

► Versuchen Sie ein lauwarmes (nicht heißes) Bad. Das ist eine hilfreiche Entspannungstechnik.

► Gehen Sie in Gedanken vor dem Einschlafen die Ereignisse des Tages durch und seien Sie dankbar für die vielen positiven Dinge, die Sie erleben durften

► Eine dankbare Einstellung und ein gutes Gewissen sind die besten Ruhekissen.

Ruhe ist ein wichtiger Teil des **Lebensrhythmus**.

Nach amtlicher Statistik kommt es in Deutschland jedes Jahr zu 40.000 Lkw-Unfällen, bei denen 1.500 Menschen getötet und 10.000 schwer verletzt werden. Die Ursache ist oft Übermüdung der Fahrer. Jeder fünfte schwere Lkw-Unfall ist auf Übermüdung zurückzuführen.

Das Tempo der modernen Gesellschaft stellt immer höhere Anforderungen an uns. Aber jede Woche kann man eine Zeit-Oase finden, die uns helfen kann, einen neuen Lebenssinn für uns, unsere Familien und andere zu finden. Man sollte wöchentlich einen solchen Tag reservieren.

Einige Menschen packen zu viel in jeden Tag – so wie andere, die zu viel essen.

Der Müdigkeit müde?

→ **Die durchschnittliche Schlafdauer** hat im 20. Jahrhundert um 20 Prozent abgenommen.

Wussten Sie ...?

▓ Es kommt nicht nur darauf an, wie viel Sie schlafen, sondern es ist auch wichtig, wann und wie regelmäßig Sie schlafen.

▓ Müdigkeit ist einer der häufigsten Beschwerden, die Menschen zum Arzt führen.

▓ Jugendliche brauchen etwa neun Stunden Schlaf pro Nacht – aber die meisten erhalten sie nicht.

▓ Etwa 20 Millionen Menschen in Deutschland leiden jede Nacht unter zu wenig oder stark gestörtem Schlaf.

▓ In einer kürzlich durchgeführten Umfrage wurde festgestellt, dass 51 Prozent der Männer und 42 Prozent der Frauen abends früher zu Bett gehen würden, wenn sie keinen Fernseher oder kein Internet zu Hause hätten.

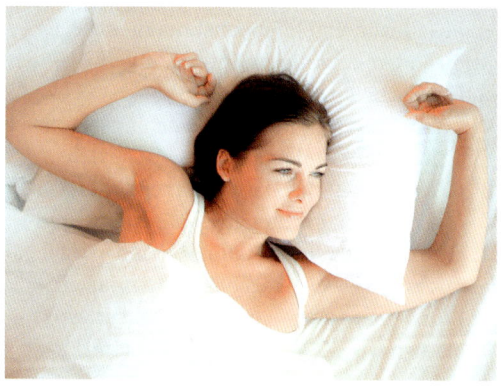

Hier sind ein paar Tipps, damit Sie nachts gut schlafen:

► Gehen Sie jeden Tag zur gleichen Zeit schlafen und stehen Sie zur gleichen Zeit auf.

► Vermeiden Sie Koffein.

► Verwenden Sie Alkohol nicht als Schlafmittel. Er macht das Gehirn in den späteren Nachtstunden unruhig.

► Bewegen Sie sich früh am Morgen oder am späten Nachmittag, aber nicht später als drei Stunden vor dem Schlafengehen.

Praktische **Umsetzung**

Jede Nacht 7 bis 8 Stunden Schlaf

Ruhe ist ein wichtiger Teil des Lebensrhythmus. *Die meisten Menschen fühlen sich mit sieben bis acht Stunden Schlaf pro Nacht am besten. Wenn Sie unter Schlafstörungen leiden, sollten Sie keine Schlafmittel einnehmen. Nehmen Sie stattdessen ein warmes Entspannungsbad. Bewegen Sie sich täglich. Halten Sie einen regelmäßigen Tagesrhythmus ein. Versuchen Sie, einen klaren Geist und ein ruhiges Gemüt zu erreichen.*

Schlaf-Quiz
Fühlen Sie sich morgens müde? Haben Sie Probleme, morgens aus dem Bett zu kommen? Die folgenden Fragen sind dazu gedacht, dass Sie über Ihre Schlafgewohnheiten nachdenken.

1. *Ich habe Probleme, nachts einzuschlafen.*
    a. *Normalerweise* b. *Oft*
    c. *Selten* d. *Nie*

2. *Ich bekomme üblicherweise genug Schlaf und wache erholt auf.*
    a. *Normalerweise* b. *Oft*
    c. *Selten* d. *Nie*

3. *Ich trinke koffeinhaltige Getränke (wie Kaffee oder Softdrinks).*
    a. *Mehr als zehn Tassen am Tag*
    b. *Fünf bis zehn Tassen am Tag*
    c. *Zwei bis vier Tassen am Tag*
    d. *Weniger als zwei Tassen am Tag*

4. *Ich gehe abends früh schlafen, um einen erholsamen Nachtschlaf zu bekommen.*
    a. *Normalerweise* b. *Oft*
    c. *Selten* d. *Nie*

Erfrischen Sie Ihren Körper und Ihren Geist durch einen koffeinfreien Energieschub.

Probleme beim Einschlafen
Viele Menschen haben gelegentlich Einschlafprobleme. Drei häufige Gründe dafür sind emotionaler Stress, Koffein und fehlende Bewegung.

Erfreulicherweise kann man diese Ursachen beheben. Koffein, das sich in Kaffee, Tee und vielen Softdrinks befindet, kann reduziert oder vollständig gemieden werden. Emotionaler Stress kann auch reduziert werden, wenn Sie sich mit den belastenden Problemen früh am Tag auseinandersetzen. Warten Sie nicht, bis es Schlafenszeit ist, um Probleme anzugehen. Ein regelmäßiges Bewegungsprogramm kann die beste Medizin von allen für einen erholsamen Nachtschlaf sein. Bewegung reduziert Stress und sorgt für eine angenehme körperliche Müdigkeit, die zu einem tieferen Schlaf führt.

Wie Sie genug Schlaf bekommen
Für viele ist Einschlafen nicht das Problem, sondern genug Zeit zum Schlafen zu finden. Ein überfüllter Tagesablauf unterstützt durch starken Kaffee verkürzt die Stunden, die für den Schlaf zur Verfügung stehen.
Ihr Körper ist das Wertvollste, was Sie besitzen. Es mag verlockend sein, weniger zu schlafen, aber langfristig ist das kontraproduktiv. Eine Geschichte aus Stephen Coveys Buch „Die 7 Wege zur Effektivität" veranschaulicht diese Tatsache:
„Stellen Sie sich vor, Sie laufen durch den Wald und treffen auf einen Mann, der fieberhaft versucht, einen Baum zu fällen. Der Mann sieht erschöpft aus. Er sagt, dass er schon lange am gleichen Baum sägt. Sie fragen ihn: ‚Warum machen Sie nicht eine Pause und schärfen die Säge? Dann wird es schneller gehen.' Er antwortet: ‚Ich habe keine Zeit dafür, ich bin zu sehr mit dem Sägen beschäftigt.'"

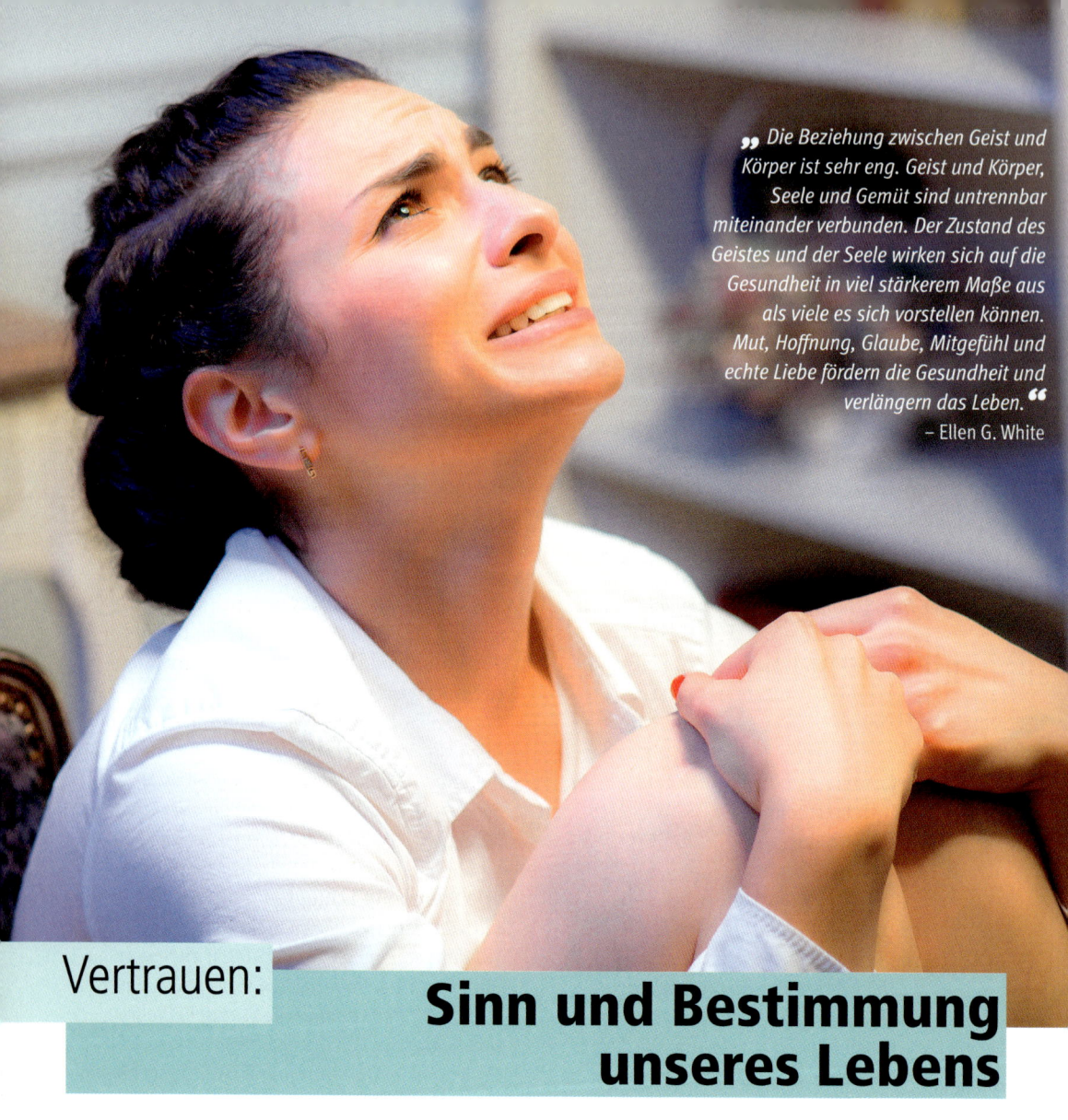

Die Beziehung zwischen Geist und Körper ist sehr eng. Geist und Körper, Seele und Gemüt sind untrennbar miteinander verbunden. Der Zustand des Geistes und der Seele wirken sich auf die Gesundheit in viel stärkerem Maße aus als viele es sich vorstellen können. Mut, Hoffnung, Glaube, Mitgefühl und echte Liebe fördern die Gesundheit und verlängern das Leben.
– Ellen G. White

Vertrauen:
Sinn und Bestimmung unseres Lebens

„Ist das alles?", seufzt ein Mitfünfziger, umgeben von seinem beträchtlichen Besitz, den er entsprechend der Einstellung der Konsumgesellschaft, das Leben bis zum letzten Tropfen auszupressen, angehäuft hat. Er hat jetzt alle materiellen Dinge, die sein Herz begehrt. Dennoch fühlt er sich merkwürdig leer und enttäuscht.

Ist das nicht ein allgemein menschliches Problem?

Ja, und es nimmt immer mehr zu. Umfragen zeigen, dass Unzufriedenheit und Unsicherheit immer mehr um sich greifen. Unsere Hoffnungen werden ständig durch anscheinend großartige aber unrealistische Werbung angeheizt, selbst-ernannte Gurus versprechen das Blaue vom Himmel, und in unkritischem Vertrauen in die Medizin glauben wir, dass alle unsere Krankheiten geheilt werden können. Wenn wir erkennen, dass es sich um falsche Versprechungen handelt, halten wir durstig Ausschau nach der Quelle unseres Lebens.

Werden Menschen jemals wirklich zufrieden sein?

Anfangs träumen fast alle von Reichtum, Ruhm und Erfolg. Wir hoffen, dass sich unsere Wünsche erfüllen und dass wir tun können, was uns gefällt. Aber ein Athlet, der bereits Millionen erhält, wird der nicht darauf aus sein, einen noch besser bezahlten Vertrag abzuschließen? Oder wird eine reiche Berühmtheit nicht noch einen weiteren Werbefilm drehen, ein noch teureres Produkt unterstützen oder ein weiteres Buch veröffentlichen? Welcher Manager wird nicht den nächsten großen Deal, die nächste Fusion mit allen Mitteln anstreben? Kennen Sie einen Teenager, der zufrieden ist mit seinem Aussehen, seiner Kleidung und seinen Freunden? Menschen scheinen unersättlich zu sein.

Werden deshalb so viele Menschen drogenabhängig?

Durch das heutige gehetzte Leben fühlen sich viele Menschen so stark unter Druck und Stress, so voller Schmerz und Enttäuschung und so hoffnungslos, dass sie zunehmend bereit sind, ihre Gesundheit und sogar ihr Leben aufs Spiel zu setzen für fast alles, was Erleichterung verspricht – und sei diese noch so kurz anhaltend.
„Folge Deinen Gefühlen", werden Sie gedrängt, „wenn es sich gut anfühlt, mach es." „Eile Dich, das Leben geht an Dir vorbei."

Dein Glaube kann Deine Gesundheit beeinflussen.

Jedem offenen Alkoholiker steht eine große Zahl von heimlichen Trinkern gegenüber. Und jedem Punk, der nach einem Joint sucht, stehen viele sogenannte respektable Personen gegenüber, die ihre Schmerzen mit verschriebenen Medikamenten betäuben.
Aber dauerhafte Freude lässt sich nicht durch Drogenkonsum erreichen und Wohlbefinden kommt nicht aus der Flasche und nicht durch Pillen. Fixen führt nicht zum Frieden der Seele. Dankbarkeit und Mitgefühl können nicht in der Apotheke oder auf der Straße gekauft werden.

Aber wo finde ich Freude, Frieden – und andere lebenserfüllende Erfahrungen?

Obwohl viele Menschen zu unmoralischem Verhalten, Völlerei, Selbstsucht, Alkoholrausch und Wutanfällen neigen, können wir durch die Entwicklung unserer spirituellen Natur Frieden, Freude und Heilung erfahren.

> „Der Sinn des Lebens besteht nicht darin, ein erfolgreicher Mensch zu sein, sondern ein wertvoller."
> – Albert Einstein, Physiker, Deutschland / USA, 1879–1955

Sind solche spirituellen Dinge in der heutigen Zeit wirklich noch von Bedeutung?

Und ob! Nehmen Sie beispielsweise die Alkoholkrankheit. Die medizinischen Wunder und die technologischen Fortschritte der vergangenen Jahrzehnte haben diese Krankheit kaum berührt. Die Anonymen Alkoholiker (AA) bieten weiterhin die wirksamste Behandlung mit den besten Langzeitergebnissen an.
AA setzen ein Zwölf-Schritte-Programm ein, das die Anerkennung der menschlichen Hilflosigkeit beinhaltet. Ähnliche Zwölf-Schritte-Programme, die auf der Philosophie von AA beruhen, entstehen für fast alle menschlichen Lebensbereiche. Sie bringen Tausenden Heilung, wo die medizinische Versorgung, Medikamente, Gesprächstherapie und andere menschliche Lösungen versagt haben.
Heute erleben wir eine erneuerte Suche nach Werten und das Wiederaufleben von Spiritualität.

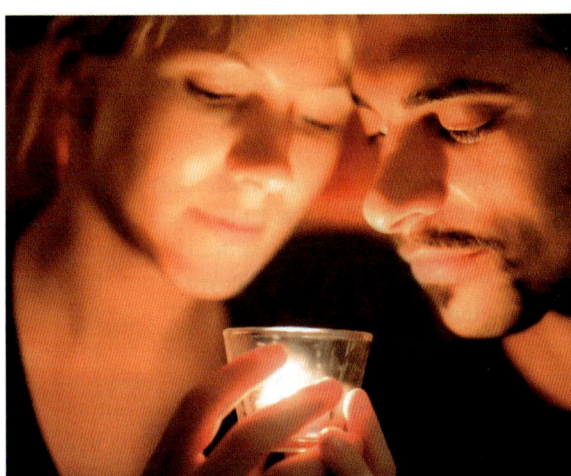

Ist das nicht nur ein weiterer Modetrend?
Dieser sogenannte Modetrend ist fest in der Realität verankert. Eine der spannendsten Entdeckungen der letzten Jahre war die starke und enge Verbindung zwischen körperlichen, seelischen, emotionalen und spirituellen Aspekten des Menschen. Das ist eine radikale Abkehr von den Vorstellungen der Vergangenheit. Jahrhundertelang wurde angenommen, dass Körper, Geist und Seele getrennt voneinander bestehen. Jetzt entdecken wir, dass Ärger, Angst, Abneigung und Misstrauen sich tatsächlich auf den Körper auswirken, das Immunsystem schwächen und damit vielen Krankheiten Tür und Tor öffnen.

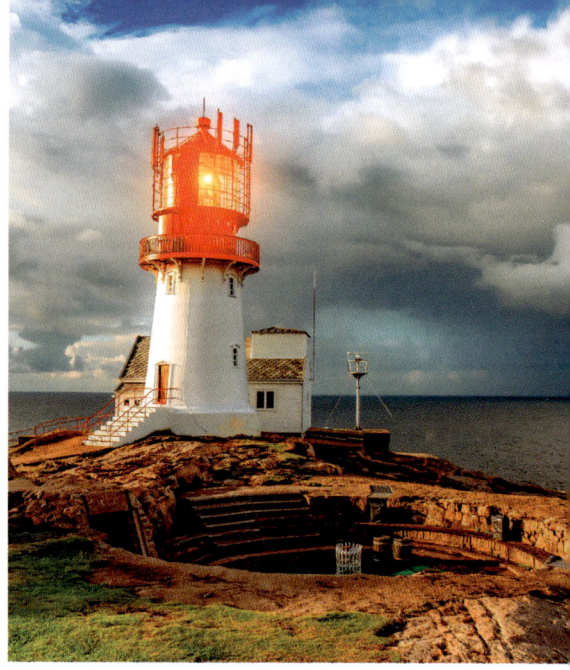

Wem kannst Du vertrauen?
Vertrauen ist wie ein Bankkonto – wenn Du es durch regelmäßige Einzahlungen aufbaust, steht es Dir im Notfall zur Verfügung.

Umgekehrt stärken positive Einstellungen wie Liebe, Freude und Vertrauen das Immunsystem durch protektive Stoffe und schützen damit den Körper vor Krankheiten, Verbitterung und Hass. Negative Gedanken und Gefühle können uns krank machen. Positive Gedanken und Gefühle hingegen tun uns gut und können zur Gesundung beitragen.

Menschen, die enge Beziehungen zu anderen haben, die Zeit, Gedanken, Sorgen und Lachen mit Gleichgesinnten teilen, werden durch gute Gesundheit belohnt.

Wie kann ich meine Spiritualität entwickeln?
Spiritualität beinhaltet Liebe, Freude, Friede, Geduld, Freundlichkeit, Güte, Treue, Sanftmut, Demut und Selbstkontrolle. Wir kommen nicht nur mit einer minimalen Ausstattung zum Überleben auf die Welt. Wir haben alle ein Bewusstsein erhalten, um die Welt zu erkennen, eine ganze Bandbreite von Gefühlen und Antrieben, um unser Leben zu bereichern, und ein Gehirn mit unermesslichen Möglichkeiten.

Gesundheit und Fitness sind nicht genug. Auch Reichtum, Ruhm, Schönheit oder Macht reichen nicht aus. Sinn und Ziel unseres Lebens ist ein spirituelles Wachstum, das die leeren Räume in uns füllt und uns heil und ganz macht. Das Ergebnis wird ein reiches und erfülltes Leben sein, das zu Liebe, Freude, Friede, Geduld, Freundlichkeit, Güte, Treue, Sanftmut, Demut und Selbstkontrolle führt. Wenn Du Dich auf die Suche begibst, wirst Du Gemeinschaften finden, die Dir helfen, Dein spirituelles Leben zu entwickeln.

Dr. Dale Matthews, Georgetown University in Washington, hat mehr als 200 Studien über die Beziehung zwischen Glauben und Gesundheit ausgewertet. Positive Effekte ließen sich bei verschiedenen Krankheiten nachweisen wie Drogenabhängigkeit, Alkoholismus, Depression, Krebs, Bluthochdruck und andere Herz-Kreislauf-Erkrankungen.

„ Spiritualität ist nicht nur eine Information für den Verstand. Sie umfasst unser ganzes Leben, alles, was wir sind, alles, was wir tun, alle unsere Hoffnungen und Sehnsüchte, jeden Augenblick unseres Lebens. " – Mario Veloso, Schriftsteller, USA, *1950

Praktische Umsetzung

Das Leben ist ein Geschenk

Es kommt nicht nur auf Gesundheit und Fitness an. *Spirituelles Wachstum ist von noch größerer Bedeutung. Vertrauen macht das Leben lebenswert. Es gibt Erfüllung und Hoffnung.*

Mehr als gute Gesundheit

Gute Gesundheit ist nicht alles. Viele Menschen, die ansonsten gesund sind, haben in sich eine tiefe Sehnsucht nach mehr. Im Zentrum unserer Existenz ist das Bedürfnis nach tieferem Sinn und Bedeutung für unser Leben. Dichter und Weise geben davon seit langem Zeugnis. Heute beginnen auch die Wissenschaftler die spirituellen Dimensionen unseres Lebens wahrzunehmen und zu erforschen.

Zeit

Wie alle Dinge, die uns im Leben wertvoll sind, braucht auch die Entwicklung unserer Spiritualität Zeit. Die Aufmerksamkeit muss von den Tagesgeschäften weg auf tiefere, zeitlose Werte gerichtet werden. Wir müssen uns Zeit für Stille nehmen, fern von der Unruhe und dem Lärm unseres Alltags.
Wir brauchen Zeit, um die verborgenen Seiten unseres inneren Lebens zu erforschen, um anregende Texte zu lesen oder nur, um in der Sonne und an der frischen Luft zu sein. Wann haben wir das letzte Mal die Gegenwart der Menschen, die uns am nächsten stehen, bewusst wahrgenommen? Wie lange ist es her, dass wir uns mit anderen gemeinsam versammelt haben, um Erfahrungen und Erlebnisse auszutauschen?
Wir leben heute in einer aufregenden, aber auch paradoxen Zeit. Wir können mit Radio,

Fernsehen und Internet Klänge und Bilder aus dem Weltraum oder über Ozeane hinweg empfangen. Und dennoch gelingt es vielen Menschen nicht, ihre Seele zu besänftigen.

Die spirituelle Dimension

Wer kann uns erneuern?
Wie finden wir den tieferen Sinn und die Bedeutung für unser Leben?

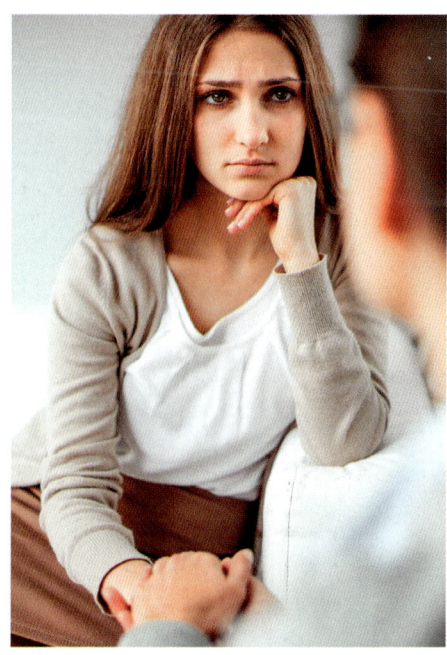

IHRE AUFGABE:

Nehmen Sie sich etwas Zeit, um in sich zu gehen und darüber nachzudenken, was wirklich wichtig für Sie ist. Nehmen Sie jenseits des lauten Alltags die universellen Fragen des Lebens wahr. Suchen Sie sich ein Buch, das Sie zum Nachdenken anregt, hören Sie erhebende Musik, sagen Sie Dank für das wunderbare Geschenk des Lebens und der Gesundheit. Jeder Atemzug ist ein Wunder. Jeder Morgen ist ein neuer Anfang.

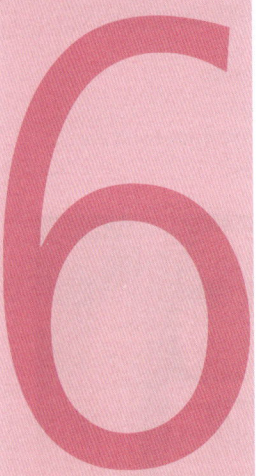

Beziehung zwischen
Seele und Körper

„ *Wie die Gedanken sind, die Du am häufigsten denkst, so ist auch Deine Gesinnung. Denn von den Gedanken wird die Seele gesättigt.* "
Marc Aurel, römischer Kaiser, 121–180 n. Chr.

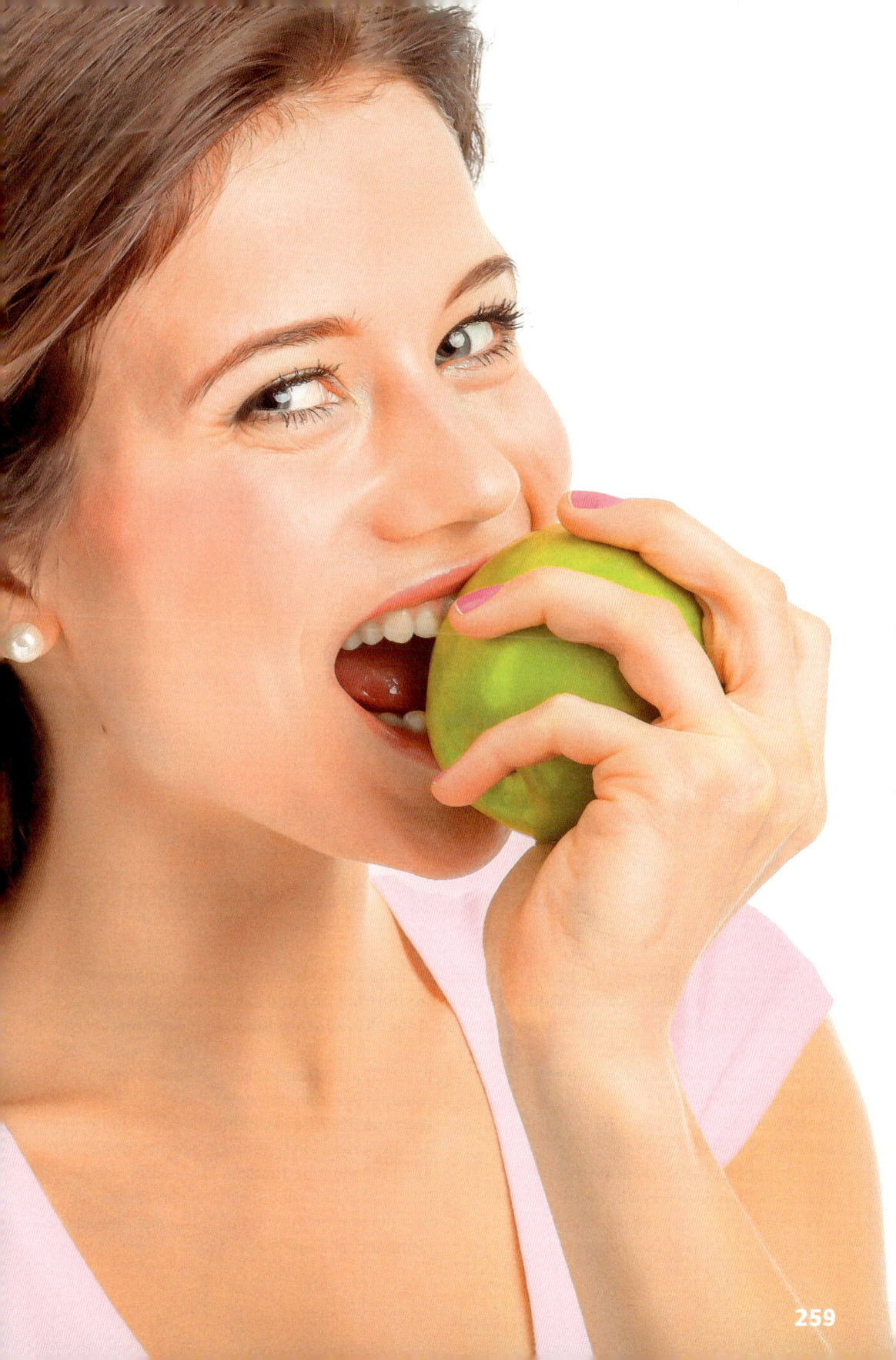

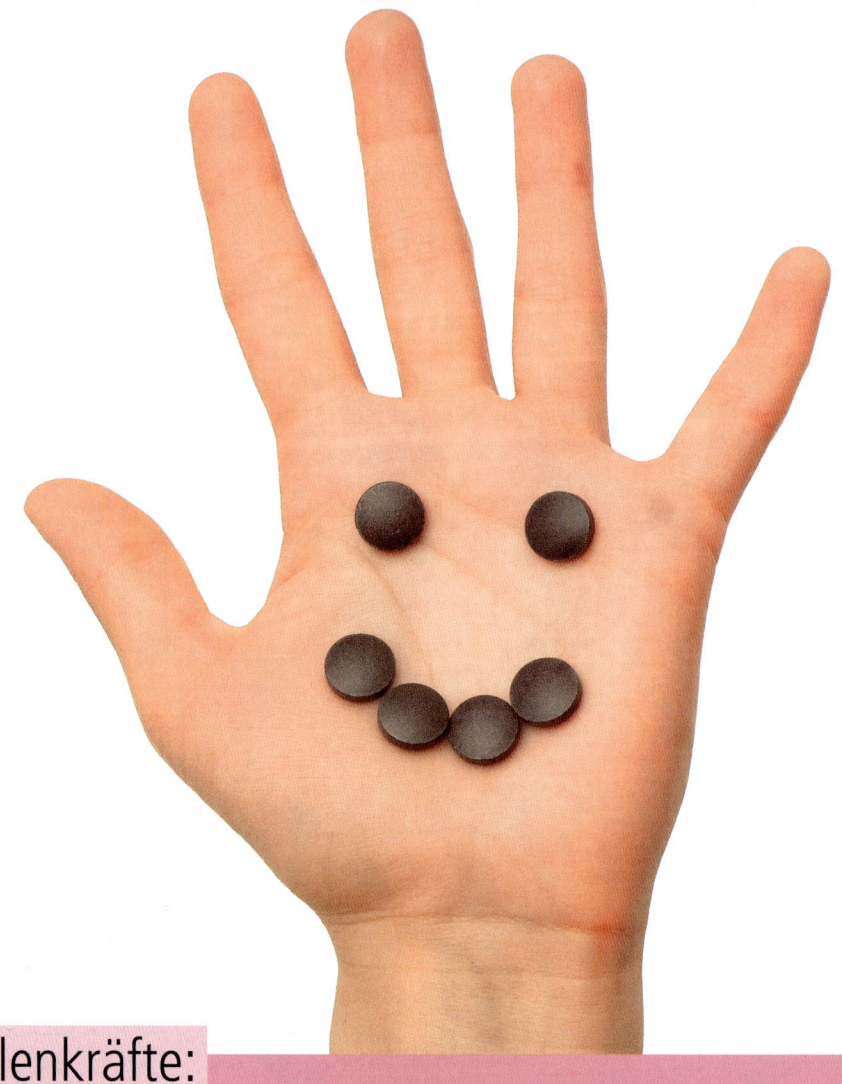

Seelenkräfte:

Du bist, was Du denkst

Bereits die alten Römer sprachen von „einem gesunden Geist in einem gesunden Körper"
(Juvenal, römischer Satirendichter, 1.–2. Jahrhundert n. Chr.) und sahen, dass hier eine
enge Verbindung besteht. Bis heute hat es dieser Gedanke jedoch schwer, sich durchzusetzen.

***Ich dachte, diese Erkenntnis wäre heute
allgemein akzeptiert!***
Ja und Nein. Einige Wissenschaftler stellen immer
noch eine direkte Beziehung zwischen Seele
und Krankheit in Frage, weil sie nicht in der
Lage sind, überzeugend zu beweisen, dass die
seelische Verfassung fähig ist, eine bestimmte
Krankheit zu verursachen oder zu heilen.

Was sich jedoch entwickelt, ist ein besseres Ver-
ständnis des Immunsystems.
Während die Wissenschaftler bisher nicht im
Stande waren, ein Gefühl wie beispielsweise
Ärger mit einer bestimmten Erkrankung wie
Herzinfarkt in Beziehung zu setzen, können sie
jetzt die Immunantwort auf bestimmte Stressbe-
lastungen messen.

Was ist das Immunsystem?

Das Immunsystem lässt sich vereinfacht folgendermaßen erklären: Der menschliche Körper wird durch Millionen im Blutstrom zirkulierende Kampfeinheiten geschützt. Diese bestehen aus verschiedenen Gruppen von Soldaten, die alle eine bestimmte Schutzfunktion besitzen. Wenn eine Krankheit ausbricht, kann das Oberkommando zusätzliche Kampfeinheiten rekrutieren. Wenn keine Gefahr mehr besteht, wird ihre Zahl reduziert und die Kämpfer sind nur auf Streife unterwegs.

Wodurch wird das Immunsystem beeinflusst?

Gesunde Ernährung, körperliche Fitness und eine positive seelische Verfassung können das Immunsystem anregen und stärken. Krankheit, Drogen und übermäßiger Stress können es schwächen. So bricht beispielsweise unter anderem AIDS aus, wenn das Immunsystem zusammengebrochen ist.

Gefühle können das Immunsystem beeinflussen?

Eindeutig. Wissenschaftler berichten, dass Menschen, die depressiv und in negativer emotionaler Verfassung sind, besonders anfällig für Krankheiten sind, die das Immunsystem betreffen, wie etwa Asthma, Rheuma und Krebs.

Wie können Gefühle die Gesundheit beeinflussen?

Einige Wissenschaftler sprechen vom Placebo-Effekt. Am besten lässt es sich an einem Beispiel erklären. Eines Abends arbeitete ich (Hans Diehl) noch spät und wurde fast vom Schlaf überwältigt. Da fiel mir ein, dass meine Sekretärin Instant-Kaffee in ihrem Schreibtisch hatte. Ich habe einige Esslöffel des Pulvers in einem Becher Wasser aufgelöst, es hastig getrunken und weiter gearbeitet. Innerhalb von zehn Minuten kam meine Energie zurück – ja, Koffein mobilisiert den Blutzucker. Dann trat eine erhöhte Wachheit auf – ja, Koffein stimuliert das Nervensystem. Bald musste ich auf die Toilette und erhielt den Beweis: Koffein entwässert. Drei Stunden lang fühlte ich mich wie aufgeputscht, genau die Zeit, die ich benötigte, um mein Projekt abzuschließen.

Am nächsten Morgen habe ich alles meiner Sekretärin gebeichtet. Während ich sprach, lächelte sie. Dann sagte sie: „Ich freue mich, dass mein Kaffee geholfen hat. Aber haben Sie nicht gemerkt, dass er entkoffeiniert war?"

Es hat gewirkt, weil Sie gedacht haben, dass es wirken würde.

Ja. Dieser Placebo-Effekt wird normalerweise genutzt, wenn neue Medikamente geprüft werden. Eine Gruppe der Versuchspersonen erhält das echte Medikament, die andere Gruppe bekommt ein Scheinmedikament. Überraschenderweise sind die Ergebnisse mit dem Scheinmedikament oftmals genauso gut oder sogar besser als mit dem echten Medikament.

Der Faktor Freude – entsprechend mentaler Belastbarkeit und Stärke – war der zweitstärkste Vorhersagefaktor für die Überlebenszeit einer Gruppe von Patientinnen mit wiederkehrender Brustkrebserkrankung.

Kurz gesagt, die Seele, das Gemüt und der Geist werden direkt durch Gedanken und Gefühle beeinflusst und diese wiederum wirken intensiv auf den Körper ein. Es gibt sogar Berichte über Menschen, die glaubten, dass sie an einem bestimmten Tag sterben würden, und der Tod trat auch tatsächlich ein, obwohl keine direkte Todesursache festzustellen war.

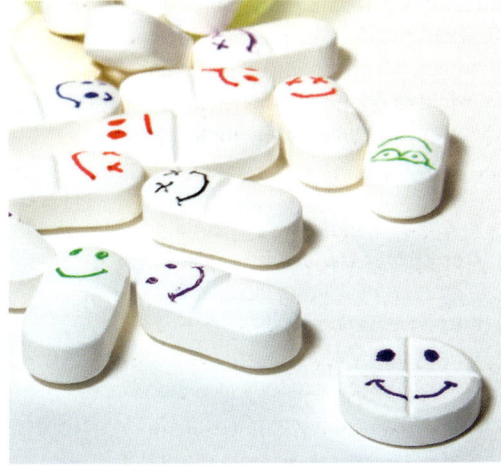

Können positive Gefühle umgekehrt das Immunsystem stärken?

Studien legen nahe, dass ein stabiler emotionaler Zustand für eine gute Gesundheit genauso wichtig ist wie allseits bekannte Einflüsse, beispielsweise eine bessere Ernährung, regelmäßige Bewegung und das Vermeiden von Alkohol, Tabak und anderen Suchtstoffen.

Positive Gefühle und ein bewusstes Ernährungsverhalten, so scheint es, können die Produktion von Endorphinen anregen. Diese geheimnisvollen Substanzen werden im Gehirn gebildet und können starke Gefühle von Wohlbefinden auslösen. Offensichtlich können sie auch das Immunsystem stimulieren. Mit anderen Worten sorgen die Endorphine dafür, dass Sie sich besser fühlen und dass es Ihnen gut geht.

Ich kann mich also selber heilen, indem ich positiv denke?

Wenn eine körperliche Heilmethode für ein Gesundheitsproblem existiert, sollten Sie diese nicht ausschließen. Aufhören zu rauchen, das Gewicht zu kontrollieren, sich regelmäßig zu bewegen, Medikamente einzunehmen – all dies ist wichtig. Aber zusätzlich sollten Sie auch auf Ihre innere Einstellung achten.

Der Körper trauert mit.
Menschen, die kürzlich ihren Ehepartner verloren haben, weisen ein höheres Risiko auf, zu erkranken oder zu sterben.

Es mag nach einer rosaroten Weltsicht klingen, aber in schwierigen Zeiten optimistisch zu bleiben, kann helfen, gesund zu bleiben.

Menschen in Altenheimen, die ein Mitspracherecht in täglichen Dingen, beispielsweise der Auswahl der Lebensmittel, erhalten, haben oft eine höhere Lebenserwartung als Menschen, die eine mehr passive Einstellung haben.

Wir werden ständig von chemischen Substanzen, Bakterien und Viren angegriffen – aber warum überwältigen uns all diese Widersacher nicht? Wenn unser Immunsystem gesund und in guter Verfassung ist, werden die Eindringlinge abgewehrt und unsere Gesundheit bleibt erhalten.

Das Immunsystem ist ein erstaunliches Meisterwerk, das es in seiner Komplexität mit dem Gehirn aufnehmen kann und fast so schwer in seiner Funktionsweise zu erkennen ist.

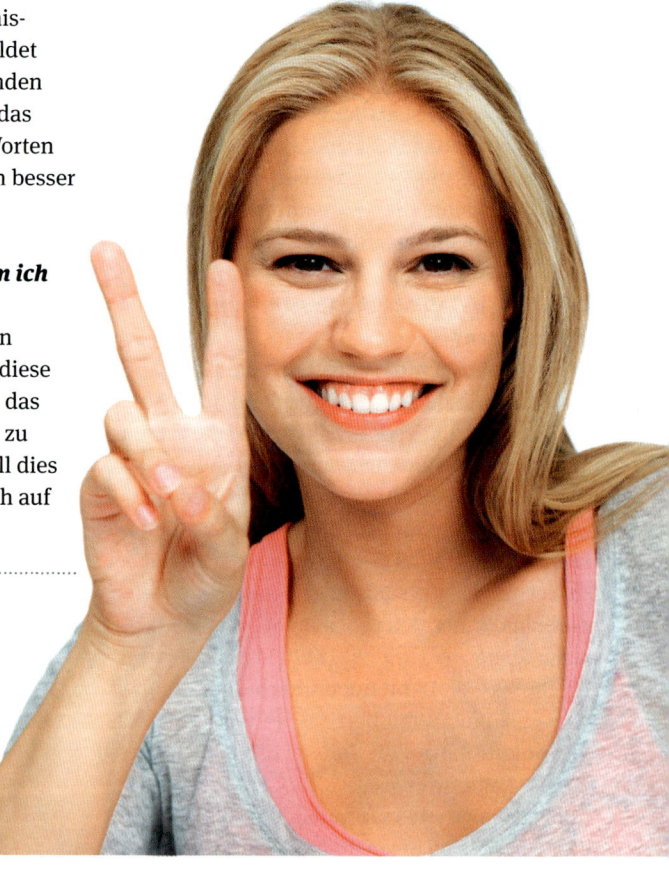

Praktische **Umsetzung**

Fragen stellen kann Probleme lösen

Gedanken und Gefühle beeinflussen direkt *die Seele, das Gemüt und den Geist, die sich ihrerseits auf den Körper auswirken. Wissenschaftliche Untersuchungen sprechen dafür, dass ein stabiles Gefühlsleben für eine gute Gesundheit genauso wichtig ist wie herkömmliche Faktoren, beispielsweise körperliche Bewegung und vollwertige Ernährung.*

Fragen sind die Antwort

Wir haben gesehen, dass die Seele und Gefühle einen starken Einfluss auf unsere Körperfunktionen ausüben. Aber wie können wir uns diese Tatsache zunutze machen? An uns selbst gerichtete Fragen können uns weiterhelfen und zu neuen Antworten führen.

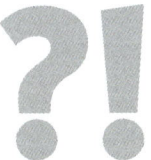

Fragen haben die Fähigkeit, die Probleme in den Mittelpunkt zu rücken

Eine Frage ist wie ein Brennglas, das unsere Aufmerksamkeit auf ein spezielles Problem oder eine besondere Situation richtet. Wenn Sie sich eine Frage stellen, macht sich Ihr Geist automatisch auf die Suche nach einer Antwort. Die richtigen Antworten können alle Bereiche Ihres Lebens betreffen – Beziehungen, Einstellungen, Kreativität und die Fähigkeit, Probleme zu lösen.

Fünf wirkungsvolle Fragen

Hier sind fünf Fragen, die nur Sie beantworten können. Wenn Sie Ihre Antworten in Handlung umsetzen, kann jede eine unglaubliche Auswirkung auf Ihr Leben haben.

Seien Sie konkret und fragen Sie sich Folgendes:
- ■ *1. Welche Veränderung, die ich in meinem Leben vornehme, hat die größte positive und nachhaltige Auswirkung?*
- ■ *2. Was kann ich tun, um die Beziehung zu einem Menschen zu verbessern, der mir nahe steht?*
- ■ *3. Diese Frage sollten Sie sich häufig stellen: Worüber kann ich mich jetzt in diesem Augenblick freuen?*
- ■ *4. Was kann ich heute tun, um gesünder zu leben?*
- ■ *5. Die folgende Frage können Sie sich stellen, wenn Sie nicht weiter wissen: Wenn jemand anderes in meiner Situation wäre, was würde ich ihm raten zu tun?*

Stellen Sie sich keine negativen Fragen

Stellen Sie sich keine Fragen wie „Warum bin ich nicht talentiert?", oder „Warum schaffe ich es nicht, regelmäßig mein Bewegungsprogramm durchzuführen?" Solche Fragen lenken Ihre Aufmerksamkeit in eine negative Richtung. Stattdessen sollten Sie positiv und konstruktiv umformulieren: „Was kann ich zukünftig tun, um diesen Fehler zu vermeiden?" oder „Wie kann ich meinen Übungsplan oder meine Umstände verändern, um mein Bewegungsprogramm leichter durchführen zu können?"

IHRE AUFGABE:
Stellen Sie sich diese fünf Fragen und versuchen Sie weitere eigene Fragen zu formulieren. Die Wirksamkeit dieser einfachen Technik wird Sie überraschen.

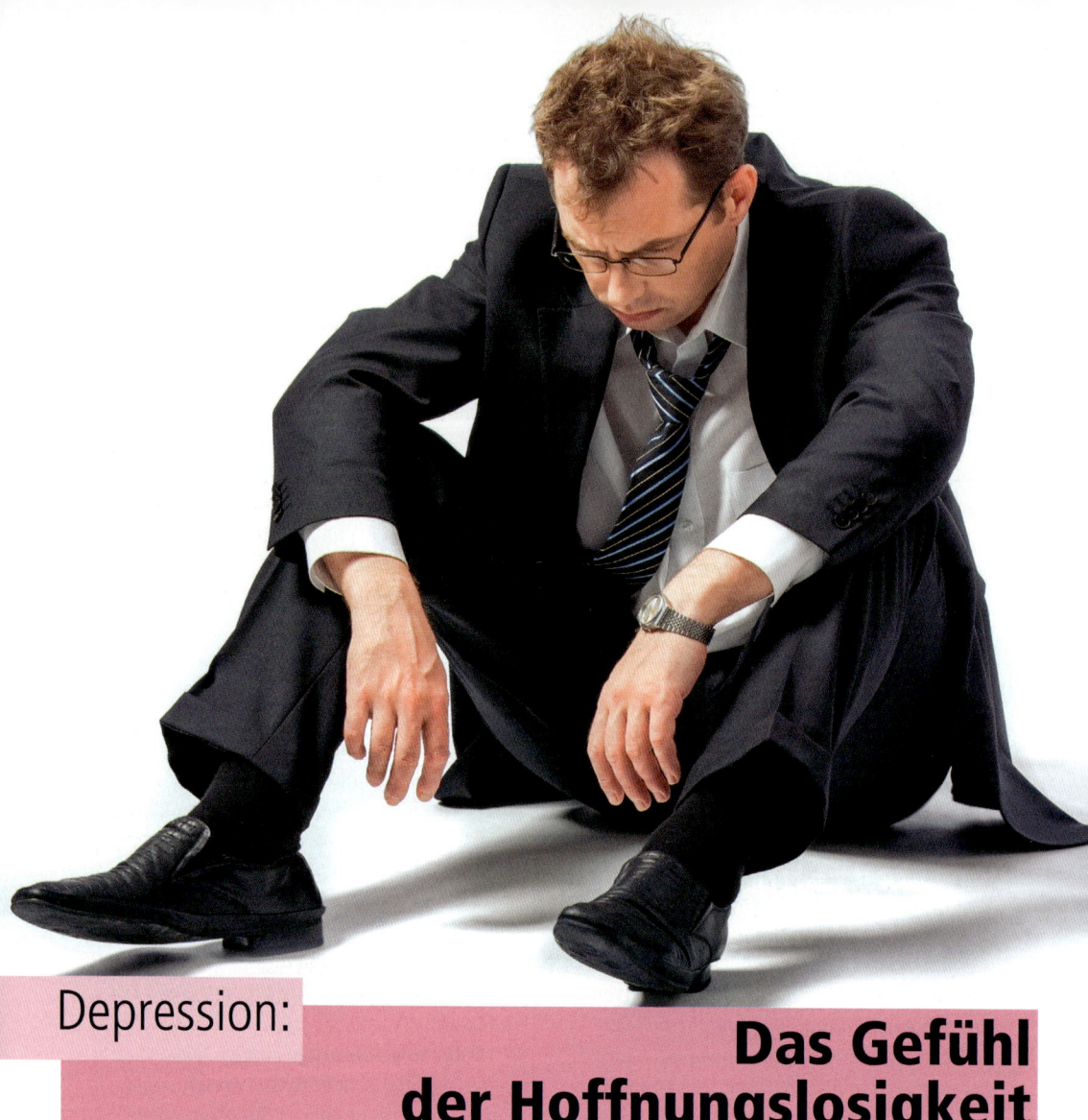

Depression:

Depression:

Das Gefühl der Hoffnungslosigkeit

Depression kann eine ernsthafte, lebensbedrohliche Krankheit sein – eine der Hauptursachen für Selbstmord. Viele Millionen Menschen leiden an Depressionen. Alle sozialen Schichten sind betroffen, jedes Lebensalter, alle Ethnien, Religionen und jeder Bildungsgrad. Jedes Jahr werden Milliarden von Beruhigungsmitteln und Antidepressiva geschluckt in der verzweifelten Hoffnung, die Krankheit dadurch zu bewältigen. Aber das Problem nimmt weiter zu.

Gehören Gefühle von Depression nicht natürlicherweise zum Leben dazu? Sind die meisten von uns nicht von Zeit zu Zeit deprimiert und bedrückt?

Gefühle der Depression zählen zu den häufigsten Empfindungen des Menschen. Depression ist ein normales Gefühl, aber es kann auch ein Symptom einer Vielzahl von medizinischen und psychischen Krankheiten sein. Gefühle von Hoffnungslosigkeit und Entmutigung werden häufig erst durch die Werbung in den Vordergrund gerückt oder übertrieben.

Dann werden Medikamente angeboten, die die Menschen angeblich magisch in eine neue leistungsfähige, energische und zufriedene Person verwandeln. Wenn diese versprochene Wirkung nicht gleich eintritt, sind viele Menschen enttäuscht und verlieren weiter an Selbstvertrauen.

Woran lässt sich erkennen, ob es ernst ist oder nicht?

Zunächst müssen die Menschen den Unterschied zwischen Mutlosigkeit und Depression verstehen. Jeder ist gelegentlich mutlos. Mutlosigkeit stellt ein leichtes Stimmungstief dar, das durch positives Denken und auch Gebete oft aufgelöst werden kann. Mutlosigkeit lässt sich häufig auf eindeutige äußere Umstände zurückführen und ist im Allgemeinen vorübergehend.

Depressionen sind gekennzeichnet durch Gefühle von Traurigkeit und Niedergeschlagenheit, oft begleitet von verringerter körperlicher Aktivität. Oft sind auch nicht begründbare Ängste und Empfindungen von Hoffnungslosigkeit vorhanden.

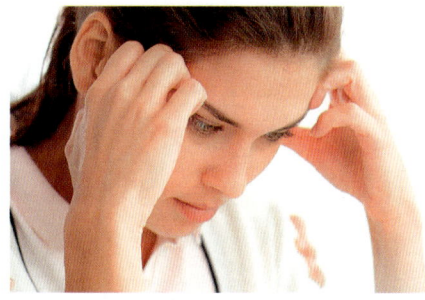

Wir wollen die häufigsten Formen der Depression kurz darstellen:

■ Depressive Verstimmung

Die häufigste Form der Depression wird oft als depressive Verstimmung bezeichnet. Die betroffene Person ist weinerlich, traurig, entmutigt, unfähig zur Konfliktbewältigung, hoffnungslos. Diese Stimmungen können durch exzessive Müdigkeit, innere Unruhe oder Stress ausgelöst sein und manchmal ohne sichtbaren Grund auftreten. Solche Depressionen sind kurz und klingen von alleine wieder ab. Sie brauchen selten eine Behandlung. Die Menschen kommen in wenigen Tagen wieder auf die Beine.

■ Depressive Reaktion

Diese Depression entsteht typischerweise durch schwerwiegende Lebenskrisen, beispielsweise durch den Verlust eines nahen Angehörigen oder des Arbeitsplatzes, durch Scheidung, wenn die Kinder aus dem Haus gehen, durch Umzug oder durch eine schwere Krankheit.

In diesen Situationen sind die Menschen oft nicht in der Lage, ihr tägliches Leben und ihre beruflichen Aufgaben zu bewältigen. Um Heilung zu ermöglichen, ist eine Zeit des Abstandnehmens und des Rückzugs notwendig. Dafür wird durch unterstützende Maßnahmen gesorgt. Allerdings können auch intensivere Therapiemaßnahmen notwendig werden, wenn die Depression schwer und langwierig ist.

■ Endogene Depression

Im Gegensatz zu den beiden bereits genannten Depressionstypen kommen und gehen endogene Depressionen meist ohne erkennbare Ursache. Oft handelt es sich um eine vererbbare Veranlagung, die in einer Familie von den Eltern auf die Kinder übertragen wird. Diese Depressionen sprechen im Allgemeinen auf eine Behandlung an, können aber trotz Behandlung einige Monate andauern.

■ Somatisierte Depression

Diese schwerwiegenderen Depressionen wirken sich meist störend auf entsprechende Körperfunktionen aus. Die Symptome können in fast allen Bereichen des Körpers auftreten. Am häufigsten sind der Magen-Darm-Trakt und der Schlaf betroffen. Einige erleben sich nicht als depressiv, aber ihre körperlichen Funktionen sind beeinträchtigt und ihr körperlicher Zustand bietet das vollständige Bild einer Depression. Deshalb sprechen die Psychiater von somatisierter Depression – also eine Depression, die durch gestörte körperliche Funktionen zum Ausdruck kommt, obwohl keine Anzeichen der Depression wahrgenommen werden.

■ Psychotische Depression

Bei psychotischen Depressionen verlieren die Betroffenen den Kontakt zur Realität. Sie erfordern professionelle Behandlung.

Was kann für einen depressiven Menschen getan werden?

Fast alle depressiven Patienten sprechen auf grundlegende und naheliegende Maßnahmen an:

Lohnende Aufgaben. Jeder Mensch braucht eine sinnvolle Tätigkeit, sei es, eine Firma zu leiten, ein Auto zu waschen oder eine Mahlzeit zuzubereiten. Ein depressiver Mensch benötigt in besonderem Maße ein Gefühl von Erfüllung, Leistungsfähigkeit und Befriedigung durch eine tägliche sinnvolle Tätigkeit. Diese Erfahrungen bauen auf, besonders wenn sie mit Anerkennung und Ermutigung verbunden sind.

Struktur. Ob wir deprimiert, mutlos und bedrückt sind oder nicht, wir brauchen alle eine Struktur in unserem Leben, um seelisch gesund zu bleiben. Ohne eine Aufgabe, ohne einen Anreiz morgens aufzustehen, kann auch die stabilste Persönlichkeit zeitweise depressiv werden.

Einfache Ernährung. Einfache Mahlzeiten aus frischen, natürlichen, pflanzlichen Lebensmitteln, in regelmäßigen Abständen eingenommen, geben vermehrte Energie und verringern die Belastung für die Verdauungsfunktionen des Organismus. Depressive Menschen sollten insbesondere konzentrierte Süßigkeiten und schwere, kalorienreiche Mahlzeiten vermeiden. Ein oder zwei Tage nur frisches Obst zu essen, kann Wunder wirken, die Seele aufhellen und die Müdigkeit vertreiben.

Angemessene Ruhezeiten. Zeiten von Ruhe und Stille sind in unserer heutigen hektischen Welt besonders wichtig. Chronischer Schlafmangel kann eine Depression auslösen oder verstärken. Die meisten Menschen sind am leistungsfähigsten, wenn sie in der Nacht sieben oder acht Stunden schlafen. Einige wenige außergewöhnliche Menschen mögen weniger Schlaf benötigen, aber auch sie müssen auf Anzeichen chronischer Müdigkeit achten. Menschen, die mehr als neun Stunden Schlaf benötigen, sind entweder Ausnahmeerscheinungen oder krank bzw. rekonvaleszent. Eine Person, die regelmäßig so viel schläft, ist wahrscheinlich depressiv.

Tägliche körperliche Bewegung. Eine der spannendsten Erkenntnisse der vergangenen Jahre ist die tiefgreifende Auswirkung der Bewegung auf das seelische Wohlbefinden. Regelmäßige körperliche Bewegung hebt die Stimmung, verbessert den Schlaf, baut Stress ab, fördert die Gesundheit, kann helfen, Krankheiten zu verhindern und zu heilen, und stärkt das allgemeine Wohlbefinden. Die gute Nachricht für Patienten mit Depression ist, dass die Verbesserung der Stimmung und der Einstellung durch das Freisetzen von Endorphinen im Gehirn verursacht wird. Und diese „Wohlfühl"-Hormone werden durch körperliche Bewegung aktiviert. Ein zügiger Spaziergang von täglich einer Stunde wirkt sich bei vielen depressiven Menschen positiver aus als manche Medikamente.

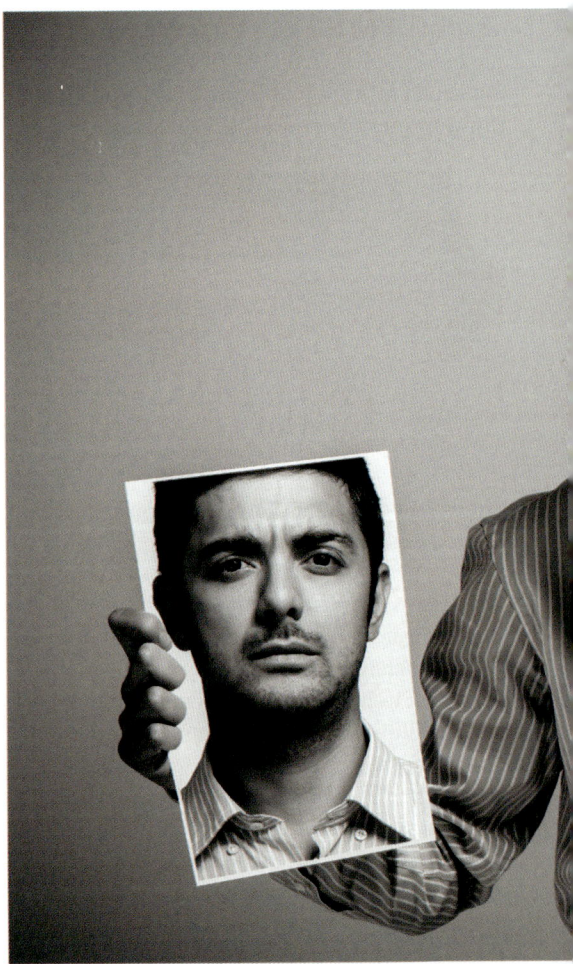

Gibt es noch mehr?

Auch stark Depressive können einfache tägliche Entscheidungen treffen. Sie können entscheiden, ob sie am Morgen aufstehen oder im Bett bleiben, ob sie den ganzen Tag Fernsehen oder eine aktivere Beschäftigung suchen, ob sie sich anziehen und pflegen oder den Bademantel anbehalten. Solche einfachen alltäglichen Entscheidungen haben eine große Bedeutung, weil sie unsere Fähigkeit ausbilden, Entscheidungen zu treffen. Durch die richtigen Entscheidungen entstehen persönliches Wachstum und Stärke.

Sogar Menschen mit schweren seelischen Problemen haben die Möglichkeit, ihre Lebenssituation besser zu meistern. Der depressive Mensch sollte ermutigt werden, eine Liste mit Zielen zu erstellen, positive und interessante Aktivitäten

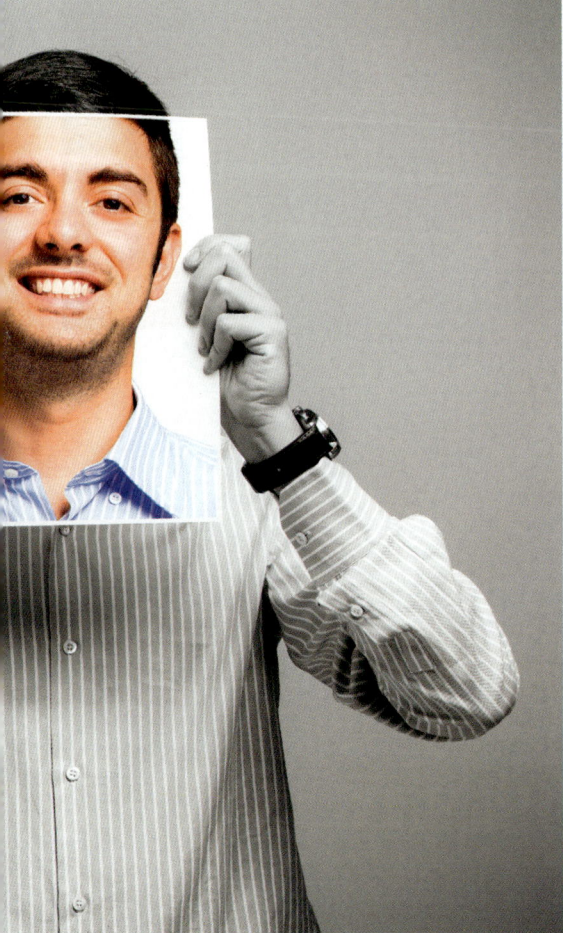

aufzuschreiben und dann an einer Aufgabe nach der anderen zu arbeiten. Das Abhaken einer erledigten Aufgabe verstärkt das Zutrauen in die eigenen Fähigkeiten.

Die Einstellungen und Glaubenssätze der Menschen sind die Basis jeder effektiven Behandlung. Es geht darum zu verstehen, dass das Gefühl, schlecht oder wertlos zu sein, nicht gleichbedeutend damit ist, tatsächlich schlecht und wertlos zu sein. Solche Gefühle sind vorübergehend und sie wechseln wie das Wetter. Um lebenswert zu sein, muss das Leben eine Bedeutung und einen Wert haben. Anderenfalls kann sich eine chronische Leere und ein Gefühl von Verzweiflung einschleichen und ausbreiten. Wir müssen uns deshalb auf die Suche machen, um einen Sinn im Leben und einen Schlüssel für seine Bedeutung zu finden. Diese Suche kann uns immer mehr zur Wahrnehmung unserer eigenen Fähigkeiten führen. Wenn das spirituelle Wachstum zunimmt, werden Angst, Furcht, Schuld und Ärger nachlassen oder gar ein Ende nehmen. Dadurch kann neue Energie und eine neue Lust am Leben entstehen.

Welchen Stellenwert hat die medizinische Behandlung?

Medikamente werden häufig zur Behandlung der depressiven Psychose benötigt. Auch für bestimmte endogene Depressionen wie bipolare seelische Störungen (manisch-depressive Psychosen) können Medikamente indiziert sein. Idealerweise sollte man für seelische und psychologische Probleme keine Medikamente nehmen. Wenn Medikamente benötigt werden, sollten sie für ein definiertes Problem und für einen begrenzten Zeitraum eingenommen werden. Bitte bedenken Sie, dass chronische Einnahme besonders von Beruhigungsmitteln zur Abhängigkeit führen und die Depression sogar noch verstärken kann.

Depressionen, die ungewöhnlich schwer und lang anhaltend sind, benötigen professionelle Behandlung. Diese Behandlung kann eine Gesprächstherapie oder eine zusätzliche Verabreichung von Antidepressiva umfassen. Aber auch bei professioneller Hilfe ist die Mitarbeit des Patienten von entscheidender Bedeutung.

Wenn die Patienten die ärztliche Behandlung aktiv unterstützen und zunehmende Verantwortung für ihr eigenes Leben übernehmen, kann die Wiederherstellung der Gesundheit wesentlich beschleunigt werden.

Depression bedeutet nicht mehr länger Endstation und hoffnungsloses Leiden. Durch Verbesserung der körperlichen Gesundheit, durch Entwicklung positiver seelischer Einstellungen, durch gute Entscheidungen, durch positive Aktivitäten und durch spirituelle Ziele und Werte werden viele Menschen in die Lage versetzt, ihre Gefühle von Depression zu bewältigen und ein lebenswertes, sinnerfülltes Leben zu führen.

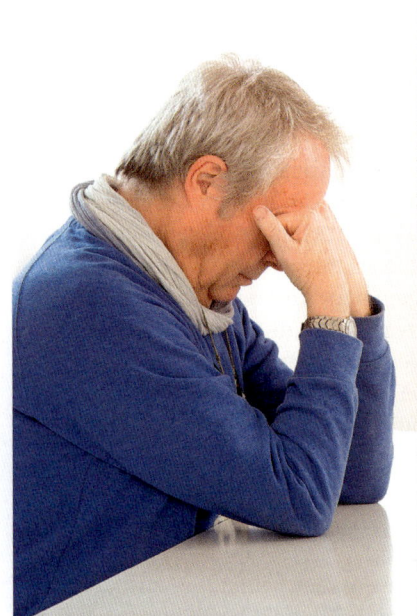

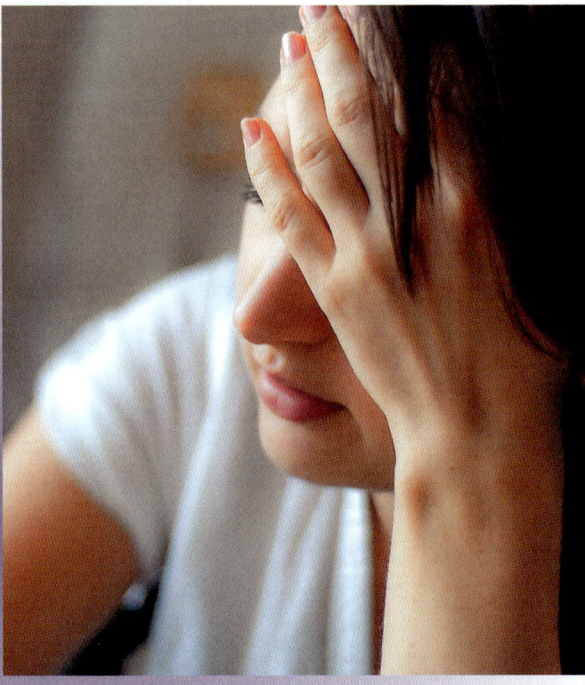

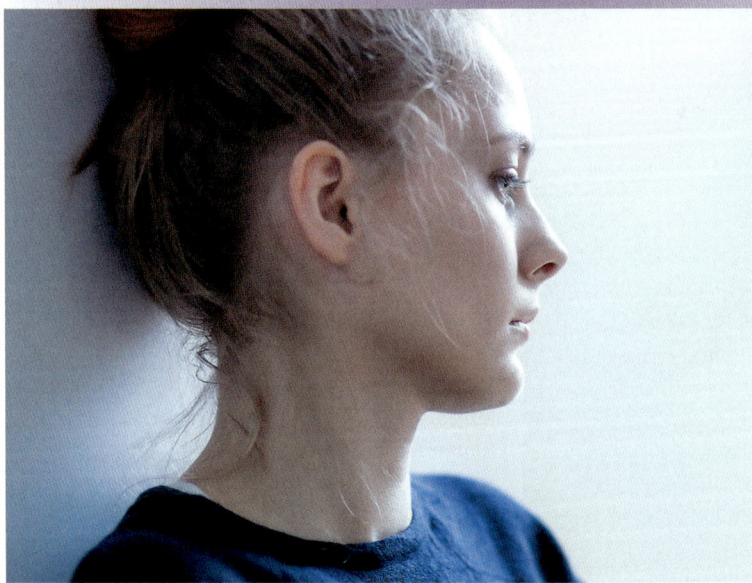

„In dem Augenblick, in dem ein Mensch den Sinn und den Wert des Lebens bezweifelt, ist er krank."

– Sigmund Freud

Gesundheit, Zufriedenheit und Langlebigkeit wie auch unsere Beziehungen zu Familie, Freunden und Mitarbeitern sowie unser spirituelles Leben beeinflussen sich gegenseitig. Wenn wir unsere Gesundheit verbessern, sinnvolle Ziele verfolgen, positive mentale Einstellungen entwickeln und spirituelle Werte schätzen, können wir viel wirksamer mit den Gefühlen von Depression und Hoffnungslosigkeit umgehen.

Entscheidungsfähigkeit

Eine Eigenschaft, die uns von anderen Mitgeschöpfen unterscheidet, ist unsere Fähigkeit, Entscheidungen zu treffen. Wir können unsere Handlungen planen und zwischen verschiedenen Möglichkeiten wählen.

Beziehungen in Familie und Gesellschaft

Wir sind soziale Wesen, und die meisten von uns können ihre Fähigkeiten dann voll entfalten, wenn sie ein Gefühl von Gemeinschaft und Zugehörigkeit erleben, das aus unserer Beziehung zu anderen entsteht.

Wenn wir uns isoliert fühlen oder in Konflikten mit unserer Umgebung leben, passiert es viel schneller, dass wir in eine Depression abgleiten.

Eine höhere Macht

Zu allen Zeiten haben Millionen von Menschen in Zeiten der Not Trost gefunden, indem sie von einer höheren Macht Kraft und Weisheit erbeten haben. Es gibt unzählige Berichte von Menschen, die Probleme bewältigt haben, die unlösbar erschienen. Der hektische Alltag kann schnell die Zeit für spirituelles Wachstum überwuchern. Aber diejenigen, die nicht nachgelassen haben, sich diese Zeiten zu nehmen, haben einen kostbaren Schatz entdeckt. Ist Ihr spirituelles Leben die Quelle für Inspiration, Stärke und Erneuerung?

Hier folgen einige Vorschläge, um Ihr Selbstwertgefühl zu stärken und die depressive Verstimmung zu überwinden.

Notieren Sie ein „O.K.", wenn Ihnen ein Vorschlag gefällt, und ein Fragezeichen, wenn Sie Interesse an einer Umsetzung haben.

▶ *Gutes Aussehen. Tragen Sie Kleidung, die Ihr Selbstvertrauen stärkt.*

▶ *Hören Sie Musik, die für positive Stimmung sorgt.*

▶ *Reden Sie gut über sich und andere.*

▶ *Denken Sie daran, dass Sie einzigartig sind. Es gibt niemanden, der so ist wie Sie.*

▶ *Legen Sie eine Liste mit Ihren positiven Eigenschaften an und vergegenwärtigen Sie sich diese.*

▶ *Denken Sie daran, dass es normal ist, Fehler zu machen.*

▶ *Überlegen Sie, ob Sie eine Teilzeitarbeit annehmen oder einen Kurs an der Volkshochschule, in einer Tanzschule oder einem Sportverein besuchen wollen.*

▶ *Lesen Sie Selbsthilfe-Bücher. Nehmen Sie an einem Selbstbehauptungstraining teil.*

▶ *Besuchen Sie ein Kirchenkonzert, auch wenn Sie nicht religiös sind. Nehmen Sie die friedliche Atmosphäre in sich auf.*

▶ *Spielen Sie mit einem Haustier oder einem Kind.*

▶ *Nehmen Sie ein langes, entspannendes Bad.*

▶ *Kaufen Sie ein Geschenk, um jemanden zu überraschen und zu erfreuen.*

▶ *Klären Sie Missverständnisse auf, lassen Sie diese nicht anwachsen.*

▶ *Lassen Sie glückliche Zeiten in Ihrer Erinnerung wieder aufleben.*

▶ *Helfen Sie einem anderen.*

▶ *Entwickeln Sie Ihr spirituelles Leben.*

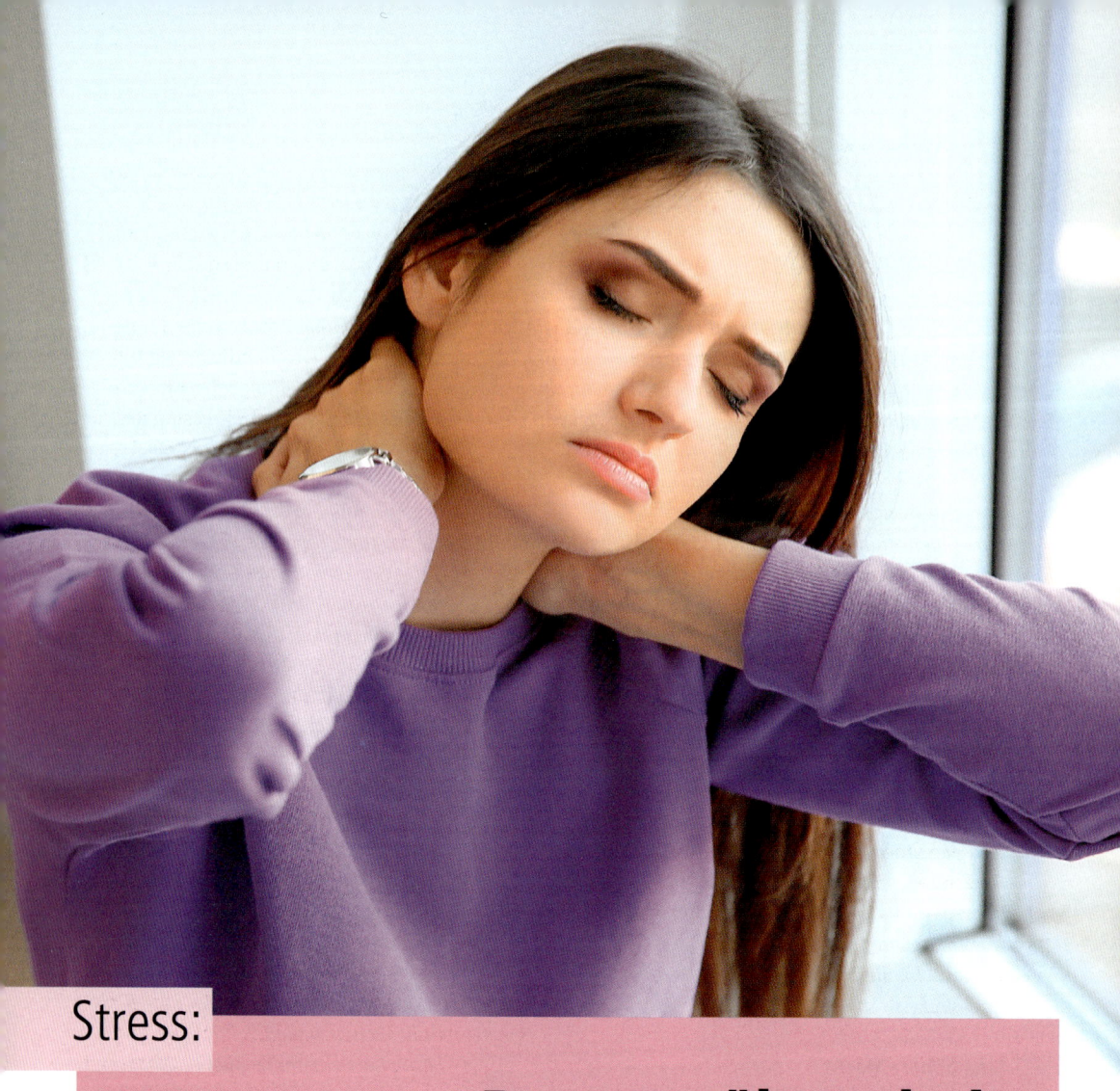

Stress:

Burnout überwinden

Ausgebrannt, überlastet, überfordert, erschöpft, das sind einige Worte, die wir verwenden, um die Auswirkung von Stress auf unser Leben zu beschreiben. In unserer unter Zeitdruck stehenden Gesellschaft gibt es nur wenige, die nicht wenigstens zeitweise mit Stress zu tun haben.

Zu viel Stress ist einerseits mit fast jedem medizinischen Problem in Verbindung gebracht worden: Herzinfarkt, Schlaganfall, Bluthochdruck, Magen- und Dünndarmgeschwüre, Colitis, Asthma, Arthritis, sogar Krebs.

Andererseits kann zu wenig Stress auch zu Problemen führen: Müdigkeit, Langeweile, Unruhe, schlechte Arbeitsqualität und Depression. Die Herausforderung besteht darin, einen Mittelweg zwischen diesen beiden Extremen zu finden.

Was bedeutet Stress?

Stress tritt in jeder Situation auf, die mit Veränderung verbunden ist. Die meisten Menschen definieren Stress als Probleme, mit denen sie konfrontiert sind, oder Aufgaben, die sie bewältigen müssen. Es gibt auch Stress, „Eustress" genannt, der unsere Aufmerksamkeit verbessert, unsere Wachsamkeit fördert und zu einer verbesserten Arbeitsqualität führt. Dazu zählen Sportwettkämpfe, Theateraufführungen, eine Ski-Abfahrt, Gewinn eines Rennens, eine Beförderung. Der Stress, der mit diesen Situationen verbunden ist, kann Empfindungen höchsten Wohlgefühls auslösen. Andere Stress-Situationen sind nicht ganz so aufregend, aber verursachen ebenfalls starke Gefühle von innerer Zufriedenheit: ein romantischer Abend, Lob am Arbeitsplatz, ein gutes Schulzeugnis der Kinder.

Wieder anderer Stress macht uns müde, obwohl es sich um positive Ereignisse handelt: eine Hochzeit, ein Familientreffen. Dann gibt es Stress, der erschöpft und deprimiert: Verlust des Arbeitsplatzes, juristische Auseinandersetzungen, aufsässige Kinder, Scheidung, der Tod von nahestehenden Menschen. Gesundheit wurde als Fähigkeit bezeichnet, sich an die Stress-Belastungen des Lebens anzupassen. Wenn das stimmt, dann müssen gesunde Menschen Wege finden, ihre Kräfte so einzuteilen, dass sie durch ihren Stress nicht überfordert werden.

Nehmen durch Stress verursachte Probleme zu?

Durch die Geschwindigkeit des modernen Lebens sind wir in eine Art Zeitfalle geraten. Wir werden ständig gedrängt, sofort irgendwohin zu fahren, sofort etwas anzusehen, sofort zu kaufen, sofort zu genießen. Schließlich, so die Botschaft der Werbung, haben wir diese Chance nur einmal im Leben, und wir sollten deshalb besser so viel wie möglich in möglichst kurzer Zeit schaffen. Aber wenn wir das über einige Jahre gemacht haben, so viel wie möglich eingeheimst, gereist, gesehen und gekauft haben, fühlen wir uns erschlagen und enttäuscht. Unausweichlich zahlen wir später den Preis: Burnout, Schulden, schlechte Gesundheit, Depression und Verlust der Lebensfreude. Es ist ein Teufelskreis, in dem viele an sich gutwillige Männer und Frauen gefangen sind.

Was können wir dagegen tun?

Um Stress zu verstehen, müssen wir eine wichtige Unterscheidung vornehmen, und zwar die zwischen Stressor und Stress.

Stressoren beziehen sich auf äußere Einwirkungen, mit denen wir umgehen müssen. Stress ist die Reaktion des Menschen auf diese Stressoren. Wir wissen heute, dass es nicht so sehr darauf ankommt, womit wir uns auseinandersetzen müssen (Stressoren), sondern dass unsere Reaktion auf diese Stressoren eine größere Bedeutung besitzt, um das Ausmaß der Stressbelastung beurteilen zu können.

> **Wenn Du** die Steine entfernst, verliert der Bach seine Musik.

Stellen Sie sich beispielsweise einen sehr schlecht gelaunten Mann vor, der im strömenden Regen ständig fluchend zur Arbeit geht. Was geht in diesem Mann vor? Und jetzt stellen Sie sich drei fröhliche Kinder vor, die im selben Regen spielen. Was geht in diesen Kindern vor? Wer hat mehr Stress?

Der Unterschied besteht nicht in den Umständen, sondern in der Einstellung gegenüber diesen Umständen.

Um Ihren „Disstress" zu bewältigen, sollten Sie in einem ersten Schritt die wichtigsten Stressoren identifizieren, mit denen Sie sich auseinandersetzen müssen. Die Erkenntnis, dass die Stressoren und die Stressantwort nicht identisch sind, ist dabei von besonderer Bedeutung. Sie sollten sich jetzt die Zeit nehmen, um die zehn wichtigsten Stressoren aufzulisten (siehe unter Praktische Umsetzung, Seite 273). Erst wenn Sie die Stressoren identifiziert haben, können Sie einen Plan zu ihrer Bewältigung entwickeln.

Können Sie einige der Bewältigungsprozesse näher erklären?

Es gibt viele Techniken, die funktionieren, hier folgen einige der wichtigsten.

■ **Gesunde Anpassung** bedeutet, dass Sie den Stressor erkennen und damit in positiver Weise umgehen. Das Problem nicht wahrzunehmen, zu verleugnen oder davor zu flüchten ist eine ungesunde Reaktion.

◾ **Sorgfältige Planung und Organisation.** Diese Schritte sind bereits im Vorfeld erforderlich, um festzustellen, welche Mittel nötig sind, um eine Aufgabe zu bewältigen.

◾ **Positive mentale Einstellung.** Seien Sie nicht ängstlich in Bezug auf die Zukunft. Leben Sie Tag für Tag. Sorgen schwächen die Widerstandskraft. Wenn das Problem hingegen als Herausforderung gesehen wird, entsteht daraus eine verstärkte Motivation.

◾ **Engagieren Sie sich für eine Sache, die anderen hilft.**

◾ **Ein gesunder Lebensstil.** Es ist schwierig, einen gesunden Körper ernsthaft durch Stress zu schädigen. Sie können Ihren Körper gegen die schädlichen Stresseinwirkungen durch folgende einfache Stressimpfungen schützen:

◾ **Regelmäßige tägliche körperliche Bewegung** von mindestens 30 Minuten Dauer. Körperliche Bewegung produziert Endorphine, die Wohlfühl-Hormone, die den Körper vor Stress schützen. Sonnenschein und frische Luft produzieren ebenfalls Endorphine. Damit hat die körperliche Bewegung draußen doppelten Nutzen.

◾ **Eine einfache, vorwiegend pflanzliche Ernährung.** Der Körper kann diese Ernährung leicht verarbeiten. Das Ergebnis ist ein Mehr an Energie, Effektivität und Ausdauer.

◾ **Keine Zigaretten, wenn überhaupt dann wenig Alkohol und Kaffee, keine anderen schädlichen Drogen.** Diese Substanzen sind wie ein Wucherer. Sie bringen kurzfristige Erleichterung. Das dicke Ende kommt später, jedoch oft schon am nächsten Tag.

◾ **Ausreichende Ruhezeiten.** Dazu zählen ein guter Nachtschlaf und regelmäßige Zeiten für Entspannung und Erholung.

◾ **Großzügige Verwendung von Wasser sowohl von innen als auch von außen.** Trinken Sie genug Wasser, sodass der Urin blassgelb bleibt (sechs bis acht Gläser Wasser pro Tag). Der richtige Start in den Tag beginnt mit einer langen warmen und abschließend kurzen kalten Dusche.

◾ **Stabile Lebensstützen.** Ein liebevolles Zuhause, eine Arbeit, die Ihnen ein Gefühl von Wertschätzung vermittelt, anregende Freundschaften, ein Lebenssinn – das sind alles Mittel gegen Stress. Denken Sie über höhere Dinge nach. Was wir sehen und hören können wir kontrollieren – Filme, Radio, Fernsehen, Nachrichtenmagazine, Zeitschriften und Soziale Medien. Die Werbung ist erfolgreich, weil sie diese Medien benutzt, um uns unzufrieden zu machen, indem sie uns auf die Dinge aufmerksam macht, die wir nicht haben. Denken Sie daran: „Der Mensch, der wenig hat und wenig haben will, ist reicher als derjenige, der viel hat und nach mehr verlangt."

Beispiele für Stressoren:
▶ Umweltverschmutzung ▶ Termindruck
▶ Hitze ▶ Überlastung ▶ Krankheit
▶ Familienbeziehungen ▶ Geld ▶ Tod

Wie Sie feststellen können, haben wir im Leben häufig die Wahl. Schieben Sie die Dinge nicht auf die lange Bank. Entscheiden Sie sich, das Leben jeden Tag zu genießen. Freuen Sie sich über die Sonne und den Regen. Genießen Sie den Duft der Blumen, erwidern Sie ein Lächeln, spielen Sie mit Kindern. Diese Art zu leben kostet wenig und erspart Katzenjammer. Sie führt nicht zu Verschuldung. Im Gegenteil bringt sie eine großzügige Dividende mit sich.

Kurzdauernder Stress ist lebenswichtig, aber auf Dauer ist Stress destruktiv.
Die Forschung hat jetzt gezeigt, wie chronischer Stress den Organismus belastet und Krankheiten den Weg bereitet.
Stress ist die menschliche Reaktion auf Überreizung:

◾ Ein Übermaß an Sinneseindrücken: Lärm, Licht, Fernsehen, Filme.

◾ Ein Übermaß an Information: Fernsehen, Videos, Zeitungen, Nachrichtenmagazine, Radio, Computer, Telefon.

◾ Eine Überfülle an Entscheidungsmöglichkeiten – bedrängt mit 360 Werbebotschaften pro Tag.

— Alvin Toffler, Future Shock

Praktische **Umsetzung**

Stress läßt sich bewältigen

Es gibt viele Dinge, die Sie tun können, *damit der Stress nicht seinen Tribut fordert. Regelmäßige Bewegung, gesunde Ernährung und stabile Lebensstützen – das alles ist von Bedeutung, um die Auswirkung von körperlichem und seelischem Druck zu mildern.*

Stress bewältigen

Zu viel Stress ist in unserer Gesellschaft ein sehr reales Problem.

Seit in Studien festgestellt wurde, dass Stress mit einer Vielzahl körperlicher Beschwerden verbunden ist, wurde die Stressbewältigung ein wichtiges Gesundheitsthema. In den meisten Fällen ist Weglaufen nicht die Antwort. Wir müssen positivere Methoden der Bewältigung entwickeln.

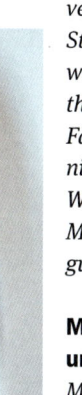

Mit Überlastung umgehen

Manchmal ist es möglich, sich gestresst zu fühlen und nicht zu wissen, warum. Wenn das passiert, ist es hilfreich, eine Liste mit den Dingen, die Sie stören, anzulegen. Wenn Sie die Ursachen für Ihren Stress aufschreiben, können Sie Ihre Aufmerksamkeit auf diese richten und handeln. Anstatt übermäßig zu essen, zu trinken oder sich in zeitraubende Tätigkeiten zu flüchten, können Sie die Ursache des Problems erkennen und an einer Lösung arbeiten.

Was sind Ihre Haupt-Stressoren?

....

....

....

Sehen Sie sich diese Stress-Symptome an und prüfen Sie, welche für Sie zutreffen:

Leiden Sie an:
- [ ] *Vermehrter Reizbarkeit oder Ungeduld?*
- [ ] *Schlafstörung?*
- [ ] *Appetitlosigkeit?*
- [ ] *Vermehrten gesundheitlichen Problemen?*
- [ ] *Konzentrationsstörung?*
- [ ] *Energiemangel?*
- [ ] *Verlust von Interesse an Dingen, die Ihnen früher Spaß gemacht haben?*
- [ ] *Dem Gefühl, abgeschnitten oder isoliert zu sein?*
- [ ] *Selbstmordgedanken?*

Was können Sie tun?

Schreiben Sie bitte drei Vorschläge zur Stressbewältigung auf, die Ihnen besonders wichtig erscheinen:

....

....

....

....

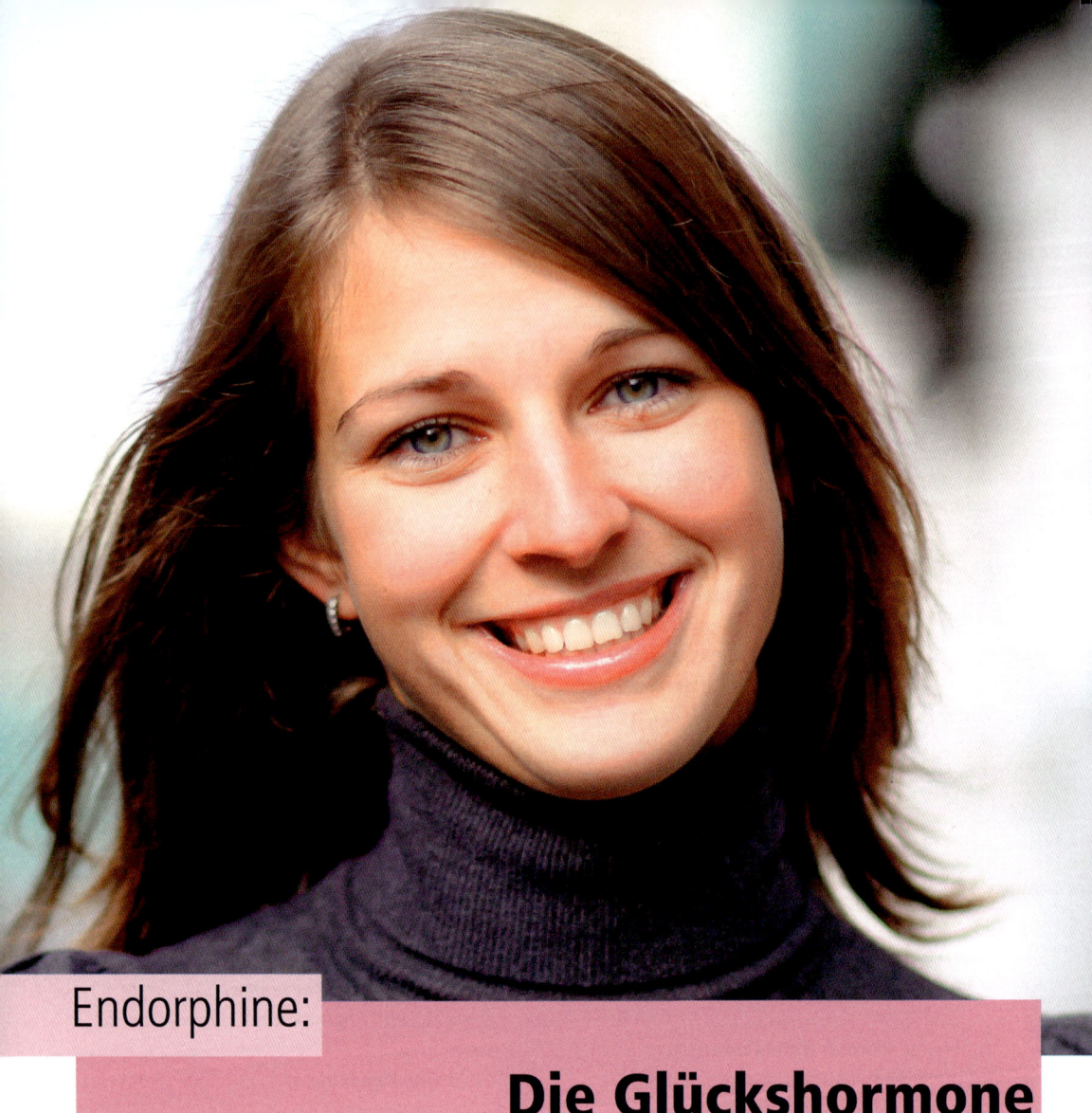

Endorphine:

Die Glückshormone

Wohlfühldrogen sind fast unwiderstehlich. Von Koffein bis Kokain, die Menschen verlangen mehr und mehr nach etwas, das ihnen helfen kann, den betäubenden Stress und den lähmenden Druck der modernen Zeiten zu verringern. Aber während immer deutlicher wird, dass diese Drogen zerstörerisch wirken, entdecken Wissenschaftler, dass ein gesunder Körper in der Lage ist, eigene Wohlfühlsubstanzen herzustellen, die schützend und gesundheitsfördernd wirken.

Meinen Sie, dass der Körper wirklich ‚Drogen' herstellen kann?

Ja. Wenn Drogen als chemische Substanzen verstanden werden, dann stellt der Körper täglich eine Vielzahl davon her. Wenn Drogen verstan-

den werden als Substanzen, die als Medizin verwendet werden, um Krankheiten zu heilen, dann lautet die Antwort wiederum ja. Der menschliche Körper ist ständig damit beschäftigt, sich selbst zu heilen.

Welche ‚guten Drogen' stellt der Körper her?

Die wirksamsten von Menschen hergestellten Wohlfühldrogen sind Betäubungsmittel. Betäubungsmittel wirken schmerzstillend und rufen Gefühle von stärkstem Wohlbefinden hervor. Sie sind wichtig, um heftige, nicht vermeidbare Schmerzen zu kontrollieren. Auf Dauer jedoch wirken sie zerstörerisch und machen abhängig. Interessanterweise haben Wissenschaftler entdeckt, dass der Körper in der Lage ist, ähnliche Substanzen selbst herzustellen. Diese können unter dem Begriff Endorphine zusammengefasst werden.

Wollen Sie wissen, wie diese Hormone wirken? Das nächste Mal, wenn Sie sich eine Zehe stoßen oder in den Finger schneiden, achten Sie einmal darauf, wie schnell der heftige Schmerz nachlässt und eine wohltuende Betäubung eintritt. Menschen, die bei einem Verkehrsunfall verletzt wurden, und Soldaten, die im Krieg verwundet wurden, merken anfangs nur selten, wie schwer sie verletzt wurden. Sportler können sogar einen Knochenbruch erleiden und im Eifer des Wettkampfes keinen Schmerz empfinden – bis das Spiel vorüber ist.

Das sind Beispiele für die Wirkung der körpereigenen Endorphine.

**Was immer Deine Aufgabe ist,
tu sie mit ganzem Herzen.**

Vor Jahren hat Dr. Hans Selye (Arzt, Ungarn/Kanada, 1907–1982) entdeckt, dass Angst oder Ärger im Körper einen Schwall von Adrenalin freisetzen. Dieses zusätzliche Adrenalin sorgt für einen Energieschub, der bei Gefahr Kampf oder Flucht möglich macht. Die Forschung hat später nachgewiesen, dass Gefühle von Angst oder Ärger den Körper schädigen, wenn sie über lange Zeit andauern.

Auch weitere, lang anhaltende negative Gefühle wie Trauer, Hass, Verbitterung und Missgunst können die Notfallmechanismen und die Abwehr des Körpers gegen Krankheiten schwächen.

Wenn negative Gefühle destruktiv sein können, wie wirken sich dann positive Gefühle aus?

Norman Cousins (Journalist und Schriftsteller, USA, 1915–1990) eröffnete ein neues Gebiet für die Forschung, als er seine Heilung von einer schweren, hoffnungslosen Krankheit unterstützte, indem er positive Gefühle wie Freude, Lachen, Dankbarkeit und Glauben mit einer gesunden Lebensführung kombinierte.

Seitdem haben Wissenschaftler auf dem Gebiet der Psychoneuroimmunologie viele Substanzen im Gehirn isoliert, die durch diese Gefühle freigesetzt werden. Das sind die Endorphine. Sie wirken nicht nur schmerzstillend, sondern auch gesundheitsfördernd, stärken das Immunsystem und rufen wunderbare Gefühle von Wohlbefinden hervor.

> *Wenn wir einen Menschen glücklicher und heiterer machen können, so sollten wir es in jedem Fall tun, mag er uns darum bitten oder nicht.*
> – Hermann Hesse, Dichter, Schweiz, 1877–1962

Wollen Sie sagen, dass die Art und Weise, wie wir denken und fühlen, unseren Körper entweder schädigen oder heilen kann?

Gefühle sind ein besonderer Teil unseres menschlichen Wesens. Das Festhalten an ständigen negativen Gefühlen kann Krankheit fördern, während von positiven Gefühlen der ganze Organismus profitiert. Beispielsweise lernen Ärzte, dass sie Patienten auch in der Endphase einer schweren Krankheit nicht alle Hoffnung nehmen dürfen. Der fürsorgliche Arzt wird seinen Patienten zusichern, dass er ihn auch in dieser schwierigen Situation nicht allein lassen, sondern ihn weiter intensiv betreuen und begleiten wird.

Wie können wir die Produktion dieser besonderen Hormone anregen?

Seit langem wissen wir, dass körperliche Bewegung eine positive Auswirkung auf die Gesundheit hat. Aber Wissenschaftler haben festgestellt, dass die positiven Gefühle durch Bewegung sich nicht durch die verbesserte Fitness allein erklären lassen. Es musste mehr dahinter stecken, und dieses Mehr stellte sich als eine Zunahme der Endorphine heraus.

Könnte dieses Gefühl allein durch positives Denken hervorgerufen werden?

Aber ja, die Produktion von Endorphinen ist ein Ergebnis von positivem Denken. Durch Lösen von Konflikten, durch Verbannung von Hass und Abneigung, durch eine liebende, großzügige und dankbare Gesinnung und durch einen starken Glauben wird die Produktion von Endorphinen in unserem Gehirn und die Fähigkeit unseres Körpers erhöht, Krankheiten zu widerstehen. Und der Nutzen für den Körper durch einen täglichen Spaziergang ist das Tüpfelchen auf dem I.

Wie sich die Endorphine erhöhen lassen:

► Tägliche aktive körperliche Bewegung
► Tägliche Zeiten der Besinnung suchen
► Liebevoll und freundlich zu anderen sein
► Neinsagen lernen
► Genug Schlaf
► Nichts auf die lange Bank schieben, den Tag planen
► Ballast abwerfen
► Viel lachen

„ Arzneimittel sind nicht immer notwendig. Aber der Glauben an die Gesundung und Genesung sind es. **"**
– Norman Cousins, Journalist und Schriftsteller, USA, 1915–1990

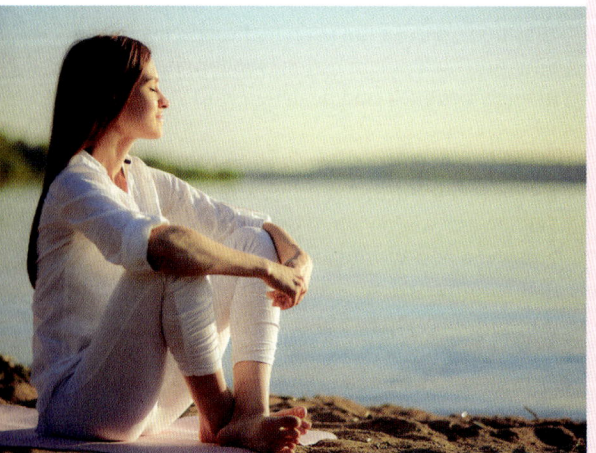

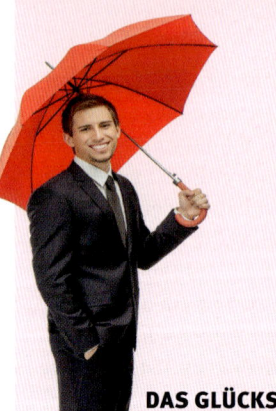

DAS GLÜCKS-QUIZ

Teil 1

Es ist leichter, glücklich zu sein, wenn Sie sich gesund fühlen. Welche der folgenden Möglichkeiten nehmen Sie wahr, um Ihren Gefühlszustand körperlich zu beeinflussen?

☐ ***Tägliche körperliche Bewegung***
(am besten an frischer Luft):
Studien zeigen, dass körperliche Bewegung eine der wirksamsten Heilmittel gegen depressive Verstimmung darstellt. Und sie kostet nichts.

☐ ***Vermeiden Sie Koffein:*** *Zu viel Koffein macht Sie aufbrausend und verringert Ihre Stresstoleranz. Es kann auch Schlaflosigkeit verursachen und dem Körper die notwendige Erholung rauben.*

☐ ***Vermeiden Sie Alkohol:*** *Obwohl Alkohol depressiv macht, trinken Menschen dann Alkohol, wenn sie negative Gefühle haben. Das ist wie Benzin ins Feuer gießen.*

☐ ***Ernähren Sie sich fettarm und möglichst cholesterinfrei:*** *Essen Sie mehr Gemüse, Obst, Vollkornprodukte und Hülsenfrüchte. Mit dieser Ernährung werden Sie sich besser fühlen, besser aussehen und mehr Energie haben. Durch diese positiven Effekte schaffen Sie die Voraussetzungen dafür, dass positive Gefühle wachsen und gedeihen.*

☐ ***Sorgen Sie für genug frische Luft:*** *Eine gut gelüftete Wohnung und häufiges tiefes Atmen sorgt für eine gute Sauerstoffversorgung des Körpers. Das ist entscheidend, um mental und emotional in Topform zu sein.*

Praktische **Umsetzung**

Positiv gedacht ist halb vollbracht

Der Körper *stellt seine eigenen Wohlfühl-Substanzen – die Endorphine – her, die schützende und gesundheitsfördernde Wirkung besitzen. Körperliche Bewegung und eine positive mentale Einstellung erhöhen die Produktion dieser Endorphine im Gehirn und damit die Fähigkeit des Körpers, Erkrankungen zu bekämpfen.*

Teil 2

Körper und Geist, Seele, Gemüt und Gefühle stehen miteinander in Verbindung. So wie es schwierig ist, zufrieden zu sein, wenn Sie die Auswirkungen von körperlicher Krankheit erleben, ist es auch schwierig, sich gesund zu fühlen, wenn Sie sich in Konflikt mit sich oder Anderen befinden.
Die folgenden Gewohnheiten fördern eine zufriedene, dankbare Einstellung. Wie viele davon können Sie entwickeln?

☐ **Nehmen Sie wahr, was Ihnen hilft:** *Jeder hat vieles, wofür er dankbar sein kann. Ein Schlüssel für eine zufriedenstellende Existenz ist, seine Aufmerksamkeit darauf zu richten, was gut im Leben ist, statt sich von Problemen überwältigen zu lassen.*

☐ **Sorgen Sie für Harmonie in Ihren Beziehungen:** *Wenn Sie negative Gefühle von Verbitterung, Neid und Eifersucht gegenüber Ihren Mitmenschen hegen, dann rauben Sie sich selber viel Freude. Eine liebevolle, zur Vergebung bereite Einstellung hingegen bringt Zufriedenheit und Freundschaft in Ihr Leben.*

IHRE AUFGABE:

Gehen Sie das Glücks-Quiz noch einmal durch. Gibt es darin Vorschläge, die Sie bisher nicht versucht haben, die Ihrem emotionalen Leben zu einem Aufschwung verhelfen können? Wählen Sie einen Punkt aus, richten Sie Ihre Aufmerksamkeit für einige Tage auf seine Umsetzung und machen Sie dann eine Gewohnheit daraus.

☐ **Sorgen Sie für das Wohl der Anderen:** *Wenn Sie auf andere zugehen, helfen Sie nicht nur denen, deren Leben Sie erhellen, sondern Sie helfen auch sich selbst. Sie konzentrieren sich nicht länger nur auf Ihre eigenen Probleme, sondern Sie kümmern sich um das Wohl Ihrer Mitmenschen. Und das bringt persönliche Zufriedenheit.*

☐ **Nehmen Sie sich Zeit für Ihre spirituelle Erneuerung:** *Viele Frauen und Männer, die große Ziele verfolgten, haben zu allen Zeiten Kraft und Inspiration aus ihrem Glauben an etwas Größeres als sie selbst bezogen. Dieser Glaube hat ihnen geholfen, Hindernisse zu überwinden und ihre Ziele zu erreichen. Die Hetze des Alltags zu unterbrechen, um die tieferen Dinge des Lebens zu betrachten und in Kontakt mit einer höheren Macht zu gelangen, kann das wirksamste Mittel sein, um im Leben Frieden und Erfüllung zu finden.*

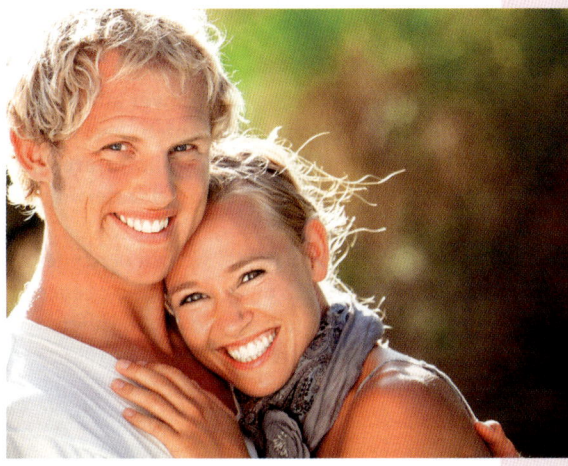

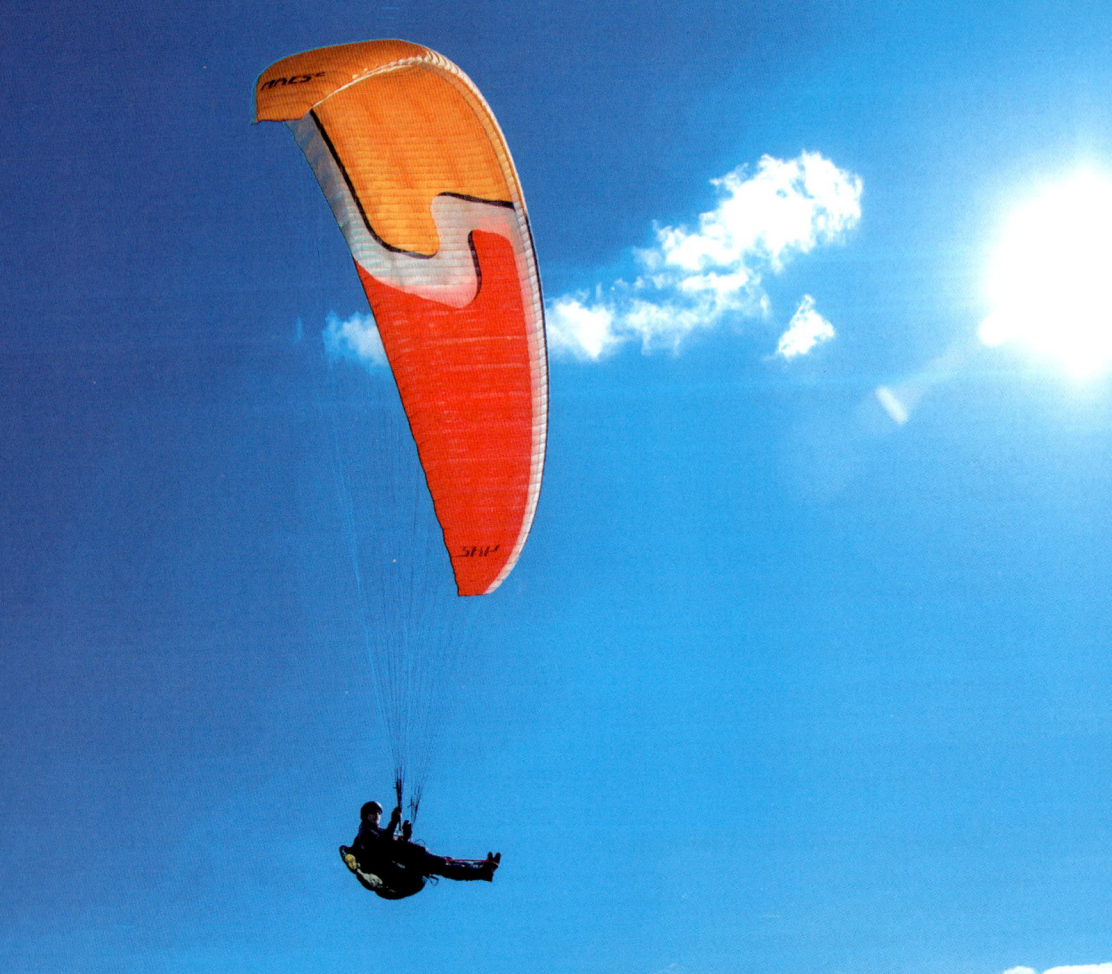

Ausbildung von Gewohnheiten: Wie eine Verhaltensänderung gelingt

Sie können morgens nur schwer aufstehen? Sie hassen körperliche Bewegung? Sie werden die überflüssigen Pfunde nicht los? Die meisten von uns sehnen sich nach Veränderung – sie möchten ein gesünderes, diszipliniertes Leben führen. Dennoch führen selbst die entschlossensten Anstrengungen, eine Veränderung zu erreichen, nur zu oft zu nichts.

Warum ist es so schwierig, sich zu verändern?
Gewohnheiten fesseln uns – und unsere Lebensweise ist oft wenig mehr als die Summe aller unserer Gewohnheiten. Zwar erleichtern sie unser Leben und sorgen für einen reibungslosen Tagesablauf. Sie sparen Zeit und Energie. (Möchten Sie innehalten und darüber nachdenken, wie Sie Ihre Schnürbänder zubinden?) Aber Gewohnheiten können unser Leben auch erschweren. Wenn Sie daran Zweifel haben, versuchen Sie heute Abend die Bettseite mit Ihrem Lebenspartner zu wechseln oder versuchen Sie, Ihre Zähne nicht mit der gewohnten Hand zu putzen.

Wie entstehen Gewohnheiten?
Wie werden Gewohnheiten ausgebildet?

Wie Sie wahrscheinlich wissen, sendet das Gehirn durch Nervenzellen Botschaften an den übrigen Körper. Jede Nervenzelle hat eine Verwaltungszentrale und eine lange Faser (oder Axon), über die sie Nervenimpulse leitet. Außerdem haben Nervenzellen viele winzige Empfangsfasern (oder Dendriten), die eintreffende Nervenimpulse aufnehmen. Häufig verwendete Axone bilden Schaltflächen. Und je mehr Schaltflächen eine Nervenzelle besitzt, je leichter und schneller kann sie Botschaften übermitteln.

Dieses Wissen hilft uns zu verstehen, wie Gewohnheiten im Nervensystem entstehen. Ein Gedanke oder eine Handlung, die ständig wiederholt wird, bildet Schaltflächen an den Enden der tätigen Neurone aus, wodurch es einfacher wird, denselben Gedanken oder dieselbe Handlung zu

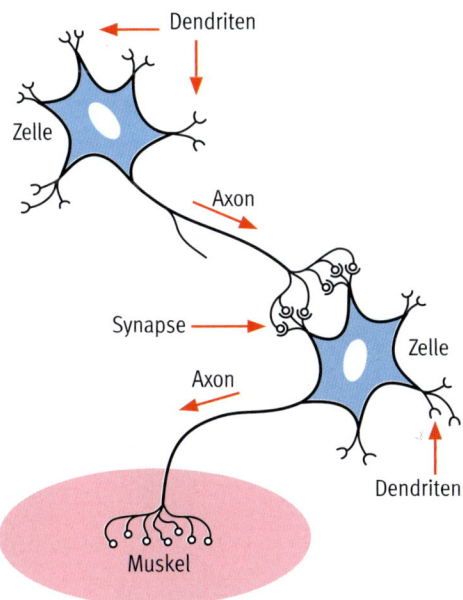

wiederholen. Es ist fast so, als ob durch Wiederholung eine Spur im Gehirn ausgetreten wird, so wie durch wiederholtes Gehen über den Rasen ein Trampelpfad entsteht.

Können die einmal ausgetretenen Wege verändert werden?

Leider verschwinden die Schaltflächen nicht, wenn sie nicht mehr gebraucht werden. Und da die alten Bahnen weiter bestehen, ist die Gefahr, in schlechte Gewohnheiten zurückzufallen, ständig vorhanden. Ein Alkoholiker beispielsweise bleibt sein ganzes Leben lang rückfallgefährdet.

Aber haben Menschen nicht doch die Möglichkeit, sich zu verändern?

Ja, aber nur wenn die neuen Gewohnheiten stärker werden als die alten. Die neue Verhaltensweise muss immer und immer wieder eingeübt und wiederholt werden.

> 99 *Sei Du selbst die Veränderung, die Du Dir wünschst für die Welt.* 66
> – Mahatma Gandhi, Rechtsanwalt, Indien, 1869–1948

Das hört sich anstrengend an!

Am Anfang kann es schwer sein. Aber mit der Zeit werden auf dem neuen Weg mehr Schaltflächen ausgebildet als auf dem alten und der neue Weg wird immer mehr ausgetreten. Wenn es leichter wird, den neuen Weg einzuschlagen, dann hat sich die neue Gewohnheit gefestigt.

Wie lange dauert das?

Die meisten Psychologen meinen, dass es ungefähr drei Wochen braucht, um eine neue Gewohnheit auszubilden. Vor einigen Jahren entschied sich Anya Bateman, ihre Zähne mit Zahnseide zu reinigen. Eine anfangs lästige Pflicht verwandelte sich innerhalb eines Monats in ein Ritual vor dem Schlafengehen. Dadurch ermutigt, wandte sie ihren Drei-Wochen-Plan an, um ihre Gewohnheit zu viele Süßigkeiten zu essen, abzulegen. Danach gab sie ihre Gewohnheit auf, ihren Ehemann zu kritisieren, und entwickelte eine neue Gewohnheit, nämlich ihre Kinder zu loben. Die Ergebnisse waren so erstaunlich, dass sie im Reader's Digest veröffentlicht wurden. So wie manche Menschen durch viele Stunden praktischen Übens vollendete Musiker werden können, so können wir durch beständig gute, moralische Entscheidungen bessere Menschen werden. Und auch wenn wir dann und wann versagen, werden wir nicht völlig scheitern –

wenigstens dann nicht, wenn wir wieder auf den neuen Weg zurückkehren, den wir auszutreten versuchen.

Wenn Sie sich also immer schon mehr körperlich bewegen wollten, versuchen Sie, morgen anzufangen. Stehen Sie eine halbe Stunde früher auf, um zügig zu gehen oder zu joggen. Sicher, am Anfang kostet es Überwindung – aber in drei Wochen haben Sie einige überflüssige Pfunde verloren und sind auf dem Weg zu einem gesünderen Leben.

> *Durch die Wahl unserer Gewohnheiten legen wir die Spuren fest, die die Zeit in uns hinterlässt.*
> – Frank B. Gilbreth,
> Unternehmensphilosoph, USA, 1868–1924

> *Menschen bestehen aus einem Bündel von Gewohnheiten.*
> – William James, Psychologe, USA, 1842–1910

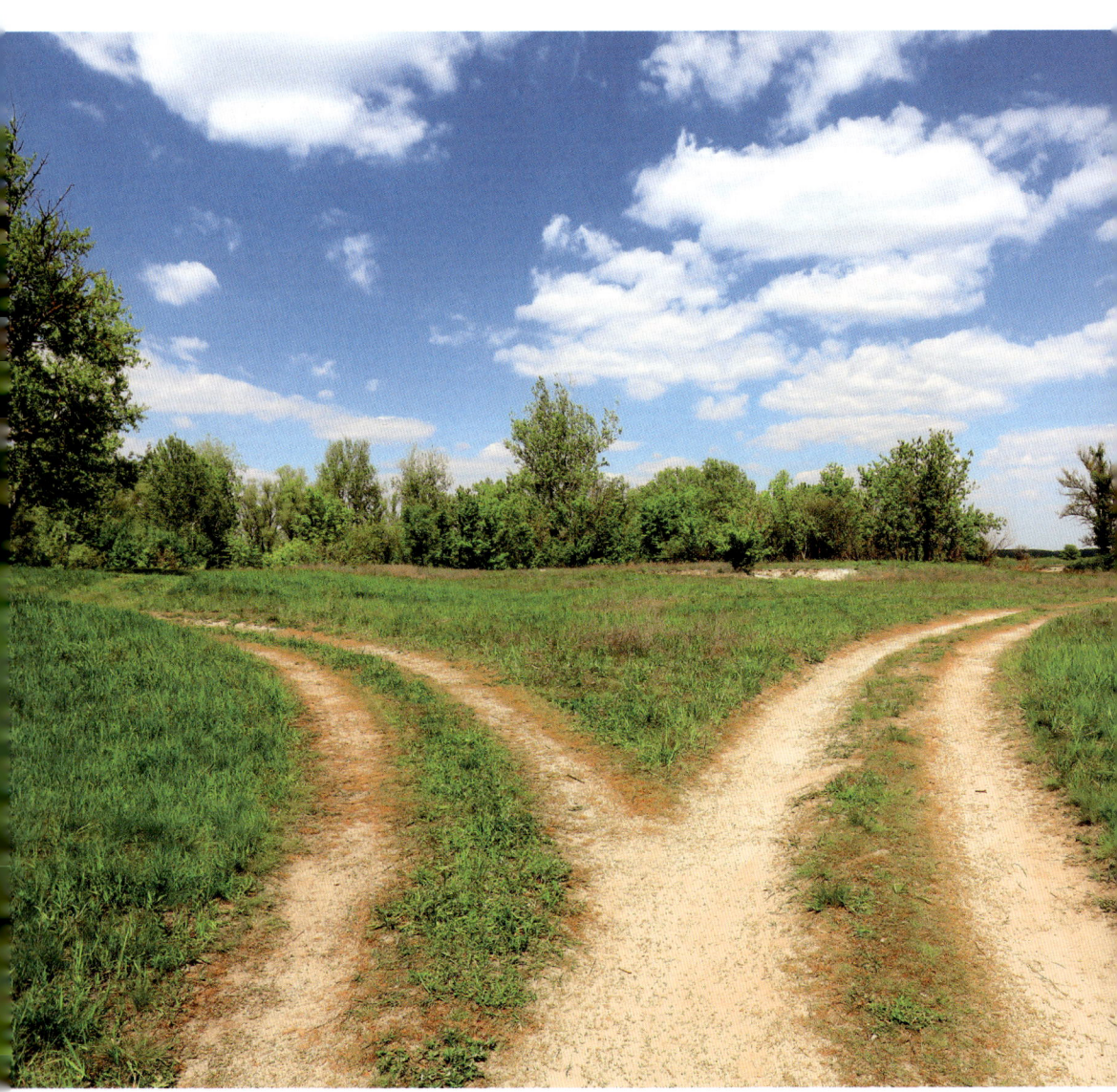

Alles verändert sich!

Ich habe eine Münze in meiner Hand, die ich Ihnen gebe. Jetzt ist die Münze nicht mehr dieselbe! Sie ist älter, kleiner (sie hat ein paar Moleküle verloren), hat eine andere Temperatur, es befinden sich andere Zellen auf ihr (von Ihrer Hand) und ihre Magnet- und Gravitationslinien haben sich verändert. Lebendig oder nicht, alle Dinge in der Welt unterliegen dem Wandel. Wie Sie sich verändern, das hängt von Ihnen ab. Sie bestimmen Ihr Schicksal und Ihre Zukunft durch die Entscheidungen, die Sie jeden Tag treffen. Denn Ihre täglichen Entscheidungen veranlassen physikalische und chemische Veränderungen in Ihrem Gehirn und Ihrem Nervensystem.

> *Suche nicht andere, sondern Dich selbst zu übertreffen.*
> – Cicero, römischer Politiker, Redner, 106–43 v. Chr.

Sie bestimmen Ihr Schicksal durch die Entscheidungen, die Sie jeden Tag treffen.

Wie Sie denken und fühlen formt Ihren Charakter. Ihre Entscheidungen führen tatsächlich physikalische und chemische Veränderungen in Ihrem Gehirn und Ihrem Nervensystem herbei.

Die Wiederholung aller Dinge – gut oder schlecht – verursacht die Gewohnheiten, die unser Leben bestimmen. Und festgelegte Gewohnheiten bestimmen unseren Charakter, unser Leben, unser Schicksal.

> „Auch aus Steinen, die in den Weg gelegt werden, kann man Schönes bauen."
>
> – Johann Wolfgang von Goethe

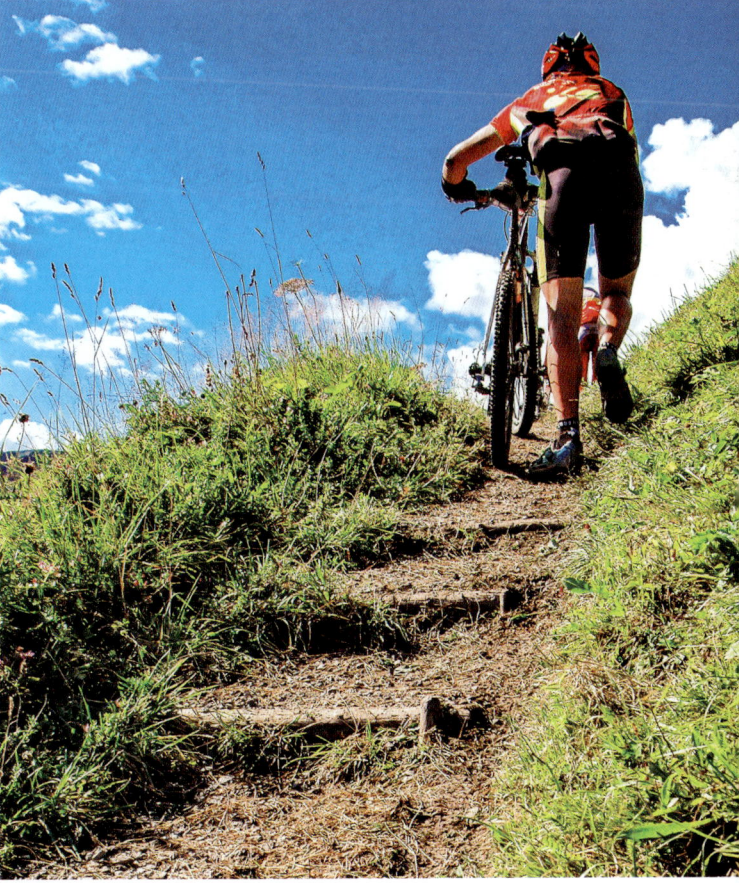

Eine überzeugende Bestätigung der Vorteile einer gesunderhaltenden Lebensweise liefert eine seit 2002 während Studie mit Siebenten-Tags-Adventisten, die in Nordamerika leben. Adventisten sind Nichtraucher und trinken keinen Alkohol. Da sie regelmäßig den Gottesdienst besuchen, sind sie gesellschaftlich gut eingebunden. Diese Homogenität ist in modernen Gesellschaften eher selten und stellt eine fast ideale Voraussetzung für wissenschaftliche Studien dar.

Ein weiterer Vorteil für Studien sind die verschiedenen Ernährungsgewohnheiten, die in dieser Gruppe praktiziert werden. Etwa die Hälfte der Adventisten lebt vegetarisch in verschiedenen Ausprägungen dieser Kostform. So gibt es Vegetarier, die auch Fisch oder Milchprodukte oder Eier essen. Andere meiden sämtliche Produkte vom Tier. Diese Untergruppen werden mit Adventisten verglichen, die normale Mengen oder sehr wenig Fleisch essen.

Ernährungsformen
in der Adventist Health Study 2

	%	Fleisch	Geflügel Fisch	Milch Eier
Vegan	9	nein	nein	nein
Vegetarier A	31	nein	nein	ja
Vegetarier B	10	nein	ja	ja
Vegetarier C	6	wenig	wenig	ja
Fleisch	44	regelmäßig	normal	ja

Die Ergebnisse der Untersuchungen von 96.500 Teilnehmern nach sieben Jahren bestätigen, dass der Gesundheitsstatus der Teilnehmer mit zunehmenden Anteilen pflanzlicher Lebensmittel immer besser wird.

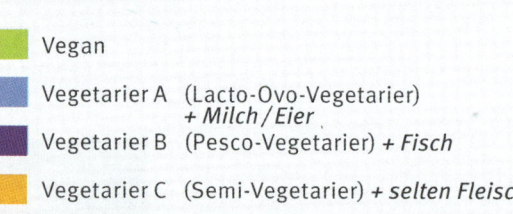

- **Vegan**
- **Vegetarier A** (Lacto-Ovo-Vegetarier) *+ Milch / Eier*
- **Vegetarier B** (Pesco-Vegetarier) *+ Fisch*
- **Vegetarier C** (Semi-Vegetarier) *+ selten Fleisch*
- **Fleischesser**

Ernährungsformen und Gewicht

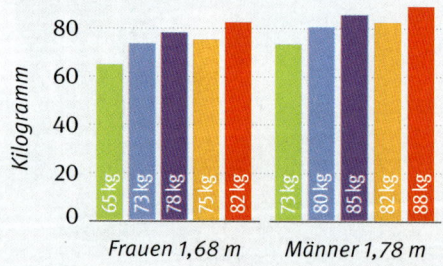

Ernährungsformen und behandelter Bluthochdruck

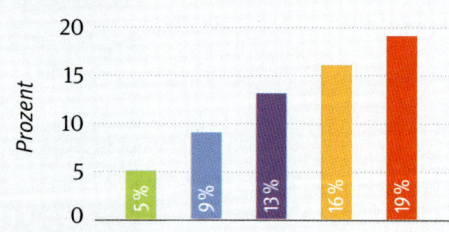

Ernährungsformen und behandelter Diabetes

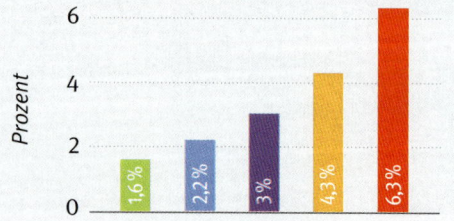

Ernährungsformen und behandeltes erhöhtes Cholesterin

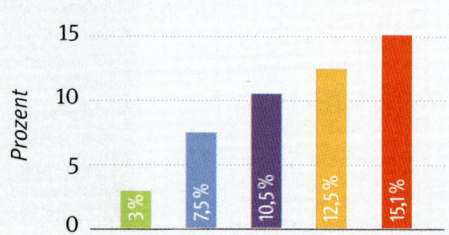

Praktische Umsetzung

Neue Wege gehen

Warum hängen gute, starke und vernünftige Menschen *an ihren schlechten Gewohnheiten, obwohl sie es besser wissen? Diese Menschen sind in ihre Gewohnheiten hineingewachsen als sie jung waren, und nun finden sie es unmöglich, sie aufzugeben. Sie sind wie eine Gurke, die in einer Flasche gewachsen ist, bis sie zu groß war, um sie herauszunehmen.*

Sieben Lebensstil-Faktoren

In der bekannten Alameda County Study haben Wissenschaftler 7.000 Menschen neun Jahre lang beobachtet. Sie waren in der Lage, sieben Lebensstil-Faktoren zu identifizieren, die die Lebensdauer beeinflussen.
Sie fanden eine eindrucksvolle Verbindung zwischen Sterblichkeitsrate und sieben allgemeinen gesunden Verhaltensweisen:

1. Nichtrauchen
2. Regelmäßige körperliche Bewegung
3. Kein Alkohol, oder nur in geringen Mengen
4. Sieben bis acht Stunden Schlaf in der Nacht
5. Normalgewicht halten
6. Tägliches Frühstück
7. Keine Zwischenmahlzeiten

Ergebnisse:

Je weniger dieser sieben genannten Verhaltensweisen befolgt wurden, umso größer war die Wahrscheinlichkeit, früh zu versterben. Nur fünf Prozent derjenigen, die alle sieben Verhaltensweisen befolgten, starben während des neunjährigen Zeitraumes. Etwa 20 Prozent derjenigen, die drei oder weniger befolgten, starben in diesen neun Jahren. Diejenigen, die die größte Anzahl der gesunden Verhaltensweisen befolgten, hatten nur die Hälfte des Risikos, erwerbsunfähig zu werden, wie die Gruppe mit den wenigsten guten Gewohnheiten.

Von den Männern zwischen 60 und 94 Jahren hatten diejenigen, die ein regelmäßiges Frühstück einhielten und keine Zwischenmahlzeiten zu sich nahmen, gegenüber denjenigen, die kein Frühstück zu sich nahmen und regelmäßig Snacks verzehrten, eine um die Hälfte verringerte Wahrscheinlichkeit zu versterben.

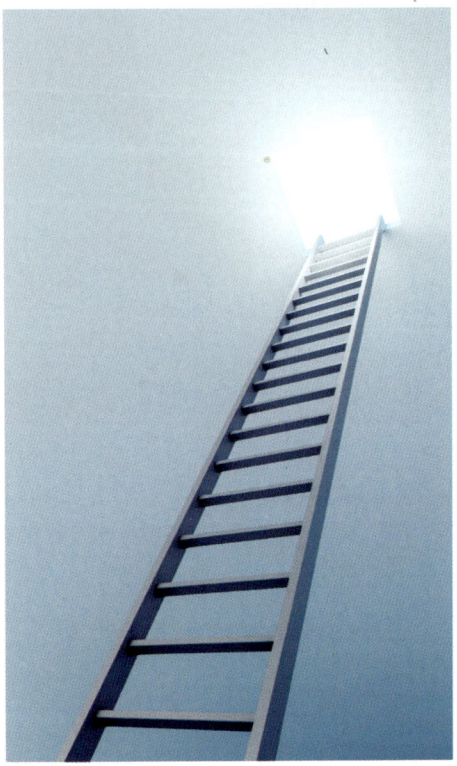

IHRE AUFGABE:

Wie viele dieser gesunden Verhaltensweisen befolgen Sie regelmäßig?
Welche werden Sie sich ab heute zu eigen machen?

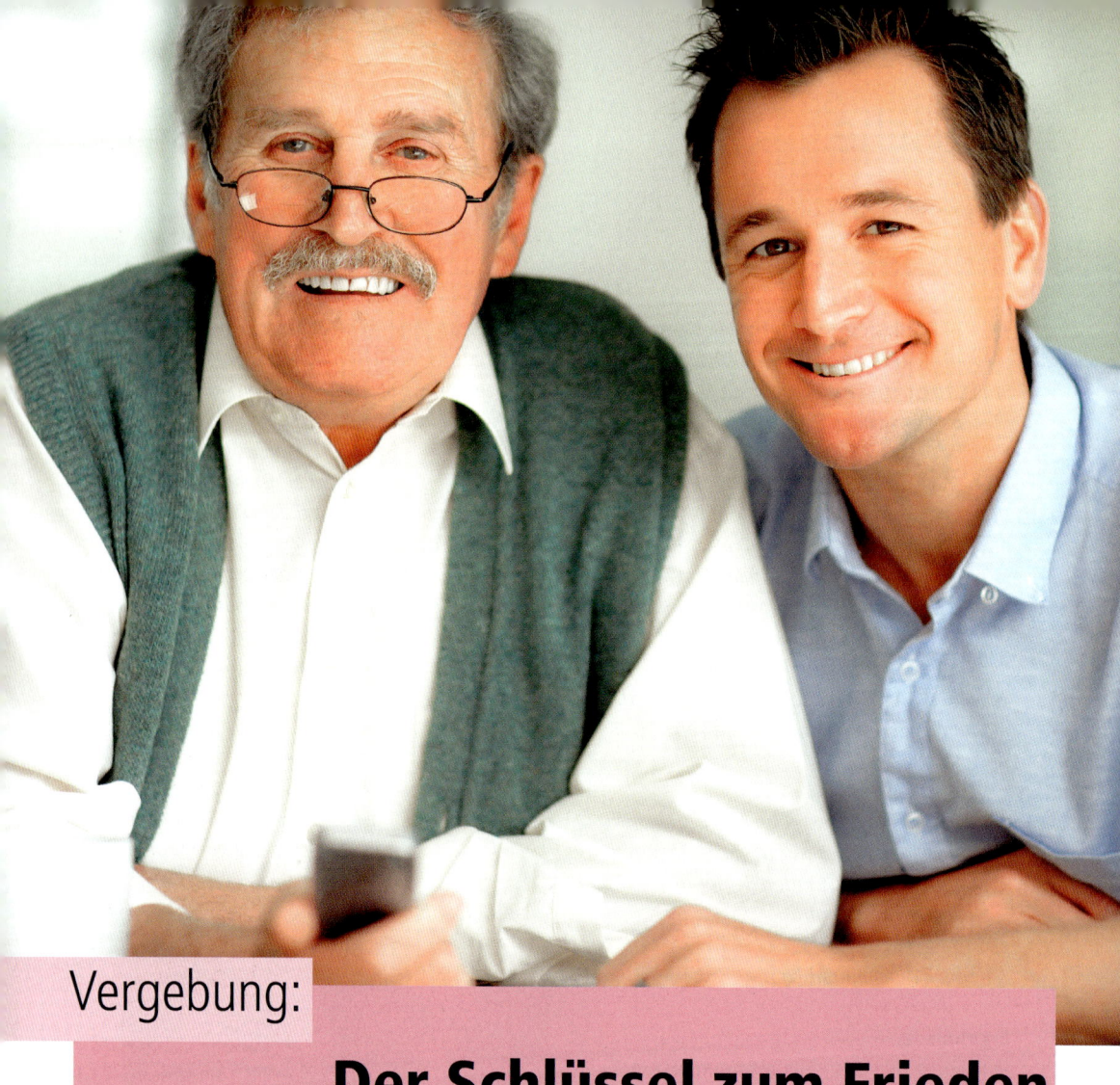

Vergebung:

Der Schlüssel zum Frieden

Eine bewegende Geschichte von Ernest Hemingway (Schriftsteller, USA, Literaturnobelpreis 1954, 1899–1961) handelt von einem heftigen Streit zwischen einem Vater und seinem heranwachsenden Sohn.

Ihre Beziehung geht an dieser Auseinandersetzung kaputt, und der Sohn verlässt das Haus. Schon bald bedauert der Vater das Ereignis und macht sich auf die Suche nach seinem Sohn. Aber die Stadt, in der die Handlung spielt, Madrid, ist so groß und unübersichtlich – der Vater hat keine Idee, wo er suchen soll. Schließlich entscheidet er sich, eine Annonce in die Zeitung zu setzen. „Lieber Paco, komm morgen um zehn

Uhr zum Zeitungshaus. Alles ist vergeben. Ich liebe Dich. Dein Vater."
Am nächsten Morgen fand der Vater hunderte Pacos vor dem Zeitungshaus, suchend, hoffend ...

So viele junge Männer sehnen sich nach der Vergebung des Vaters? Das ist herzzerreißend!
Unsere Welt ist voll von verletzten Menschen mit

gebrochenem Herzen – Menschen, die misshandelt, vernachlässigt, verstoßen, schikaniert wurden; Menschen, die wütend, nachtragend, verbittert, einsam, depressiv, voller Angst und Schuld sind; Menschen, die sich in Hass und Selbstmitleid verzehren. Aber unsere Welt ist auch voll von Menschen, die sich nach Liebe, Annahme, Mitleid und Vergebung sehnen, die nach einem Menschen suchen, den sie lieben können, nach spirituellem Trost, nach Seelenfrieden. Der spirituelle Hunger der Menschen in unserem Land spiegelt sich in dem sprunghaft ansteigenden Verkauf von Büchern über Meditation, Spiritualität und Sinnsuche wider. Einer der größten Buchverlage in den USA berichtete kürzlich, dass der Absatz von Titeln, die sich mit religiösen Themen beschäftigen, eine Zunahme von fast 500 Prozent in einem Zeitraum von zwei Jahren aufwies. „Eine derartige Zunahme gibt es in keiner anderen Buchkategorie", erklärte ein Sprecher des Verlages.

Neue Heilmethoden kommen und gehen – aber die Liebe hat sich als ewig gültig erwiesen.

Aber warum sind die Antworten dennoch so schwer zu finden? Warum leben weiterhin so viele von uns ein Leben in stiller Verzweiflung?

Eine Erklärung ist, dass zu viele nicht erkennen, dass die Ursache, die Wurzel all unserer Probleme, in uns selber liegt. Beispielsweise suchte eine reiche, gut ausgebildete, aber tief depressive Frau Beratung. Sie litt an häufigen Kopfschmerzen, Geschwüren und Übergewicht. „Ich bin mit Fett überladen", erklärte sie. „Er hat es mir ange-

Wir können geistig-seelisch, spirituell und sozial nur wachsen, wenn wir bereit sind, zu vergeben.

tan", schluchzte sie. Ihr Mann, ein angesehener Politiker, hatte eine Affäre mit einer anderen Frau. „Ich hasse ihn dafür, und ich hasse diese Frau sogar noch mehr. Schauen Sie, was sie mir angetan hat. Sie hat mein Leben ruiniert."

Die Affäre hatte sich vor 13 Jahren zugetragen, dennoch blieb die Frau besessen von ihrer Verbitterung und ihrem Ärger.

Was können wir denn für Menschen tun, die nicht vergessen können; wenn vergangene Verletzungen nicht heilen wollen?

Wir können fragen, was ihr Hass mit ihnen macht. Zu welchem sinnvollen Ziel er sie führt. Warum sie den Verletzungen der Vergangenheit erlauben, aus ihrem jetzigen Leben eine Katastrophe zu machen.

> ,, *Wer vergeben kann, befreit sich selbst. Deshalb vergebe und lebe!* **"**
> – Dr. Dick Tibbits, Schriftsteller, USA, *1952

Sie müssen erfahren, dass es eine Möglichkeit der Heilung gibt. Eine schmerzhafte Erinnerung ist eine seelische Wunde, die sie heilen lassen müssen. Sie müssen aufhören, die Wunde immer wieder neu aufzureißen. Sie können es sich nicht erlauben, ihre schmerzhaften Erinnerungen auf einem emotionalen Schrottplatz zu sammeln, weil sie sich dadurch selber einsperren, sich alle Lebensmöglichkeiten nehmen.

Als die oben beschriebene Frau diese Prinzipien zu verstehen begann, erkannte sie, wie falsch es war, ihre Gegenwart durch ihr Klammern an der Vergangenheit zu belasten.

Es wird die Meinung vertreten, dass unsere Einstellung gegenüber der Vergangenheit wesentlich wichtiger ist als die Vergangenheit selbst. Einstellungen sind mit Entscheidungen verbunden. Was lassen wir das Leben mit uns machen – mit seinen Ungerechtigkeiten und seinen Verletzungen? Lassen wir uns verbittern? Oder lassen wir uns durch die Schwierigkeiten des Lebens verbessern?

Verbittern oder verbessern? Sind das die alleinigen Möglichkeiten?

Es lässt sich tatsächlich weitgehend darauf reduzieren. Ein Wissenschaftler beobachtete einmal einen Falter, der darum kämpfte, seinen Kokon zu verlassen. Es schien, dass er es nicht schaffen würde, sich durch so eine schmale Öffnung hindurch zu quetschen.

Nachdem der Wissenschaftler eine Weile zugesehen hatte, „half" er dem Falter, indem er die Öffnung erweiterte. Der Falter kam mit einem geschwollenen Leib und geschrumpften Flügeln heraus. Er konnte niemals fliegen. Er hätte den Kampf durch diese schmale Öffnung gebraucht, um die Flüssigkeit in die Flügel zu pressen und sie so zur Entfaltung zu bringen.

Wollen Sie sagen, dass wir tatsächlich Bedrängnisse und Schwierigkeiten brauchen, um uns zu entfalten?

Diese Welt ist eine harte Schule. Wir schulden es dem Leben, nicht zu verbittern. Verbitterung schrumpft den Geist und verursacht spirituelle Arteriosklerose. Genau wie zu viel der falschen Nahrungsmittel unsere Arterien verhärtet, können die falschen Gefühle unsere Einstellungen verhärten.

Probleme, Schwierigkeiten und Enttäuschungen können zu innerem Wachstum führen – zu Einsicht, Verständnis und zu einer neuen Ausrichtung unseres Lebens.

Unsere depressive Frau fing an, zu erkennen, dass sie ihre Haltung von Selbstmitleid aufgeben musste. Sie musste anfangen, sich mit ihren Problemen auseinanderzusetzen und lernen, sie zu lösen.

„In dem Moment, als ich begann, diese Frau zu hassen", überlegte sie, „fing ich an, ihr Sklave zu werden. Ganze 13 Jahre lang hatte sie einen tyrannischen Zugriff auf meine Seele und meinen Körper. Nie mehr! Ich weiß jetzt, dass ich auch aus der größten Verzweiflung etwas Positives lernen kann. Diese Frau wird mir meine Freude nicht mehr für einen einzigen Tag rauben. Mein Mann und ich haben uns bei einer Eheberatungsstelle angemeldet. Wir werden das jetzt schaffen."

Der Unterschied war also hauptsächlich die Änderung ihrer Einstellung. Und welch ein Unterschied das war!

Hier ist eine weitere Geschichte zur Bedeutung der Einstellung.

Eine Frau aus höheren Kreisen mietete sich von Zeit zu Zeit in eine luxuriöse Suite eines Hotels ein. Die Angestellten des Hotels wussten, dass sie ungestört sein wollte. Sie suchte eine Zeit der Besinnung – um auszuruhen, nachzudenken, und eine neue Perspektive zu finden. Einmal hörte sie, wie nebenan Klavier gespielt wurde. Wütend brachte sie ihre Gefühle von Ärger unmissverständlich zum Ausdruck. Der Manager entschuldigte sich daraufhin im Übermaß, dass er Arthur Rubinstein die Suite nebenan überlassen hatte. Rubinstein? Der große Pianist? Die Einstellung der Frau änderte sich sofort. Sie hörte zu, sie liebte die Musik, und sie schätzte jeden Tag, den der berühmte Pianist da war. Was vorher Lärm gewesen war, war jetzt himmlische Musik.

> ,, Wir können unsere Vergangenheit nicht verändern ... wir können die Tatsache nicht ändern, dass die Menschen in bestimmter Weise handeln. Wir können das Unvermeidliche nicht verändern. Das einzige, was wir tun können, ist, auf der einzigen Saite zu spielen, die wir haben, und das ist unsere Einstellung ... Ich bin überzeugt, dass das Leben zu 10 Prozent daraus besteht, was mit uns geschieht, und zu 90 Prozent, wie wir darauf reagieren. ``
>
> – Charles Swindoll, Pastor, USA, *1932

Es braucht lange Zeit, um ein bisschen Verständigung zu erreichen.

Meistens. Das Rassenproblem stellt viele Menschen in den USA noch immer auf eine harte Probe, in Deutschland sind es die Flüchtlinge. Kürzlich hat die schwarze Kolumnistin Donna Britt sich in eindrucksvoller Weise mit dieser Problematik auseinander gesetzt.

Hier folgt ein Ausschnitt aus ihrem Leitartikel: „Ich habe Hass und Wut erlebt, die jede Barriere von Vernunft und Mitgefühl hinweggefegt haben. Der Hass sickerte durch die Risse meines positiven Denkens, nahm mir die Energie im Alltag und verwandelte mein Mitgefühl in Kälte. Wenn der Hass sich festgesetzt hat, ist es schwer, ihn zu beherrschen. Wenn er mich im Griff hat, kann der Hass vernünftig und notwendig erscheinen. In solchen Zeiten habe ich am lautesten geschrien und am schlimmsten geflucht und ließ mich an meinem vermeintlichen Feind aus, bis ich erschöpft war; bis ich meinen Weg zurück zur Liebe fand. Die zu starke Konzentration auf den Hass entfernt mich *von einer Macht, die andauernder und großartig ist – die Macht des Verständnisses und der Liebe."*

Studien lassen erkennen, dass Menschen, die Zuneigung erhalten, weniger wahrscheinlich einen Arzt aufsuchen oder sich krank fühlen. Sie haben Lust am Leben, lieben ihre Arbeit und haben das Gefühl, dass ihr Leben einen Sinn hat.

Wunderbar! Aber gibt es nicht Menschen, die so entsetzliche Dinge tun, dass wir ihnen nicht vergeben sollten, geschweige denn, sie zu lieben?

Es ist leicht, die liebenswerten Menschen zu lieben. Menschen zu lieben, die nicht liebenswert sind, ist hingegen schwer.

Frau Hannahs einziges Kind wurde von einem Mann vergewaltigt und anschließend ermordet. Er wurde danach zu einer lebenslänglichen Gefängnisstrafe verurteilt. Frau Hannah hasste diesen Mann zutiefst und betete darum, dass jeder Tag seines Lebens noch erbärmlicher verlaufen sollte als ihres.

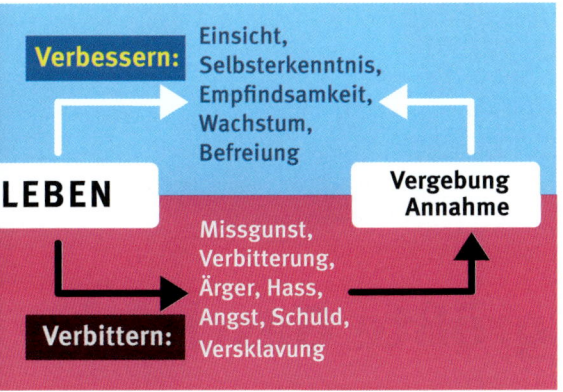

Eines Tages kam ein „Gideon" (ein Mann, der Hotels, Motels und andere Orte mit Gideon-Bibeln versorgt) zu ihr nach Hause und fragte sie, ob sie bereit sei, in eine Bibel eine Widmung für diesen Mörder zu schreiben. Sie lehnte wütend ab. Frau Hannah kämpfte Wochen – Monate mit sich. Schließlich erkannte sie, dass sie sich in ihrem eigenen elenden Gefängnis gefangen hielt.

Es gab kein Ziel mehr in ihrem Leben, keine Freude, keine Begeisterung. Schließlich kniete Frau Hannah nieder und betete inständig, um ihre Gefühle von Bitterkeit und Hass zu überwinden. So wurde die Last von ihr genommen und sie empfand Frieden.

Sie rief den „Gideon" an und bat ihn, ihr wieder die Bibel zu bringen – sie war bereit. Sie öffnete die Bibel und schrieb: „Frau Hannah liebt Dich". Als der Gefangene diese Botschaft las, liefen Tränen über seine Wangen. Er war als Waisenkind aufgewachsen. Niemals hatte er gehört, dass ihn irgendjemand liebte.

Was wir wertschätzen,
nicht was wir haben, macht uns reich.

Dieser eine Satz änderte sein Leben. Er machte eine Ausbildung zum Gefängniskaplan und verbrachte den Rest seines Lebens damit, den anderen Gefangenen geistlich zu dienen.

Und an diesem Tag starb die alte, verbitterte, hasserfüllte Frau Hannah und eine neue Frau Hannah trat an ihre Stelle. Sie erkannte, dass sie ebenfalls gefangen gewesen war, in ihrem eigenen, selbst geschaffenen Gefängnis. Es war Vergebung nötig, um sie zu befreien.

Unser Leben besteht aus einer begrenzten Anzahl von Tagen. Ist nicht jeder Tag zu kostbar, um sich mit Gedanken zu quälen, die noch keine Vergebung gefunden haben?

Der Meinung bin ich auch! Außerdem: Wollen wir uns wirklich den Schmerz und das Elend zufügen, das wir empfinden, wenn wir nicht bereit sind, zu vergeben?

Wir müssen uns fragen: Gibt es Menschen, denen ich vergeben muss? Muss ich mir selbst vergeben? Menschen, die lernen zu vergeben, leiden weniger unter Angst und Depression und haben ein besseres Selbstwertgefühl. Und sie genießen eine bessere Gesundheit. Ein weiser Mann hat gesagt: „Wenn Du nicht vergeben kannst, wirst Du allein leben und der süße Wein des Lebens wird Dir für immer sauer sein."

Die Liebe ist immer wichtiger als Recht zu behalten. Vergebung öffnet das Herz. Irren ist menschlich, vergeben himmlisch.

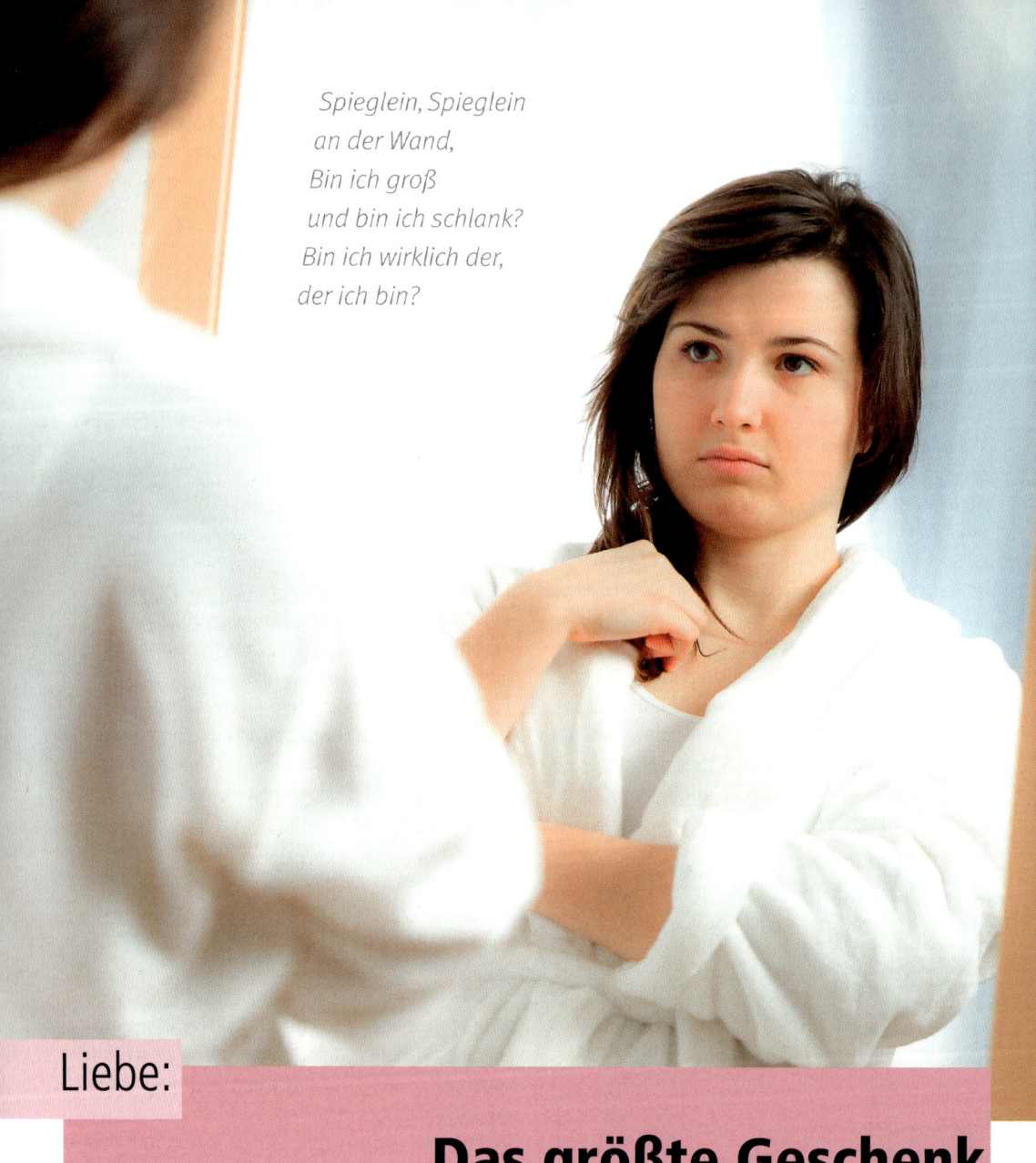

*Spieglein, Spieglein
an der Wand,
Bin ich groß
und bin ich schlank?
Bin ich wirklich der,
der ich bin?*

Liebe:

Das größte Geschenk

Vielleicht kennen Sie sich selbst sehr gut – wissen, wer Sie sind und wohin Sie gehen. Mag sein. Oder auch nicht. Wahrscheinlich nicht.

Was soll das bedeuten?

Die meisten Menschen haben ein geringes Selbstwertgefühl. Obwohl viele Menschen heute länger und in mehr Wohlstand leben, zeigen die Umfragen, dass sie immer weniger zufrieden sind.

Wir werden zunehmend eine Nation von Jammerern und Hypochondern.
Dr. James Dobson (Psychologe, USA, *1936) sagte: „Wenn ich ein Rezept für die Frauen dieser Welt ausstellen könnte, dann würde ich jeder

eine gesunde Dosis Selbstwertgefühl verordnen. Ich habe keinen Zweifel, dass sie das am meisten brauchen."

Sind es nur die Frauen? Haben Männer nicht auch dasselbe Problem?

Ein geringes Selbstwertgefühl gibt es bei allen Menschen. Es ist unabhängig von Geschlecht, Alter, Hautfarbe und ethnischer Zugehörigkeit. Die Menschen werden heute mit inflationären Erwartungen, grandiosen Hoffnungen und unrealistischen Vorstellungen über das Leben bombardiert.

Wenn ihre Träume verblassen, ihre Hoffnungen zerbrechen, die Enttäuschungen sich häufen, werden viele desillusioniert und entmutigt. Sie haben den Eindruck, dass es anderen Menschen besser geht als ihnen. Irgendwie meinen sie, sie hätten etwas verpasst.

Was ist mit den Kindern?

Die meisten Selbstwertprobleme haben ihre Wurzeln in der Kindheit. Die Erfahrungen der ersten fünf Lebensjahre prägen wesentlich die Einstellungen der Kinder für den Rest ihres Lebens. Viele Kinder werden mit dem Gefühl groß, dass sie ungeliebt, vernachlässigt und unerwünscht sind. Sie werden angeschrien oder in anderer Weise missbraucht. Umgeben von einem Übermaß an negativen Botschaften und Regeln werden sie oft trotzig, aufsässig, feindselig und schwierig im Umgang.

Wenn sie Teenager geworden sind, nimmt das Gefühl von Wertlosigkeit stark zu. Sie sehen sich danach, attraktiv und beliebt zu sein, oder einfach nur beachtet zu werden. Ihr geringes Selbstwertgefühl hemmt die Entfaltung ihrer Talente und ihrer Persönlichkeit. Das Ergebnis kann Einsamkeit und Isolierung sein. Eventuell geraten sie in schlechte Gesellschaft, greifen zu Drogen oder prostituieren sich.

Das ist eine Menge an negativen Informationen. Lässt sich dem etwas Positives entgegensetzen?

Ja! Wir möchten Sie ermutigen, die vielen Empfehlungen und Konzepte in diesem Buch zu beherzigen und sie auf die Probe zu stellen.

Über 85.000 Absolventen unseres CHIP-Programmes haben das weltweit schon getan. Klinische Resultate sind in mehr als 45 wissenschaftlichen Veröffentlichungen vorgestellt worden. Heute hat sich das CHIP-Programm (siehe Seite 299 im Anhang) zu einem der wichtigsten Programme für die Prävention und Heilung chronischer Krankheiten entwickelt. Hinzu kommt die Chip-Liste, die Hunderttausenden in der Welt Ernährungswissen einfach und übersichtlich vermittelt (siehe Seite 309 im Anhang).

Des Weiteren belegen eine Reihe ganzheitlicher Ernährungsprojekte, dass die Zukunft der zeitgemäßen und nachhaltigen Vollwert-Ernährung gehört. Damit kann vielen unserer globalen Herausforderungen erfolgversprechend entgegen getreten werden, ob es sich um Welthunger, Klimawandel, Energieversorgung, Bodendegradation oder um Probleme der Massentierhaltung und Wasserknappheit handelt. Darüber hinaus ist offensichtlich, dass zu einem lebenswerten Leben mehr gehört als eine gesunde Ernährung und regelmäßige körperliche Bewegung.

Genieße die Dinge, die Dir uneingeschränkte Freude und Zufriedenheit geben – Nahrung, Freunde, Musik und die Natur.

Die Menschen brauchen Würde und Respekt. Das Bedürfnis, zu lieben und geliebt zu werden, ist für Gesundheit und Wohlbefinden genauso unerlässlich wie frische Luft und sauberes Wasser. Zu viele Menschen gründen ihren Selbstwert darauf, was andere Menschen von ihnen denken. Aber die Meinungen der Menschen sind unbeständig und unzuverlässig.

Dann gibt es Menschen, die wirklich in der Gosse gelandet sind. Sie sind in ihrem Leben so verraten, abgelehnt und geschlagen worden, dass sie keinen Sinn mehr darin sehen, ihr Leben fortzusetzen. Wir sollten keinen Menschen als wertlos betrachten. Es geht hier um die Wiederherstellung des Selbstwertgefühls. Wenn das wiederhergestellt werden kann, dann sind Menschen auch vermehrt bereit, wieder Risiken einzugehen, wie beispielsweise andere zu lieben. Und um das Risiko, andere zu lieben, darum geht es im Leben.

Viele von uns gestehen ehrlicherweise ein, dass wir einen höheren Zweck für unser Leben suchen, ein Gefühl, dass unser Leben bedeutungsvoll ist und dass wir der Welt etwas zu geben haben.

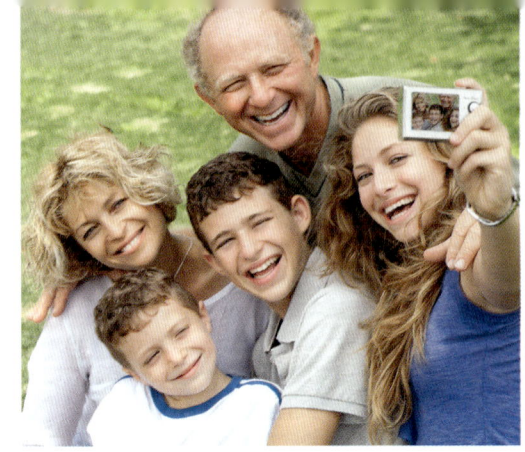

Werde Du der Welt, so viel Du kannst ein Engel, dann wird sie Dir trotz aller Mängel so viel sie kann ein Himmel sein.

*Nach Christoph August Tiedge,
Dichter, Deutschland, 1752–1841*

Berührt von des Meisters Hand

Myra Brooks Welch,
Dichterin, USA, 1877–1959

Übersetzung ins Deutsche von Claus Leitzmann

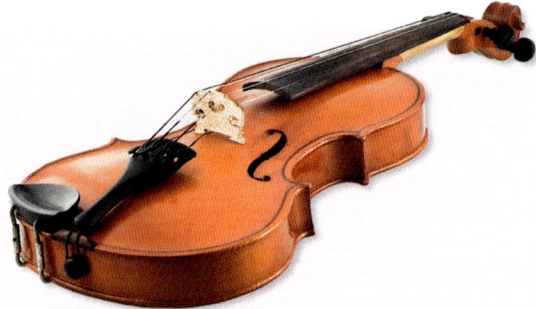

Sie war ramponiert und verschrammt, und der
Versteigerer dachte, es wäre kaum seiner Mühe wert,
viel Zeit mit der alten Geige zu verschwenden,
aber er hielt sie hoch mit einem Lächeln, leicht verzerrt.

„Wie viel soll ich verlangen, liebe Leute", rief er,
„wer fängt mit dem Bieten an?
Einen Dollar, einen Dollar, jetzt zwei, nur zwei –
zwei Dollar, biete einer drei, wer kann.

Drei Dollar zum Ersten, drei Dollar zum Zweiten,
für drei Dollar geht sie weg." Aber nein,
von ganz hinten im Saal kam ein grauhaariger Mann
nach vorne und ergriff den Bogen so fein.

Dann wischte er den Staub von der alten Geige
und zog alle Saiten an.
Er spielte eine Melodie so rein und süß,
so süß wie ein Engel singen kann.

Die Musik endete und der Versteigerer
sagte mit einer Stimme, ruhig und tief:
„Wie viel soll ich verlangen für die alte Geige?"
Samt Bogen hielt er sie hoch, als er rief.

„Tausend Dollar, und wer bietet zwei?
zweitausend, und wer bietet mehr?
Dreitausend zum Ersten und dreitausend
zum Zweiten und verkauft war sie", sagte er.

Die Leute applaudierten, aber einige riefen,
„Wir verstehen nicht ganz, uns ist nicht bekannt,
was ihren Wert geändert hat?" Der Mann sagte:
„Die Berührung von eines Meisters Hand."

Und mancher Mensch mit einem gescheiterten Leben,
erniedrigt und abgerissen, voll Sünde gar,
wird billig versteigert ans achtlose Volk
genau wie es mit der alten Geige war.

Abgespeist, ein Glas Wein;
ein Spiel – und er reist weiter ohne Halt.
Er geht zum Ersten und er geht zum Zweiten,
er geht – und ist fast versteigert bald!

Aber der Meister kommt, und das törichte Volk
kann nie ganz verstehen, den Wert einer Seele
und die Veränderung, die durch die Berührung
von eines Meisters Hand kann geschehen.

Praktische **Umsetzung**

Die Würde des Menschen ist unantastbar

Das ist keine radikale oder neue Idee! *Unsere Gesundheit, unsere Zufriedenheit, unsere Lebensdauer und unser Selbstwertgefühl, aber auch unsere Beziehungen zu Familie, Freunden und Angehörigen und unser spirituelles Leben hängen zusammen und bedingen einander.*

Wie viel bist Du wert?

Diese Geschichte wird von einem Seminarleiter berichtet, der sein Seminar damit begann, dass er einen 50-Euro-Schein hoch hielt und seine 200 Teilnehmer fragte: „Wer möchte diesen 50-Euro-Schein haben?" Alle Hände gingen nach oben.

„Ich werde diesen 50-Euro-Schein einem von Ihnen geben, aber vorher lassen sich mich etwas machen." Damit zerknüllte er die Banknote zu einem kleinen Knäuel. „Wer will sie jetzt?" Die Hände gingen wieder alle nach oben.

„Was aber, wenn ich jetzt das tue?", fragte er weiter. Er entfaltete die zerknüllte Banknote, ließ sie auf den Boden fallen und begann, auf ihr herumzutreten. Als er sie jetzt aufhob, war sie ganz zerknüllt und schmutzig. „Wer will die Banknote jetzt noch haben?" Wieder gingen alle Hände nach oben. „Meine Freunde", sagte er, „Sie haben alle eine wertvolle Lektion gelernt. Egal, was ich mit dem Geld gemacht habe, Sie wollten es weiterhin haben, weil es in seinem Wert nicht gemindert wurde. Es ist weiterhin 50 Euro wert. Viele Male in unserem Leben werden wir fallen gelassen, zerknüllt und in den Dreck getreten, oft durch Entscheidungen, die wir selbst treffen, und auch durch äußere Ereignisse, in die wir geraten.

Wir fühlen uns, als ob wir wertlos sind. Aber unabhängig von dem, was geschehen ist oder was geschehen wird, verlieren wir unseren Wert nicht. Schmutzig oder sauber, gefaltet oder zerknüllt bleiben wir einzigartig."

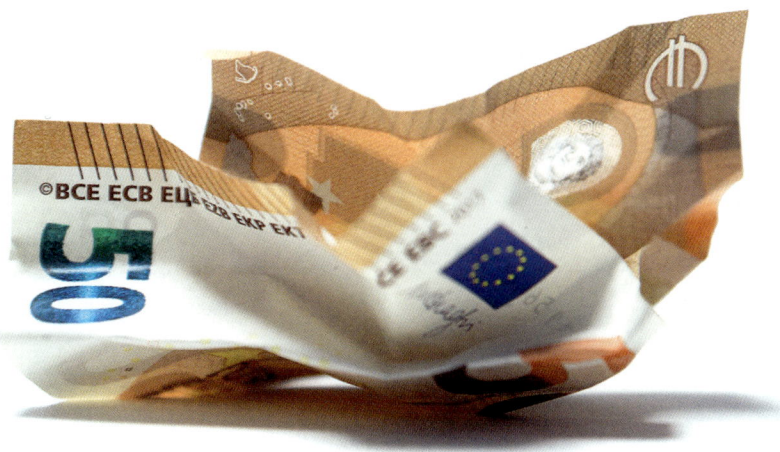

Zusammenfassung

„ *Die Nutzung von natürlichen Heilmitteln
erfordert einen Aufwand an Achtsamkeit
und Anstrengung, den viele nicht bereit
sind aufzubringen.* "
Ellen G. White

„ *Die Gewohnheiten der Gesellschaft
geben uns keine verlässliche Orientierung.
Die Krankheiten und das Leiden,
die überall Überhand nehmen, sind
weitgehend durch die verbreiteten Fehler
in der Lebensführung verursacht.* "
Ellen G. White

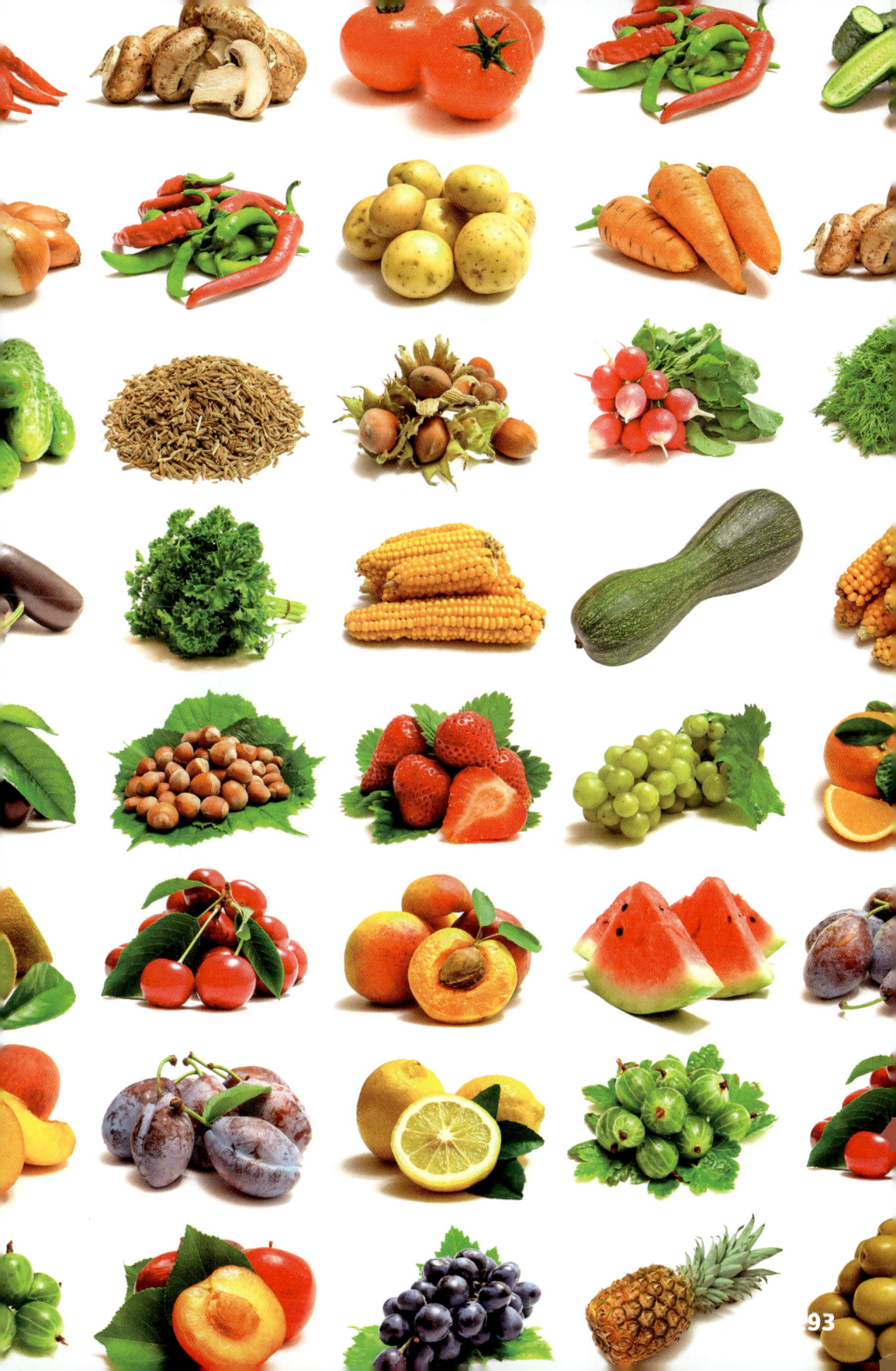

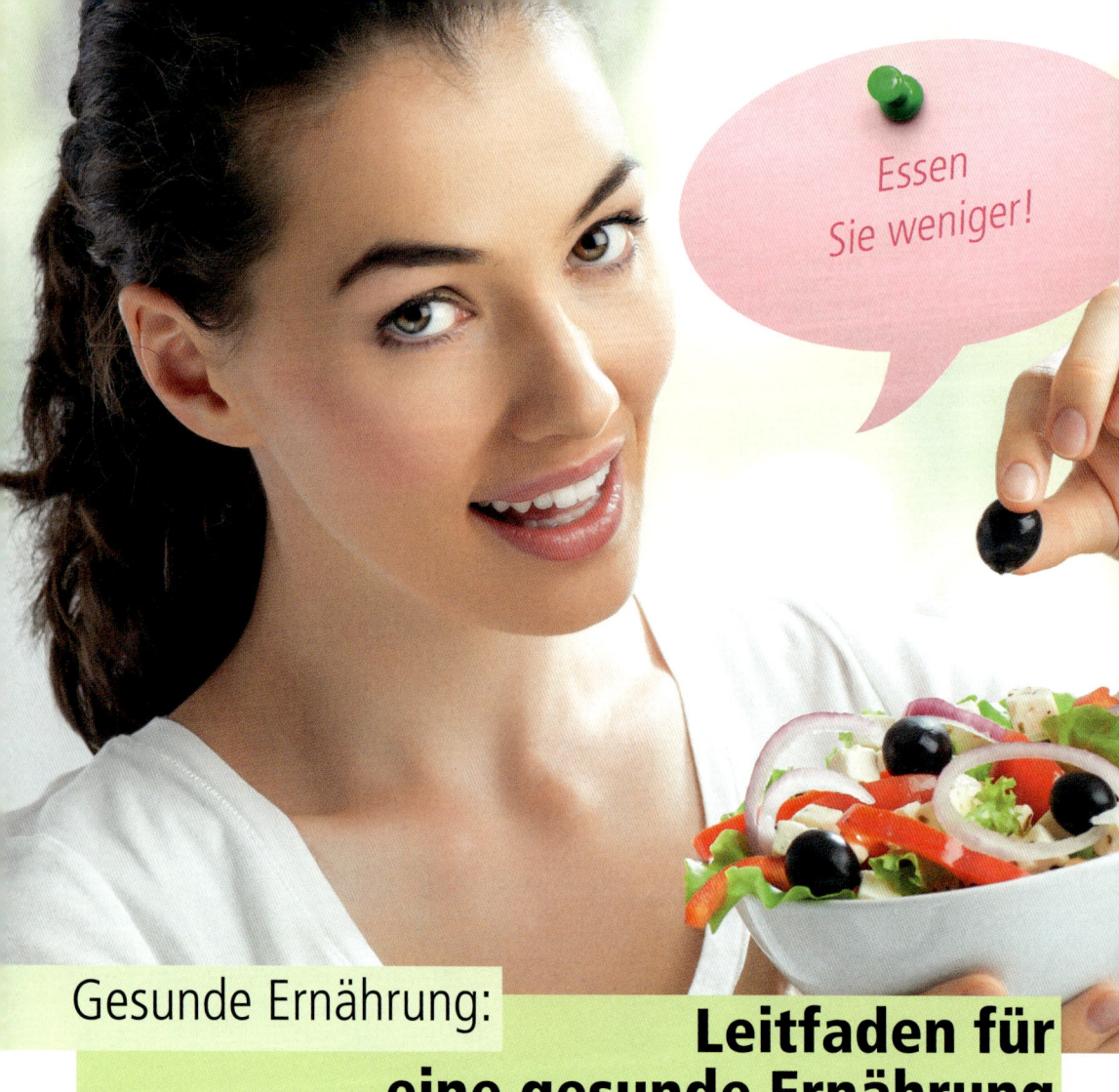

Essen
Sie weniger!

Leitfaden für eine gesunde Ernährung

Essen Sie weniger

Sichtbare Fette und Öle
Vermeiden Sie fettes Fleisch, Öle zum Kochen und für Salate, Margarine, Butter, Dressings und Backfett. Verwenden Sie Aufstriche sparsam. Vermeiden Sie Frittiertes: Braten Sie stattdessen mit etwas Wasser in einer beschichteten Pfanne kurz an.

Zucker
Begrenzen Sie Zucker, Honig, Melasse, Sirup, Kuchen, Gebäck, Süßigkeiten, Kekse, Softdrinks und stark zuckerhaltige Desserts wie Puddings und Eiscreme. Essen Sie diese Nahrungsmittel nur bei besonderen Gelegenheiten.

Nahrungsmittel, die Cholesterin enthalten
Vermeiden Sie Fleisch, Wurst, Eier, Leber und andere Innereien.
Begrenzen Sie den Konsum von Milchprodukten. Wenn Sie diese verwenden wollen, dann nehmen Sie fettarmen Käse und fettfreie Milchprodukte. Wenn Sie unbedingt Fisch und Geflügel essen möchten, dann verwenden Sie das Fleisch gesunder Tiere in sehr sparsamer Weise.

Salz

Verwenden Sie Salz beim Kochen nur in minimaler Menge. Verbannen Sie den Salzstreuer vom Tisch.

Begrenzen Sie stark salzhaltige Produkte wie eingelegtes Gemüse, Kräcker, Sojasauce, gesalzenes Popcorn, gesalzene Nüsse, Chips, Brezeln, Salzstangen und Knoblauchsalz.

Vorsicht bei Fast Food und Essen im Restaurant.

Alkohol und Koffein

Vermeiden Sie Alkohol und koffeinhaltige Getränke wie Kaffee und Cola.

Essen Sie mehr

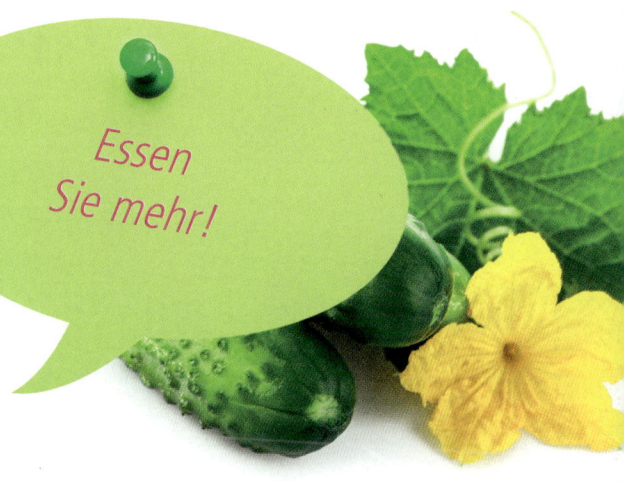

Essen Sie mehr!

Vollkornprodukte

Verwenden Sie reichlich Vollkornreis, Roggen, Weizen, Hafer, Gerste und Dinkel.

Auch Vollkornprodukte können Sie reichlich essen, wie Vollkornbrot und -brötchen, Vollkornnudeln und Haferflocken.

Knollen und Hülsenfrüchte

Essen Sie reichlich Kartoffeln und Süßkartoffeln ohne fettreiche Soßen. Genießen Sie Erbsen, Linsen, Kichererbsen und Bohnen aller Art.

Gemüse und Obst

Essen Sie täglich eine Vielfalt an Gemüsen. Genießen Sie frische Salate mit salz- und kalorienarmen Dressings.

Essen Sie jeden Tag mehrfach frisches Obst. Vermeiden Sie Obst in Dosen, in Sirup und ballaststoffarme Fruchtsäfte.

Wasser

Trinken Sie wenigstens acht Gläser Wasser pro Tag.

Sorgen Sie für Abwechslung durch einen Spritzer Zitrone und gelegentliche Kräutertees.

Herzhaftes Frühstück

Genießen Sie ein warmes Vollkorngericht, frisches Obst und Vollkornbrot.

Starten Sie voller Energie in den Tag.

Vergleich der Ernährungsformen *(pro Tag)*		
	Westliche Ernährung	Optimale Ernährung
Fette und Öle	70–100 g	unter 45 g
Kohlenhydrate	48–52 %*	65 – 75 %**
Zucker	25–30 TL	unter 10 TL
Cholesterin	300 mg	unter 50 mg
Salz	10 g	unter 5 g
Ballaststoffe	15–20 g	mindestens 35 g
Wasser	minimal	8 Gläser und mehr

* i.d.R. verarbeitet   ** i.d.R. naturbelassen

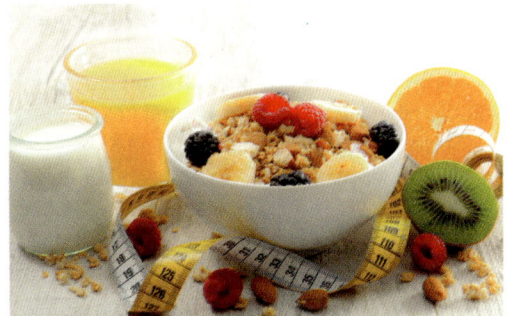

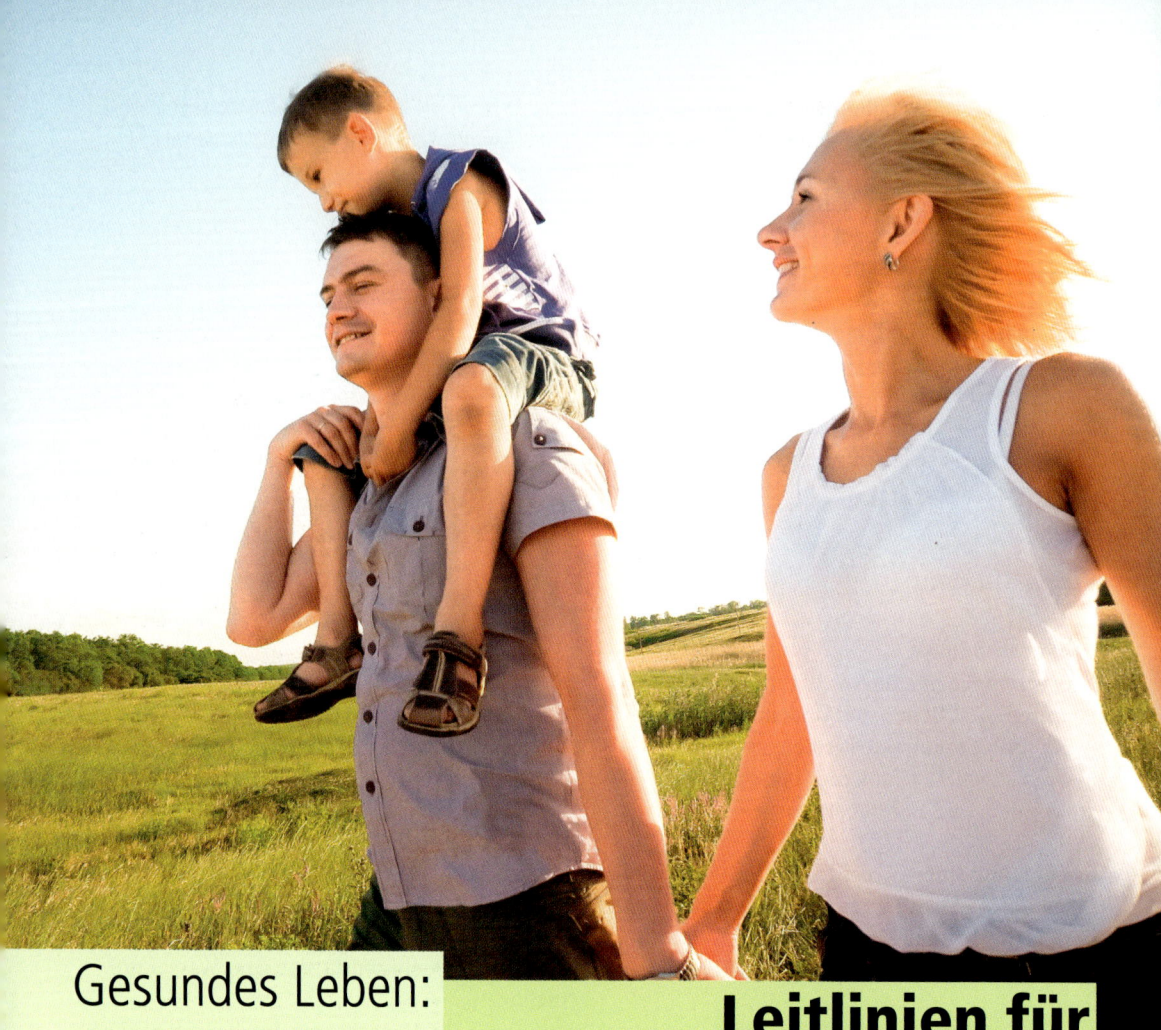

Gesundes Leben:
Leitlinien für ein gesundes Leben

Eine Checkliste

Ernährung

✗ Ernähren Sie sich mit gesunden, nährstoffreichen und ballaststoffreichen Lebensmitteln.

✗ Stellen Sie sich nach und nach auf eine vollständig pflanzenbasierte Ernährung um.

✗ Stärken Sie die Verdauung, indem Sie die Angewohnheit, Snacks zu essen, beenden.

✗ Planen Sie regelmäßige Mahlzeiten in einem Abstand von vier bis fünf Stunden.

✗ Essen Sie ein größeres Frühstück und kleinere Abendmahlzeiten.

Bewegung

✗ Stärken Sie Ihren Körper und erhöhen Sie Ihre Lebensfreude durch tägliche aktive Bewegung, wenn möglich draußen.

✗ Setzen Sie sich täglich mindestens 30 Minuten körperliche Bewegung zum Ziel.

✗ Zügiges Gehen ist der ungefährlichste Sport und gleichzeitig einer der besten.

✗ Körperliche Bewegung reduziert Stress, bekämpft Depression, bringt Energie zurück, stärkt die Knochen und verbessert den Schlaf.

Wasser

✗ Spülen und erfrischen Sie Ihr Inneres, indem Sie gleich nach dem Aufstehen ein bis zwei Gläser Wasser trinken.

✗ Werden Sie durch kurze morgendliche Wechselduschen wach – erst warm, dann kalt.

✗ Erleichtern Sie die Ausscheidung der Stoffwechselprodukte und verbessern Sie die Regulation des Kreislaufs, indem Sie viel Wasser trinken – mindestens acht Gläser am Tag.

Sonnenschein

✗ Ziehen Sie die Gardinen zurück. Lassen Sie den Sonnenschein in Ihre Wohnung. Das wird Ihre Stimmung heben, Ihren Tag erhellen und Ihre Gesundheit verbessern.

✗ Verbringen Sie jeden Tag wenigstens ein paar Minuten an der frischen Luft.

Maßhalten

✗ Leben Sie ein Leben im Gleichgewicht. Reservieren Sie neben Ihrer Arbeit Zeit für Spiel, Ruhe, Bewegung und Hobbies.

✗ Pflegen Sie Beziehungen und spirituelles Wachstum.

✗ Halten Sie sich von schädlichen Stoffen wie Tabak, Alkohol, Kaffee und Drogen fern.

Luft

✗ Lüften Sie Ihr Haus oder Ihre Wohnung regelmäßig. Schlafen Sie in einem Raum mit guter Lüftung.

✗ Halten Sie Ihre Lungen gesund, indem Sie oft tiefe Atemzüge nehmen. Gehen Sie regelmäßig an die frische Luft.

✗ Stellen Sie viele Zimmerpflanzen auf, die Kohlendioxid aufnehmen und Sauerstoff abgeben.

Ruhe

✗ Reservieren Sie sieben bis acht Stunden für den Nachtschlaf. Der Körper benötigt diese Zeit zur Reparatur von Schäden, die durch täglichen Gebrauch und Abnutzung verursacht werden.

✗ Gehen Sie früh genug ins Bett, damit Sie morgens erfrischt aufwachen.

✗ Wenden Sie Zeit für Ruhe und Erholung auf. Besuchen Sie ein Konzert, machen Sie ein Picknick oder Gartenarbeiten, betreiben Sie ein Hobby, gehen Sie tanzen oder machen Sie einen entspannten, freudvollen Urlaub.

Vertrauen

✗ Zu einem guten, erfüllten Leben gehören spirituelles Wachstum und persönliche Entwicklung. Liebe, Glauben, Vertrauen und Hoffnung fördern die Gesundheit und bringen anhaltende Belohnungen mit sich.

✗ Vertrauen auf horizontaler (Vertrauen in Mitmenschen und Freunde) wie auch vertikaler Ebene (in eine höhere Macht) verstärkt alle Heilung – körperlich, seelisch, emotional und spirituell.

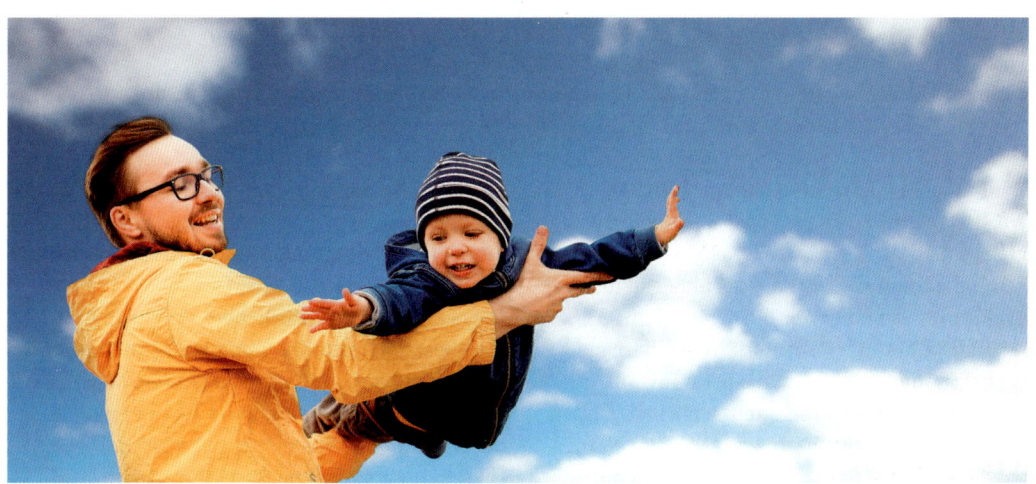

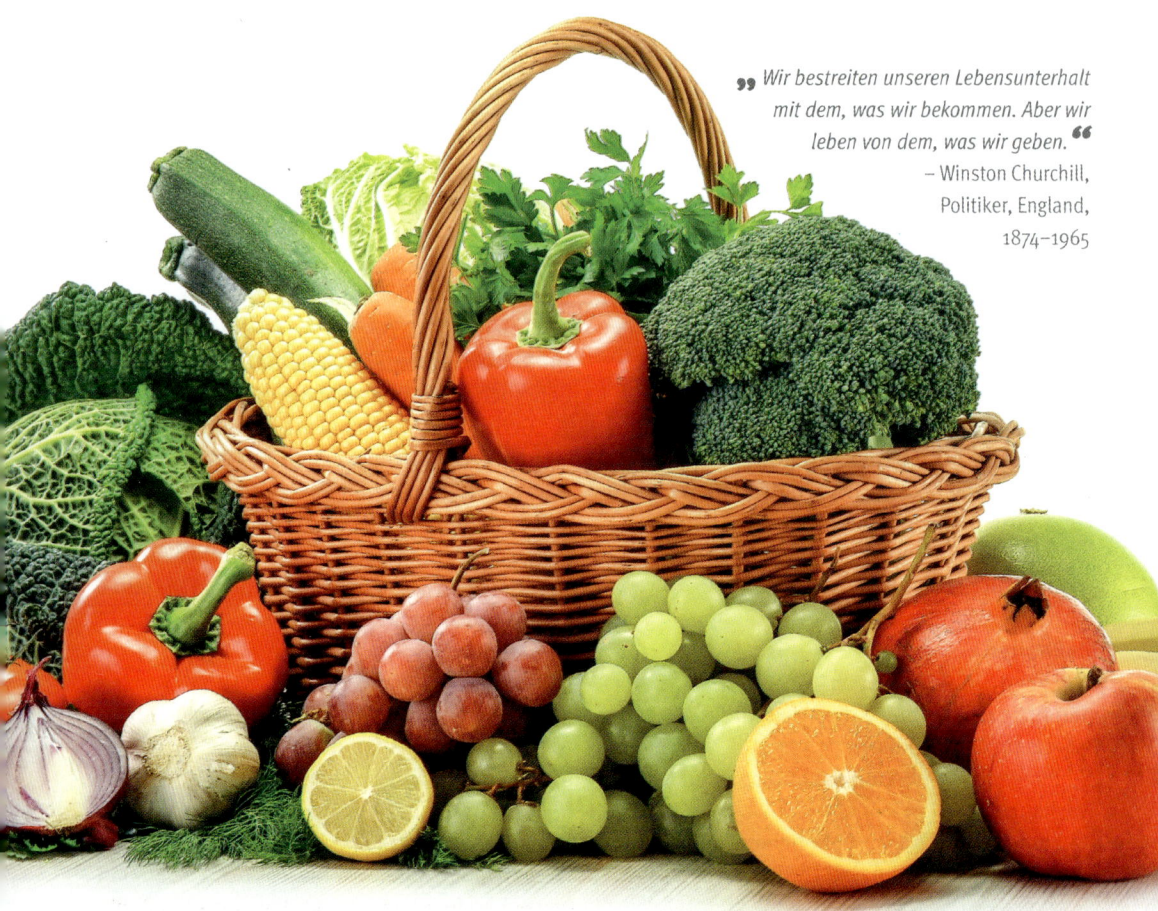

Zusammenfassung:

„Lasst eure Nahrung eure Medizin sein."

Hippokrates, Arzt, Griechenland, 460–370 v. Chr.

Um die Epidemie des modernen Lebensstils zu beenden, müssen wir mit der zum Tode führenden Maßlosigkeit der heutigen westlichen Ernährung, die sich jetzt global ausbreitet, brechen.

Wir brauchen eine einfachere, natürlichere Weise zu essen und einen besser ausbalancierten Lebensstil.

So unglaublich es klingen mag, aber es gibt eine Ernährung, die nicht nur die meisten chronischen Erkrankungen verhindern, sondern sie sogar zur Rückbildung bringen kann.

Eine solche Ernährung besteht aus einer großen Vielfalt von Lebensmitteln wie sie in der Natur vorgefunden werden, einfach zubereitet mit sparsamem Gebrauch von Fett, Öl, Zucker und Salz. Sie enthält sehr wenig verarbeitete Produkte. Tierische Lebensmittel werden, wenn überhaupt, sparsam verwendet.

Diese einfachere, natürlichere Ernährung bringt eine bessere Gesundheit und eine Zunahme von Energie mit sich. Wir können größere Mengen von Nahrungsmitteln essen, ohne zuzunehmen, und dennoch unsere Kosten für Lebensmittel senken. Dieses Angebot sollten Sie wahrnehmen.

Projekte der Autoren

Das CHIP-Programm – Geschichte, Inhalte und klinische Ergebnisse
Hans Diehl, Begründer des CHIP-Programms

Besonders in den USA, aber auch in einer ganzen Reihe anderer Länder, darunter auch Deutschland, ist das CHIP-Programm bekannt.

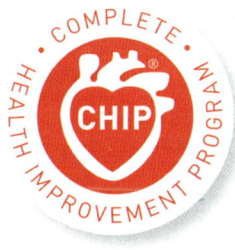

Wie ist dieses Programm entstanden?
Beim CHIP-Programm *(Complete Health Improvement-Program)* handelt es sich um ein umfassendes Programm für Lebensstilveränderungen. Seit 1988 wurde es in Kliniken, Unternehmen und kommunalen Einrichtungen mit mehr als 85.000 Absolventen weltweit durchgeführt. Es hat sich zum wichtigsten Programm für die Prävention und Heilung chronischer Krankheiten entwickelt, die hauptsächlich durch den Lebensstil verursacht werden. [1]

Die Entwicklung von CHIP als ein Modellprojekt für Prävention [2] und die Rückbildung und Heilung chronischer Krankheiten begann während meiner Doktorarbeit. Dabei stieß ich auf die Arbeiten des finnischen Arztes und Epidemiologen *Pekka Puska* (*1945), der sich in den 1960er Jahren entschloss, den Menschen in der finnischen Provinz Nordkarelien, bekannt durch die „Täler der schönen Witwen", zu helfen. Hinter dieser merkwürdigen Bezeichnung verbirgt sich eine Tragödie: Dort starben viele Männer im Alter zwischen vierzig und fünfzig Jahren an Herz-Kreislauf-Erkrankungen. Der engagierte junge Wissenschaftler wollte, gegen den Widerstand seiner Kollegen, diese leidvollen Zustände ändern, in dem er sich zum Ziel setzte, den hohen Konsum an tierischen Produkten zu reduzieren. Und er änderte dadurch nicht nur die Sterblichkeitsraten und die Lebenserwartung in Nordkarelien, sondern im Laufe der Zeit in ganz Finnland. [3, 13]

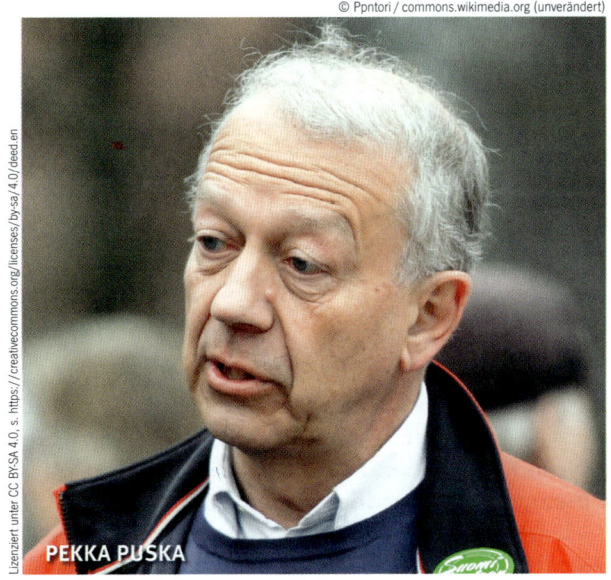

PEKKA PUSKA

Verringerung des Sterblichkeitsrisikos
in Nordkarelien, Finnland (1974–1999)

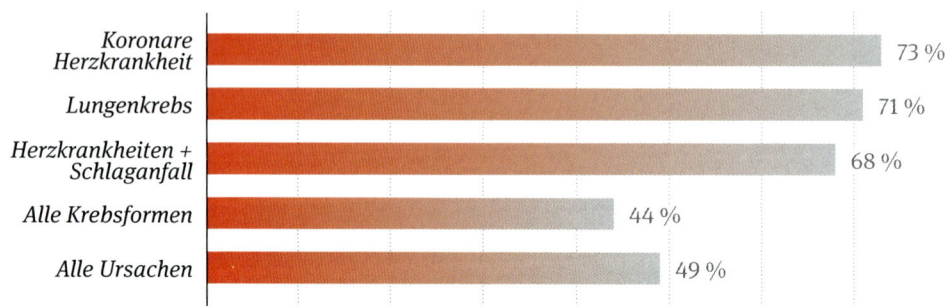

Koronare Herzkrankheit	73 %
Lungenkrebs	71 %
Herzkrankheiten + Schlaganfall	68 %
Alle Krebsformen	44 %
Alle Ursachen	49 %

Veränderung der Lebenserwartung
in Nordkarelien, Finnland (1974–1999)

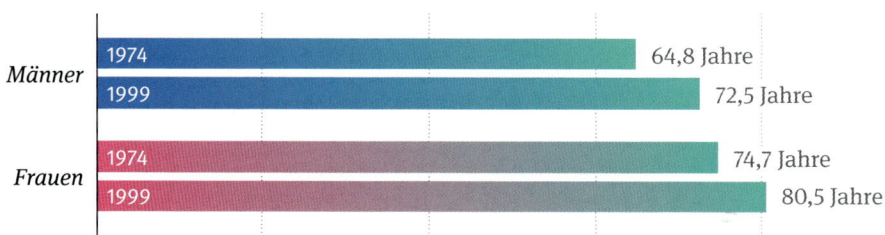

Männer	1974	64,8 Jahre
	1999	72,5 Jahre
Frauen	1974	74,7 Jahre
	1999	80,5 Jahre

Das ist eine wunderbare Erfolgsgeschichte. Wie verlief dann Ihr weiterer Weg?
Ab 1976 arbeitete ich als Direktor für Bildung und Forschung im Pritikin Longevity Center, einer stationären Einrichtung in Santa Barbara. Dort hatte ich engen Kontakt mit Patienten aus verschiedenen Ländern, die Heilung für ihre zahlreichen chronischen Krankheiten suchten. Die Lösung bestand aber nicht einfach aus Pillen und chirurgischen Eingriffen, sondern aus Gemüse und Obst sowie Vollkornprodukten und Hülsenfrüchten. [4] Es ging darum, einen gesünderen Lebensstil zu praktizieren. [5] Die klinischen Verbesserungen, die ich aus nächster Nähe beobachten und dokumentieren konnte, traten zu meiner Überraschung innerhalb von wenigen Wochen ein. [6, 7, 8, 10]

Im Zentrum des therapeutischen Konzepts stand eine Ernährung, die hauptsächlich aus wenig verarbeiteten Lebensmitteln wie Gemüse, Obst, Vollkornprodukten und Hülsenfrüchten bestand, kombiniert mit einem täglichen Bewegungstraining. Gleichzeitig fand ein intensives Schulungsprogramm statt, das sich mit den Ursachen chronischer Krankheiten befasste. Außerdem wurden in speziellen Kursen praktische Fähigkeiten trainiert.

Beim Gründer des Zentrums, *Nathan Pritikin* (Ingenieur, USA, 1915–1985), wurde eine koronare Herzkrankheit diagnostiziert, als er Anfang vierzig war. Daraufhin stellte er seine Ernährung auf eine pflanzliche, vollwertige Kost um und absolvierte ein tägliches Trainingsprogramm. Sein Cholesterinspiegel ging dadurch dauerhaft von über 300 auf unter 130 mg/dl zurück. Eine Autopsie (Untersuchung des Körpers nach dem Tod) 27 Jahre später zeigte, dass er die arterielle Gesundheit eines Teenagers hatte. Die koronare Herzkrankheit hatte sich also vollständig zurückgebildet.

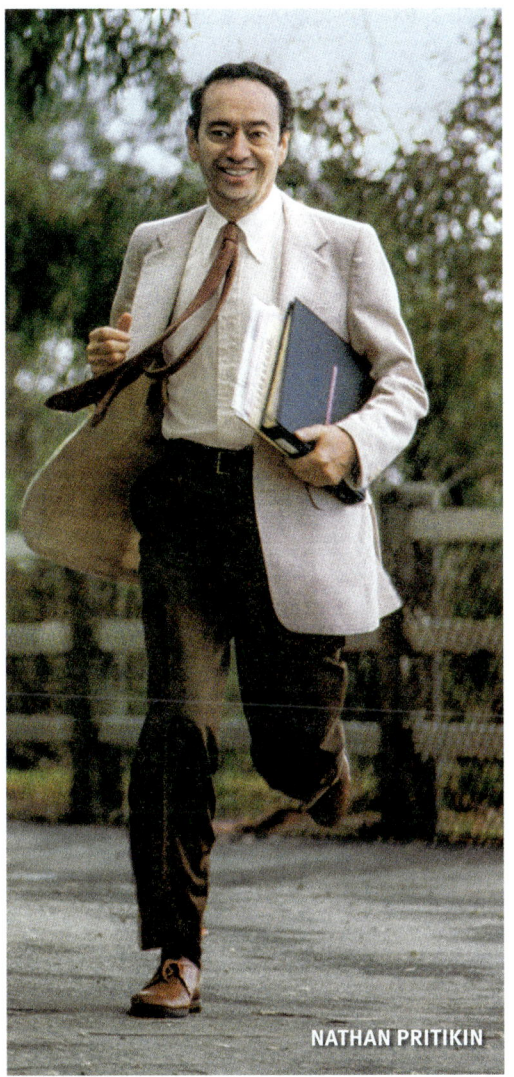

NATHAN PRITIKIN

Nathan Pritikin hatte in seinem Longevity Center entdeckt, dass derselbe Lebensstil, der nahezu immun gegen die gefäßbedingten chronischen Krankheiten machte, auch in der Lage war, diese Erkrankungen zum Stillstand oder sogar zur Rückbildung zu bringen.

Seine klinischen Ergebnisse standen im Widerspruch zu den Lehrmeinungen der Medizin und stießen dementsprechend auf starke Ablehnung. Inzwischen haben mehr als 120 von Experten begutachtete Forschungsarbeiten mit mehr als 120.000 Absolventen, die in den letzten vier Jahrzehnten veröffentlicht wurden, die Wirksamkeit seiner Lebensstil-Medizin bestätigt. Die Behandlung erfolgte bei koronarer Herzkrankheit, Typ-2-Diabetes, essentieller Hypertonie, Adipositas, Gicht, Hypercholesterinämie, Refluxkrankheit, Depression und Prostatakrebs. [9, 12]

Welche Auswirkungen hatte diese Erfolgsgeschichte auf Ihre eigenen Pläne?

Ich machte mir Gedanken darüber, wie diese unter stationären Bedingungen erzielten Ergebnisse am besten der Bevölkerung zugänglich gemacht werden können. Dabei erinnerte ich mich an das kommunale Interventionsmodell von Dr. Puska in Finnland. Ich begann zu begreifen, dass die angestrebte Lebensstilveränderung nicht ohne gründliche Schulung, Kompetenzentwicklung und eine unterstützende Infrastruktur erreicht werden konnte. Mir wurde auch klar, dass es notwendig war, medizinische und öffentliche Gesundheitsmodelle zu integrieren.

Außerdem musste ein Konzept Anwendung finden, bei dem Menschen als Gruppe neue Gewohnheiten in einer unterstützenden Umgebung erlernen und umsetzen, alles gefördert durch kommunale Infrastrukturen wie Restaurants, Lebensmittelmärkte und Politik. Darüber hinaus konnte eine solche gemeindenahe Intervention die Konzepte der Lifestyle-Medizin wesentlich kostengünstiger anbieten als dies unter stationären Bedingungen möglich war. Gleichzeitig ergab sich dadurch die Möglichkeit, eine gesellschaftliche Bewegung ins Leben zu rufen.

Das erste CHIP-Programm wurde 1988 in Creston, British Columbia (Kanada), durchgeführt. Von 4.000 Erwachsenen dieser Stadt nahmen etwa 400 Personen an dem Programm mit 16 Sitzungen (35 Stunden Kontaktzeit) über vier Wochen teil. Die klinischen Ergebnisse waren so überzeugend, dass das Programm, das hauptsächlich durch Mundpropaganda bekannt wurde, von Stadt zu Stadt übersprang und schließlich nach Ottawa, Kanadas Hauptstadt, gelang. Hier sammelte und analysierte die Gesundheits- und Wohlfahrtsabteilung der Regierung sorgfältig die CHIP-Daten der Stadt.

Der zuständige Arzt, Dr. Kenneth Johnson (Epidemiologe, Kanada, *1953), berichtete dem Gesundheitsminister der Provinz Ontario Folgendes:

„Das CHIP-Programm hat das Potenzial, die Gesundheit der Bevölkerung in einem Maße zu verbessern, wie es mit Medikamenten und Operationen niemals möglich wäre. Ich kann mir keine bessere Möglichkeit vorstellen, um die kardiovaskulären Gesundheitskosten in Ontario zu senken."

Wie ging es mit dem CHIP-Programm nach diesen Erfolgen in Kanada weiter?

Nach dem Erfolg in Kanada verbreitete sich die CHIP-Intervention in den USA und nach Indien. In Indien nahmen 1.500 Menschen aus der wohlhabenden Schicht am vierwöchigen, intensiven CHIP-Programm in Bangalore teil. Die meisten dieser indischen Teilnehmer waren KHK-Bypass-Patienten, deren verpflanzte Gefäße wieder signifikant verengt oder verschlossen waren, obwohl die meisten dieser Eingriffe in nordamerikanischen medizinischen Zentren durchgeführt wurden. Zum Zeitpunkt ihres chirurgischen Eingriffs waren jedoch nur sehr wenige angeleitet worden, die erforderlichen Lebensstiländerungen vorzunehmen, um einen dauerhaften Effekt zu erreichen.

Das erste CHIP-Programm in den USA wurde im Borgess Medical Center in Kalamazoo, Michigan, durchgeführt. Die klinischen Ergebnisse wurden im *American Journal of Cardiology* veröffentlicht. [10, 14] Um die Nachfrage decken zu können, wurden die CHIP-Vorträge bei einem Folgeprogramm vor einem Live-Publikum gefilmt. Das DVD-Set wurde dann um ein Curriculum-Paket erweitert und Gesundheitsexperten und ausgebildeten ehrenamtlichen Moderatoren nach einem zweitägigen Zertifizierungsworkshop zur Verfügung gestellt. So konnten sie die CHIP-Intervention in ihrer lokalen Gemeinschaft, in Kliniken und Unternehmen durchführen.

Es ist zu vermuten, dass viele Anfragen nach einer CHIP-Intervention aus anderen Städten der USA kamen. Was waren die weiteren Stationen?

Zwischen 2000 und 2003 nahmen mehr als 3.000 Einwohner aus Rockford, Illinois, an dem vom Swedish-American Hospital unterstützten CHIP-Programm teil. Im Rahmen des Programms wurden eine Reihe von Kohortenstudien (beobachtende Studien) und zwei randomisiert-kontrollierte Studien durchgeführt, die zu 15 Artikeln in Fachzeitschriften führten. [11–17]

Um die erreichten Erfolge zu sichern, folgten nach dem ersten intensiven vierwöchigen „CHIP-Trainingslager" monatliche Folgetreffen, unterstützt durch 27 Restaurants mit mindestens fünf CHIP-zertifizierten Gerichten und Mahlzeiten. Die von ehrenamtlichen Moderatoren betreuten CHIP-Programme wurden hauptsächlich von Mitgliedern der Kirche der Siebenten-Tags-Adventisten geleitet und in verschiedenen Ländern durchgeführt. Die Ergebnisse wurden in den USA mit einer Anzahl von über 5.000 Absolventen, aber auch in Kanada, Australien und Neuseeland und den Philippinen dokumentiert. [14] Die klinischen Erfolge des CHIP-Programms bei der Behandlung chronischer Krankheiten wurden veröffentlicht. Das *American College of Lifestyle Medicine* nahm dazu folgendermaßen Stellung: „Es handelt sich hier um einige der beeindruckendsten klinischen Ergebnisse, die in der Literatur je veröffentlicht wurden." Sowohl die Kurzzeit- als auch die Vier-Jahres-Follow-up-Ergebnisse wurden dargestellt.

Der wissenschaftliche Nachweis der Wirksamkeit des CHIP-Programmes hat sicher wesentlich zu seiner Verbreitung beigetragen. Wie sieht jetzt die weitere Entwicklung aus?

2010 wurde das erste nicht-englischsprachige CHIP-Programm in Deutschland durchgeführt. Im Jahr 2012 wurde das CHIP-Programm, das ursprünglich *Coronary Health Improvement Project* genannt wurde, in *Complete Health Improvement Program* umbenannt.

Es war offensichtlich geworden, dass das Programm nicht nur Prävention, Stillstand und Rückbildung der koronaren Herzkrankheit bewirken, sondern auch andere chronische Krankheiten, wie Typ-2-Diabetes [14, 15], Adipositas [14] und Depression [16], wirksam behandeln konnte. Zu dieser Zeit wurden das Schulungsprogramm und die Lehrmittel aktualisiert. Alle Inhalte wurden überarbeitet und um neue Videopräsentationen erweitert.

Das CHIP-Programm vermittelt Bildungsinhalte, um chronische Krankheiten zu lindern oder gar rückgängig zu machen. Wie werden diese Ziele erreicht?

Das CHIP-Programm zielt darauf ab, die Teilnehmer zu Experten ihrer Krankheiten zu machen. Dazu erhalten sie umfassende Informationen über Art und Ursache kreislaufbedingter chronischer Erkrankungen, ihrer Epidemiologie und ihrer Risikofaktoren (siehe Abbildung).

Je höher die Krankheit bzw. der Risikofaktor auf dem Bogen angeordnet ist, desto größer ist der Beitrag zu durchblutungsbedingten chronischen Erkrankungen und der zugrunde liegenden Arteriosklerose. Fünf der acht kontrollierbaren Risikofaktoren werden weitgehend durch Ernährung beeinflusst. Die Expression des Genoms ist modifizierbar, da es oft durch Epigenetik beeinflusst werden kann.

Das Programm strebt an, die messbare Höhe der Risikofaktoren durch bessere Gesundheitsgewohnheiten und Lebensstilentscheidungen deutlich zu verringern. Das Ziel ist es, die Krankheit durch Rückbildung der arteriosklerotischen Plaques zu heilen. Dies wird erreicht durch Senkung der Werte für

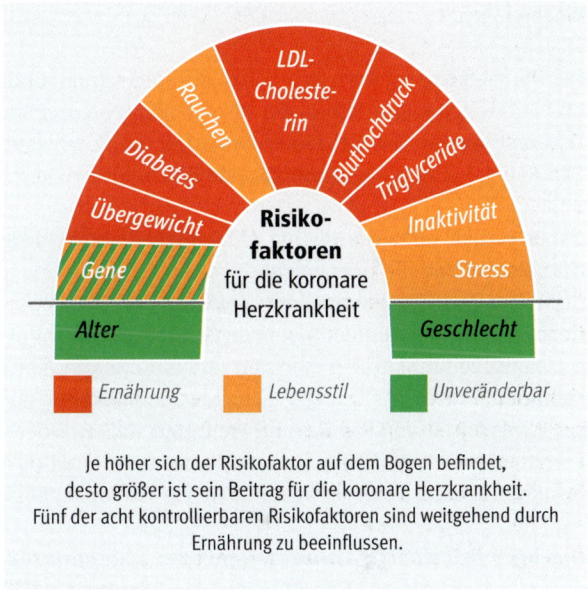

Je höher sich der Risikofaktor auf dem Bogen befindet, desto größer ist sein Beitrag für die koronare Herzkrankheit. Fünf der acht kontrollierbaren Risikofaktoren sind weitgehend durch Ernährung zu beeinflussen.

Gesamtcholesterin, LDL-Cholesterin, Triglyceride und Glukose sowie durch Gewichtabnahme und Blutdrucksenkung, vermehrte tägliche Bewegung sowie Rauchstopp.

Inzwischen wird der Begriff Lifestyle-Medizin immer bekannter. Was haben die Erfahrungen im Laufe der Zeit ergeben?

Mit den Patienten, die das CHIP-Programm absolvierten, ergaben sich eine Reihe wichtiger Erkenntnisse:

1. Wir müssen über die bloße symptomatische Behandlung chronischer Krankheiten hinausgehen. Wir müssen die Ursachen behandeln, die hauptsächlich mit dem Lebensstil zusammenhängen. Und wenn wir das tun, tragen wir nicht nur effektiv zur Vorbeugung dieser Krankheiten bei, sondern diese präventiven Strategien können zur Behandlung der Wahl werden und oft sogar zur Heilung fortgeschrittener Krankheitszustände führen. [17, 18, 19]

2. Menschen, besonders solche mit chronischen Krankheiten, müssen Informationen und Konzepte, die umsetzbar sind, hören, sehen und verstehen. Diese Umsetzung, diese Momente der Einsicht, finden am effektivsten in einer positiven Umgebung statt, in einer Umgebung starker sozialer Unterstützung, in der neue Gewohnheiten angegangen, praktiziert und etabliert werden können.

3. Strategien zur Gesundheitsförderung und zur Heilung von chronischen, Lifestyle-bedingten Krankheiten werden am besten im Kontext einer gefestigten Gemeinschaft umgesetzt. In der Tat braucht es ein „Dorf" mit unterstützenden Infrastrukturen, die das neue Paradigma untermauern und eine gesellschaftliche Umsetzung mit Schwerpunkt Gesundheit fördern.

4. Wenn eine chronische Krankheit behandelt wird, dann werden gleichzeitig viele weitere Krankheiten behandelt. Im Gegensatz zu einer meist sehr krankheitsspezifischen Arzneimittelbehandlung wirkt sich ein ganzheitlicher Lebensstilansatz mit einer einfachen, pflanzlichen, vollwertigen Ernährung, verbunden mit konsequenter Bewegung und zunehmendem Optimismus systemisch und synergistisch auf den Gesamtorganismus aus. Wenn dieser Ansatz beispielsweise das Kreislaufsystem beeinflusst, indem er zu einer Plaqueregression über verschiedene Mechanismen (z. B. starke Senkung von Blutfetten, Blutglukose, Blutdruck und Blutviskosität) führt, dann revitalisieren sich die Organe. Die Angina pectoris lässt in der Regel innerhalb von 14 Tagen nach und verschwindet dann oft ganz innerhalb von Wochen. [8, 14, 18]

Der Blutzuckerspiegel bei Typ-2-Diabetes fällt schnell und erfordert, dass Insulin-Injektionen um zwei bis vier Einheiten pro Tag (in der Regel beginnend drei bis vier Tage nach der Umsetzung des CHIP-Lebensstils) reduziert werden. Neuropathische Beschwerden werden bei den meisten Diabetikern allmählich innerhalb von vier bis acht Wochen verringert. [14, 15, 17]

Dabei werden Verzweiflung und Abhängigkeit von Medikamenten oft schnell durch Hoffnung, Optimismus und die Überzeugung ersetzt „Ich kann und ich will meinen Teil dazu beitragen, meine Gesundheit wiederherzustellen". Diese Kontrollüberzeugung wird zunehmend und erfolgreich in der Geborgenheit einer unterstützenden Gruppe gelebt.

Die Menschen fühlen sich motiviert und mit Energie geladen. Sie fühlen sich inspiriert. Und sie beginnen, ihre eigene Erfolgsgeschichte zu realisieren, auch wenn einige auf eigene Widerstände oder auf Widerstände von Familie und Freunden stoßen. Oder sie erfahren von ihren Ärzten „wohlwollende Vernachlässigung", da die Ärzte mit ihrem traditionellen medizinischen Hintergrund von Pillen und invasiven Verfahren dieser neuen Lifestyle-Therapie meistens hilflos gegenüber stehen. [4]

Das hört sich wie ein Armutszeugnis der sogenannten modernen Medizin an. Aber wie sehen eigentlich die genaue Struktur und die Inhalte des CHIP-Programms aus?

Das CHIP-Programm besteht aus 18 Gruppensitzungen, die über sechs bis zwölf Wochen verteilt werden. Jede Gruppensitzung besteht aus einem 45 Minuten dauernden Lehrvideo, gefolgt von weiteren 45 Minuten Gruppenaktivitäten, wie Diskussionen, Kochvorführungen und Übungen. Der Schwerpunkt der Einheiten eins bis elf liegt auf der Ursache chronischer Erkrankungen und den Vorteilen positiver Lebensstilentscheidungen, insbesondere in den Bereichen Ernährung und Bewegung.

Der Fokus der Einheiten 12 bis 18 liegt auf der Überwindung von Barrieren und Hindernissen und der Vermittlung von Strategien für die Aufrechterhaltung des Verhaltens. Selbstkontrolle (z. B. Schrittzähler), Zielsetzung und Problemlösung wird vermittelt. Das Bewusstsein für Einflüsse des Umfeldes, die die Etablierung neuer Gewohnheitsmuster behindern oder unterstützen könnten, wird diskutiert. Emotionale und psychische Gesundheitskonzepte aus der Positiven Psychologie und Emotionalen Intelligenz sowie die Bedeutung von ausreichend Ruhe und Schlaf und das Konzept der Vergebung werden behandelt.

Objektives Monitoring wird dadurch gewährleistet, dass zu Beginn des Programms und dann nach der elften Einheit (in der Regel nach sechs Wochen) und am Ende der intensiven „CHIP-Trainingslager" (nach der 18. Sitzung) Lebensstil- und Gewohnheitsmuster sowie biometrische Daten erfasst werden.

Die Ergebnisse der Lifestyle-Evaluationen werden den Teilnehmern mit individuellen, schriftlichen Empfehlungen zurückgegeben und in Gruppensitzungen diskutiert. Nach dem Abschluss des „CHIP-Trainingslagers" können die Teilnehmer dem CHIP-Club beitreten, einer neunmonatigen Phase mit monatlichen unterstützenden Treffen.

Das ganze Programm hört sich wie ein gut überlegtes und in der Praxis bewährtes Konzept an. Wie sehen aber die Einzelheiten dieser pflanzlichen, vollwertigen Kost aus?
Die optimale CHIP-Kost besteht aus einer vorwiegend pflanzlichen, vollwertigen Ernährung, bei der die verwendeten Lebensmittel mit einem minimalen Zusatz von Zucker, Salz und Öl zubereitet werden. Diese Kostform legt einen starken Schwerpunkt auf Gemüse und frisches Obst, Vollkornprodukte und Hülsenfrüchte sowie einige Nüsse und Samen. Eine solche Kost enthält hohe Mengen an unraffinierten, komplexen Kohlenhydraten und ist reich an Ballaststoffen und Wasser. Dadurch wird das Volumen der Nahrung vergrößert, aber ihre Kalorien verdünnt, sodass diese Lebensmittel ohne Einschränkung gegessen werden können.

Eine solche pflanzenbasierte, vollwertige Kost ist fettarm und weist einen sehr niedrigen Gehalt an gesättigten Fettsäuren und Transfettsäuren sowie an Zucker, Salz und tierischem Protein auf. Sie ist jedoch reich an Antioxidantien und Mikronährstoffen und praktisch cholesterinfrei. Diese Kost steht in starkem Kontrast zu der typisch reichhaltigen Kost in Industrienationen.

CHIP folgt keinem ideologisch vorgeschriebenen Ernährungsdogma. Im Gegenteil, während es einige optimale Referenzpunkte bietet, erlaubt es den Menschen, ihren Grad der Umsetzung in Abhängigkeit von ihrer Motivation und ihrem klinischen Status zu wählen.

Eine spezielle Bewertung der Ernährungsumstellungen im CHIP-Programm unter Verwendung von dreitägigen Ernährungs-Tagebüchern zeigte, dass die Teilnehmer während der vierwöchigen Intervention drastische Änderungen in ihrer Ernährung vornahmen. [11, 13]

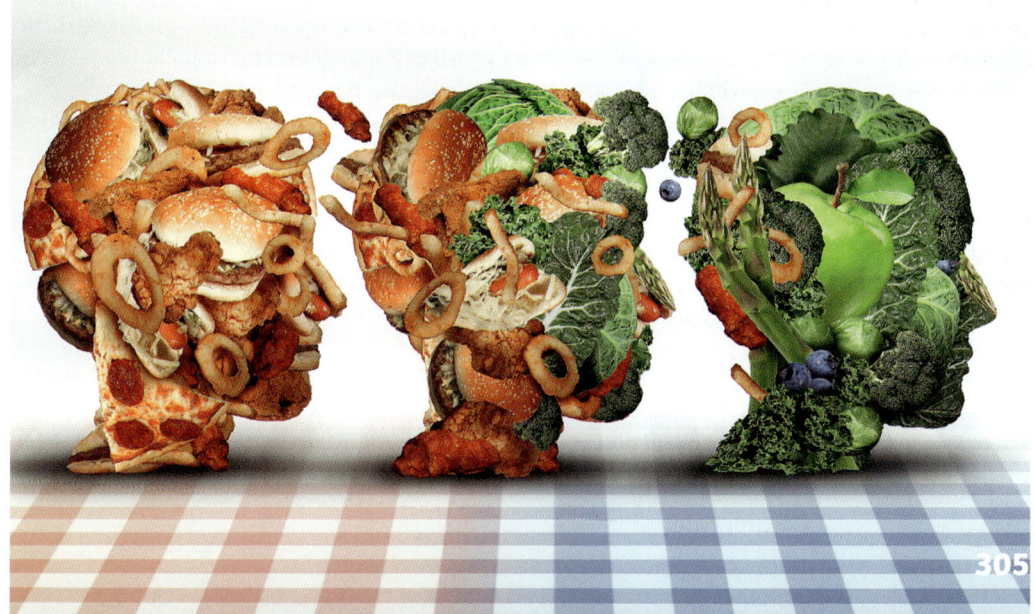

Anzumerken ist noch, dass CHIP-Gruppen, die von ehrenamtlichen Moderatoren geleitet werden, sich nicht in ihren klinischen Ergebnissen unterscheiden von Programmen, die von Fachleuten durchgeführt werden. Erstere sind jedoch kosteneffektiver.

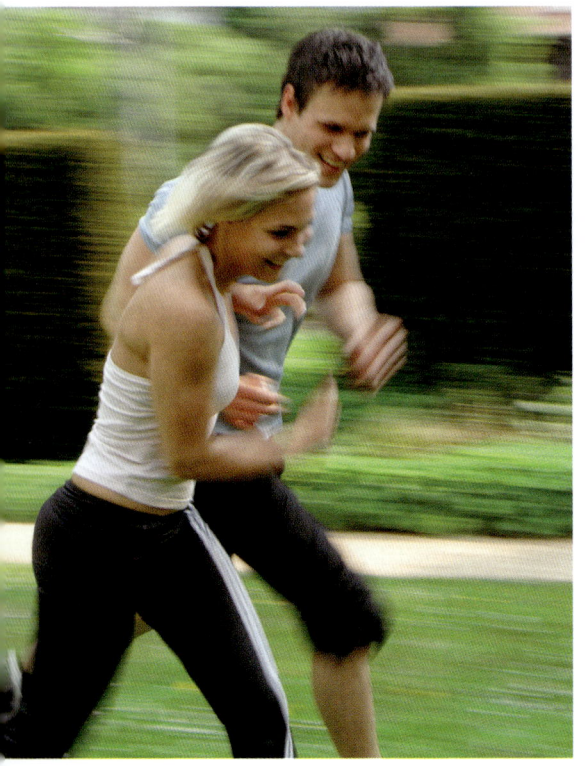

Diese Erkenntnisse sind sehr ermutigend und sprechen dafür, dass diese Programme in noch größerem Umfang durchgeführt werden sollten. Gibt es auch Fallstudien, die Aspekte des einzelnen Patienten aufzeigen, die im Durchschnitt einer größeren Gruppe nicht erkannt werden?

Wenn es um das menschliche Befinden geht, vermitteln wissenschaftliche Berichte selten die ganze Wahrheit. Klinische Daten können, ungeachtet ihrer Bedeutung für die Bewertung eines Programms, selten den Schmerz, die Qual und die Hoffnungslosigkeit vermitteln, die Menschen erleben. Vor allem, wenn sie älter werden, fühlen sich die Menschen oft von vielen dieser durchblutungsbedingten Erkrankungen stark beeinträchtigt. Diese Krankheiten treten oft in einer Vielzahl auf, weil sie eine gemeinsame Entstehungsursache teilen. Sie lassen sich auf einen gesellschaftlich geförderten, krankmachenden Lebensstil zurückführen.

Die meisten dieser oft lebensstilbedingten Erkrankungen werden durch Pillen und chirurgische Eingriffe nur symptomatisch behandelt. [4] Diese Behandlungen helfen jedoch selten dauerhaft. Sie bringen nur selten Heilung. Die Konzepte der Lifestyle-Medizin hingegen greifen die Ursachen an, die in erster Linie mit dem Lebensstil zusammenhängen. [2, 14, 18, 20]

CHIP basiert auf der Erkenntnis, dass mehr als 70 Prozent der Todesfälle in den industrialisierten Ländern mit chronischen Krankheiten zusammenhängen. Ihre Behandlung beansprucht beispielsweise 84 Prozent des USA-Gesundheitsbudgets. [21] Alle Fortschritte der High-Tech-Medizin in der Behandlung von akuten Krankheiten haben das Fortschreiten unserer modernen Killer-Erkrankungen nicht verhindern können, weil sie weitgehend durch unsere reichhaltige Ernährung verursacht sind, weil sie auf unseren Mangel an Bewegung und unseren Konsum von Tabak, Alkohol und Koffein, unser Übermaß an Stress und mangelnde soziale Unterstützung zurückzuführen sind. [4] Zu den Krankheiten, die durch diesen Lebensstil hervorgerufen werden, zählen die koronare Herzkrankheit, Diabetes, chronische Nierenkrankheiten, Schlaganfall, Bluthochdruck, Gicht, Arthritis, Übergewicht, bestimmte Krebsformen, Impotenz, Divertikulose, Verstopfung, Refluxkrankheit und Krankheiten der Gallenblase. Forscher und Kliniker, wie Dean Ornish [7], T. Colin Campbell (Cornell University) [20], Caldwell Esselstyn (Cleveland Clinic) [8] und Walter Willett (Harvard University), haben den Einfluss der Ernährung auf diese chronischen Krankheiten dokumentiert. Wir haben gelernt, dass wir mit Messer und Gabel Krankheiten und Behinderungen verursachen oder Gesundheit, Hoffnung und Heilung bewirken können. [7, 8, 14, 20]

Das CHIP-Programm wird in Kliniken und Gemeinschaftszentren, Unternehmen und Kirchen angeboten. Es versucht, Medizin und öffentliche Gesundheit miteinander zu verbinden, und liefert Konzepte, die Bildung, Motivation und Inspiration durch eine fürsorgliche und soziale Unterstützungsstruktur vermitteln. Als eine aufstrebende soziale Bewegung arbeitet CHIP mit Gesundheitsdienstleistern, lokalen Restaurants, Betriebskantinen und Schulen zusammen mit dem Ziel, eine gesellschaftliche Umgestaltung zu erreichen. Es unterstützt Bemühungen für eine dauerhafte Veränderung durch eine aktive CHIP-Club Organisation.

Immer dort, wo das CHIP-Programm als Flaggschiff der Lifestyle-Medizin durchgeführt wird, zeigt sich dasselbe Bild: Wenn Menschen ihren Lebensstil aktiv verändern, werden sie durch eine bessere Gesundheit belohnt. Sobald die Menschen die Ursache-Wirkungs-Beziehung zwischen ihren Lebensstilentscheidungen und Gesundheit und Krankheit verstehen und die Kostenwirksamkeit dieses Ansatzes erkennen, werden sich viele nicht mehr für das gute Leben entscheiden, sondern für das bestmögliche Leben.

Sie werden freiwillig Einfachheit in ihren Ernährungsgewohnheiten und in ihrem gesamten Lebensstil wählen. Es geht nicht um die Anhäufung von immer mehr materiellem Besitz um jeden Preis, sondern um sinnvolle Beziehungen. Heute übernehmen überall immer mehr Führungskräfte, Angestellte und Krankenhausverwalter neue Verpflichtungen für die Gesundheit.

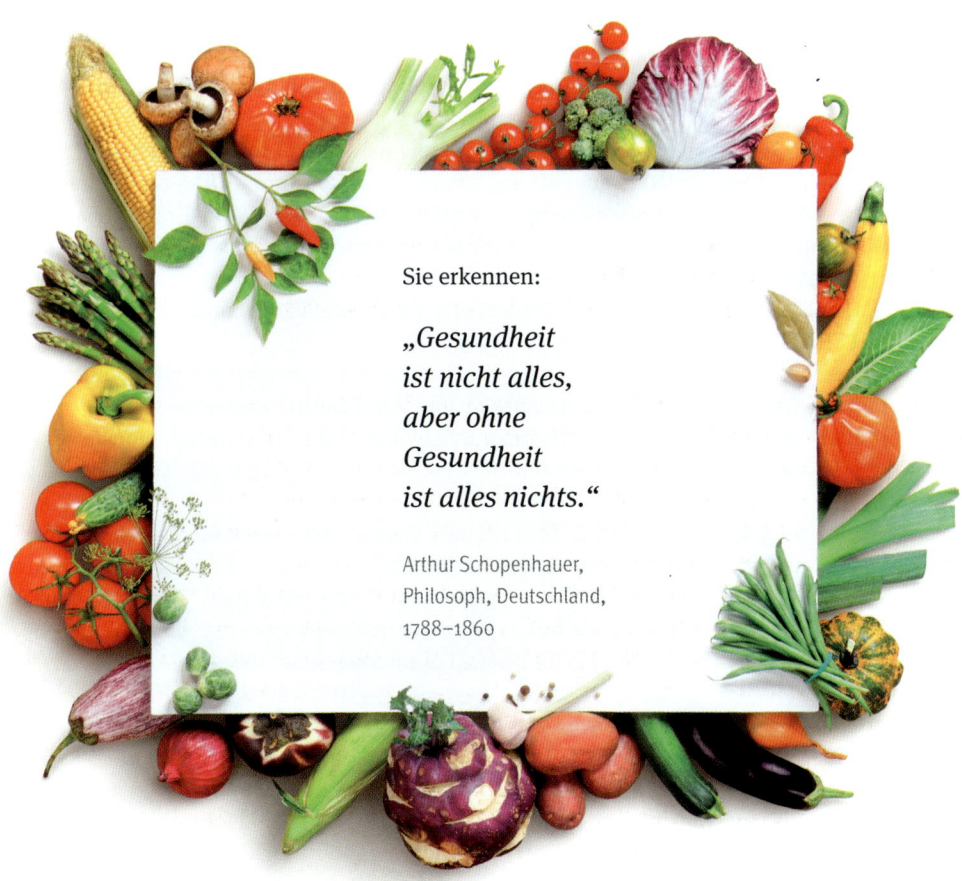

Sie erkennen:

„Gesundheit ist nicht alles, aber ohne Gesundheit ist alles nichts."

Arthur Schopenhauer,
Philosoph, Deutschland,
1788–1860

Danksagung

Der Autor dankt für die Erlaubnis des Herausgebers, einige der in diesem Artikel übernommenen Passagen zu verwenden und anzupassen:

Das *Complete Health Improvement Program* (CHIP): Geschichte, Bewertung und Ergebnisse, verfasst von meinen Kollegen Darren Morton, Paul Rankin, Lillian Kent und Wayne Dysinger. Die Originalfassung wurde vom *American Journal of Lifestyle Medicine* veröffentlicht.

Literatur

1 Temple N, Burkitt DP (eds) Western Diseases: Their dietary prevention and reversibility. Totowa, NJ: Humana Press, 1994.

2 Marvasti FF, Stafford RS. From sick care to health care: re-engineering prevention into the U.S. system. N Engl J Med 2012; 367:889-91.

3 Borodulin K, Vartiainen E, Puska P et al. 40-year trends in cardiovascular risk factors in Finland. Eur J Public Health 2015; 25(3):539-46.

4 Holman H. Chronic Disease-the need for a new clinical education. JAMA 2004; 292:1057-9.

5 Stamler J. George Lyman Duff Memorial Lecture: Lifestyles, major risk factors, proof and public policy. Circulation 1978; 58:3-19.

6 Esselstyn CB, Golubic M. Nutritional reversal of CVD—fact or fiction? 3 case reports. Exp Clin Cardiol 2014; 20(17):1901-8.

7 Ornish D et al. Can Lifestyle changes reverse coronary heart disease? The Lifestyle Heart Trial. Lancet 1990; 336(8708):129-33.

8 Esselstyn CB. Updating a 12-year experience with arrest and reversal therapy for coronary heart disease (an overdue requiem for palliative cardiology). Am J Cardiol 1999; 84(3):339-41.

9 Pritikin Program Clinical results bibliography: www.pritikin.com/you-health/pritikinresearch/research-foundation.html (accessed March 4, 2018).

10 Diehl HA. Coronary risk education: the CHIP experience. Am J. Cardiol 1998; 82:83T-7.

11 Englert HS Diehl HA, Greenlaw RL. Rationale and design of the Rockford CHIP, a community-based coronary risk reduction program: results of a pilot phase. Preventive Med 2004; 38:432-41.

12 Aldana SG, Greenlaw RI, Diehl HA et al. The effects of a worksite chronic disease prevention program. J Occup Environ Med 2005; 47:558-64.

13 Englert HS, Diehl HA, Greenlaw RI et al. The effect of a community-based coronary risk reduction: the Rockford CHIP. Preventive Med 2007; 44(6):513-9.

14 Rankin P, Morton DP, Diehl HA et al. Effectiveness of a volunteer-delivered lifestyle modification program for reducing cardiovascular disease risk factors. Am J Cardiol 2012; 109(1):82-6.

15 Shurney D, Hyde S, Hulsey K. CHIP lifestyle program at Vanderbuilt University demonstrates an early ROI for diabetes cohort in workplace setting: a case study. J Managed Care Med 2012; 15(4): 5-15.

16 Thieszen CL, Merrill RM, Aldana SG et al. The Coronary Health Improvement Project (CHIP) for lowering weight and improving psychosocial health. Psychol Rep 2011; 109(1):38-352.

17 Barnard N et al. A low-fat vegan diet improves glycemic control and cardiovascular risk factors in a randomized clinical trial in individuals with type 2 diabetes. Diabetes Care 2006; 29(8):1777-83.

18 Ornish D et al. Intensive lifestyle changes for reversal of coronary heart disease. JAMA 1998; 280(23):2001-7.

19 Ornish D et al. Changes in prostate gene expression in men undergoing intensive diet and lifestyle intervention. Proc Nat Acad Science 2008; 102(24): 8369-75.

20 Campbell TC, Campbell TM. The China Study. Dallas, TX: Benbella Books. 2006

21 Anderson G. Chronic care: Making the case for ongoing care. Robert Wood Johnson Foundation. 2010 (accessed March 4, 2018).

Die ChipListe
Klas Mildenstein

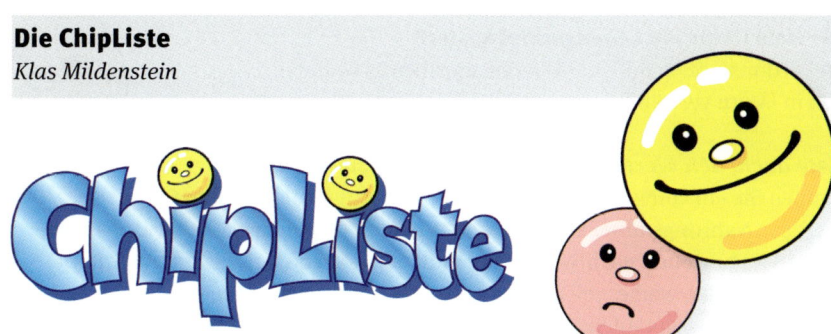

Dr. Mildenstein und sein Team haben die ChipListe entwickelt, um Ernährungswissen einfach und übersichtlich – kinderleicht – zu vermitteln. Wie in diesem Buch wird auch durch die ChipListe eine vollwertige, pflanzenbasierte Ernährung empfohlen. Im Vordergrund steht der Verzehr von Vollkornprodukten, Kartoffeln, Hülsenfrüchten, Gemüse und Obst. Die Entscheidung, was Sie essen wollen, bleibt bei Ihnen, die ChipListe macht Ihnen keine einengenden Vorschriften.

Was ist ein Chip?
Ein Chip entspricht hundert Kilokalorien. Ein vollwertiges Nahrungsmittel ist durch einen positiven, lachenden Chip gekennzeichnet, ein geringwertiges oder wertloses Nahrungsmittel durch einen negativen, traurigen Chip.

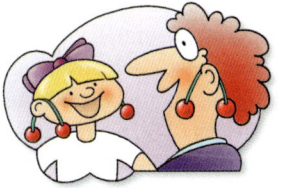

Warum haben Sie überhaupt Chips eingeführt?
Die Vorstellungskraft des Verbrauchers wird durch Angaben wie 100 oder gar 1.000 Kilokalorien überfordert. Durch die Verwendung von Chips werden die verwendeten Zahlen besser begreifbar gemacht.

Wie viele Chips stehen mir jeden Tag zur Verfügung?
Der tägliche Energiebedarf wurde mit 2.000 Kilokalorien oder 20 Chips angenommen. Dabei handelt es sich um einen Näherungswert, der für Menschen mit sitzender Tätigkeit zugrunde gelegt wird. Im Einzelfall sind Lebensalter, Gewicht, Geschlecht sowie Schwere der körperlichen Arbeit zu berücksichtigen. Die 20 Chips, die den täglichen Energiebedarf darstellen, können jeden Tag nach freier Wahl ausgegeben werden.

Gibt es auch eine Möglichkeit, mehr Chips verwenden zu dürfen?
Zusätzlich zu den 20 Chips, die Ihnen jeden Tag zur Verfügung stehen, können Sie Chips verdienen – durch Bewegung. Der Bewegungs-ChipListe können Sie entnehmen, nach welcher Zeit Sie 100 Kilokalorien verbraucht und damit einen Chip verdient haben. Durch 25 Minuten zügiges Gehen können Sie beispielsweise einen Chip verdienen. Zehn Minuten Joggen oder sieben Minuten Inline-Skaten bringen ebenfalls einen Chip.

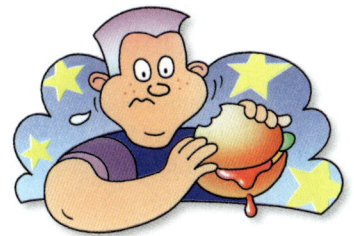

Können Chips mir auch bei der Gewichtsabnahme helfen?
Wenn Sie Gewicht abnehmen wollen, können Sie jeden Tag 500 Kilokalorien oder fünf Chips einsparen. So wird eine tägliche Gewichtsabnahme von 70 Gramm erreicht. Das sind 500 Gramm, also ein Pfund, pro Woche und zwei Kilogramm pro Monat. Ein realistisches, erreichbares Ziel.

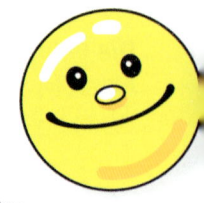

Wie erkenne ich, wie viele Chips ein Lebensmittel kostet?

Überwiegend wurden Portionsgrößen mit den Gewichtsangaben in Gramm oder Volumenangaben in Litern verwendet, die einem Chip entsprechen.

Hilft mir die ChipListe auch, den Wert eines Nahrungsmittels zu erkennen?

Zunächst einmal erkennen Sie ein vollwertiges Lebensmittel an positiven, lachenden Chips, geringwertige oder wertlose Nahrungsmittel an negativen, traurigen Chips. Zusätzlich wurde in jeder Lebensmittelgruppe eine Rangordnung nach Wert vorgenommen, beispielsweise ist in der Gruppe Brot Vollkornbrot der Spitzenreiter, weil es reich an Ballaststoffen, Vitaminen, Mineralien und Spurenelementen ist, während die ausgemahlenen Weißmehlprodukte wie Weißbrot und helles Toastbrot, die überwiegend Stärke enthalten, eine negative Bewertung erhalten haben.

In anderen Gruppen erfolgt eine positive Kennzeichnung fettarmer und eine negative Markierung fettreicher Nahrungsmittel. So entsprechen in der Gruppe Kartoffeln zwei mittelgroße Pellkartoffeln (140 Gramm) einem positiven Chip, während nur fünf Pommes frites (35 Gramm) ebenfalls einem Chip entsprechen, der jedoch eine negative Bewertung erhalten hat.
In den Gruppen Geflügel, Fleisch und Fisch war es nur im Einzelfall möglich, Portionsgrößen zu verwenden, die einem Chip entsprechen. Beispielsweise entspricht eine Bratwurst 4,5 Chips, eine Portion Döner 6,5 Chips und eine Pizza zehn Chips. Dadurch wird aber auch deutlich, dass tierische Nahrungsmittel, wenn überhaupt, nur in geringer Menge verzehrt werden sollten. Auch Fette, Öle und Nüsse sollten sparsam verwendet werden. Das erklärt sich dadurch, dass bereits geringe Mengen dieser Produkte einen hohen Kaloriengehalt aufweisen. So entspricht ein Esslöffel Öl (11 Gramm) einem Chip, ebenso zwei gestrichene Teelöffel Butter oder Margarine (13 Gramm) und vier Walnusskerne (15 Gramm).

Alle stark zuckerhaltigen Nahrungsmittel wie Süßigkeiten, Kuchen, Kekse und zuckerhaltige Getränke wurden negativ beurteilt, weil sie meist leere Kalorien enthalten. Es wird beispielsweise ausdrücklich darauf hingewiesen, dass in einem Liter Cola 40 Stück Würfelzucker enthalten sind.

Von Gemüse hingegen können und sollten Sie große Mengen verzehren. Die Informationen der ChipListe bieten dafür eine wirksame Unterstützung. Sie zeigen, dass ein kleiner Blumenkohl (450 Gramm) nur einem Chip oder 100 Kilokalorien entspricht, ebenso drei Paprikaschoten (500 Gramm) oder eine mittelgroße Salatgurke (800 Gramm) und drei Köpfe Blattsalat (900 Gramm). Auch sämtliche Obstarten sind positiv und können und sollten häufig verzehrt werden.

Ist denn alles, was gut schmeckt, verboten?

Mit der ChipListe werden keine Verbote ausgesprochen. Denn die roten Chips sind nicht verboten. Die freie Wahl bleibt immer erhalten.

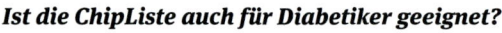

Beispiel Alkohol: Alkohol ist nicht gesund. Aber ein Gläschen gemeinsam getrunken ist mit dem größten lachenden Smiley der ganzen ChipListe versehen. Beim einsamen Alkoholiker dagegen trägt der traurige rote Chip sogar eine Träne.

Ist die ChipListe auch für Diabetiker geeignet?

Die in der ChipListe verwendeten Ernährungsgrundsätze gelten für Diabetiker und Nichtdiabetiker gleichermaßen. Für insulinpflichtige Diabetiker werden zusätzlich die BE oder Broteinheiten bzw. die KHE oder Kohlenhydrateinheiten entsprechend zehn Gramm Kohlenhydraten aufgeführt. Dabei entspricht ein Chip bei kohlenhydrathaltigen Nahrungsmitteln fast immer zwei BE.

Handelt es sich bei der ChipListe um ein Buch oder eine Broschüre?

Die ChipListe gibt es in Form eines Posters und eines Faltblattes (Leporello). Auf dem Poster sind die in erster Linie empfohlenen Lebensmittelgruppen wie Brot, Getreideprodukte, Kartoffeln, Hülsenfrüchte, Gemüse und Obst oben angeordnet, auf dem Faltblatt befinden sich diese auf der Vorderseite. Das Poster ist für den Kühlschrank gedacht, das Faltblatt kann überall hin mitgenommen werden.

Wie wird die ChipListe von Ernährungswissenschaftlern beurteilt?

Führende Ernährungswissenschaftler wie Professor Andreas Hahn, Leibniz Universität Hannover, beurteilen die ChipListe positiv. Professor Hahn hat in einem ausführlichen Gutachten festgehalten, dass die ChipListe sich in Übereinstimmung mit den offiziellen und als Expertenkonsens zustande gekommenen Empfehlungen der Deutschen Gesellschaft für Ernährung (DGE) befindet. Professor Peter E.H. Schwarz, Lehrstuhlinhaber für Prävention und Versorgung des Diabetes der Technischen Universität Dresden, fand in einer kontrollierten Studie, die von der Deutschen Diabetes Stiftung unterstützt wurde, dass sich mit Hilfe der ChipListe eine signifikante Gewichts- und Adipositasreduktion sowie eine günstige Beeinflussung der Glukosetoleranzparameter erreichen ließ.

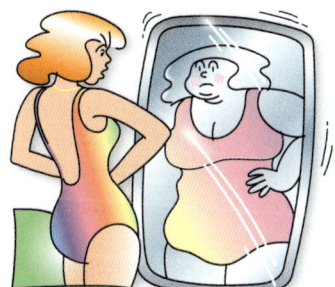

Ein weiterer Beleg für die Wirksamkeit der ChipListe ist ihr Einsatz im Rahmen eines Modellversuches in Schleswig-Holstein, „Hausarztzentrierte Prävention des Diabetes mellitus Typ 2". Dabei erreichten 555 Teilnehmer in einem Zeitraum von acht Wochen eine durchschnittliche Gewichtsabnahme von 5,5 Kilogramm (Frauen 4,5 Kilogramm, Männer 7,6 Kilogramm) und eine Verringerung des Taillenumfanges um 7,9 Zentimeter (Frauen 6,0 Zentimeter, Männer 12,5 Zentimeter).

Wo bekomme ich die ChipListe?

Die ChipListe ist in allen Apotheken in Deutschland als Poster und als Faltblatt über eine bundesweite Pharma-Zentral-Nummer (PZN) wie ein Medikament zum Preis von drei Euro zu erhalten. Auch eine russische und eine türkische Fassung können über alle deutschen Apotheken bezogen werden.

Wird die ChipListe in der Öffentlichkeit wahrgenommen?

Nahezu alle Krankenkassen haben teilweise mehrfach in ihren Mitgliederzeitschriften über die ChipListe berichtet. Auch andere Printmedien haben über die ChipListe informiert. In der Fernsehsendung *WDR-Markt* wurde 2013 über eine praktische Anwendung der ChipListe in einem Zeitraum von acht Wochen im Vergleich mit zwei anderen Ernährungsformen berichtet. Dabei erzielte die ChipListe das beste Ergebnis. Ebenfalls 2013 wurde in der Gesundheitssendung *Visite* ein redaktioneller Beitrag über die ChipListe gesendet, der zu einer starken Nachfrage in den Apotheken führte.

Der damalige niedersächsische Kultusminister Busemann hat die ChipListe mit einem persönlichen Begleitbrief an alle Schulen in Niedersachsen verschickt. Auch in anderen Bundesländern ist die Versendung an alle Schulen geplant.

Diese Tatsache unterstreicht, dass sich die ChipListe in besonderem Maße an Kinder und Jugendliche wendet und deshalb mit präventiver Zielsetzung in Krippen, Kindergärten und Schulen eingesetzt werden kann.

Seit 2007 ist die ChipList in den USA zu erhalten, seit 2011 in den Niederlanden. Eine polnische und eine chinesische Version sind bereits fertiggestellt. Erste Entwürfe liegen in spanischer, französischer, italienischer und finnischer Sprache vor.

Eine App fürs Handy ist in Vorbereitung und wird 2020 zur Verfügung stehen.

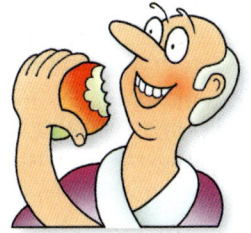

Ganzheitliche Ernährungsprojekte
Claus Leitzmann

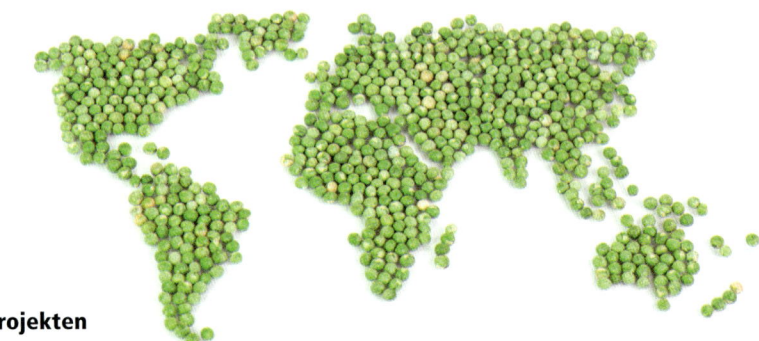

Mein Weg zu nachhaltigen Projekten

Nach meiner Ausbildung als Chemiker, Mikrobiologe und Biochemiker an drei Universitäten in den USA und einem fünfjährigen Aufenthalt an zwei Universitäten in Thailand kam ich im Jahre 1974 an die Universität Gießen. Am dortigen Institut für Ernährungswissenschaft hatte ich bis zu meiner Pensionierung 1998 den Lehrstuhl für „Ernährung in Entwicklungsländern" inne. In dieser Position ermöglichten mir meine unterschiedlichen Erfahrungen und Kenntnisse, Studierende aus dem In- und Ausland über die globalen Zusammenhänge der Ernährung zu informieren, zu sensibilisieren und zu motivieren.

> „Billige Lebensmittel kommen uns langfristig teuer zu stehen."
>
> – Claus Leitzmann

In meinen Vorlesungen habe ich nicht nur die alten Erfahrungen und aktuellen Erkenntnisse der Ernährungswissenschaft vermittelt, sondern auch die globalen Zusammenhänge der Ernährung auf den verschiedenen Ebenen thematisiert. Besonders in den Seminaren wurden die oft menschenunwürdigen Bedingungen in vielen Regionen der Welt diskutiert. Dabei wurde immer wieder deutlich, dass die Probleme in diesen Ländern teilweise auf westliche Politik, die von uns bestimmten Weltwirtschaftsbedingungen, aber auch auf unseren Lebensstil zurückzuführen sind. Es ist nicht zu verstehen, dass wir trotz unserer globalen militärischen, wirtschaftlichen und politischen Macht es nicht schaffen, den Hunger in der Welt endlich zu beenden. Dieses Versagen ist ein Armutszeugnis für die Wohlstandsgesellschaften, besonders angesichts der hohen Ausgaben für Militär und der weltweit gleichen Anzahl an adipösen und der dreifachen Anzahl an übergewichtigen Menschen.

Es war mein Anliegen, junge Menschen mit den lokalen und globalen Aspekten der Ernährung und den Ursachen von Hunger und Armut vertraut zu machen. Für meine Studenten waren „Der Stumme Frühling" [1], „Die Grenzen des Wachstums" [2] und „Ein Planet wird geplündert" [3] Pflichtlektüre. Die Sensibilisierung junger Menschen ist eine notwendige und langfristige Investition in die Zukunft. In einer Reihe von Projekten in Thailand, Indonesien, Bolivien und China konnten wir kleine Beiträge zur Verbesserung der lokalen Situation leisten.

Der beste Weg aber um Menschen in den sogenannten Entwicklungsländern zu helfen, bleibt die Hilfe zur Selbsthilfe, eine faire Weltwirtschaftsordnung sowie eine Veränderung unserer Ernährungsgewohnheiten und Lebensweisen. Aber nicht nur der Hunger in der Welt, sondern auch die fortschreitende Zerstörung unserer Lebensgrundlagen ist unverantwortlich.

Es gibt keine dringendere Aufgabe als die Erhaltung der Biodiversität und des Klimas. Mit diesen Leitgedanken haben wir eine Reihe von sich überschneidenden Konzepten entwickelt.

Konzepte für eine zeitgemäße, vollwertige, nachhaltige Ernährung

In der zweiten Hälfte der 1970er Jahre habe ich zusammen mit meinen Studierenden die bereits von Bircher-Benner, Kollath und Bruker konzipierte „Vollwert-Ernährung" weiterentwickelt. Bei dieser überwiegend pflanzlichen Ernährungsweise werden minimal verarbeitete Lebensmittel bevorzugt. Falls gewünscht, können kleine Mengen tierischer Nahrungsmittel konsumiert werden. Dieses Konzept umfasst vier gleich gewichtete Dimensionen: Gesundheit, Gesellschaft, Ökologie und Wirtschaft [4].

In den 1980er Jahren entwickelten wir unser Konzept der „Ernährungsökologie", einer interdisziplinären Wissenschaftsdisziplin, die die gesamte Nahrungskette umfasst. Die Nahrungskette beginnt bei der Erzeugung, Ernte, Konservierung und Lagerung der Lebensmittel, geht weiter bei Transport, Verarbeitung, Verpackung, Handel und Vertrieb und endet bei Einkauf, Zusammensetzung und Zubereitung von Lebensmitteln sowie der Entsorgung aller Abfallstoffe entlang der Nahrungskette [5, 6]. Der Begriff „Ernährungsökologie" wurde erstmals von Joan Gussow verwendet [7].

Parallel zur Entwicklung der „Ernährungsökologie" haben wir unser Konzept der „Vollwert-Ernährung" um die Dimension „Kultur" erweitert. So entstand das Konzept „Nachhaltige Ernährung", die über die einzelnen gesundheitlichen Aspekte hinaus alle Aspekte der Ernährung berücksichtigt. Nachhaltige Ernährung basiert auf ganzheitlichem Denken und berücksichtigt die mehrdimensionalen Wechselwirkungen in der Lebensmittelversorgungskette in allen Phasen: von der Input-Produktion und Primärproduktion über die Verarbeitung, Verteilung, Zubereitung, den Verbrauch bis hin zur Entsorgung. Es ist ein effektives Kommunikationsinstrument, das hilft, wissenschaftliche Erkenntnisse in die Praxis umzusetzen.

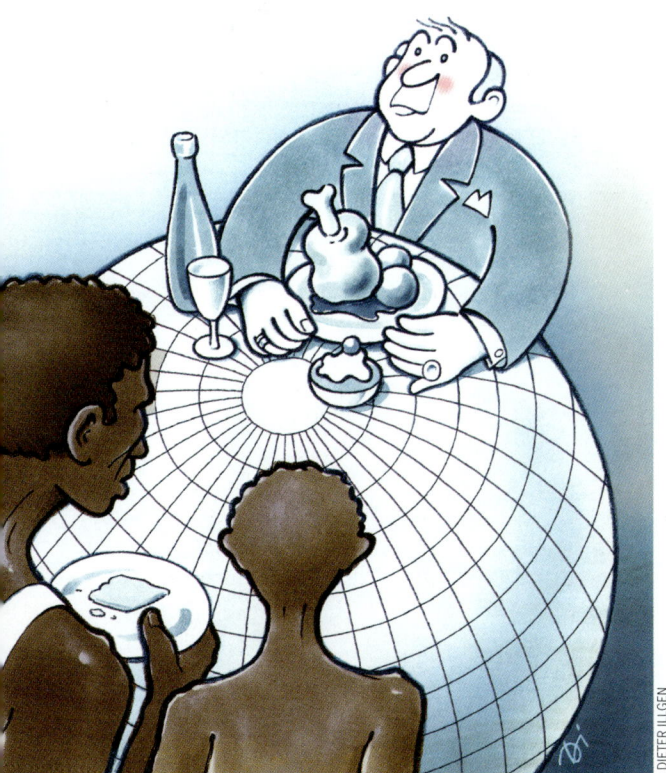

© DIETER ILLGEN

Nachhaltige Ernährung hat das Potenzial, bei verschiedenen globalen Herausforderungen im Bereich der Ernährung einen Beitrag zu leisten. Beispiele sind Klimawandel, Energieversorgung und Energiepreise, Bodendegradation und Verlust an Biodiversität, Probleme der Massentierhaltung sowie die Verschmutzung von Luft, Wasser und Boden. In den einkommensschwachen Ländern sind die Herausforderungen weiterhin anhaltender Hunger, Ernährungsunsicherheit, Wasserknappheit, Armut und unfaire Wirtschaftsbedingungen.

Die sieben Prinzipien der nachhaltigen Ernährung sind [8]:

1. Pflanzliche Lebensmittel
2. Bio-Lebensmittel
3. Regionale und saisonale Produkte
4. Minimal verarbeitete Lebensmittel
5. Fair-Trade-Produkte
6. Ressourcensparende Haushaltsführung
7. Genuss und Esskultur

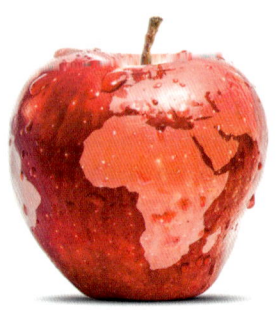

Eines der größten Hindernisse für nachhaltiges Essverhalten ist der höhere Preis für nachhaltige Produkte und die mangelnde Bereitschaft der Verbraucher, mehr zu bezahlen. Aber die wahren Kosten von Produkten sind verborgen, so dass nachhaltige Lebensmittel nicht zu teuer, aber konventionelle Lebensmittel zu billig sind.

Darüber hinaus müssen Verbraucher ihre langjährigen Ernährungsgewohnheiten überwinden. Die Verfügbarkeit und die Informationen über nachhaltige Lebensmittel und die politischen und wirtschaftlichen Bedingungen sind nicht immer günstig.

Die wirtschaftlichen Interessen einer wachstumsorientierten Gesellschaft und Politik können den Übergang zu einem nachhaltigeren Lebensstil behindern – oder fördern.

Um bestehende Barrieren abzubauen, sollten alle Beteiligten gemeinsam für eine deutliche Steigerung der Nachhaltigkeit eintreten. Produzenten können nachhaltigere Lebensmittel anbieten, und Einzelhändler können die Transparenz nachhaltiger Lebensmittel erhöhen. Es gibt verschiedene politische und wirtschaftliche Instrumente, um nachhaltige Produkte zu fördern, wie Steueranreize und die Internalisierung externer Kosten, um ehrliche Preise zu ermitteln. Eine klare Kennzeichnung ist auch wichtig, um die Verbraucher zu motivieren, ein nachhaltigeres Konsumverhalten zu entwickeln.

Wissenschaftler, Entscheidungsträger und Multiplikatoren sowie Verbraucher werden aufgefordert, ökologische, ökonomische, soziale und kulturelle Aspekte sowie biologische (gesundheitliche) Aspekte zu berücksichtigen. Zusätzlich zu den verschiedenen Vorteilen von nachhaltiger Ernährung wird die Umsetzung dieses Konzepts die Wertschätzung unserer Nahrung erhöhen.

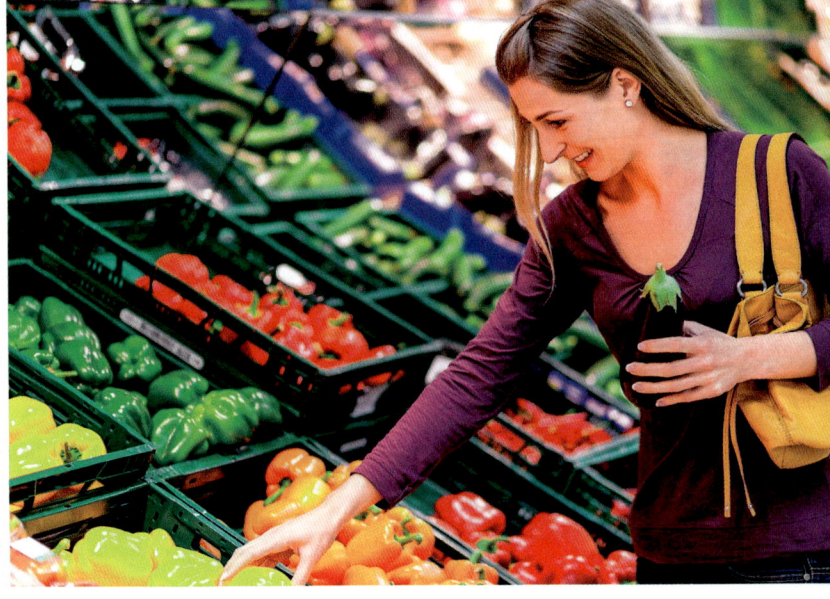

Um die Jahrtausendwende habe ich zusammen mit Geoffrey Cannon unsere Konzepte „Vollwert-Ernährung", „Ernährungsökologie" und „Nachhaltige Ernährung" zuammengeführt und einem internationalen Publikum zugänglich gemacht.

Auf einem international besetzten Workshop mit Experten verschiedener Disziplinen haben wir unser Projekt „The New Nutrition Science" ins Leben gerufen. Der Workshop endete mit der „Gießener Erklärung" [9]. Geoffrey Cannon hat Vorträge auf der ganzen Welt gehalten und gemeinsam haben wir eine Reihe von Artikeln zu diesem Thema in der Online-Zeitschrift „World Nutrition" veröffentlicht.

Nachhaltigkeit ist inzwischen zu einem Haushaltswort geworden, auch durch Erdgipfel, Klimakonferenzen und Tagungen zu verschiedenen Aspekten der Nachhaltigkeit. Immer mehr Wissenschaftler, Medien und Politiker sind bemüht, sowohl die Menschen als auch die Entscheidungsträger in Bildung und Wirtschaft von der Notwendigkeit zu teilweise schmerzhaften Veränderungen zu überzeugen. Aus meiner Sicht sind unsere Konzepte sowie vegetarische und vegane Lebensstile ein Teil der Lösung [10, 11], da sie notwendige lokale, regionale und globale Aktionen anstoßen können. Die wissenschaftliche Basis für unsere Konzepte und Empfehlungen zur nachhaltigen Ernährung finden sich auch in unserem Lehrbuch „Ernährung des Menschen" [12].

Fazit

Genauso wie die Debatte über die Gefahren des Rauchens und des Klimawandels Jahrzehnte brauchte, um schließlich zu politischen Entscheidungen auf höchster Ebene zu kommen, wird es auch Zeit brauchen, unsere Ernährung und unseren Lebensstil zu ändern. Neben Geduld sind praktische Lösungen gefragt.

Der Einsatz für eine gesunde Ernährung und einen gesunden Lebensstil lohnt sich, um Übergewicht zu vermeiden und das Risiko für Zivilisationskrankheiten zu senken. Dazu zählt auch, den Gebrauch von Nikotin zu beenden, Alkohol, wenn überhaupt, in mäßigen Mengen zu konsumieren und körperliche Aktivität zu einer täglichen Routine zu machen. So könnten auch die riesigen Geldbeträge reduziert werden, die für Krankheiten und Behinderungen ausgegeben werden.

Es würde bereits helfen, wenn wir Hippokrates ernst nehmen, der vor fast 2500 Jahren sagte:

Eine einfache Ernährung, ausreichend Bewegung und Maß halten in allen Dingen des Lebens, ist das beste Rezept, um in Gesundheit alt zu werden.

Schließlich sollten wir uns bemühen, ein gutes Beispiel für unsere Kinder, Kollegen und andere Mitmenschen zu sein.
Dabei kann man sich nicht entscheiden, kein Vorbild zu sein, denn jeder muss damit rechnen, dass er auch ungefragt als Vorbild genommen wird. Dieses Bewusstsein sollte motivieren, dieser Verantwortung gerecht zu werden.

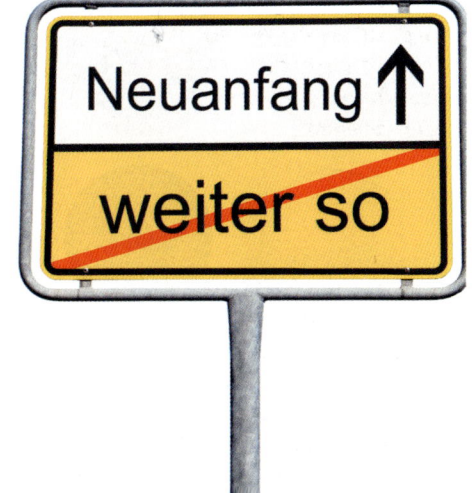

Claus Leitzmann,
emeritierter Professor
für Internationale Ernährung
an der Justus-Liebig-Universität, Gießen
E-Mail: Claus@Leitzmann-Giessen.de

Literatur

1 **Carson R:** Stiller Frühling. Houghton Mifflin, Cambridge, MA 1962

2 **Meadows D:** Die Grenzen des Wachstums. Universe, New York 1972

3 **Gruhl H:** Ein Planet wird geplündert. Fischer, Frankfurt a.M. 1978

4 **Koerber K v, Männle T, Leitzmann C:** Vollwert-Ernährung: Konzeption einer zeitgemäßen und nachhaltigen Ernährung. Haug, Stuttgart (1. Aufl. 1981), 11. Aufl. 2012

5 **Spitzmüller E-M, Schönfelder-Pflug K, Leitzmann C:** Ernährungsökologie: Essen zwischen Genuss und Verantwortung. Haug Verlag, Heidelberg 1993

6 **Hoffmann I, Schneider K, Leitzmann C (Hrsg.):** Ernährungsökologie – Komplexen Herausforderungen integrativ begegnen. Oekom, München 2011

7 **Gussow J:** The Feeding Web. Issues in nutritional ecology. Bull Publishing, Palo Alto 1978

8 **Koerber Kv, Bader N, Leitzmann C:** Wholesome Nutrition: an example for a sustainable diet. Proc Nutr Soc. 76(1): 34-41, 2016

9 **Leitzmann C, Cannon G:** The New Nutrition Science project. Public Health Nutr. 8 (6A):667-804, 2005

10 **Leitzmann C:** Vegetarian nutrition: past, present, future. Am J Clin Nutr. 100 (Suppl 1):496S–502S, 2014

11 **Leitzmann C, Keller M:** Vegetarische und Vegane Ernährung. Ulmer, Stuttgart (1. Aufl. 1996), 4. Aufl. 2020

12 **Elmadfa I, Leitzmann C:** Ernährung des Menschen. Ulmer, Stuttgart (1. Aufl. 1988), 6. Aufl. 2019

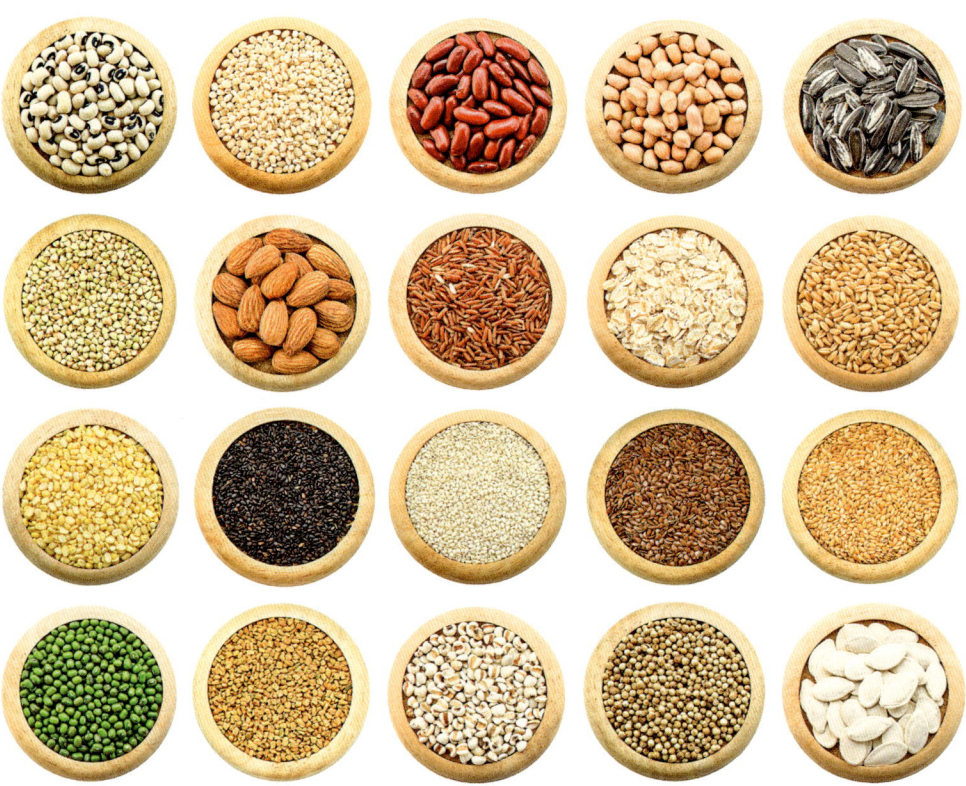

Weiterführende Bücher und Studien

Barnard ND, Reilly JK: Den Krebs überleben. Unimedica, Narayana Verlag, Kandern 2018

Barnard ND: Dr. Barnards revolutionäre Methode gegen Diabetes: Diabetes heilen ohne Medikamente – wissenschaftlich bewiesen. Unimedica, Narayana Verlag, Kandern 2016

Barnard ND: Raus aus der Käsefalle – warum der Verzicht auf Käse uns schlanker, gesünder und vitaler macht. Unimedica, Narayana Verlag, Kandern 2018

Burkitt D: Gesund leben mit Ballaststoffen. Ein Beitrag zur Verhinderung vieler Zivilisationskrankheiten. Hippokrates Verlag, Stuttgart 1990

Campbell TC: Interessen. Verlag Systemische Medizin, Bad Kötzting 2014

Campbell TC, Campbell TM: The China Study. Verlag für Ganzheitliche Medizin, Bad Kötzting 2010

D-A-CH (Ernährungsgesellschaften in Deutschland, Österreich und der Schweiz): Referenzwerte für die Nährstoffzufuhr. Bonn 2015

Davis B, Melina V: Becoming Vegan – The Complete Reference on Plant-Based Nutrition. Book Publishing Company, Summertown, TN, USA 2014 (Text in englischer Sprache)

DGE (Deutsche Gesellschaft für Ernährung): 13. Ernährungsbericht. DGE, Bonn 2016

Dobos G: Chronische Krankheiten natürlich behandeln. ZS Verlag, München 2012

Elmadfa I, Leitzmann C: Ernährung des Menschen. Ulmer Verlag, Stuttgart 2019

Englert H, Siebert S: Vegane Ernährung. Haupt Verlag, Bern 2016

Esselstyn CB: Essen gegen Herzinfarkt. Trias Verlag, Stuttgart 2017

Fuhrman J: Eat to Live – Das wirkungsvolle, nährstoffreiche Programm für schnelles und nachhaltiges Abnehmen. Unimedica Verlag, Kandern 2016

Greger M: How not to die. Unimedica Verlag, Kandern 2016 (Text in deutscher Sprache)

Hahn A, Ströhle A, Wolters M: Ernährung – Physiologische Grundlagen, Prävention, Therapie. WVG, Stuttgart 2015

Koerber K v, Männle T, Leitzmann C: Vollwert-Ernährung: Konzeption einer zeitgemäßen und nachhaltigen Ernährungsweise. Haug Verlag, Stuttgart 2012

Leitzmann C, Million H: Vollwertküche für Genießer. Bassermann, München 2003

Leitzmann C, Keller M: Vegetarische und Vegane Ernährung. Ulmer Verlag, Stuttgart 2019

McDougall J: Die High-Carb-Diät: Abnehmen mit den richtigen Kohlenhydraten. Riva Verlag, München 2015

Michalsen A: Heilen mit der Kraft der Natur. Insel Verlag, Berlin 2017

Mildenstein K: Die Zukunft der Medizin. Ibidem Verlag, Stuttgart 2016

Ornish D: Revolution in der Herztherapie – Der Weg zur vollkommenen Gesundheit. Kamphausen Media, Bielefeld 2010

Pritikin N, McGrady PM: Das Pritikin-Programm für Gesundheit und Fitness. Econ Verlag, München 1982

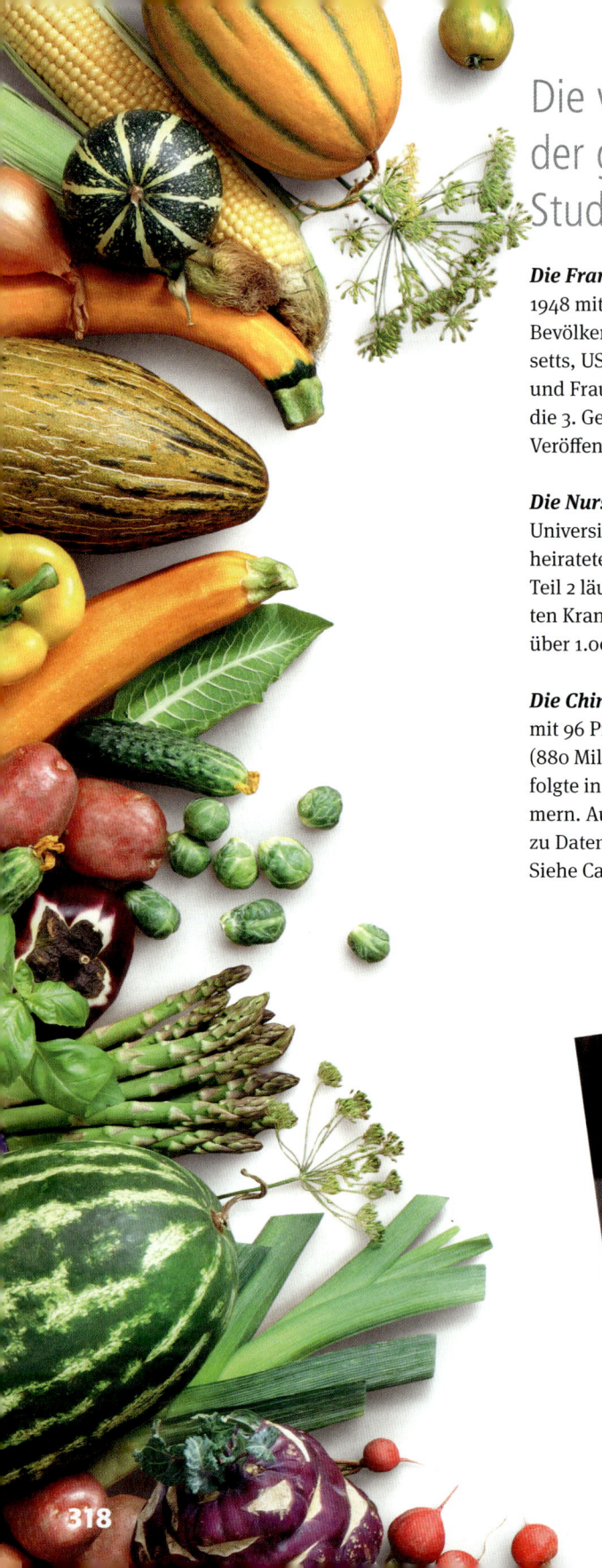

Die wichtigsten der großen Ernährungs-Studien

Die Framingham-Herz-Studie begann im Jahre 1948 mit einer systematischen Untersuchung der Bevölkerung der Stadt Framingham, Massachusetts, USA. Zunächst waren es etwa 5.200 Männer und Frauen (30- bis 60-jährig), heute wird bereits die 3. Generation untersucht. Bisher über 1.000 Veröffentlichungen.

Die Nurses' Health Study Teil 1 der Harvard Universität läuft seit 1976 mit etwa 122.000 verheirateten Krankenschwestern (35- bis 55-jährig). Teil 2 läuft seit 1989 mit etwa 117.000 verheirateten Krankenschwestern (25- bis 42-jährig). Bisher über 1.000 Veröffentlichungen.

Die China Study 1 wurde in den 1970er Jahren mit 96 Prozent der chinesischen Bevölkerung (880 Millionen) durchgeführt. Die *China Studie 2* folgte in den 1980er Jahren mit 6.500 Teilnehmern. Ausgeprägte regionale Unterschiede auch zu Daten aus dem Westen. Veröffentlichung: Siehe Campbell C: *China Study.*

Die Health Professionals Follow-up Study der Harvard School of Public Health begann 1986 und umfasst etwa 51.500 Männer, die im Gesundheitswesen arbeiten. Bisher Hunderte von Veröffentlichungen.

Die EPIC-Studie (European Prospective Investigation into Cancer and Nutrition) läuft seit 1990. Beteiligt sind Studienzentren in neun europäischen Ländern (GR, E, I, F, NL, GB, D, DK, S). Die gesamte Studienpopulation beträgt über 475.000 Teilnehmer. Bisher über 500 Veröffentlichungen.

Die Adventist Health Study 2 mit etwa 96.000 Siebenten-Tags-Adventisten (30- bis 112-jährig) läuft seit 2002. Die Teilnehmer verteilen sich auf fünf Gruppen: Fleischesser (etwa 45.200), Selten-Fleischesser (5.900), Fischesser (11.000), Lakto-Ovo-Vegetarier (30.500) und Veganer (4.100). Bisher über 100 Veröffentlichungen.

Die Nationale Verzehrstudie II lief von 2005 bis 2007: Etwa 20.000 deutschsprachige Personen (14- bis 80-jährig) wurden zum Lebensmittelverzehr auf Basis von 24h-Recalls befragt, die Nährstoffzufuhr wurde berechnet. Veröffentlichungen werden kontinuierlich vom MRI (Max Rubner-Institut), Karlsruhe, erstellt.

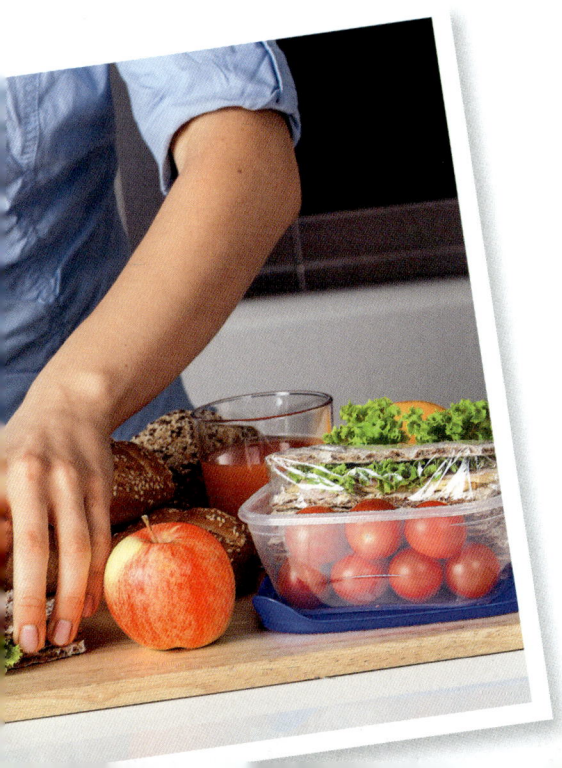

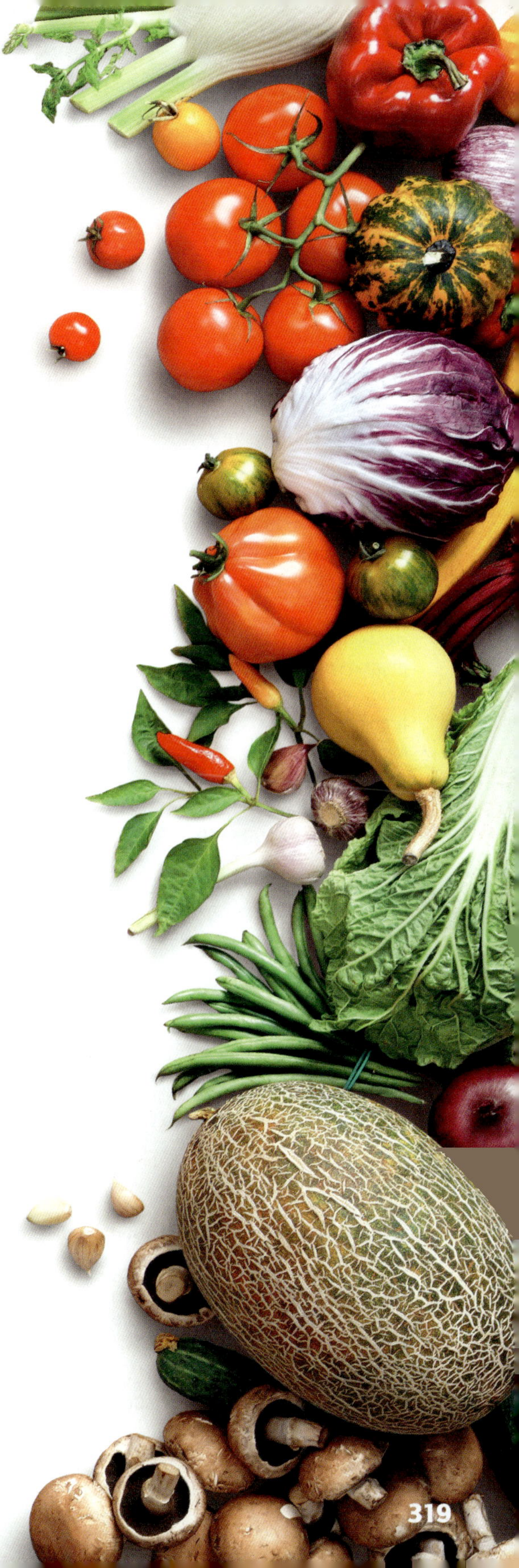

Sachregister

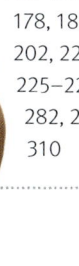

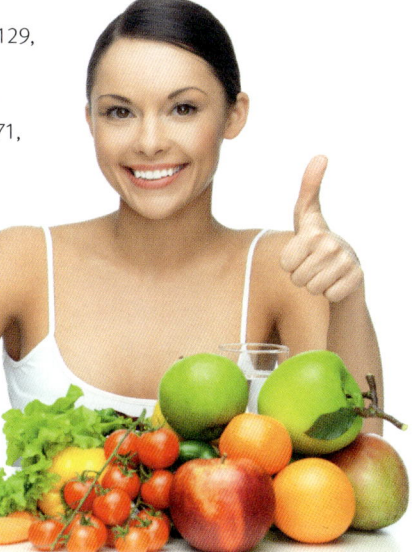